全国高等医学院校教材
中国高等教育学会医学教育专业委员会规划教材

妇产科护理学

主　编　郑修霞（北京大学护理学院）

编　者　（以姓氏笔画为序）

马　弢（山东大学护理学院）
朱　秀（北京大学护理学院）
孙　铮（泰山医学院护理学院）
邬燕平（首都医科大学附属宣武医院）
陆　虹（北京大学护理学院）
张国琴（石河子大学医学院护理系）
杜艳英（华北煤炭医学院附属开滦医院）
郑修霞（北京大学护理学院）
宫玉花（北京大学护理学院）
侯　睿（北京大学护理学院）
韩　萍（华北煤炭医学院附属医院）

北京大学医学出版社

FUCHANKE HULIXUE

图书在版编目（CIP）数据

妇产科护理学 / 郑修霞主编. – 北京：北京大学医学出版社，2007.1（2015.8重印）

ISBN 978-7-81116-199-1

Ⅰ. 妇… Ⅱ. 郑… Ⅲ. 妇产科 – 护理学 – 医学院校 – 教材 Ⅳ. R473.71

中国版本图书馆 CIP 数据核字 (2006) 第 141588 号

妇产科护理学

主　　编：郑修霞

出版发行：北京大学医学出版社

地　　址：(100191) 北京市海淀区学院路 38 号　北京大学医学部院内

电　　话：发行部 010-82802230；图书邮购 010-82802495

网　　址：http://www.pumpress.com.cn

E-mail：booksale@bjmu.edu.cn

印　　刷：北京圣彩虹制版印刷技术有限公司

经　　销：新华书店

责任编辑：李小云　　**责任校对**：金彤文　　**责任印制**：张京生

开　　本：787mm × 1092mm　1/16　**印张**：24.5　**字数**：626 千字

版　　次：2007 年 6 月第 1 版　2015 年 8 月第 2 次印刷

书　　号：ISBN 978-7-81116-199-1

定　　价：39.90 元

序

护理学是医学的重要组成部分。随着社会的发展、医学科学的进步，人们对健康认识和需求日趋提高，为了满足日益增长的高层次护理人才的需求，高等医学院校内普遍设置了学士学位护理专业，部分院校还开设了护理专业硕士学位培养项目。在近二十多年的高等护理教育实践中上，各院校积极开展教学改革，积累了经验，形成了特色。为了适应高等护理教育层次的提升、加强护理学专业教材建设的需要，也为体现各院校教改的成果，北京大学、山东大学、首都医科大学、华北煤炭医学院、内蒙古医学院、青海大学、河北大学、河北工程学院、石河子大学、新疆医科大学、汕头大学、大理学院、长沙医学院等院校共同协作编写了五年制本科护理学专业教材。

新编写的教材紧紧围绕教育部规定的护理学本科医学学士学位学生的培养目标、规格及护理专业教学大纲。力求贯彻“以整体人的健康为中心”的护理理念和作为护理实践框架结构的护理程序。涵盖相关的社会科学、人文科学、心理学和管理学的内容。随着医学科学的迅猛发展，护理专业知识领域也在随之拓展，出现了不少新的理论和模式。在护理实践中，除了重视临床护理的进展，还要关注社区护理工作人员的需要，并广泛开展以循证医学为主导的探索。

本套教材中，每一本书的主编和编者均经过精心挑选，他们既有学术知名度，又有丰富的教学经验。新编写的教材不仅具有启发性、实用性，体现与时俱进的特点，还注重启发、培养学生的评判性思维及创新能力和国际交流能力。

本套教材可供高等护理专业本科学生、专升本学生使用，也可供各层次护理教学及临床护理工作者参考使用。

在教材编写和教材建设工作中，得到了各院校和北京大学医学出版社的鼎力支持，我们希望在读者们的关爱下这套教材能在市场竞争中脱颖而出，得到广大师生的认可和护理工作者的好评。

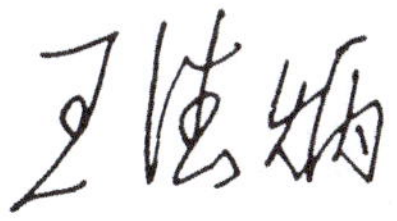

全国高等医学院校护理本科教材

编委会名单

前　言

《妇产科护理学》教材是伴随医学教育发展的需要，由北京大学医学出版社组织“高等医学院校护理学本科教材编审委员会”全体成员充分讨论，根据“高等医学院校护理学本科教材编写出版工作会议（2005 年 3 月、北京）精神，由山东大学护理学院、首都医科大学、华北煤炭医学院、泰山医学院、新疆石河子大学医学院、北京大学护理学院等单位有关专业人员共同参与编写完成。本教材可供全国高等医学院校护理学专业本科学生、在职护士及成人自学高考护理学专业学员学习使用；也供从事各层次护理学专业教学人员使用。

我国高等护理教育恢复 20 余年来，取得长足进步。各院校在办学实践中，挖掘潜力，积极进行教学改革，积累了丰富的经验，并逐渐形成了各自的规模和风格。在当前办学的热潮中，如何把握大好形势、确保教学质量，达到办学专业与社会需求“零距离”、学习内容与岗位需要“零距离”，为社会培养急需的护理学专业人才，成为护理教育界和社会关注的问题。编者们在认真总结历年教学经验的基础上，严格参照专业培养目标、按教学大纲内容要求，广泛参考国内外有关资料，结合国情，力求使教材的内容除具有科学性、思想性、先进性、启发性和适用性外，更突出时代性。

护理是一门为人类健康提供服务的专业，其目标是：预防疾病、减轻痛苦、维护健康和促进健康。护理人员在执行护理活动时，应根据护理对象的不同情况给予满足。为适应上述目标及医学、现代护理学发展的需要，也为适应 21 世纪人才培养的需要，在组织本版教材内容时，强调删除与医学基础课及其他临床专业课不必要的重复内容，注意保留本学科特色内容。在强化护理专业知识的同时力求淡化专科意识，简化医疗知识。组织框架内容时，本着突出“以人为中心”的宗旨，首先叙述妇女妊娠、分娩、产后的正常过程及其护理，在此基础上介绍异常过程及患病妇女的护理、计划生育和妇女保健指导内容。为使学生学会在临床实践中正确运用护理程序的科学方法管理病人，促进整体化护理工作的开展，全书坚持按护理程序系统组织具体内容。为避免护理内容的不必要重复，更为克服片面性，各章节仅提示性地列出 2 ~ 3 个可能的护理诊断或合作性问题，并列举预期目标；但为增强其实用性，在护理程序系统中列出该内容涉及的具体护理措施和结果评价，供学生为护理对象制定护理计划时参考使用。在临床教学活动中，教师应充分发挥学生的主观能动性；学生则要积极开展评判性思维，切忌照抄书本内容，必须结合护理对象的实际情况，制定相应的护理计划，提供个体化的护理，以更好地满足护理对象的需求。

护理学是一门年轻的学科，在我国起步较晚，有关参考书也屈指可数。编者们希望通过自身的努力使本教材在内容和形式上能更好地体现新的医学模式，同时适应现代护理学发展的需要。书中难免有错误和不当之处，热诚欢迎读者批评指正，期盼再版教材能更加符合国情、体现我国现代护理学的专业特色。

本教材编写任务是在北京大学医学出版社直接支持下，由各兄弟院校积极参与完成。北京大学护理学院侯睿老师兼任本书编委会秘书，在此特致谢意，并向关心和支持本书编写和出版的同仁们表示敬意。我们还特别感谢其他教材的编者们为我们提供的思路和灵感。

郑修霞

于北京大学护理学院

2007 年 5 月

目 录

第 1 章

绪 言

【妇产科护理学发展简史】

在古代，由于受到多种因素的影响和制约，护理学仅为医学领域的一个组成部分。直至近代，随着社会和医学实践的发展，为适应新时期人类健康保健和临床医疗的需要，护理学才逐渐发展成为医学领域内一门独立的学科；妇产科护理学作为护理学的一个亚学科，也逐渐形成独特的专业，其理论或模式反映了当代妇产科护理发展的新趋势。

妇产科护理最早源于产科护理。自有人类以来，就有专人参与照顾妇女的生育过程，这就是早期的产科及产科护理雏形。自各民族文字发生后至印刷术发明前，人类就已结束了以口述形式流传历史的方式，医学和护理学史也得以流传。大约在公元前1500年（距今约3500年前），古埃及Ebers古书中就有关于妇产科学的专论，追述了公元前2200年古埃及民间对缓解产科阵痛的处理，胎儿性别的判断及妊娠诊断方法，也有关于分娩、流产、月经以及一些妇科疾病的处理方法的描述。因此，Ebers古书大概是西方医学史中被公认最早记述有医学、也有妇产科学及妇产科护理学发展的史书。至公元前460年，著名“医学之父”希波克拉底（Hippocrates）创立了著名的“希氏医学”，在他的医学巨著中描述了古希腊的妇产科学及他反对堕胎的誓言，同时纪录了他关于阴道检查和妇科疾病的治疗经验。公元前200年，印度医师Charack在其120章巨著中的第13章第6节专论公元前1500～1000年古印度妇产科学。此时古以色列也有妇产科记载。公元前50～25年，古罗马的Celsus描述了子宫的结构，并记述了用烙术治疗宫颈糜烂。据古君士坦丁妇产科学记载，Rubbonla主教于公元400年在Edssa创立了第一家妇人医院。100年后（公元500年）印度外科学家Susruta首次报告了产褥感染，分析了感染原因，从此强调助产人员在接生前必须修剪指甲并洗净双手。此后，经历相当长的一段时间，伴随社会进步和医学发展，医疗和护理学逐渐摆脱了宗教和神学色彩，患病妇女始求助于医疗机构。1576年，P · Franco创立了三叶产钳助产。1625年后，H · Van Roonhyze著有《现代妇科和产科学》，记述了为子宫破裂和宫外孕者施行剖宫产术、膀胱阴道瘘修补术。此后，剖腹探查术开始兴起。妇科学与外科学的结合由W · Hunter（1718～1783年）医师开始，C · White（1728～1813年）首先提出产科无菌手术的概念和产褥感染的理论。至19世纪，J · Simpson（1811～1870年）通过自身实验，创立了麻醉学，使外科及妇产科学发展达到新的阶段。在1600～1900年的300年间，妇产科及其护理学的发展与医学总体发展密不可分。

祖国医学发展历史悠久，诸多的中医护理方法、经验和理论都分别记载于浩瀚的历代古医著中。公元前1300～1200年间，在以甲骨文撰写的卜辞中就有王妃分娩时染疾的记载，此为我国关于妇产科疾病的最早记录。2000多年前诞生的《内经》是中医古典巨著，在该书的《素问》篇里有对女子成长、发育、月经疾患、妊娠的诊断及相关疾病治疗的认识和解释，这些妇产科学知识对后人颇有重要启示。在晋朝太医令王叔和（公元210～285年）所著《脉经》里也有不少关于妇科疾病病因和诊断的描述。至隋朝，巢元方（公元610年）著有《诸病源候论》，是当时中医病因病理学之巨著，其中有关妇人杂病、妊娠病、产病、难产及产后病等妇产科病因、病理方面的进一步解释。至唐代，孙思邈（公元581～682年）先著有《千金要方》，其中有三卷专论《妇人方》：上卷论妊娠和胎产，中卷论杂病，下卷论调经；后著《千金翼方》。孙思邈对种子、恶阻、养胎、妊娠等疾病的治疗，临产注意事项、产后护理及崩漏诸症皆有较详尽的分析和论述。书中还记有葱管导尿法，是当时护理操作技术的一大突破。唐朝大中初年（公元8世纪中叶）昝殷所著《经效产宝》是我国现存最早的一部中医妇产科专著，产科与内科分立可以说从此时起；至宋朝嘉祐 5 年（公元 1060 年）产科已正式确立为独立学科，为当时规定的九科之一。从宋朝到清朝的大约1000年间，随着中医学的发展，妇产科学也发展到一定规模，更不乏妇产科专著，其中尤以宋代陈子明的《妇人大全良方》及清代乾隆御纂的《医宗金鉴 · 妇科心法要诀》内容系统、详尽，反映了我国当时中医妇产科学的飞跃发展。

至近代，妇女所选择的分娩场所也由家庭转为医院。随着分娩场所的变迁，参与产科护理的人员结构和性质也在发生根本性变化。最初只有女性才能参与妇女生育过程的照顾。这些人往往拥有较多的子女，有着丰富的生育经历，所具有的接生技术通常以学徒的学习方式从他人获得。当分娩场所由家庭转移到医院时，即需要一批受过专业训练、具备特殊技能的护理人员参与产科的护理工作。第二次世界大战以前，妇产科照顾的重点仅限于急症、重症状态的护理，以及预防妇产科传染病方面的工作。当时，护士的角色有很大的局限性。为适应社会发展过程中人们对生育及医疗照顾需求的改变，妇产科护理也经历着“以疾病为中心的护理”向“以病人为中心的护理”变革。世界卫生组织于 1978 年正式提出“2000 年人人享有卫生保健”的战略目标，使护士的角色功能进一步扩充。从面向未来考虑，开展“以整体人的健康为中心的护理”将成为当代护理学的发展趋势。

【当代妇产科护理发展趋势】

为适应医学模式转变和社会发展过程人们对生育、健康及医疗保健需求的变化，妇产科护理模式势必随现代护理学发展趋势作出相应调整。同其他科护理一样，妇产科护理概念也从单纯的“护理疾病”发展为“保障人类健康“的护理；护士的工作场所逐渐由医院扩大到家庭、地区和社会；工作内容也从传统地、机械地、被动地执行医嘱，完成分工的常规技术操作和对病人的躯体护理，扩大到提供整体化护理。可以说，开展“以家庭为中心的产科护理”（family centered maternity care）是当代护理学中最具典型意义的整体化护理，代表了妇产科护理的发展趋势。

“以家庭为中心的产科护理”被定义为：确定并针对个案、家庭、新生儿在生理、心理、社会等方面的需要及调适，向他们提供具有安全性和高质量的健康照顾，尤其强调提供促进家庭成员间的凝聚力和维护身体安全的母婴照顾。国外研究表明家庭新成员的到来使一个家庭的发展进入了一个新的阶段，尤其是家庭中第一个孩子的降临会带来很多新的家庭任务和挑战，如新生儿的照顾与教育，可能的家庭经济负担，家庭角色的增加，家庭各成员关系的变化等。相关研究进一步指出，当一个家庭处于由一个发展阶段向下一个发展阶段过渡的时期时，该家庭容易面临家庭健康危机。比如说，对于孕妇 / 产妇家庭而言，在这样一个家庭发展的过渡时期，孕妇 / 产妇及其家属都可能在认知、情感、家庭成员关系、沟通交流、社会生活以及个人发展等方面出现一定的困惑。若处理不当，不仅可以影响家庭健康、稳定的发展，也会影响新生儿的身心发育。

开展“以家庭为中心的产科护理”，必要性如下：

1. 对孕妇家庭而言，有利于建立养育和亲密的家庭关系；易于完成及扮演称职父母的角色；有助于产生积极的生育经验和满足感；在产后最初几个月内，父母及新生儿之间容易建立积极的相互依附关系（亲子关系）；有助于父母建立自信心。

2. 对医护人员而言，不仅能为护理对象提供连续性的健康照顾，还可及时获得个案及家庭的反馈信息，真正落实“以病人为中心”的服务宗旨；能促进在职人员的继续教育活动，并有效地发挥工作人员的在职教育作用；便于促进工作人员间建立良好的协调关系；减少并发症；充分发挥护士独立性角色功能，提高护理人员的工作成就感。

大量资料表明，开展“以家庭为中心的产科护理”具有可行性。在开展“以病人为中心的护理”活动中，人们逐渐认识到：以“安全”为前提，孕妇家庭有能力选择自己所希望接受的生育照顾方式。当前，欧美一些国家为能提供“以家庭为中心的产科护理”方式，对某些方面进行了改革。例如：

1. 积极参与。鼓励家庭成员，如孕妇的公婆、父母、配偶，甚至亲友积极参与孕妇的生育过程，包括自然分娩，甚至剖宫产的全过程。

2. 设立新颖的分娩环境。为加强家庭成员对分娩过程的直接参与，降低产妇与家庭成员的焦虑和恐惧，减轻成员间的“分离性焦虑”，建立了类似家庭环境的待产、分娩单位，设有单房间产科系统（single-room maternity system）、非固定式的分娩中心（freestanding birth centers）等。

3. 改变分娩医疗技术。分娩时的一些医疗活动也日趋体现“以家庭为中心的产科护理”理念，依据具体情况作弹性调整。例如，结合具体情况对既往待产期间活动限制、分娩时的固定体位、分娩室的环境布置以及待产时例行的种种措施等均可按需求进行调整，予以满足。同时，强调产时父母及新生儿的早期接触和产后“母婴同室”(rooming-in) 的护理方式。

4. 提倡早期出院的计划。为减少产妇住院可能造成的家庭成员间“分离性焦虑”，在产妇及新生儿无异常情况时，充分做好出院前指导，鼓励产妇尽早出院。当然，产妇早期出院前，护士应通过提供高质量的产科照顾和有效的健康教育，使产妇及其家庭具备以下条件：①父母及责任护士间具有良好的相互信赖关系；②产妇无异常情况；③父母对护理新生儿具有自信心；④家庭中具有良好的相互信赖关系。

事实上，国内现代产科护理发展迅速，正逐渐迎合世界产科护理的发展趋势，从国情出发着手于多种形式的改革和尝试。例如，当前开展的“爱婴医院”、“温馨待产”以及有关开展纯母乳喂养活动中的“母婴同室”等形式（尽管条件还有待改进和完善）均属提供类似家庭环境的待产和分娩机构，是贯彻执行“以家庭为中心的产科护理”的具体表现。

妇科护理和产科护理具有共同的基础。犹如生育一样，妇科护理，也存在对家庭成员、治疗环境进行护理干预和出院指导等相似的问题。因此，在回顾产科护理发展和展望未来的同时，也孕育着妇科护理学的发展与未来。

【妇产科护理学的内容、学习目的及方法】

妇产科护理学是一门诊断并处理女性对现存和潜在健康问题的反应、为妇女健康提供服务的科学，也是现代护理学的重要组成部分。

妇产科护理学的内容与妇产科护理的任务密不可分。妇产科护理学的研究对象包括生命各阶段不同健康状况的女性，以及相关的家庭成员和社会成员。学习妇产科护理学目的在于学好理论和掌握技术，发挥护理特有职能，为患者提供缓解痛苦、促进康复的护理活动，帮助护理对象尽快获得生活自理能力；为健康女性提供自我保健知识、预防疾病并维持健康状态。因此，妇产科护理学内容包括孕产妇的护理、妇科疾病患者的护理、计划生育指导及妇女保健等内容。

由于当前妇产科护理工作的内容和范畴比传统的妇产科护理扩展很多，因此对专科护士的文化基础水平、专业实践能力、工作经验、责任心及职业道德等方面提出了更高的要求，学习妇产科护理学者必须具备前期课的基础。除医学基础学科和社会人文学科外，还需具有护理学基础、内科护理学、外科护理学等知识。必须充分认识妇产科护理学是一门实践性学科，在学习的全过程强调理论联系实际。例如，在临床实践中，坚持针对个体差异性提供个体化整体护理的原则，运用所学护理程序等知识、科学管理方法为护理对象提供高质量的护理活动，最大限度满足护理对象的需求。

妇产科护理学不仅具有医学特征，而且还具有独立和日趋完整的护理及相关理论体系。诸如家庭理论、Orem自我护理模式、Roy的适应模式及Maslow人类基本需要层次论等，都是妇产科护理活动的指导理论。学员们应该熟悉、精通相关理论，在实践中运用并发展这些理论。例如，强调“针对个案不同需求提供不同层次服务，最终使具备不同程度的自理能力”是Orem护理模式的核心。妊娠是妇女生命过程中的一个特殊生理阶段，为此，正常的孕产妇应该摆脱“病人”的角色，承担相应的自我护理活动。在个案所处环境发生变化时，护士可以Roy的适应模式为指导，充分认识环境中的主要刺激、相关刺激和固有刺激，运用有效的护理措施控制刺激强度，使其作用限于个案所能承受的范围内，从而使受作用者获得适应性反应。这是从作用（或刺激）因素考虑。也可从受作用因素（接受刺激的个体）考虑，通过护理措施扩大服务对象的适应范围，使全部刺激纳入机体的适应性范围之内，进而通过机体适当反应，排除干扰，达到新的平衡。

教师在教学活动中，要引导学生主动应用护理学专业理论，通过科学组织、有效地实施护理活动过程，达到提高教学质量、实现专业培养目标的目的。

（郑修霞）

第 2 章

女性生殖系统解剖与生理

学习目标

在完成本章内容的学习后，学生应能：

1. 复述女性内外生殖器官的构成。
2. 识别女性内外生殖器官的解剖和组织特点。
3. 叙述女性生殖器官的邻近器官及临床意义。
4. 叙述女性骨盆及骨盆底的组成和功能。
5. 复述月经的定义及月经的周期性变化。

第一节　女性生殖系统解剖

女性生殖系统包括内、外生殖器官及其相关组织与邻近器官。

【外生殖器】

女性外生殖器又称外阴，是女性生殖器官的外露部分，包括耻骨联合至会阴及两股内侧之间的组织（图 2-1）。

（一）阴阜（mons pubis）

为耻骨联合前面隆起的脂肪垫。青春期该部皮肤开始生长阴毛，分布呈尖端向下的三角形。阴毛为女性第二性征之一，其疏密、精细、色泽可因人或种族而异。

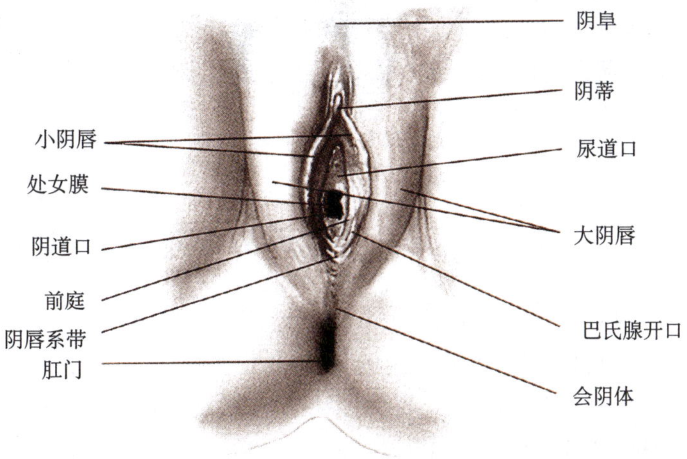

图 2-1　女性外生殖器

（二）大阴唇（labium majus）

为靠近两股内侧的一对隆起的皮肤皱襞，起自阴阜，止于会阴。两侧大阴唇前端为子宫圆韧带的终点，后端在会阴体前相融合，称为阴唇后联合。大阴唇外侧面与皮肤相同，皮层内有皮脂腺和汗腺，青春期长出阴毛；内侧面皮肤湿润似黏膜。大阴唇有很厚的皮下脂肪层，内含丰富的血管、淋巴管和神经。当局部受伤时，易发生出血，可形成大阴唇血肿。未婚妇女的两侧大阴唇自然合拢，遮盖阴道口及尿道口。经产妇的大阴唇因受分娩影响向两侧分开。绝经后妇女的大阴唇呈萎缩状，阴毛也稀少。

（三）小阴唇（labium minus）

为位于大阴唇内侧的一对薄皱襞。表面湿润，色褐、无毛，富有神经末梢，故极敏感。两侧小阴唇前端相互融合，再分为两叶包绕阴蒂，前叶形成阴蒂包皮，后端与大阴唇的后端会合，在正中线形成一条横皱襞，称为阴唇系带。此系带经产妇受分娩影响已不明显。

（四）阴蒂（clitoris）

位于小阴唇顶端的联合处，类似男性的阴茎海绵体组织，有勃起性。它分为三部分，前端为阴蒂头，中为阴蒂体，后为两个阴蒂脚。仅阴蒂头露见，富含神经末梢，极为敏感。

（五）阴道前庭（vaginal vestibule）

为两侧小阴唇之间的菱形区，前为阴蒂，后为阴唇系带。在此区域内，前方有尿道外口，后方有阴道口。阴道口与阴唇系带之间有一浅窝，称舟状窝，又称阴道前庭窝，经产妇因分娩时阴唇系带撕伤，舟状窝常不复见。在此区内有以下各部：

1. 前庭球（vestibular bulb） 又称球海绵体，位于前庭两侧，由具勃起性的组织构成，表面为球海绵体肌覆盖。

2. 前庭大腺（major vestibular glands） 又称巴氏腺（Bartholin glands），位于大阴唇后部，大小如黄豆，左右各一。腺管细长，向内侧开口于前庭后方小阴唇与处女膜之间的沟内。于性兴奋时分泌黄白色黏液以滑润阴道。正常情况检查时不能触及此腺，遇有感染致腺管口闭塞，可形成脓肿或囊肿。

3. 尿道口（urethral orifice） 位于阴蒂头的下方及前庭的前部，为一不规则的圆形孔，女性尿道的后壁有一对尿道旁腺，其分泌有滑润尿道口的作用，但此腺常为细菌潜伏之处。

4. 阴道口及处女膜（vaginal orifice and hymen） 阴道口位于尿道口下方，前庭的后部，其形状、大小常不规则。阴道口覆盖一层较薄的黏膜，称为处女膜。膜中央有一小孔，孔的形状、大小及膜的厚薄因人而异。处女膜多在初次性交时破裂，受分娩影响而进一步破损，经阴道分娩后仅留有处女膜痕。

【内生殖器】

女性内生殖器包括阴道、子宫、输卵管及卵巢，后二者常被称为子宫附件（uterine adnexa）（图 2-2）。

（一）阴道（vagina）

是性交器官，也是排出月经血和娩出胎儿的通道。阴道壁由黏膜层、肌层和纤维层构成。上端包绕宫颈，下端开口于阴道前庭后部，前壁与膀胱和尿道邻接，后壁与直肠贴近。环绕子宫颈周围的组织称为阴道穹窿，按其位置分为前、后、左、右四部分，其中后穹窿较深，其顶端与腹腔的最低部分——子宫直肠陷凹贴接。当该陷凹有积液时，可经阴道后穹窿进行穿

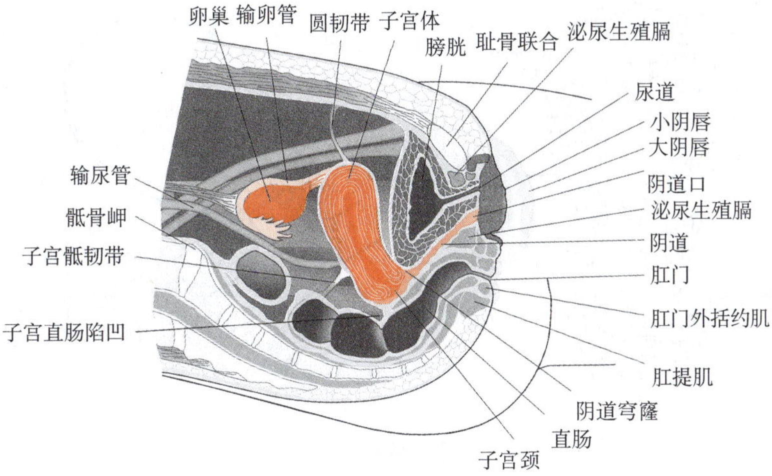

图 2-2　**女性内生殖器（矢状面）**

刺或引流，因此它是诊断某些疾病或实施手术的途径。阴道上端比下端宽，后壁长约 10 ～ 12cm，前壁长约 7 ～ 9cm。由于阴道壁富有静脉丛，故局部受损易出血或形成血肿。此外，阴道壁有很多横纹皱襞及外覆弹力纤维，具有较大伸展性。平时阴道前后壁互相贴合。在性激素的作用下，阴道黏膜有周期性变化。幼女及绝经后妇女的阴道黏膜上皮甚薄，皱襞少，伸展性小，容易受创伤及感染。

（二）子宫（uterus）

位于骨盆腔中央，呈倒置的梨形，前面扁平，后面稍凸出，是产生月经和孕育胎儿的空腔器官。其大小、形态，依年龄或生育情况而变化。成人的子宫约重 50g，长约 7 ～ 8cm，宽 4 ～ 5cm，厚 2 ～ 3cm；宫腔的容积约 5ml。子宫上部较宽，称子宫体，其上端隆突部分，称子宫底。子宫底两侧为子宫角，与输卵管相通。子宫的下部较窄，呈圆柱状，称子宫颈。成人子宫体与子宫颈的比例为 2∶1；婴儿期为 1∶2（图 2-3）。子宫体与子宫颈之间形成的最狭窄部分，称子宫峡部，在非孕期约长 1cm。子宫峡部的上端因解剖上较狭窄，称为解剖学内口；下端因黏膜组织在此处由宫腔内膜转变为宫颈黏膜称为组织学内口。子宫颈主要由结缔组织构成，亦含有平滑肌纤维、血管及弹力纤维。子宫颈内腔呈梭形，称子宫颈管，成年妇女长约 3cm，其下端称为子宫颈外口，开口于阴道。宫颈下端伸入阴道内的部分称宫颈阴道部，在阴道以上的部分称宫颈阴道上部（图 2-4）。子宫颈管黏膜上皮细胞能分泌碱性黏液，并受性激素影响，也有周期性变化。子宫颈外口柱状上皮与鳞状上皮交界处，是子宫颈癌的好发部位。未产妇的子宫颈外口呈圆形；已产妇的子宫颈外口受分娩的影响呈大小不等的横裂口，并将子宫颈分成前后两唇。

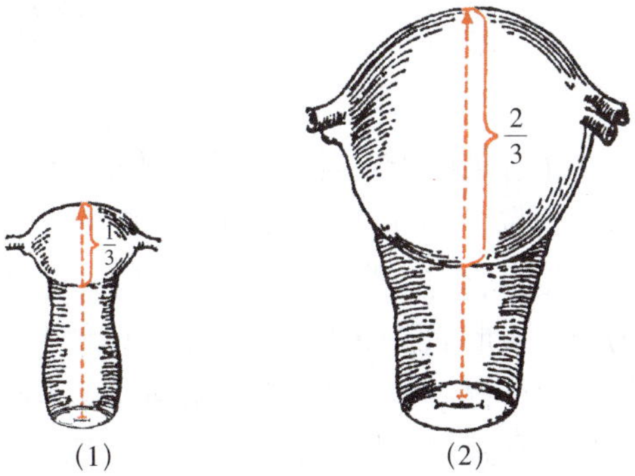

图 2-3　**不同年龄子宫体与子宫颈发育的比较**

（1）婴儿子宫（2）成年子宫

子宫壁的外层为浆膜层，最薄，覆盖在

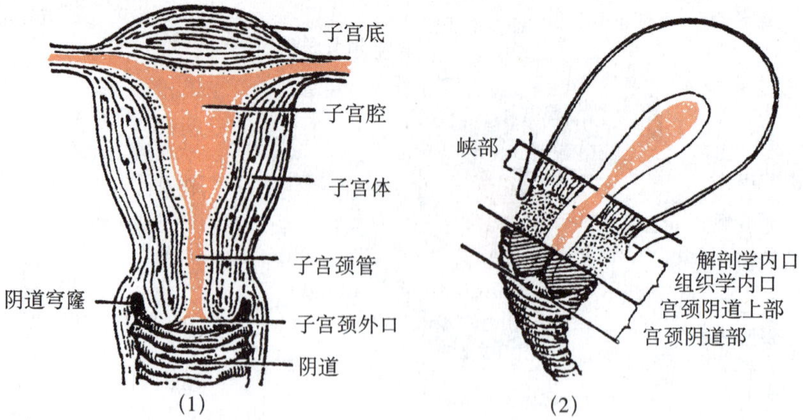

图 2-4 子宫各部

（1）子宫冠状断面（2）子宫矢状断面

子宫底及子宫的前后面，与肌层紧贴。中层为子宫肌层，是子宫壁最厚的一层，肌层由平滑肌束及弹性纤维组成，大致分为3层：外层多纵行，内层环行，中层多为各方交织如网（图2-5）。肌层中含血管，子宫收缩时可以压迫贯穿肌纤维间质血管起到止血作用。子宫内层为黏膜层，即子宫内膜，其分为功能层（包括致密层与海绵层）和基底层两部分，基底层与子宫肌层紧贴，功能层从青春期开始，受卵巢激素影响，发生周期性变化。

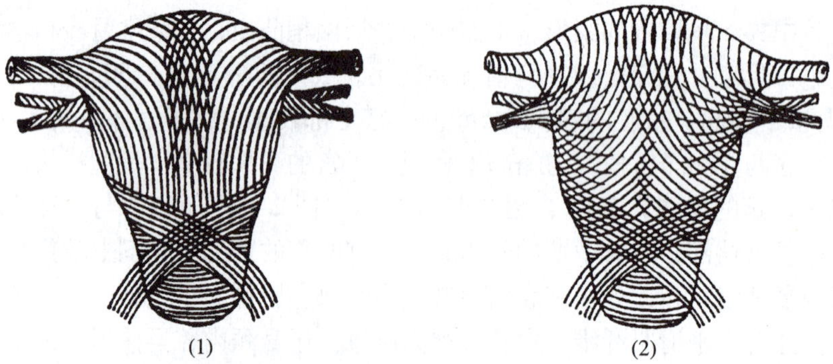

图 2-5 子宫肌层肌束排列

（1）浅层（2）深层

子宫借助于4对韧带以及骨盆底肌肉和筋膜的支托作用，来维持正常的位置（图2-6）。①圆韧带（round ligament），呈圆索状起于两侧子宫角的前面，向前方伸展达两侧骨盆壁，再穿越腹股沟，终止于大阴唇前端，有维持子宫前倾位的作用；②阔韧带（broad ligament），为一对翼形的腹膜皱襞，由子宫两侧至骨盆壁，将骨盆分为前、后两部分，维持子宫在盆腔的正中位置。子宫动、静脉和输尿管均从阔韧带基底部穿过；③主韧带（cardinal ligament），又称子宫颈横韧带，横行于子宫颈两侧和骨盆侧壁之间，为一对坚韧的平滑肌与结缔组织纤维束，是固定子宫颈正常位置的重要组织；④宫骶韧带（uterosacral ligament），从子宫颈后上侧方，向两侧绕过直肠达第2、3骶椎前面的筋膜，韧带含平滑肌和结缔组织，将宫颈向后上牵引，间接保持子宫于前倾的位置。

（三）输卵管（fallopian tube）

为一对细长而弯曲的管，内侧与子宫角相连，外端游离，而与卵巢接近，全长约8～14cm，是精子和卵子相遇的场所。根据输卵管的形态由内向外可分为4部分：①间质部，为通入子宫壁内的部分，长约1cm；②峡部，间质部外侧一段，管腔较狭窄的部分，长约2～3cm；③壶腹部，在峡部外侧，管腔较宽大，为正常情况下受精的部位，长约5～8cm；④伞部，形似漏斗，是输卵管的末端，长约1～1.5cm，开口于腹腔，有“拾卵”作用。

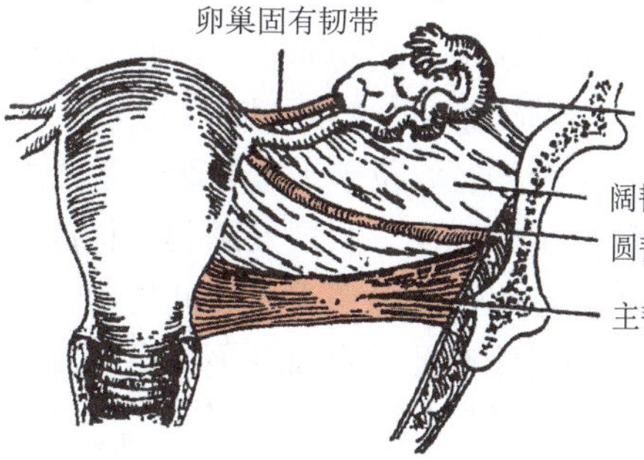

图 2-6　子宫各韧带

输卵管壁分为3层：外层为浆膜层，是腹膜的一部分，即为阔韧带的上缘；中层由内环行和外纵行两层肌纤维组成；内层为黏膜层，由单层高柱状上皮组成，其中有分泌细胞及纤毛细胞，纤毛向宫腔方向摆动，协助孕卵的运行。输卵管黏膜受性激素的影响，也有周期性的组织学变化，但不如子宫内膜明显。

（四）卵巢（ovary）

为一对扁椭圆形腺体，是妇女性腺器官，产生卵子和激素。其大小因个体及月经周期阶段的不同而不同，左右两侧卵巢的重量也不相同。成年女子的卵巢约为4cm × 3cm × 1cm大小，重约5～6g，呈灰白色，青春期开始排卵，卵巢表面逐渐变得凹凸不平；绝经后，卵巢萎缩变小、变硬。卵巢表面无腹膜，这样有利于成熟卵子的排出，但同时也易于卵巢癌的恶性细胞播散。卵巢组织分为皮质与髓质两部分，皮质在外，其中含数以万计的原始卵泡及致密的结缔组织；髓质在卵巢的中心部分，内无卵泡，含有疏松的结缔组织及丰富的血管、神经、淋巴管及少量的平滑肌纤维（图 2-7）。平滑肌对卵巢的运动有作用。

【邻近器官】

女性生殖器官与盆腔各邻近器官不仅位置相邻，而且血管、神经、淋巴系统也相互有密切联系。在疾病的发生、诊断和治疗方面互相影响，如当某一器官有病变时，如创伤、感染、肿瘤等，易累及邻近器官。

（一）尿道（urethra）

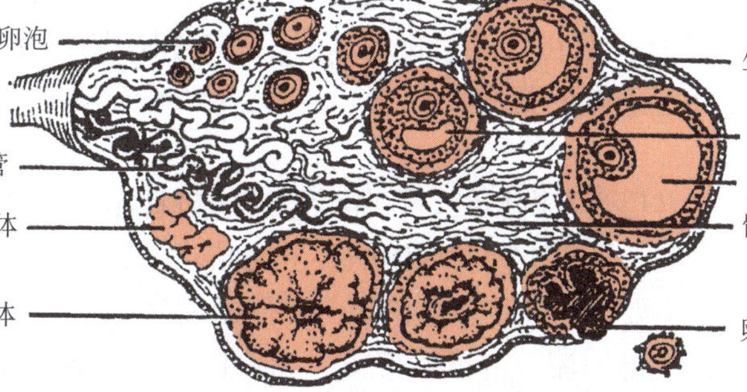

图 2-7　卵巢的构造（切面）

位于阴道前、耻骨联合后，从膀胱三角尖端开始，穿过泌尿生殖膈，止于阴道前庭的尿道外口。女性尿道长约4cm，短而直，邻近阴道，故易发生泌尿系统感染。

（二）膀胱（urinary bladder）

为一空腔器官，位于子宫与耻骨联合之间。其大小、形状因盈虚及邻近器官的情况而变化，膀胱壁由浆膜层、肌层及黏膜层构成。充盈的膀胱在手术中易遭误伤，并妨碍盆腔检查，故妇科检查及手术前必须排空膀胱。

（三）输尿管（ureter）

为一对肌性圆索状长管，约长30cm，粗细不一，最细部分的直径仅3～4mm，最粗可达7～8mm。输尿管在腹膜后，从肾盂开始，沿腰大肌前面偏中线侧下降，在骶髂关节处，经过髂外动脉起点的前方进入骨盆腔继续下行，至阔韧带底部向前内方行，于宫颈旁约2cm处，在子宫动脉后方，与之交叉，然后再经阴道侧穹窿绕向前方进入膀胱（图2-8）。在施行子宫切除结扎子宫动脉时，避免损伤输尿管。

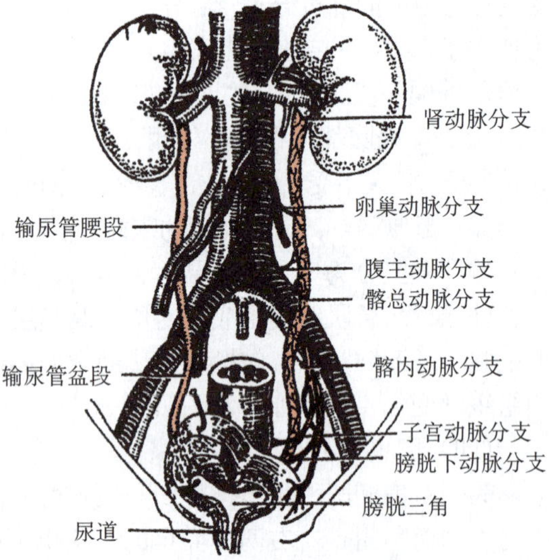

图2-8 输尿管及其血液供应

（四）直肠（rectum）

上接乙状结肠，下接肛管，从左侧骶髂关节至肛门，全长约15～20cm。前为子宫及阴道，后为骶骨，肛管长约2～3cm，在其周围有肛门内、外括约肌和肛提肌。肛门外括约肌为骨盆底浅层肌肉的一部分。因此，妇科手术及分娩处理时均应注意避免损伤肛管、直肠。

（五）阑尾（appendix vermiformis）

上连接盲肠，长约7～9cm，通常位于右髂窝内。其位置、长短、粗细变化颇大，有的下端可达右侧输卵管及卵巢部位。妊娠时阑尾的位置可随妊娠月份的增加而逐渐向上外方移位。因此，妇女患阑尾炎时可能累及子宫附件。

【血管、淋巴及神经】

（一）血管

女性内外生殖器官的血液供应，主要来自卵巢动脉、子宫动脉、阴道动脉及阴部内动脉。各部位的静脉均与同名动脉伴行，但在数量上较动脉多，并在相应器官及其周围形成静脉丛，且互相吻合，故盆腔静脉感染易于蔓延。

（二）淋巴

女性生殖器官具有丰富的淋巴管及淋巴结，均伴随相应的血管而行，淋巴液首先汇集进入沿髂动脉的各淋巴结，然后注入沿腹主动脉周围的腰淋巴结，最后汇入位于第二腰椎前方的乳糜池。女性生殖器官淋巴主要分为外生殖器淋巴与内生殖器淋巴两大组。当内、外生殖器发生感染或肿瘤时，往往沿各部回流的淋巴管传播，导致相应淋巴结的肿大。

（三）神经

支配外阴部的神经主要为阴部神经，系躯体神经（包括运动神经与感觉神经），由第Ⅱ、Ⅲ、Ⅳ骶神经的分支组成，与阴部内动脉取相同途径，在坐骨结节内侧下方分为3支，分布于肛门、阴蒂、阴唇和会阴部。内生殖器官主要由交感神经和副交感神经支配，交感神经纤维自腹主动脉前神经丛分出，下行入盆腔分为两部分：卵巢神经丛及骶前神经丛，其分支分别分布到输卵管、子宫、膀胱等部。但子宫平滑肌有自律活动，完全切除其神经后仍能有节律收缩，还能完成分娩活动。临床上可见下半身截瘫的产妇能顺利自然分娩。

【骨盆】

骨盆（pelvis）为生殖器官所在，也是胎儿娩出的通道。女性骨盆除了支持上部躯体的重量使均匀分布于下肢外，还具有独立支持和保护骨盆内器官的作用。其大小、形态对分娩有直接影响。

（一）骨盆的组成

骨盆由骶骨、尾骨和左右两块髋骨组成。骶骨由 5 ~ 6 块骶椎合成；尾骨由 4 ~ 5 块尾椎组成（图2-9）；每块髋骨又由髂骨、坐骨和耻骨融合而成。骨与骨之间有耻骨联合、骶髂关节及骶尾关节。以上关节和耻骨联合周围均有韧带附着，以骶、尾骨与坐骨结节之间的骶结节韧带和骶、尾骨与坐骨棘之间的骶棘韧带较为重要（图2-10）。妊娠期受激素的影响，韧带松弛，各关节的活动度略有增加，尤其是骶尾关节，分娩时尾骨后翘，有利于胎儿的娩出。

（二）骨盆的分界

以耻骨联合上缘，髂耻缘、骶岬上缘的连线（即髂耻线）为界，分界线以上部分为假骨盆；分界线以下部分为真骨盆（图2-11）。测量假骨盆的某些径线，可作为了解真骨盆大小的参考。真骨盆的标记有：①骶岬，第一骶椎向前凸出，形成骶岬，它是骨盆内测量的重要依据点；②坐骨棘，坐骨后缘中点突出的部分，可经肛诊或阴道诊触到；③耻骨弓，耻骨两降支的前部相连构成耻骨弓，正常角度为 90° ~ 100° 。

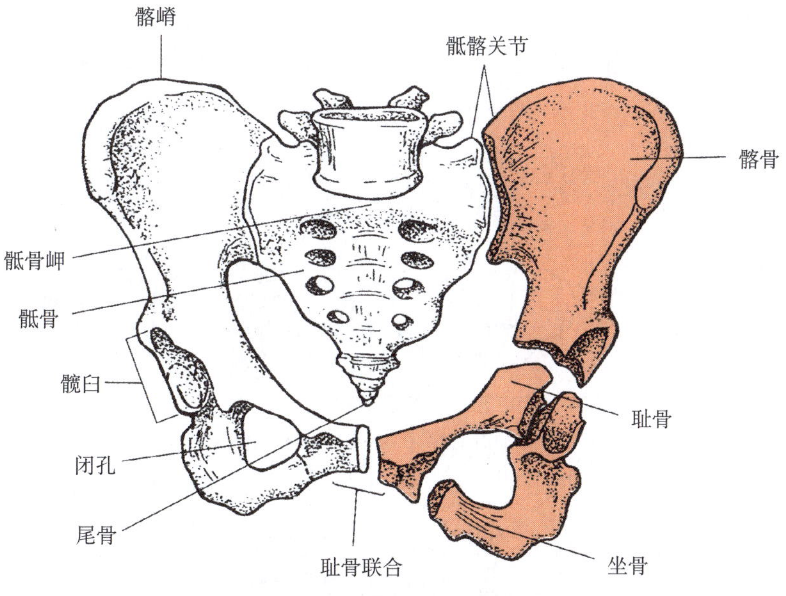

图 2-9　**正常女性骨盆**

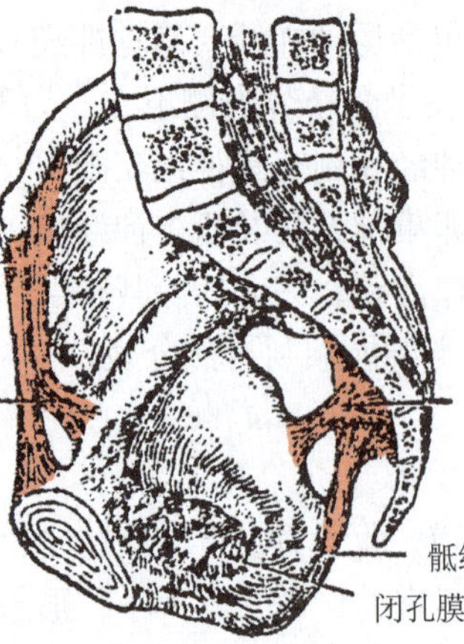

图 2-10 骨盆的韧带

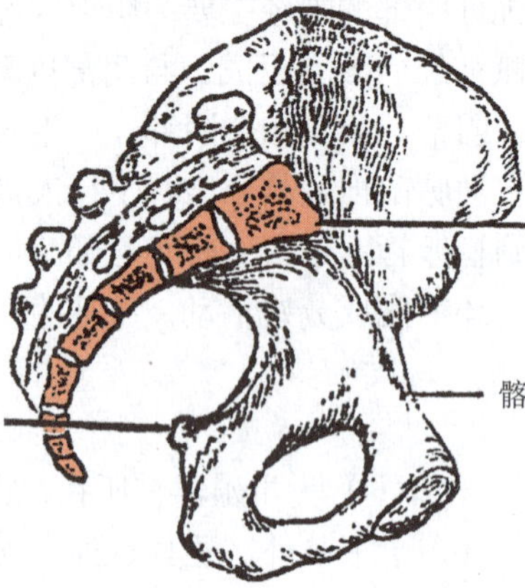

图 2-11 骨盆的分界（侧面观）

（三）骨盆的平面

一般将骨盆入口与出口之间的骨盆腔分为三个与分娩有关的假想平面：①骨盆入口平面为真假骨盆的交界面，呈横椭圆形，前方为耻骨联合上缘，两侧为髂耻线，后方以骶岬为界；②中骨盆平面最狭窄，呈前后径长的椭圆形，其前为耻骨联合下缘，两侧为坐骨棘，后为骶骨下端；③出口平面，由两个不在同一平面的三角形组成，前三角形的顶端是耻骨联合下缘，两侧为耻骨联合降支，后三角的顶端是骶尾关节，两侧为骶结节韧带，坐骨结节间径为两个三角形的共同底边。

（四）骨盆的类型

骨盆的形态、大小，有极大个体差异性，即使骨盆外径线的测量值正常，其外形和肌肉发育亦不相同，因此，没有两个绝对相同的骨盆。造成差异的因素有遗传、营养、生长发育、疾病等。通常按 Callwell 与 Moloy 的骨盆分类法，分为 4 种类型（图 2-12）：①女性型；②男性型；③类人猿型；④扁平型。其中女性型骨盆宽，骨盆腔浅，结构薄且平滑，有利于胎儿的娩出。

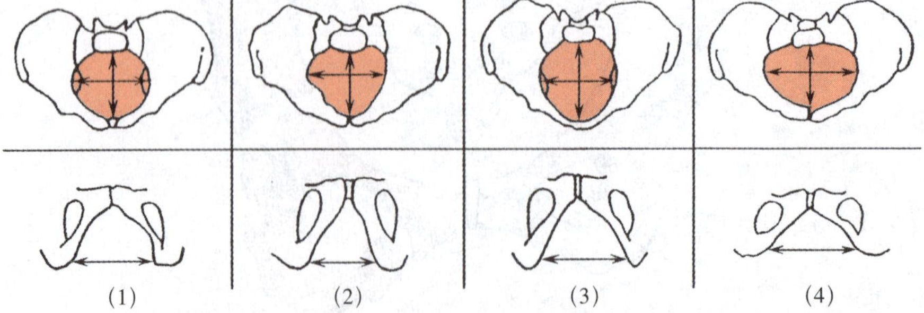

图 2-12 骨盆的基本类型

（1）女性型 （2）男性型 （3）类人猿型 （4）扁平型

【骨盆底】

骨盆底（pelvic floor）是由多层肌肉和筋膜组成，封闭骨盆出口，但有尿道、阴道及直肠贯穿。其主要作用是支持盆腔脏器并使之保持正常的位置。骨盆底的前面为耻骨联合，后面为尾骨尖，两侧为耻骨降支、坐骨上支及坐骨结节。骨盆底有三层组织。

（一）外层

为浅层筋膜与肌肉。在外生殖器、会阴皮肤及皮下组织的下面，有一层会阴浅筋膜，深部有三对肌肉（球海绵体肌、坐骨海绵体肌及会阴浅横肌）和肛门外括约肌。这层肌肉的肌腱会合于阴道外口与肛门之间，形成中心腱（图 2-13）。

（二）中层

即泌尿生殖膈。由上、下两层坚韧的筋膜及一层薄肌肉形成。阴道和尿道穿过此膈。在两层筋膜间有一对由两侧坐骨结节至中心腱的会阴深横肌及位于尿道周围的尿道括约肌（图 2-14）。

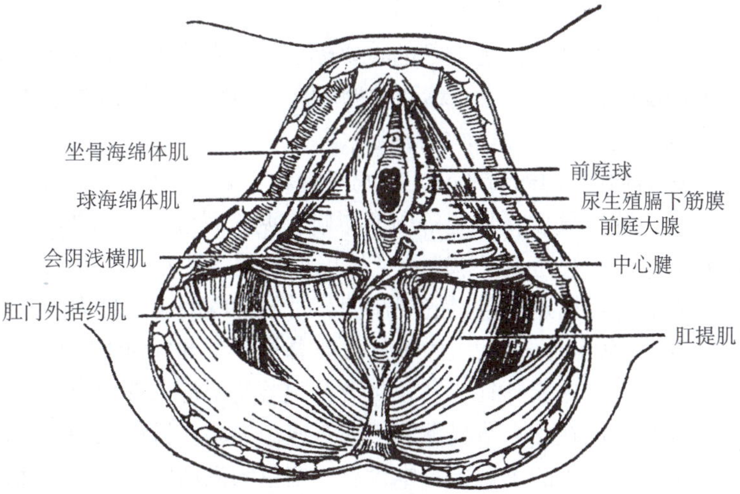

图 2-13 骨盆底浅层肌肉

（三）内层

即盆膈(pelvic diaphragm)。为骨盆底的最内层，由肛提肌及其筋膜组成，亦为尿道、阴道及直肠贯通。每侧肛提肌由耻尾肌、髂尾肌和坐尾肌 3 部分组成，两侧肌肉互相对称，合成漏斗形（图2-15）。肛提肌的主要作用是加强盆底的托力，其中一部分纤维与阴道及直肠周围密切交织，加强肛门与阴道括约肌的作用。

会阴（perineum）指阴道口与肛门之间的软组织，包括皮肤、肌肉及筋膜，也是骨盆底的一部分。会阴体厚约 3 ~ 4cm，由外向内逐渐变狭，呈楔状，表面为皮肤及皮下脂肪，内层为会阴中心腱。妊娠期会阴组织变软有利于分娩。分娩时要保护此区，以免造成会阴裂伤。

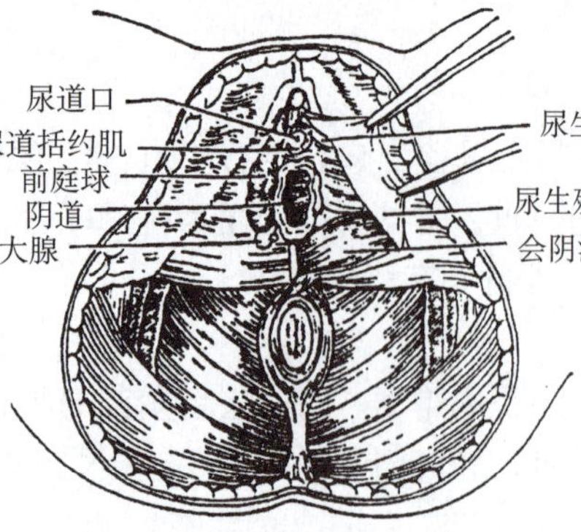

图 2-14 骨盆底中层的肌肉及筋膜

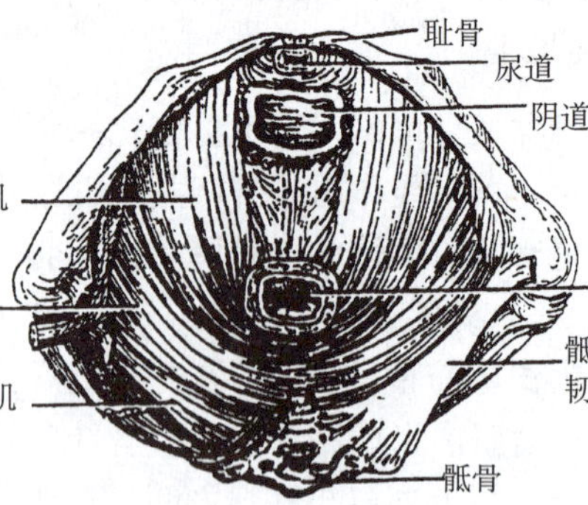

图 2-15 骨盆底内层肌肉

第二节 女性生殖系统生理

女性生殖系统既有自己独特的功能，又与其他系统的功能相互联系、互相影响。

【月经的临床表现】

月经（menstruation）是女性生殖功能成熟的重要标志。在内分泌周期性调节下，子宫内膜发生了从增生到分泌的反应。如不发生受精和孕卵着床，内膜则衰萎而脱落伴有出血，如此周而复始发生的子宫内膜剥脱性出血，称为月经。

月经第一次来潮，称为初潮（menarche）。初潮年龄约为11～18岁，多数为13～15岁。月经初潮的迟早受遗传、营养、气候、环境等因素影响。两次月经第1天的间隔时间，称为月经周期（menstrual cycle）。一般为28～30天，提前或延后3天左右仍属正常。周期的长短因人而异，但每位妇女的月经周期有自己的规律性。月经持续的天数称为月经期，一般为3～7天。月经量约为30～50 ml，有人认为每月失血总量多于80ml即为病理状态。

月经除血液外，尚含有子宫内膜碎片、宫颈黏液及脱落的阴道上皮细胞等。月经血呈暗红色，其主要特点是不凝固，但在正常情况下偶尔亦有些小凝块。目前认为月经血在刚离开血液循环后是凝固的，但开始剥落的子宫内膜中含有一定量的激活因子，能激活血中的纤溶酶原，以致月经血呈液体状态。通常，月经期无特殊不适，不影响妇女的日常生活和工作，但由于盆腔充血，可以引起腰骶部酸胀等不适。个别可有膀胱刺激症状（如尿频）、轻度神经系统不稳定症状（如头痛、失眠、精神忧郁、易于激动）、胃肠功能紊乱（如食欲不振、恶心、呕吐、便秘或腹泻）以及鼻黏膜出血，皮肤痤疮等，但一般并不严重，不影响妇女的正常工作和学习。

【月经周期的调节激素】

女性生殖系统的生理特点之一就是它的周期性变化，月经则是这个周期性变化的重要标志。月经周期的建立不仅是青春期成熟的重要标志，同时也作为内生殖器已经发育成熟的指标。月经周期的调节主要通过下丘脑、垂体和卵巢的激素作用，称为下丘脑－垂体－卵巢轴。此轴又受中枢神经系统控制（图2-16）。与月经周期调节相关的主要激素如下：

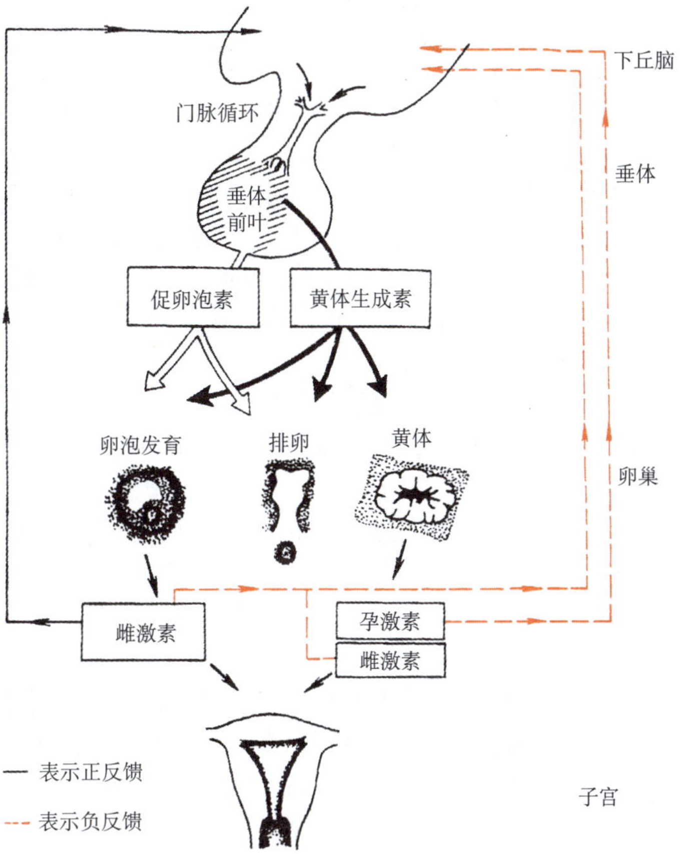

图 2-16　下丘脑－垂体－卵巢轴之间的相互关系示意图

（一）下丘脑性调节激素及其功能

1. 促性腺激素释放激素（gonadotropin releasing hormone，GnRH）　为下丘脑调节月经的主要激素。它主要使垂体合成和释放促黄体生成素，还具有调节和促使垂体合成和释放促卵泡素的作用。

2. 生乳素抑制激素（prolactin inhibitory hormone，PIH）　下丘脑通过抑制作用调节垂体的生乳激素分泌和释放。

（二）垂体性调节激素及其功能

垂体接受促性腺激素释放激素（GnRH）的刺激，合成并释放下列激素：

1. 促卵泡素（follicle stimulating hormone，FSH）　主要促进卵泡周围的间质分化成为泡膜细胞，又使卵泡的颗粒细胞增生及颗粒细胞内的芳香化酶系统活化。促卵泡素属糖蛋白激素，有刺激卵巢卵泡发育的功能，但须与少量黄体生成素协同作用，才能使卵泡成熟，并分泌雌激素。

2. 促黄体生成素（luteinzing hormone，LH）　也是一种糖蛋白激素。主要功能是与 FSH 协同作用，促使成熟卵泡排卵，从而促使黄体形成并分泌孕激素和雌激素。

（三）卵巢的功能

卵巢具有排卵和分泌性激素的内分泌功能。

1. 卵巢的周期性变化

从青春期开始到绝经前，卵巢在形态和功能上发生周期性变化。在新生儿出生时的卵巢内约有15万～50万个卵泡，但在妇女一生中仅400～500个卵泡发育成熟并排卵，其余的卵泡发育到一定程度即自行退化，这个退化过程称卵泡闭锁。

临近青春期，原始卵泡开始发育，形成生长卵泡。在许多生长卵泡中，每一个月经周期一般只有一个卵泡达到成熟程度，称成熟卵泡。随着卵泡的发育成熟，其逐渐向卵巢表面移行并向外突出，当接近卵巢表面时，该处表面细胞变薄，最后破裂，出现排卵（ovulation）。排卵多发生在两次月经中间，一般在下次月经来潮之前14天左右，卵子可由两侧卵巢轮流排出，也可由一侧卵巢连续排出。

排卵后，卵泡壁塌陷，卵泡膜血管壁破裂，血液流入腔内形成血体，继而卵泡的破口由纤维蛋白封闭，残留的颗粒细胞变大，胞浆内含黄色颗粒状的类脂质，此时血体变为黄体（corpus lutein）。

若卵子未受精，在排卵后9～10天黄体开始萎缩，血管减少，细胞呈脂肪变性，黄色消退，最后细胞被吸收，组织纤维化，外观色白，称为白体（corpus ablicans）。

正常排卵周期黄体功能仅限于14天内，黄体衰退后月经来潮，卵巢中又有新的卵泡发育，开始新的周期。

2. 卵巢分泌的激素　卵巢在LH及FSH作用下分泌雌激素、孕激素及少量雄激素。

（1）雌激素（estrogen）：卵巢主要合成雌二醇（E_2）及雌酮（E_1）。体内尚有雌三醇（E_3），系雌二醇和雌酮的降解产物。E_2是妇女体内生物活性最强的雌激素。

雌激素的主要生理功能有：促进卵泡及子宫发育，使子宫内膜增生，增强子宫对催产素的敏感性；增加输卵管上皮细胞的活动；促进阴道上皮的增生、角化，使细胞内糖原增加；促进乳腺管增生；并促进体内水钠潴留及骨中钙质沉着等。

（2）孕激素（progestin）：孕酮是卵巢分泌的具有生物活性的主要孕激素。在排卵前，孕酮主要来自肾上腺；排卵后，主要由卵巢内黄体分泌。孕二醇是孕酮的主要降解产物，从尿中排出，因此，测定尿中孕二醇的含量可了解孕酮的产生情况。

孕酮的主要生理功能有：使子宫肌松弛，降低妊娠子宫对催产素的敏感性，有利于受精卵在子宫腔内生长发育；使增生期子宫内膜转化为分泌期内膜，抑制输卵管节律性收缩；促进阴道上皮细胞脱落；在已有雌激素影响的基础上，促进乳腺腺泡发育；孕激素通过兴奋下丘脑体温调节中枢有升高体温作用，正常妇女在排卵后基础体温可升高0.3～0.5℃，此特点可作为判断排卵日期的重要指标。此外，还促进体内水与钠的排泄等。

（3）雄激素（androgen）：卵巢能分泌少量雄激素——睾酮。此外，卵巢合成雌激素的中间产物雄烯二酮，在外周组织中也能被转化为睾酮。近年发现，雄激素不仅是合成雌激素的前体，也是维持女性正常生殖功能的重要激素。

月经周期的调节是一复杂的过程。下丘脑的神经分泌细胞分泌GnRH，通过下丘脑与垂体之间的门静脉系统进入垂体前叶，垂体在其作用下释放FSH与LH，二者直接控制卵巢的周期性变化，产生孕激素和雌激素。卵巢所分泌的性激素可以逆向影响下丘脑和垂体前叶促性腺激素的分泌功能，这种作用称为反馈作用，其中，产生促进性作用的称为正反馈；产生抑制性作用的称为负反馈。雌激素既能产生正反馈，也能产生负反馈；孕激素通过对下丘脑的负反馈作用，影响垂体促性腺激素的分泌。雌、孕激素协同作用时，负反馈影响更显著。

垂体的促性腺激素能在GnRH的调节下分泌，又可通过血液循环对下丘脑的GnRH产生负反馈作用。

【月经的周期性变化】

（一）调节激素的周期性变化（图 2-17）

1. 促卵泡素的变化　在卵泡期的前半期维持较低水平，至排卵前 24 小时左右出现一低峰式分泌，持续24小时左右呈直线下降。在黄体期维持较低水平，月经来潮前达最低水平，月经来潮时开始略有上升。

2. 促黄体生成素的变化　卵泡期的前半期处于较低水平，以后逐渐上升，在排卵前 24

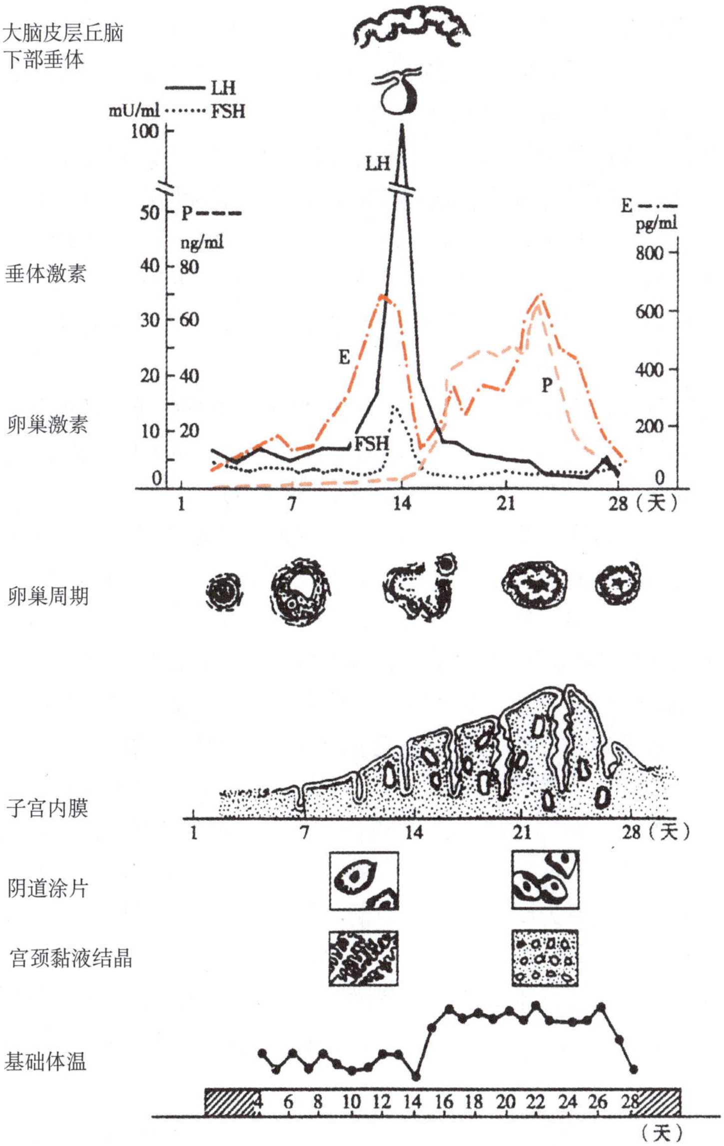

图 2-17　月经周期中激素、卵巢、子宫内膜、阴道涂片、宫颈黏液及基础体温的周期性变化

小时左右出现一陡峰，较 FSH 更高，也于 24 小时左右骤降。在黄体期维持较 FSH 略高的水平，至黄体后期逐渐下降，至月经前达最低水平。

3. 雌激素的变化　雌激素在卵泡早期分泌量很少，随卵泡的发育，分泌量逐渐增高，至排卵前达到高峰。峰式分泌波较 FSH 之分泌峰略早，以后降低。雌激素的分泌量于排卵后 7～8天黄体成熟期又渐增加，达第二高峰，以后逐渐降低，在月经期前急剧降至最低水平。

4. 孕激素的变化　孕激素量在卵泡期极微；排卵后随黄体的发育分泌量显著增加，排卵后7～8天，黄体成熟时达高峰；以后逐渐下降，至黄体后半期急剧下降，月经前达最低水平。

（二）生殖器官的周期性变化

1. 子宫内膜的变化　卵巢激素的周期性变化，导致生殖器官发生相应的变化，其中子宫内膜的变化最为明显（图 2-17）。现将子宫内膜的连续性变化，分期说明如下：

（1）增生期：月经周期的第 5～14 天左右。行经时子宫内膜功能层剥落，随月经血排出，仅留下子宫内膜的基底层。在雌激素影响下，内膜很快修复，逐渐生长变厚，腺体增多、血管增生。子宫内膜的增生与修复在月经期即已开始。

（2）分泌期：月经周期的第 15～23 天，占月经周期的后一半。排卵后，卵巢内形成黄体，分泌雌激素与孕激素，使子宫内膜在增生期的基础上，继续增厚，腺体进一步扩大、弯曲，出现分泌期的变化。约于排卵后1～10天，子宫内膜继续增厚，腺体增大，腺体内的分泌上皮细胞分泌糖原，为孕卵着床作准备。大约至月经的第 24～28 天，为分泌期晚期，也是月经临来前期。子宫内膜厚达 10mm，呈海绵状。内膜腺体开口面向宫腔，有糖原等分泌物溢出，间质更疏松，水肿。

（3）月经期：约在月经周期的第 1～4 天。体内雌激素水平降低，已无孕激素存在。内膜螺旋小动脉开始节段性和阵发性收缩、痉挛，血管远端的管壁及所供应的组织缺血、缺氧，继而发生缺血性局灶性坏死，于是坏死的内膜剥落，表现为月经来潮。

2. 子宫颈的变化　子宫颈内膜腺细胞的分泌活动受雌、孕激素的影响，并有明显的周期性变化。月经过后，由于体内雌激素水平低，子宫颈黏液的分泌量也少。随激素水平不断增高，宫颈黏液分泌量也逐渐增多，并变稀薄透明，有利于精子通行。至排卵前黏液拉丝可长达 10cm 以上。取黏液涂于玻片，干燥后可见羊齿植物叶状结晶。这种结晶于月经周期的第 6～7 天即可出现，至排卵前最典型。排卵后，受孕激素影响，黏液分泌量减少，变混浊黏稠，拉丝易断，不利于精子通过，涂片干后，可见成排的椭圆体（图 2-17）。

3. 输卵管的变化　在雌、孕激素的影响下，输卵管形态和功能也发生周期性变化，只有在雌、孕激素协同作用下，受精卵才能通过输卵管正常运行到达子宫腔。

4. 阴道黏膜的变化　在月经周期中，随体内雌、孕激素的变化，阴道黏膜也发生周期性改变，其中阴道上段黏膜改变更为明显。在卵泡期受雌激素影响，黏膜上皮增生，表层细胞角化，以排卵期最明显。细胞内有丰富的糖原，糖原被阴道杆菌分解为乳酸，使阴道保持酸性环境，可以抑制致病菌的繁殖。排卵后，受孕激素影响，阴道黏膜上皮大量脱落，脱落细胞多为中层细胞或角化前细胞（图2-17）。临床上常根据阴道脱落细胞的变化，间接了解卵巢的功能。

（陆　虹）

第 3 章

妊娠期妇女的护理

学习目标

在完成本章内容的学习后，学生应能：

1. 翻译并解释概念：pregnancy、fertilization、implantation、decidua、placenta、polyhydramnios、oligohydramnios、supine hypotension syndrome、earlypregnancy、second trimester、third trimester、morning sickness、fetal attitude、fetal line、fetal presentation、fetal position、perinatology、threatened labor.
2. 识别胎儿的主要生理特点和不同孕龄胎儿的发育特点。
3. 简述胎儿附属物及其功能。
4. 介绍妊娠的分期。
5. 描述妊娠期母体的生理、心理变化。
6. 讲解妊娠的诊断依据。
7. 阐述产前检查的主要内容。
8. 通过四步触诊和骨盆测量判断胎方位。
9. 识别孕妇的问题并提供针对性的健康指导：常见症状及处理、孕期锻炼、临产先兆、营养指导等。

第一节　妊娠生理

妊娠（pregnancy）是胚胎和胎儿在母体内发育成长的过程。卵子受精是妊娠的开始，胎儿及其附属物自母体排出是妊娠的终止。妊娠是一个非常复杂而又极其协调的生理过程，全过程约 40 周。

【受精与着床】

（一）受精

精子进入阴道后，经宫颈管进入子宫腔，受子宫内膜白细胞产生的α、β淀粉酶的作用，解除了精子顶体酶上的“去获能因子”，此时精子具有受精的能力，称精子获能。获能的主要部位是子宫和输卵管。

成熟卵子从卵巢排出后，经输卵管伞端的“拾卵”作用进入输卵管内，停留在输卵管壶腹部与峡部连接处等待受精。精子与卵子的结合过程称为受精（fertilization）。受精通常发生在排卵后 12 小时内，整个受精过程约需 24 小时。当精子与卵子相遇后，精子顶体外膜破裂，释放出顶体酶，在酶的作用下，精子穿过卵子的放射冠、透明带，与卵子的表面接触，开始受精。精原核与卵原核逐渐地融合，完成受精（图3-1）。已受精的卵子称受精卵或孕卵，标志着新生命的开始。

（二）受精卵的输送与发育

受精卵进行有丝分裂的同时，借助输卵管肌肉的蠕动和纤毛推动，向宫腔方向移动，约在受精后第 3 天，分裂成由 16 个细胞组成的实心细胞团，称桑椹胚（morula）。约在受精后第 4 天，进入宫腔，在子宫腔内继续发育成晚期囊胚。

（三）着床

晚期囊胚侵入到子宫内膜的过程，称孕卵植入（implantation），也称着床（imbed）（图3-1）。约在受精后第 6 ~ 7 天开始，11 ~ 12 天结束。完成着床必须具备的条件包括：①透明带完全融解消失；②囊胚滋养层分化出合体滋养细胞；③囊胚和子宫内膜在发育上的同步化并相互配合；④孕妇体内有足够的孕酮，子宫有一个极短的敏感期允许受精卵着床。这些过程都是在雌激素和孕激素的精细调节下完成的。

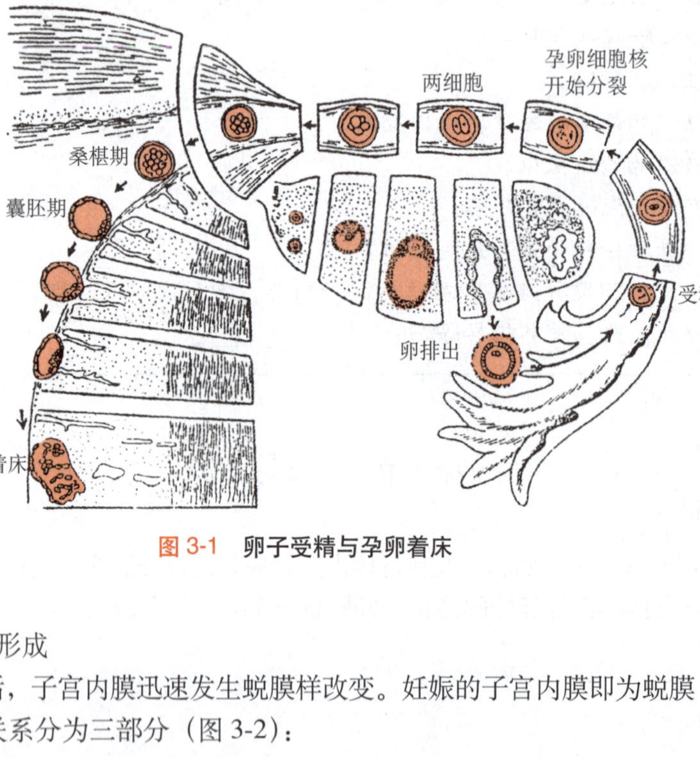

图 3-1 卵子受精与孕卵着床

（四）蜕膜的形成

受精卵着床后，子宫内膜迅速发生蜕膜样改变。妊娠的子宫内膜即为蜕膜（decidua），依据蜕膜与孕卵的关系分为三部分（图 3-2）：

1. 底蜕膜（basal decidua） 与囊胚及滋养层接触的蜕膜。将来发育成胎盘的母体部分。

2. 包蜕膜（capsular decidua） 覆盖在囊胚表面的蜕膜。随着囊胚的发育成长逐渐凸向宫腔，约在 12 周左右与真蜕膜贴近并融合，子宫腔消失，分娩时已无法分开。

3. 真蜕膜（true decidua） 又称壁蜕膜，是除底蜕膜、包蜕膜以外的覆盖子宫腔表面的部分。

【胎儿附属物的形成与功能】

胎儿附属物是指胎儿以外的组织，包括胎盘、胎膜、脐带和羊水。

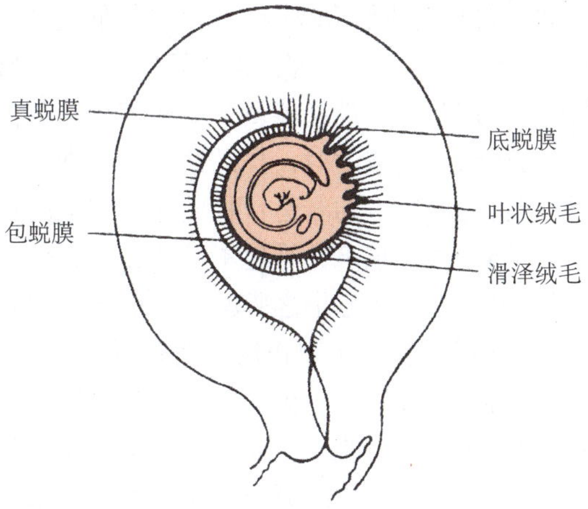

图 3-2　早期妊娠子宫蜕膜与绒毛的关系

（一）胎盘

胎盘（placenta）是母体与胎儿间进行物质交换的器官，是胚胎与母体组织的结合体。由羊膜（amniotic membrane）、叶状绒毛膜（chorion frondosum）和底蜕膜构成。

1. 胎盘的形成

（1）羊膜：是胎盘的最内层，附着在绒毛膜板表面，构成胎盘的胎儿部分。为光滑、无血管、神经和淋巴的半透明薄膜。

（2）叶状绒毛膜：构成胎盘的胎儿部分，是胎盘的主要构成部分。在受精卵着床后，滋养层细胞迅速增殖，内层为细胞滋养细胞，外层为合体滋养细胞，在滋养层内面有一层细胞称胚外中胚层，与滋养层共同组成绒毛膜。胚胎发育至 13 ~ 21 天时，是绒毛膜分化发育最旺盛的时期，此时绒毛逐渐形成。绒毛的形成经历 3 个阶段：①一级绒毛：绒毛膜周围长出不规则突起的合体滋养细胞小梁，逐渐呈放射状排列，绒毛膜深部增生活跃的细胞滋养细胞也伸入进去，形成合体滋养细胞小梁的细胞中心索，初具绒毛形态；②二级绒毛：一级绒毛继续生长，细胞中心索伸展至合体滋养细胞内面，且胚外中胚层也长入细胞中心索，形成间质中心索；③三级绒毛：指胚胎血管长入间质中心索。约在受精后3周末，当绒毛内血管形成时，建立起胎儿胎盘循环。

在胚胎早期，整个绒毛膜表面的绒毛发育均匀，后来与底蜕膜接触的绒毛因营养丰富高度发展，称叶状绒毛膜。胚胎表面其余部分绒毛因缺乏血液供应而萎缩退化，称平滑绒毛膜（chorion leave），与羊膜共同组成胎膜。绒毛滋养层合体细胞溶解周围的蜕膜形成绒毛间隙，大部分绒毛游离其中，称游离绒毛（free villus）。少数绒毛紧紧附着于蜕膜深部起固定作用，称固定绒毛（anchoring villus）。一个初级绒毛干及其分支形成一个胎儿叶（fetal lobe），一个次级绒毛干及其分支形成一个胎儿小叶（fetal lobule）。一个胎儿叶包括数个胎儿小叶。一般来讲，一个胎盘约有 60 ~ 80 个胎儿叶。固定绒毛的滋养层细胞与底蜕膜共同形成绒毛间隙的底，称为蜕膜板。由蜕膜板长出的胎盘隔，将胎儿叶不完全地分隔为母体叶，每个母体叶包含数个胎儿叶。

（3）底蜕膜：构成胎盘的母体部分，表面覆盖蜕膜板。由蜕膜板伸出的蜕膜间隔一般不超过胎盘全层厚度的2/3，将胎盘母体面分成肉眼可见的20个左右的母体叶。胎盘有母体和胎儿两套血液循环，两者的血液在各自封闭的管道内循环，互不相混，但可以通过绒毛间隙，隔着绒毛毛细血管壁、绒毛间质及绒毛表面细胞层，靠渗透、扩散以及细胞的选择力进行物质交换。

2. 胎盘的大体结构　妊娠足月时，胎盘为圆形或椭圆形，重约 450 ~ 650g（胎盘实质重量受胎血和母血影响较大），约为足月新生儿体重的1/6，直径15~20cm，平均厚约2.5cm，中间厚，边缘薄。胎盘分为胎儿面和母体面，胎儿面光滑，呈灰白色，表面为羊膜，脐带附着于胎盘中央附近。母体面粗糙，呈暗红色，由 20 个左右母体叶组成。

3. 胎盘的功能　胎盘是胎儿与母体间进行物质交换的重要器官，其功能极其复杂。通过胎盘进行物质交换及转运的方式有：①简单扩散：即物质通过细胞质膜由高浓度区向低浓度区扩散，不消耗能量。如脂溶性高、分子量小的物质（O_2、CO_2、水、钾、钠电解质等）。②易化扩散：物质也是通过细胞质膜由高浓度区向低浓度区扩散，不消耗能量，但速度较简单扩散要快得多。因细胞质膜上有专一的载体，因此，当达到一定浓度时，扩散速度明显减慢，此时的扩散速度与浓度差不是正相关的。如葡萄糖的转运。③主动转运：物质通过细胞质膜由低浓度区向高浓度区扩散，消耗能量。如氨基酸、钙、铁及水溶性维生素等的转运。④其他：较大物质可通过血管合体膜的裂隙或通过细胞质膜的内陷吞噬继之膜融合，形成小泡向细胞内移动。如大分子蛋白质和免疫球蛋白等的转运通过入胞与出胞作用完成转运。

胎盘功能主要包括气体交换、营养物质供应、代谢产物排泄、防御功能和合成功能等。

（1）气体交换：O_2是维持胎儿生命最重要的物质。在母体和胎儿之间，O_2及CO_2以简单扩散的方式进行交换，替代胎儿呼吸系统的功能。母体子宫动脉血中的氧分压（P_{O_2}）约为95～100mmHg，绒毛间隙中血的P_{O_2}约为40～50mmHg，胎儿脐动脉P_{O_2}约为20mmHg，经与母血交换后，脐静脉P_{O_2}高于30mmHg。母血中的P_{O_2}受多种因素的影响，如母亲有心功能不全、贫血、肺功能不良等，均不利于胎儿的O_2供应。二氧化碳分压（P_{CO_2}）在母血中约为32mmHg，绒毛间隙中约为38～42mmHg，胎儿脐动脉血约是48mmHg，因CO_2通过血管合体膜的扩散速度比O_2通过快20倍左右，故CO_2容易自胎儿通过绒毛间隙直接向母体迅速扩散。

（2）营养物质供应：葡萄糖是胎儿热能的主要来源，胎儿体内的葡萄糖均来自母体，以易化扩散方式通过胎盘。胎儿血内氨基酸浓度高于母血，以主动转运方式通过胎盘。自由脂肪酸能较快通过胎盘。电解质及维生素多数以主动转运方式通过胎盘。胎盘中含有多种酶，可将简单物质合成后供给胎儿（如葡萄糖合成糖原、氨基酸合成蛋白质等），也可将复杂物质分解为简单物质（如脂质分解为自由脂肪酸）。

（3）代谢产物排泄：胎儿的代谢产物如尿酸、尿素、肌酐、肌酸等，经胎盘进入母血，由母体排出体外，类似于出生后肾的功能。

（4）防御功能：胎盘具有屏障作用，但其功能十分有限。各种病毒（如风疹病毒、流感病毒、巨细胞病毒等）易通过胎盘侵袭胎儿；细菌、弓形虫、衣原体、支原体、螺旋体等可在胎盘形成病灶，破坏绒毛结构，从而感染胎儿；分子量小、对胎儿有害的药物亦可通过胎盘作用于胎儿，导致胎儿畸形甚至死亡，故妊娠期用药应慎重。母血中的免疫物质如IgG可以通过胎盘，使胎儿得到抗体，对胎儿起保护作用。

（5）合成功能：胎盘能合成数种激素和酶，激素有蛋白激素（如人绒毛膜促性腺激素和胎盘生乳素等）和甾体激素（如雌激素和孕激素），酶有催产素酶和耐热性碱性磷酸酶等。

1）人绒毛膜促性腺激素（human chorionic gonadotropin，HCG）：胚泡一经着床（约受精后6天），合体滋养细胞即开始分泌少量HCG，在受精后10天左右可用放射免疫法自母体血清中测出，成为诊断早孕的敏感方法之一。至妊娠第8～10周时分泌达高峰，持续1～2周后逐渐下降维持至分娩。正常情况下，约于产后2周内逐渐消失。

HCG的功能尚未完全明了，其主要生理作用有：①作用于月经黄体，与黄体细胞膜上的受体结合，产生生化反应以延长黄体寿命，使黄体继续增大发育成为妊娠黄体，增加甾体激素的分泌以维持妊娠；②HCG-β亚基具有促卵泡成熟活性、促甲状腺活性及促睾丸间质细胞活性；③HCG有与LH相似的生物活性，与人绝经期促性腺激素（HMG）合用可诱发排卵；④ HCG能抑制淋巴细胞的免疫活性，以激素屏障保护滋养层不受母体的免疫攻击。

2）人胎盘生乳素（human placental lactogen，HPL）：由合体滋养细胞分泌。于妊娠的第2个月开始分泌，第9个月达高峰，直至分娩。产后HPL迅速下降，约产后7小时即不能测出。

HPL的主要功能为：①与胰岛素、肾上腺皮质激素协同作用，促进乳腺腺泡发育，刺激其合成功能，为产后泌乳作准备。②促胰岛素生成作用，使母血中胰岛素浓度增高，促进蛋白质合成。③通过脂解作用，提高游离脂肪酸、甘油的浓度，抑制母体对葡萄糖的摄取和利用，使多余葡萄糖运转给胎儿，成为胎儿的主要能源，也是蛋白质合成的能源。

3）雌激素和孕激素：为甾体激素。妊娠早期由卵巢妊娠黄体产生，自妊娠第8～10周起，由胎盘合成。雌、孕激素的主要生理作用为共同参与妊娠期母体各系统的生理变化。由于雌激素由胎儿、胎盘共同产生，故可称为胎儿－胎盘单位，用来判断胎儿发育情况和胎盘功能。

4）酶：胎盘能合成多种酶，包括催产素酶和耐热性碱性磷酸酶等，其生物学意义尚不十分明了。催产素酶能使催产素分子灭活，起到继续维持妊娠的作用。耐热性碱性磷酸酶于妊娠16～20周时从母血中可以测出，以后逐渐增加，胎盘娩出后此值下降，产后3～6天内消失。动态检测此酶的数值，可作为胎盘功能检查的一项指标。

（二）胎膜

胎膜（fetal membrane）由绒毛膜和羊膜组成。

1. 绒毛膜　由滋养层和胚外中胚层组成，是胎膜的外层。绒毛膜在发育过程中因缺乏营养供应而逐渐退化成平滑绒毛膜，妊娠晚期与羊膜紧贴，但可与羊膜完全分开。

2. 羊膜和羊水　胎膜的内层为羊膜，是半透明的薄膜，由羊膜上皮和胚外中胚层组成，与覆盖胎盘、脐带的羊膜层相连接，最后汇合于脐部，包围在脐带的表面。

羊水（amniotic fluid）为充满于羊膜腔内的液体。妊娠早期的羊水是由母体血清经胎膜进入羊膜腔的透析液，妊娠中期以后，胎儿尿液成为羊水的重要来源。羊水的吸收50%由胎膜完成，另外胎儿可通过吞饮羊水入消化道，保持羊水量的动态平衡。随着胚胎的发育，羊水的量逐渐增加，正常足月妊娠羊水量约为500～1000ml。在妊娠的任何时期，如羊水量超过2000ml，可诊断为羊水过多（polyhydramnios）；如在妊娠晚期羊水量少于300ml，可诊断为羊水过少（oligohydramnios）。羊水过多或羊水过少常与某些先天性畸形有关。

足月妊娠时，羊水略混浊，不透明，比重为1.007～1.025，呈中性或弱碱性，pH为7.20。内含有大量的上皮细胞及胎儿的一些代谢产物。穿刺抽取羊水，进行细胞染色体检查或测定羊水中某些物质的含量，可早期诊断某些先天性畸形。

羊膜和羊水对胎儿和母体均有重要的保护作用。妊娠期，使胚胎在羊水中自由活动，防止胎体粘连；防止胎儿受直接损伤；有利于胎儿体液平衡；羊水还可减少胎动给母体带来的不适感。临产后，羊水直接受宫缩压力作用，使压力均匀分布，避免胎儿局部受压；前羊水囊扩张子宫颈口及阴道；破膜后，羊水有润滑和冲洗阴道的作用，利于分娩并减少感染的机会。

（三）脐带

脐带（umbilical cord）由胚胎发育过程中的体蒂发展而来。胚胎及胎儿借助于脐带悬浮于羊水中。脐带一端连接于胎儿腹壁脐轮，另一端附着于胎盘的胎儿面。足月胎儿的脐带长约30～70cm，平均约50cm。脐带的表面由羊膜覆盖，内有一条管腔大而管壁薄的脐静脉和两条管腔小而管壁厚的脐动脉，血管周围有保护脐血管的胚胎结缔组织，称华通胶（Wharton jelly）。胎儿通过脐带血循环与母体进行营养和代谢物质的交换。若脐带受压使血流受阻时，缺血缺氧可使胎儿发生宫内窘迫，甚至危及母儿生命。

【胎儿发育及生理特点】

（一）胎儿发育特点

胎儿发育以 4 周为一个孕龄（gestational age）单位。妊娠开始 8 周内的胎体称为胚胎（embryo），为主要器官完成分化的时期；从第 9 周起称为胎儿（fetus），为各器官进一步发育成熟的时期。根据中国胚胎学工作者1984年对国人正常胚胎的调查资料介绍，胎儿发育的特点如下：

4 周末：可以判断胚盘与体蒂。

8 周末：胚胎初具人形，头的大小约占整个胎体的一半。可以分辨出眼、耳、口、鼻，四肢已具雏形，超声显像可见早期心脏已形成且有搏动。

12 周末：胎儿身长约11～12cm，体重约45～46g。胎儿外生殖器已发育，部分可辨性别。

16 周末：胎儿身长约 21～22cm，体重约 145～146g。从外生殖器可确定性别，头皮已长毛发，胎儿已开始有呼吸运动，除胎儿血红蛋白外，开始形成成人血红蛋白。部分孕妇自觉有胎动。

20 周末：胎儿身长约 27～28cm，体重约 343～344g。临床可用听诊器听到胎心音，全身有毳毛，出生后已有心跳、呼吸、排尿及吞咽运动。

24 周末：胎儿身长约 32～33cm，体重约 680～690g。各脏器均已发育，皮下脂肪开始沉积，但皮肤仍呈皱缩状。

28 周末：胎儿身长约 37～38cm，体重约 1150～1151g。皮下脂肪沉积不多，皮肤粉红色，胎毛遍布全身，有胎脂，多数趾甲已达趾端。可有呼吸运动，但肺泡表面活性物质含量低，此期出生者易患特发性呼吸窘迫综合征。若加强护理，可以存活。

32 周末：胎儿身长约 42～43cm，体重约 1732～1733g。面部毳毛已脱，胎体开始丰满，指甲达指尖或过指尖。生活力尚可。此期出生者如注意护理，可以存活。

36 周末：胎儿身长约 46～47cm，体重约 2302～2303g。皮下脂肪发育良好，面部皱褶消失。出生后能啼哭及吸吮，生活力良好，此期出生者基本可以存活。

40 周末：胎儿已成熟，身长约 50～51cm，体重约 3132～3133g 或以上。发育成熟，胎头双顶径大于 9cm。体形外观丰满，皮肤粉红色，男性睾丸已下降，女性大小阴唇发育良好。出生后哭声响亮，吸吮力强，能很好存活。

（二）胎儿的生理特点

1. 循环系统

（1）解剖学特点：①脐静脉1条：胎儿脐静脉的血液来自胎盘，流入胎体，氧含量较高、营养较丰富。出生后脐静脉逐渐闭锁为肝圆韧带，而其末支静脉导管生后闭锁为静脉韧带。②脐动脉 2 条：胎儿脐动脉为氧含量较低的混合血，注入胎盘与母血进行物质和气体的交换。出生后与相连的闭锁的腹下动脉成为腹下韧带。③动脉导管：位于肺动脉与主动脉弓之间，出生后动脉导管闭锁成动脉韧带。④卵圆孔：位于左、右心房之间，出生后数分钟开始关闭，多在生后 6 ~ 8 周完全闭锁。

（2）血循环特点：来自胎盘的血液经胎儿腹前壁分三支进入体内：一支直接入肝，一支与门静脉汇合入肝，此二支血液最后由肝静脉入下腔静脉。还有一支静脉导管直接注入下腔静脉。故进入右心房的下腔静脉血是混合血，主要是来自脐静脉含氧较高的血，也有少量来自下肢及腹部盆腔脏器的静脉血。

卵圆孔开口处位于下腔静脉入口，故下腔静脉入右心房之血液绝大部分立即直接通过卵圆孔进入左心房。而从上腔静脉入右心房的血液，在正常情况下很少或不通过卵圆孔而是直接流向右心室进入肺动脉。由于肺循环阻力较高，肺动脉血大部分经动脉导管流入主动脉，只有约 1/3 的血液通过肺静脉入左心房。左心房含氧量较高的血液迅速进入左心室，继而入升主动脉，先直接供给心、脑及上肢，小部分左心室的血液进入降主动脉至全身，后经腹下动脉，再经脐动脉进入胎盘，与母血进行交换。即胎儿体内无纯动脉血，而是动静脉混合血，各部分血液的含氧量不同，进入肝、心、头部及上肢的血液含氧和营养较高以适应需要；注入肺及身体下部的血液含氧和营养较少。胎儿出生后开始自主呼吸，肺循环建立，胎盘循环停止，循环系统血流动力学发生显著变化。左心房压力增高，右心房压力下降，卵圆孔即开始闭锁；肺循环建立后，肺动脉血不再流入动脉导管，动脉导管闭锁为动脉韧带；脐静脉则闭锁为静脉韧带。

2. 血液　①红细胞：红细胞在妊娠早期主要是卵黄囊生成，妊娠 10 周时主要在肝脏，以后在脾、骨髓，妊娠足月时至少90%的红细胞由骨髓产生。红细胞总数无论是早产儿或足月儿均较高，约为 6×10^{12}/L，在整个胎儿期红细胞体积较大，红细胞的生命周期约为成人的2/3。②血红蛋白：胎儿血红蛋白从其结构和生理功能上可分为原始血红蛋白、胎儿血红蛋白和成人血红蛋白三种。随着妊娠进展，血红蛋白的合成不只是数量的增加，其种类也从原始类型向成人类型过渡。③白细胞：妊娠2个月后，胎儿循环中即出现白细胞，妊娠足月时可达（15 ~ 20）$\times 10^9$/L。当白细胞出现不久，胸腺及脾脏发育，两者均产生淋巴细胞，成为机体内抗体的主要来源。

3. 呼吸系统　胎儿的呼吸功能是由母、儿血液在胎盘进行气体交换完成的。但胎儿在出生前必须完成呼吸道（包括气管及肺泡）、肺循环及呼吸肌的发育，而且在中枢神经系统支配下能活动协调才能生存。随着医学超声技术的发展，早在妊娠11周时即可观察到胎儿的胸壁运动；妊娠16周时可见胎儿的呼吸运动，其强度能使羊水进出呼吸道，使肺泡扩张和生长。正常呼吸运动次数约 30 ~ 70 次 / 分，时快时慢，有时也很平稳；但当发生胎儿宫内窘迫时，正常呼吸运动可暂时停止或出现大喘息样呼吸。

4. 消化系统　胎儿可吞咽羊水，同时能排出尿液以控制羊水量。早在妊娠 11 周时即可看到胎儿小肠的蠕动，妊娠16周时胃肠功能已基本建立。胎儿肝脏功能不够健全，特别是某些酶如葡萄糖醛酸转移酶、尿苷二磷酸葡萄糖脱氢酶缺乏时，不能结合红细胞破坏后产生的大量游离胆红素。胆红素主要是经过胎盘由母体肝脏代谢后排出体外，仅有小部分是在胎儿肝内结合，通过胆道氧化成胆绿素排入肠道，而胆绿素的降解产物使胎粪呈黑绿色。

5. 内分泌系统　胎儿甲状腺是胎儿期发育的第一个内分泌腺，早在受精后第4周甲状腺即能合成甲状腺素。胎儿肾上腺的发育最为突出，其重量与胎儿体重之比远超过成年人，且胎儿肾上腺皮质主要由胎儿带组成，约占肾上腺的85%以上。胎儿肾上腺皮质特别活跃，能产生大量的甾体激素，如脱氢表雄酮与胎儿肝脏、胎盘、母体共同完成雌三醇的合成与排泄。

因此，孕妇测定血、尿雌三醇值已成为临床上了解胎儿、胎盘功能最常用的方法。

6. 泌尿系统　胎儿肾脏在妊娠 11 ～ 14 周时有排泄功能，妊娠 14 周的胎儿膀胱内已有尿液，妊娠后半期胎尿成为羊水的重要来源之一。

第二节　妊娠期母体变化

【生理变化】

妊娠期在胎盘产生的激素作用下，母体各系统发生了一系列适应性的解剖和生理变化，并调整其功能，以满足胎儿生长发育和分娩的需要，同时为产后的哺乳做好准备。熟知妊娠期母体的变化，有助于护理人员帮助孕妇了解妊娠期的解剖及生理方面的变化；减轻孕妇及其家庭由于知识缺乏而引起的焦虑；帮助孕妇识别潜在的或现存的非正常的生理性变化。

（一）生殖系统

1. 子宫

（1）子宫体：明显增大变软，早期子宫呈球形且不对称，妊娠12周时，子宫增大均匀并超出盆腔。宫腔容积由非妊娠时 5ml 增加至妊娠足月时约 5000ml，子宫大小由非妊娠时的 7cm × 5cm × 3cm 增大至妊娠足月时的 35cm × 22cm × 25cm。子宫壁厚度非妊娠时约 1cm，妊娠中期逐渐增厚，妊娠末期又渐薄，至足月时约 0.5 ～ 1.0cm。子宫增大不是由于细胞的数目增加，而主要是肌细胞的肥大，胞浆内充满具有收缩活性的肌动蛋白和肌浆球蛋白，为临产后子宫阵缩提供物质基础。子宫各部的增长速度不一，宫底部于妊娠后期增长速度最快，宫体部含肌纤维最多，其次为子宫下段，宫颈部最少。此特点适应临产后子宫阵缩向下依次递减，促使胎儿娩出。随着子宫增大和胎儿、胎盘的发育，子宫的循环血量逐渐增加。妊娠足月时，子宫血流量约为 500 ～ 700ml/min，较非孕时增加 4 ～ 6 倍。宫缩时，肌壁间血管受压，子宫血流量明显减少。自妊娠12～14周起，子宫出现不规则的无痛性收缩，由腹部可以触及。其特点为稀发、不对称。因宫缩时宫腔内压力不超过 1.3～2.0kPa（10～15mmHg），故无疼痛感觉，称之为 Braxton Hicks 收缩。

（2）子宫峡部：是子宫体与子宫颈之间最狭窄的部分。非妊娠期长约1cm，随着妊娠的进展，峡部逐渐被拉长变薄，成为子宫腔的一部分，形成子宫下段，临产时长约 7 ～ 10cm。

（3）子宫颈：妊娠早期因充血、组织水肿，宫颈外观肥大、着色，质地软。宫颈管内腺体肥大，宫颈黏液分泌增多，形成黏稠的黏液栓，保护宫腔不受感染。宫颈鳞柱上皮交接部外移，宫颈表面出现糜烂，称假性糜烂。

2. 卵巢及输卵管　卵巢略增大，停止排卵。一侧卵巢可见妊娠黄体，其分泌雌、孕激素以维持妊娠。妊娠10周后，黄体功能由胎盘取代。妊娠期输卵管伸长，但肌层无明显肥厚，黏膜上皮细胞变扁平，在基质中可见蜕膜细胞。有时黏膜也可见到蜕膜反应。

3. 阴道及外阴　阴道黏膜着色、增厚、皱襞增多，结缔组织变松软，伸展性增加。阴道脱落细胞增多，分泌物增多呈糊状。阴道上皮细胞含糖原增加，乳酸含量增加，使阴道的pH值降低，不利于一般致病菌生长，有利于防止感染。外阴局部充血，皮肤增厚，大小阴唇有色素沉着，而且大阴唇结缔组织松软，伸展性增加。

（二）乳房

妊娠早期乳房开始增大，充血明显，孕妇自觉乳房发胀。乳头增大、着色，易勃起。乳晕着色，乳晕上的皮脂腺肥大形成散在的小隆起，称蒙氏结节（Montgomery tubercles）。胎盘分泌的雌激素、孕激素、垂体生乳素、胎盘生乳素等多种激素，参与乳腺的发育和完善，为泌乳作准备，但妊娠期间并无乳汁分泌，可能与大量雌、孕激素抑制乳汁生成有关。在妊娠后期，尤其近分娩期，挤压乳房时可有数滴稀薄黄色液体逸出，称初乳（colostrum）。乳汁的正式分泌在分娩后。

（三）循环及血液系统

1. 心脏　妊娠期由于膈肌升高，心脏向左、向上、向前移位，更贴近胸壁，心尖部左移，心浊音界稍扩大。从孕早期至孕末期心脏容量约增加 10%，心率约增加 10 ～ 15 次 / 分。心搏出量约自妊娠 10 周即开始增加，至妊娠 32 ～ 34 周时达高峰，维持此水平直至分娩。血容量自妊娠 6 周起开始增加，至妊娠 32 ～ 34 周时达高峰，约增加 35%，平均约增加 1500ml。其中血浆的增加多于红细胞的增加，血浆约增加1000ml，红细胞约增加500ml，使血液稀释，出现生理性贫血。如孕妇合并心脏病，在妊娠 32 ～ 34 周、分娩期（尤其是第二产程）及产褥期最初3 日之内，因心脏负荷较重，容易发生心力衰竭，需密切观察病情。另外，由于血流量增加、血流加速及心脏移位使大血管扭曲，多数孕妇的心尖区及肺动脉区可闻及柔和的吹风样收缩期杂音，产后可逐渐消失。

2. 血液成分　由于孕期血液稀释，正常孕妇的红细胞计数约为 3.6×10^{12}/L，血红蛋白值约为 110g/L，红细胞比容降为 0.31 ～ 0.34（非孕正常妇女红细胞计数为 4.2×10^{12}/L，血红蛋白值约为 130g/L，红细胞比容为 0.38 ～ 0.47）。妊娠期白细胞稍增加，约为 10×10^{9}/L，有时可达 15×10^{9}/L，主要为中性粒细胞增加，淋巴细胞增加不多，单核细胞和嗜酸粒细胞几乎无变化。凝血因子Ⅱ、Ⅴ、Ⅶ、Ⅷ、Ⅸ、Ⅹ在妊娠期均增加，仅凝血因子Ⅺ、ⅩⅢ降低，使血液处于高凝状态，对预防产后出血有利。血小板数无明显改变。妊娠期血沉加快，可达 100mm/h。血浆蛋白在妊娠早期即开始降低，妊娠中期时血浆蛋白值约为 60 ～ 65g/L，主要是白蛋白减少，以后维持此水平至分娩。

3. 血流动力学　妊娠期盆腔血液回流至下腔静脉的血量增加，右旋增大的子宫又压迫下腔静脉使血液回流受阻，使孕妇下肢、外阴及直肠的静脉压增高，加之妊娠期静脉壁扩张，部分孕妇在孕晚期可发生痔、外阴及下肢静脉曲张。如孕妇长时间仰卧位，可引起回心血量减少，心搏量降低，血压下降，称仰卧位低血压综合征（supine hypotension syndrome）。

（四）消化系统

妊娠早期（约停经 6 周左右），约有半数妇女出现不同程度的恶心，或伴呕吐，尤其于清晨起床时更为明显。食欲与饮食习惯也有改变，如食欲不振，喜食酸咸食物，厌油腻，甚至偏食等，称早孕反应，一般于妊娠12周左右自行消失。由于雌激素影响，牙龈充血、水肿、增生，晨间刷牙时易有牙龈出血。另外雌激素还可使胃肠平滑肌张力下降，胃排空时间延长，易有上腹部饱胀感和便秘。妊娠中、晚期，由于胃部受压及幽门括约肌松弛，胃内容物可回流至食管下部，产生“灼热”感。

（五）呼吸系统

妊娠早期孕妇的胸廓即发生改变，表现为横径加宽，周径加大，横膈上升，呼吸时膈肌活动幅度增加。妊娠中期肺通气量增加大于耗氧量，孕妇有过度通气现象，这有利于提供孕妇和胎儿所需的氧气。妊娠后期因子宫增大，腹肌活动幅度减少，使孕妇以胸式呼吸为主，气体交换保持不减。呼吸次数在妊娠期变化不大，不超过20次/分，但呼吸较深。呼吸道黏膜充血、水肿，易发生上呼吸道感染。

（六）泌尿系统

由于孕妇及胎儿代谢产物增多，肾脏负担加重。肾血浆流量（renal plasma flow，RPF）及肾小球滤过率（glomerular filtration rate，GFR）于妊娠早期均增加，并在整个妊娠期维持高水平。GFR 比非妊娠时增加 50%，RPF 则增加 35%。由于 GFR 增加，而肾小管对葡萄糖再吸收能力不能相应增加，部分孕妇饭后可出现糖尿，应注意与真性糖尿病相鉴别。RPF与GFR均受体位影响，孕妇仰卧位时尿量增加，故夜尿量较多。妊娠早期，由于增大的子宫压迫膀胱，引起尿频，妊娠12周以后子宫体高出盆腔，压迫膀胱的症状消失。妊娠末期，由于胎先露进入盆腔，孕妇再次出现尿频，甚至腹压稍增加即出现尿液外溢现象，此现象产后可逐渐消失。受孕激素影响，泌尿系统平滑肌张力下降。自妊娠中期肾盂及输尿管增粗，蠕动减弱，尿流缓慢，孕妇易发生肾盂肾炎，且以右侧多见，这与右旋子宫压迫有关。

（七）内分泌系统

妊娠期腺垂体增大1～2倍，嗜酸细胞肥大、增多，约于产后10天左右恢复。由于妊娠黄体和胎盘分泌大量雌、孕激素对下丘脑及垂体的负反馈作用，使促性腺激素分泌减少，故孕期无卵泡发育成熟，也无排卵。垂体催乳素随妊娠进展而增量，至分娩前达高峰，与其他激素协同作用，促进乳腺发育，为产后泌乳作准备。促甲状腺激素（TSH）、促肾上腺皮质激素（ACTH）分泌增多，但因游离的甲状腺素及皮质醇不多，孕妇没有甲状腺、肾上腺皮质功能亢进的表现。

（八）其他

1. 体重　体重于孕早期无明显变化，孕中期后平均每周增加约350～500g，至妊娠足月时，体重平均约增加 12.5kg，包括胎儿、胎盘、羊水、子宫、乳房、血液等。

2. 皮肤　妊娠期垂体分泌促黑素细胞激素增加，使黑色素增加，加之雌激素明显增多，使孕妇面颊、乳头、乳晕、腹白线、外阴等处出现色素沉着。面颊呈蝶形分布的褐色斑，习称妊娠斑，于产后逐渐消退。随着妊娠子宫增大，孕妇腹壁皮肤弹力纤维过度伸展而断裂，使腹壁皮肤出现紫色或淡红色不规则平行的裂纹，称妊娠纹。产后变为银白色，持久不退。

3. 矿物质及维生素　胎儿生长发育需要大量的钙、磷、铁、碘和锌，绝大部分是在妊娠末期 2 个月内积累的，故至少应于妊娠后 3 个月补充维生素及矿物质。

【心理调适】

妊娠期，孕妇及家庭成员的心理会随着妊娠的进展而有不同的变化。虽然妊娠是一种自然的生理现象，但对妇女而言，是一件独特的事件，是一种挑战，是家庭生活的转折点，因此会伴随不同的压力和焦虑。随着新生命的来临，家庭中角色发生重新定位和认同，原有的生活形态和互动情形也发生改变。因此，准父母的心理及社会方面需要重新适应和调整。一个妇女对妊娠的态度取决于：她成长的环境（当她还是一个孩子的时候从家人那里得知的有关妊娠的信息）；成年时所处的社会和文化环境；自身和丈夫的文化背景、个人经历、朋友和亲属的态度等。孕妇常见的心理反应有：

1. 惊讶和震惊　在怀孕初期，不管是否是计划中妊娠，几乎所有的孕妇都会产生惊讶和震惊的反应。

2. 矛盾心理　在惊讶和震惊的同时，孕妇可能会出现爱恨交加的矛盾心理，尤其是原先未计划怀孕的孕妇。此时既享受怀孕的欢愉，又觉得怀孕不是时候。当孕妇自觉胎儿在腹中活动时，多数孕妇会改变当初对怀孕的态度。

3. 接受　妊娠早期，孕妇对妊娠的感受仅仅是停经后的各种不适反应，并未真实感受到“胎儿”的存在。随着妊娠进展，尤其是胎动的出现，孕妇真正感受到“孩子”的存在，开始接受“孩子”，也有的孕妇会担心婴儿的性别能否为家人接受等。

4. 内省　妊娠期孕妇表现出以自我为中心，变得专注于自己及身体，注重穿着、体重和一日三餐，同时也较关心自己的休息，喜欢独处，这种专注使孕妇能计划、调节、适应，以迎接新生儿的来临。内省行为可能会使配偶及其他家庭成员感受冷落而影响相互之间的关系。

5. 情绪波动　孕妇的情绪波动起伏较大，可能是由于体内激素的作用。往往表现为易激动，为一些极小的事情而生气、哭泣，常使配偶觉得茫然不知所措，严重者会影响夫妻间感情。

美国妇产科护理专家Rubin（1984年）提出妊娠期孕妇为接受新生命的诞生，维持个人及家庭的功能完整，必须完成 4 项孕期母性心理发展任务：

（1）确保安全：为了确保自己和胎儿的安全，孕妇的注意力集中于胎儿和自己的健康，寻求良好的产科护理方面的知识。如阅读有关书籍、遵守医生的建议和指示，使整个妊娠保持最佳的健康状况；孕妇会自觉听从建议，补充维生素和矿物质，摄取均衡饮食，保证足够的休息和睡眠等。

（2）接受孩子：孩子的出生会对整个家庭产生影响。最初是孕妇自己不接受新生儿，随着妊娠的进展，尤其是胎动的出现，孕妇逐渐接受了孩子，并开始寻求家庭重要成员对孩子的接受和认可。在此过程中，配偶的支持和接受，会促使孕妇完成孕期心理发展任务和形成母亲角色。

（3）学会奉献：无论是生育或养育新生儿，都包含了许多给予的行为。孕妇必须发展自制的能力，学习延迟自己的需要以迎合另一个人的需要。在妊娠过程中，她必须开始调整自己，以适应胎儿的成长，从而顺利担负起产后照顾孩子的重任。

（4）融为一体：随着妊娠的进展，孕妇和胎儿建立起亲密的感情，尤其是胎动出现以后。孕妇常藉着抚摸、对着腹部讲话等行为表现她对胎儿的情感。这种情绪及行为的表现将为她日后与新生儿建立良好情感奠定基础。

第三节　妊娠诊断

根据妊娠不同时期的特点，临床上将妊娠分为三个时期：早期妊娠（early pregnancy），即妊娠12周末以前；中期妊娠（second trimester）是指妊娠第13～27周末；晚期妊娠（third or late trimester）即妊娠的第 28 周及其后。

【早期妊娠诊断】

（一）病史

1. 停经　生育年龄妇女，平素月经周期规律，一旦月经过期10天或10天以上，应首先考虑早期妊娠的可能。如停经已达8周，则妊娠的可能性更大。但停经不一定就是妊娠，精神、环境因素也可引起暂时闭经，应予以鉴别。哺乳期妇女的月经虽未恢复，但仍有再次妊娠的可能。

2. 早孕反应　约有半数左右的妇女，在停经6周左右出现晨起恶心、呕吐、食欲减退、喜食酸物或偏食，称早孕反应（morning sickness）。可能与体内HCG增多、胃酸分泌减少及胃排空时间延长有关。一般于妊娠12周左右早孕反应自然消失，个别孕妇的恶心、呕吐反应可能持续到分娩。

3. 尿频　妊娠早期因增大的子宫压迫膀胱而引起，约至12周左右，增大的子宫进入腹腔，尿频症状自然消失。

（二）临床表现

1. 乳房　自妊娠8周起，在雌、孕激素作用下，乳房逐渐增大。孕妇自觉乳房轻度胀痛、乳头刺痛，乳头及周围乳晕着色，有深褐色蒙氏结节出现。

2. 妇科检查　妊娠6～8周时，阴道窥器检查可见黏膜及子宫颈充血，呈紫蓝色。双合诊检查子宫增大变软，子宫峡部极软，子宫体与子宫颈似不相连，称黑加征（Hegar's sign）。随着妊娠进展，子宫逐渐增大，至妊娠12周时，子宫约为非妊娠子宫的3倍，并且超出盆腔，在耻骨联合上方可以触及宫底。

（三）辅助检查

1. 妊娠试验　利用孕卵着床后滋养细胞分泌HCG，并经孕妇尿中排出的原理，用免疫学方法测定受检者血或尿中HCG含量，协助诊断早期妊娠。

2. 超声检查　是检查早期妊娠快速而准确的方法。B型超声显像法可见增大的子宫轮廓，其中有圆形妊娠环，最早在妊娠5周时可见到有节律的胎心搏动和胎动。超声多普勒法可以在增大的子宫区内，听到有节律的单一高调的胎心音，此时心率可达150～180次/分。

3. 宫颈黏液检查　宫颈黏液量少、黏稠，拉丝度差，涂片干燥后光镜下仅见排列成行的椭圆体，不见羊齿植物叶状结晶，则早期妊娠的可能性较大。

4. 黄体酮试验　利用孕激素在体内突然撤退能引起子宫出血的原理，对疑为早孕的妇女，每日肌注黄体酮20mg，连用3～5天。如停药后7天仍未出现阴道流血，则早孕可能性大；如停药后3～7天内出现阴道流血，则基本可以排除早孕的可能。

5. 基础体温测定　每日清晨醒来后（夜班工作者于休息6～8小时后），尚未起床，在进食、谈话等任何活动之前，量体温5分钟（多测口腔温度），并记录于基础体温单上，按日连成曲线。如有感冒、发热或用药治疗等情况，在体温单上注明。具有双相型体温的妇女，停经后高温相持续18天不见下降者，早孕可能性大；如高温相持续3周以上，则早孕可能性更大。

如就诊时停经时间尚短，根据病史、临床表现和辅助检查难以确定早孕时，可嘱1周后复诊。避免因妊娠试验假阳性，导致误诊的情况。

【中晚期妊娠诊断】

（一）病史

有早期妊娠的经过，且子宫明显增大，可感觉到胎动，触及胎体，听诊有胎心音，确诊妊娠多无困难。

（二）临床表现

1. 子宫增大　随着妊娠进展，子宫逐渐增大。手测子宫底高度或尺测耻上子宫高度，可以判断子宫大小与妊娠周数是否相符。增长过速或过缓均可能为异常（图 3-3，表 3-1）。

2. 胎动　胎儿在子宫内冲击子宫壁的活动称胎动（fetal movement，FM）。一般孕妇于妊娠 18 ~ 20 周时开始自觉有胎动，胎动每小时约 3 ~ 5 次。妊娠周数越多，胎动越活跃，但至妊娠末期胎动逐渐减少。

3. 胎心音　妊娠 18 ~ 20 周，用听诊器即可在孕妇腹壁上听到胎心音，呈双音，第一音

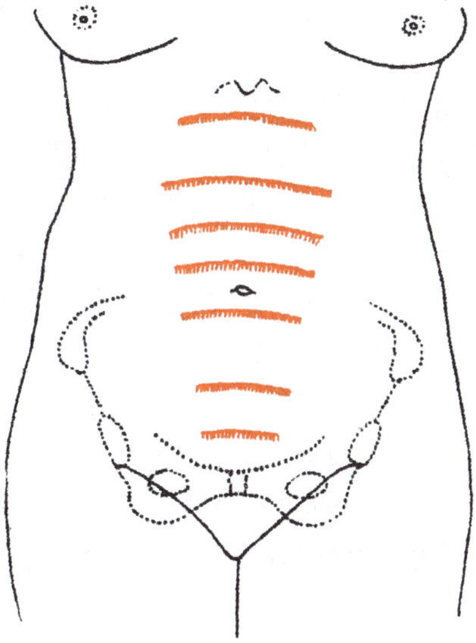

图 3-3　妊娠周数与宫底高度

表 3-1　不同妊娠周数的子宫底高度及子宫长度

妊娠周数	手测子宫底高度	尺测耻上子宫底高度
满 12 周	耻骨联合上 2~3 横指	
满 16 周	脐耻之间	
满 20 周	脐下 1 横指	18（15.3 ~ 21.4）cm
满 24 周	脐上 1 横指	24（22.0 ~ 25.1）cm
满 28 周	脐上 3 横指	26（22.4 ~ 29.0）cm
满 32 周	脐与剑突之间	29（25.3 ~ 32.0）cm
满 36 周	剑突下 2 横指	32（29.8 ~ 34.5）cm
满 40 周	脐与剑突之间或略高	33（30.0 ~ 35.3）cm

与第二音相接近，如钟表的“滴答”声，速度较快，约 120 ~ 160 次 / 分，超声多普勒听诊效果更好。妊娠 24 周以前，胎心音多在脐下正中或稍偏左或右听到；妊娠 24 周以后，胎心音多在胎儿背侧听得最清楚。听诊时需注意区分子宫杂音、腹主动脉音及脐带杂音。

4. 胎体　妊娠 20 周以后，经腹壁可以触及子宫内的胎体，妊娠 24 周以后，运用四步触诊法可以区分胎头、胎臀、胎背及胎儿四肢，从而判断胎产式、胎先露和胎方位。

（三）辅助检查

1. 超声检查　B型超声显像法不仅能显示胎儿数目、胎方位、胎心搏动和胎盘位置，且能测定胎头双顶径，观察胎儿有无畸形以及胎盘功能。超声多普勒法可探测胎心音、胎动音、脐带血流音及胎盘血流音。

2. 胎儿心电图　目前国内常用间接法检测胎儿心电图，通常于妊娠 12 周以后显示较规律的图形，于妊娠 20 周后的成功率更高。

【胎产式、胎先露、胎方位】

妊娠28周以前，羊水较多、胎体较小，因此胎儿在子宫内的活动范围较大，胎儿在宫内的位置和姿势易于改变。妊娠 32 周以后，胎儿由于生长发育迅速、羊水相对减少，胎儿与子宫壁贴近，因此，胎儿在宫内的位置和姿势相对恒定。胎儿在子宫内的姿势，简称胎势（fetal attitude）。正常为胎头俯屈，颏部贴近胸壁，脊柱略前弯，四肢屈曲交叉弯曲于胸腹部前方。其整个体积明显缩小，整个胎体成为头端小、臀端大的椭圆形，适应妊娠晚期椭圆形子宫腔的形状。

由于胎儿在子宫内位置和姿势的不同，因此有不同的胎产式、胎先露和胎方位。尽早确定胎儿在子宫内的位置非常重要，以便及时纠正异常胎位。

（一）胎产式

胎体纵轴与母体纵轴的关系称胎产式（fetal line）。两纵轴平行者称纵产式（longitudinal lie），占妊娠足月分娩总数的 99.75%。两纵轴垂直者称横产式（transverse lie），仅占妊娠足月分娩总数的0.25%。两纵轴交叉成角度者称斜产式，在分娩过程中多转为纵产式，偶尔转为横产式（图 3-4）。

（二）胎先露

最先进入骨盆入口的胎儿部分称为胎先露（fetal presentation）。纵产式有头先露、臀先露，横产式有肩先露。

头先露又可因胎头屈伸程度不同分为枕先露、前囟先露、额先露、面先露（图3-5）。臀先露又可因入盆先露不同分为混合臀先露、单臀先露和足先露（图3-6）。偶见头先露或臀先露与胎手或胎臀同时入盆，称之为复合先露（compound presentation）。

（三）胎方位

胎儿先露部的指示点与母体骨盆的关系称胎方位（fetal position），简称胎位。枕先露以枕骨、面先露以颏骨、臀先露以骶骨、肩先露以肩胛骨为指示点。根据指示点与母体骨盆前、后、左、右、横的关系而有不同的胎位（表 3-2）。

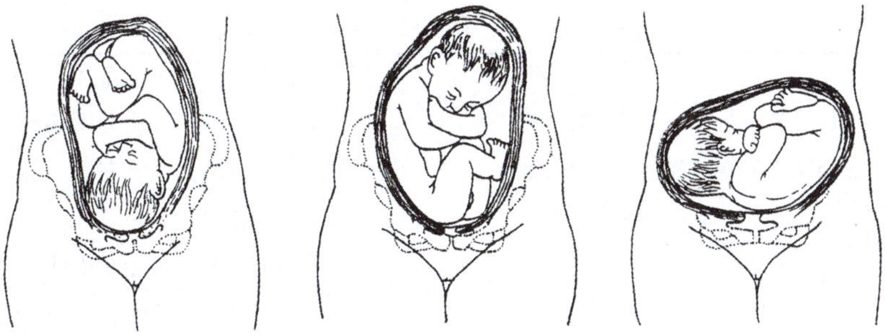

(1)　(2)　(3)

图 3-4　胎产式与胎先露

(1) 纵产式 – 头先露　(2) 纵产式 – 臀先露　(3) 横产式 – 肩先露

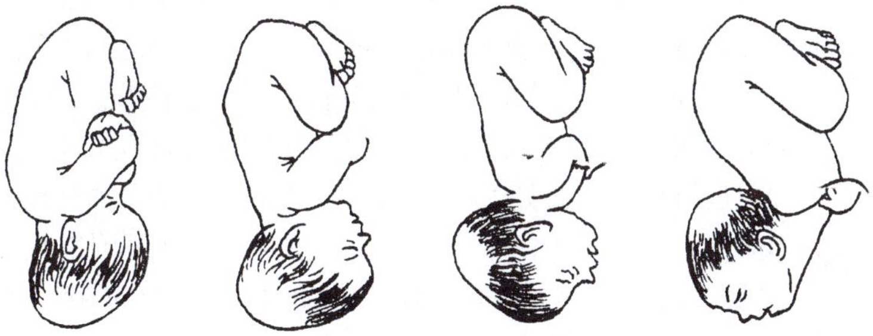

(1)　(2)　(3)　(4)

图 3-5　头先露的种类

(1) 枕先露　(2) 前囟先露　(3) 额先露　(4) 面先露

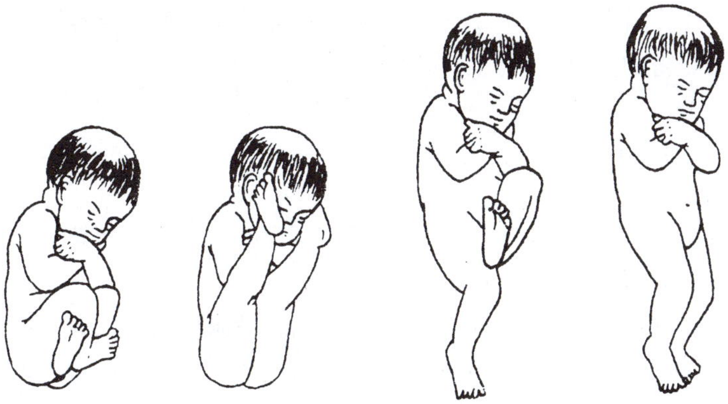

(1)　(2)　(3)　(4)

图 3-6　臀先露的种类

(1) 混合臀先露　(2) 单臀先露　(3) 单足先露　(4) 双足先露

表 3-2 胎产式、胎先露和胎方位的关系及种类

纵产式(99.75%)	头先露(95.75%～97.75%)	枕先露(95.55%～97.55%)	枕左前(LOA)、枕左横(LOT)、枕左后(LOP)
			枕右前(ROA)、枕右横(ROT)、枕右后(ROP)
		面先露(0.2%)	颏左前(LMA)、颏左横(LMT)、颏左后(LMP)
			颏右前(RMA)、颏右横(RMT)、颏右后(RMP)
	臀先露(2%～4%)		骶左前(LSA)、骶左横(LST)、骶左后(LSP)
			骶右前(RSA)、骶右横(RST)、骶右后(RSP)
横产式(0.25%)		肩先露(0.25%)	肩左前(LScA)、肩左后(LScP)
			肩右前(RScA)、肩右后(RScP)

第四节　妊娠期管理

加强妊娠期管理的目的是明确孕妇和胎儿的健康状况，及早发现并治疗妊娠合并症和并发症，及时纠正胎位异常，及早发现胎儿发育异常情况。产前护理评估主要是通过定期产前检查来实现，收集完整的资料，进行系统的体格检查，为孕妇提供连续的整体护理。

产前检查应从确诊早孕开始，自妊娠20周开始进行系列产前检查。一般20～36周期间每4周查1次，妊娠36周后每1周查1次，即分别于孕20周、24周、28周、32周、36周、37周、38周、39周、40周进行检查，共计9次。凡属高危妊娠者，应酌情增加产前检查次数。

围生医学（perinatology）又称围产医学，是研究在围生期内加强围生儿及孕产妇的卫生保健，也就是研究胚胎的发育，胎儿的生理、病理以及新生儿和孕产妇疾病的诊断与防治的科学。因此，围生期是指产前、产时和产后的一段时间。对孕产妇而言，要经历妊娠、分娩和产褥期3个阶段。对胎儿而言，要经历受精、细胞分裂、繁殖、发育和出生后开始独立生活的复杂变化过程。

国际上对围生期的规定有4种：①围生期Ⅰ：从妊娠满28周（即胎儿体重≥1000g或身长≥35cm）至产后1周。②围生期Ⅱ：从妊娠满20周（即胎儿体重≥500g或身长≥25cm）至产后4周。③围生期Ⅲ：从妊娠满28周至产后4周。④围生期Ⅳ：从胚胎形成至产后1周。我国采用围生期Ⅰ来计算围生期死亡率。其数据资料首先采用孕周（胎龄）计算，孕周不清者参照刚出生新生儿测得的体重，其次采用身长。

【病史】

（一）健康史

1. 个人资料　主要了解孕妇的年龄、职业、受教育程度、民族、宗教信仰、婚姻状况、经济状况，以及住址、联系方式等资料。

2. 过去史　重点了解有无高血压、心脏病、血液病、糖尿病或肾脏病史；有无传染病史（如结核病、肝炎）或接触史等，注意其发病时间和治疗情况，有无手术史及手术名称。

3. 月经史　询问月经初潮的年龄、月经周期、月经持续时间及经量，有无痛经。

4. 家族史　询问家族中有无高血压、糖尿病、双胎等病史。

5. 丈夫健康状况　了解孕妇丈夫有无烟酒嗜好及遗传性疾病或传染性疾病等。

（二）孕产史

1. 既往孕产史　了解既往有无孕产经历及其分娩方式，有无流产、早产、难产、死胎、死产、产后出血史。

2. 本次妊娠经过　了解本次妊娠早孕反应出现的时间、严重程度，有无病毒感染史及用药情况，胎动开始时间，妊娠过程中有无阴道流血、头痛、心悸、气短、下肢浮肿等症状。目前已证实TORCH感染（T，toxoplasma弓形体；O，other，其他，主要指梅毒螺旋体；R，rubella，风疹；C，cytomegalovirus，巨细胞病毒；H，herpes simplex，单纯疱疹）可通过胎盘进入胎儿血液，导致先天性心脏病、听力丧失、小头畸形、脑积水、视网膜脉络膜炎、智力障碍等。另外，妊娠期很多药物可通过胎盘进入胚胎体内，影响胎儿发育或导致畸形。

（三）预产期的推算

依据孕妇的末次月经（last menstrual period，LMP）时间，推算预产期（expected date of confinement，EDC）。计算方法为：确定末次月经第 1 天，月份减 3 或加 9，日期加 7。如为阴历，月份仍减 3 或加 9，但日期加 15。由于阴历日期计算时受闰年月份的影响，需注意核实日期或者将阴历末次月经日期换算成阳历日期，计算出预产期后再换成阴历时间告诉孕妇。实际分娩日期与推算的预产期可以相差 1 ~ 2 周。如孕妇记不清末次月经的日期，则可根据早孕反应出现时间、胎动开始时间以及子宫高度等加以估计。

【身体评估】

（一）全身检查

通过全身检查，了解孕妇的发育和营养状况、精神状态、身高、体型［身材矮小者（低于 140cm）常伴有骨盆狭窄］及步态，评估重要脏器如心、肺、肾、肝等有无异常，观察乳房发育情况及有无异常，脊柱及下肢有无畸形。测量体重和血压，正常孕妇血压不应超过 140/90mmHg，或与基础血压相比，升高不超过 30/15mmHg，超过者属病理状态。妊娠晚期体重每周增加不应超过 0.5kg，超过者应注意水肿或隐性水肿的发生。

（二）产科检查

包括腹部检查、骨盆测量、阴道检查、肛门检查和绘制妊娠图。检查前先告知孕妇检查的目的、步骤，检查时动作尽可能轻柔，以取得合作。检查者如为男医务人员，则应有女医务人员陪同，注意保护孕妇隐私。

1. 腹部检查　孕妇排尿后仰卧于检查床上，头部稍抬高，露出腹部，双腿略屈曲分开，放松腹肌。检查者站在孕妇右侧。

（1）视诊：注意腹形及大小，腹部有无妊娠纹、手术瘢痕和水肿。对腹部过大或过小者，均应引起注意，并进一步核实孕周。

（2）触诊：注意腹壁肌肉的紧张度，有无腹直肌分离，注意羊水量的多少及子宫肌的敏感度。手测宫底高度大概估计后，用软尺测耻骨联合上方至子宫底的弧形长度及腹围值，随后用四步触诊法（four maneuvers of Leopold）检查子宫大小、胎产式、胎先露、胎方位，并判断先露是否衔接（图 3-7）。在作前 3 步手法时，检查者面向孕妇头部，作第 4 步手法时，检查者应面向孕妇足端。

第1步手法　检查者双手置于子宫底部，了解子宫外形并摸清子宫底高度，估计胎儿大小与妊娠月份是否相符。然后以双手指腹相对轻推，判断子宫底部的胎儿部分，如为胎头，

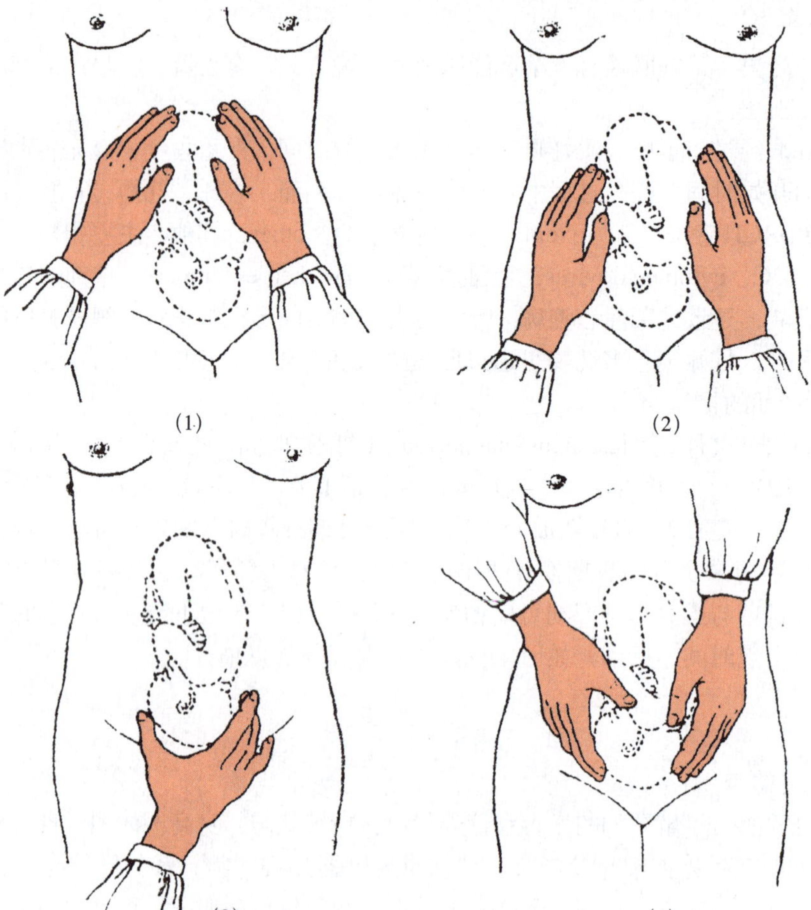
(1) (2) (3) (4)

图 3-7 胎位检查的四步触诊法

则硬而圆且有浮球感，如为胎臀，则软而宽且形状略不规则。若在宫底部未触及胎头或胎臀，应考虑横产式的可能。

第2步手法 检查者两手分别置于腹部左右两侧，一手固定，另一手轻轻深按检查，两手交替，分辨胎背及胎儿四肢的位置。平坦饱满者为胎背；可变形的凹凸不平部分是胎儿的肢体，有时可以感到胎儿肢体活动，更易于诊断。

第3步手法 检查者右手置于耻骨联合上方，拇指与其余4指分开，握住胎先露部，进一步查清是胎头或胎臀，并左右推动以确定是否衔接。如先露部仍高浮，表示尚未入盆；如已衔接，则胎先露部不能被推动。

第4步手法 检查者面对孕妇足端，两手分别置于胎先露部的两侧，向骨盆入口方向深按，再次判断先露部的诊断是否正确，并确定先露部入盆的程度。当胎先露是胎头或胎臀难以确定时，可进行肛诊或B型超声检查以协助判断。

(3) 听诊：胎心音在靠近胎背侧上方的孕妇腹壁上听得最清楚。枕先露时胎心音在脐下方两侧，臀先露时在脐上方两侧，肩先露时在脐部下方听得最清楚（图3-8）。当腹壁紧、子宫较敏感、确定胎背方向有困难时，可借助胎心音及胎先露综合分析判断胎位。

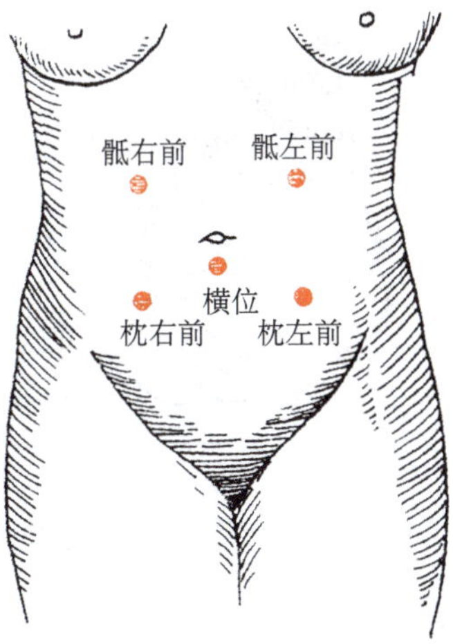

图 3-8　不同胎位胎心音听诊位置

2. 骨盆测量　骨盆的大小和形状直接影响分娩的方式，因此临床常通过骨盆测量了解骨产道情况。分为骨盆外测量和骨盆内测量两种。

（1）骨盆外测量：通过外测量可以间接推断骨盆内径的大小。此法操作方便，简单易行，虽然不十分精确，仍然有很大的临床价值。此法常测量下列径线。

1）髂棘间径（interspinal diameter，IS）：孕妇取伸腿仰卧位，测量两侧髂前上棘外缘间的距离（图 3-9）。正常值为 23 ～ 26cm。

2）髂嵴间径（intercristal diameter，IC）：孕妇取伸腿仰卧位，测量两侧髂嵴外缘最宽的距离（图 3-10）。正常值为 25 ～ 28cm。以上两径线可用来间接推测骨盆入口横径的长度。

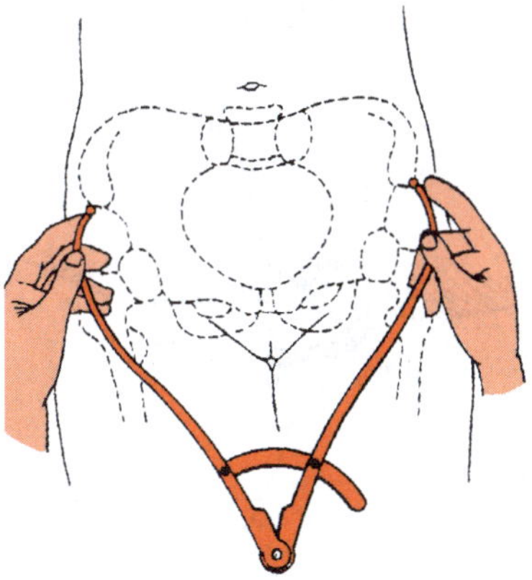

图 3-9　测量髂棘间径

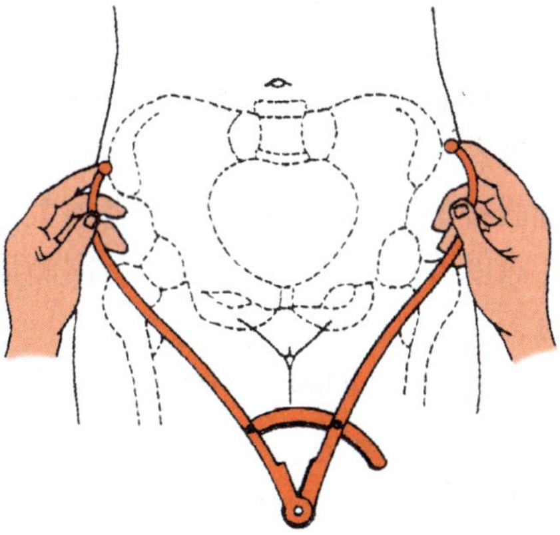

图 3-10　测量髂嵴间径

3）骶耻外径（external conjugate，EC）：孕妇取左侧卧位，右腿伸直，左腿屈曲，测量第五腰椎棘突下凹陷处（相当于腰骶部米氏菱形窝的上角或相当于髂嵴后连线中点下1.5cm）至耻骨联合上缘中点的距离（图3-11）。正常值为18～20cm。此径线可间接推测骨盆入口前后径长短，是骨盆外测量中最重要的径线。骶耻外径值与骨质厚薄有关，用测得的骶耻外径值减去 1/2 的尺桡周径（指围绕右侧尺骨茎突和桡骨茎突测得的前臂下缘的周径）值，即相当于骨盆入口前后径值。

4）坐骨结节间径或出口横径（transverse outlet，TO）：孕妇取仰卧位，两腿屈曲，双手抱双膝。测量两侧坐骨结节内侧缘之间的距离（图 3-12），正常值为 8.5 ～ 9.5cm，平均值 9cm。如出口横径小于 8cm，应测量出口后矢状径（posterior sagittal diameter of outlet），即坐骨结节间径中点至骶骨尖端的距离，正常值为 8 ～ 9cm。出口横径与出口后矢状径之和大于 15cm，一般足月胎儿可以娩出。

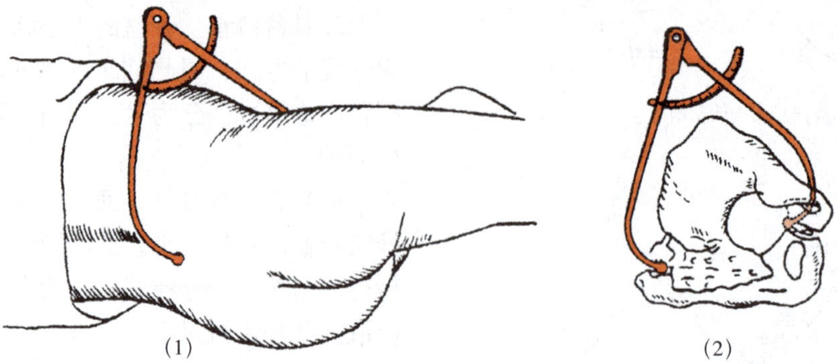

图 3-11 测量骶耻外径

5）耻骨弓角度（angle of subpubic arch）：用两拇指尖斜着对拢，放于耻骨联合下缘，左右两拇指平放在耻骨降支的上面，测量两拇指之间的角度即为耻骨弓角度。正常值为 90°，小于 80° 为异常。此角度反映骨盆出口横径的宽度。

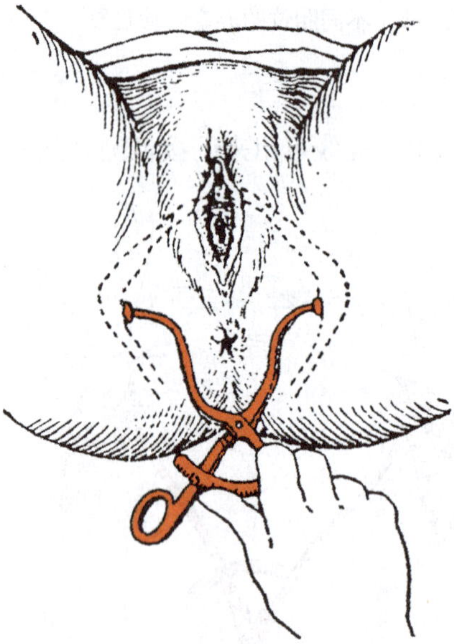

图 3-12 测量坐骨结节间径

（2）骨盆内测量（internal pelvimetry）：适用于骨盆外测量有狭窄者。测量时，孕妇取膀胱截石位，外阴消毒，检查者须戴消毒手套并涂以润滑油，动作应轻柔。常测量的径线有：

1）对角径（diagonal conjugate，DC）：为耻骨联合下缘至骶岬上缘中点的距离。检查者一手示、中指伸入阴道，用中指尖触骶岬上缘中点，示指上缘紧贴耻骨联合下缘，并标记示指与耻骨联合下缘的接触点。中指尖至此接触点的距离，即为对角径（图 3-13）。正常值为 12.5 ~ 13cm，此值减去 1.5 ~ 2cm，即为骨盆入口前后径长度，又称真结合径（conjugate vera），正常值为 11cm。如触不到骶岬，说明此径线大于 12.5cm。测量时期以妊娠 24 ~ 36 周、阴道松软时进行为宜。

2）坐骨棘间径（interspinous diameter）：测量两侧坐骨棘间的距离。正常值约 10cm。检查者一手的示、中指伸入阴道内，分别触及两侧坐骨棘，估计其间的距离（图 3-14）。

3）坐骨切迹（incisura ischiadica）宽度：为坐骨棘与骶骨下部间的距离，即骶骨韧带的宽度，代表中骨盆后矢状径。检查者将伸入阴道内的示、中指并排置于韧带上，如能容纳 3 横指（约 5 ~ 5.5cm）为正常（图 3-15），否则考虑为中骨盆狭窄。

3. 阴道检查 确诊早孕时即应行阴道检查已如前述。妊娠最后一个月以及临产后，应避免不必要的阴道检查。如确实需要，则需严格外阴消毒及戴消毒手套，以预防感染。

4. 肛门检查 可以了解胎先露部、骶骨前面弯曲度、坐骨棘及坐骨切迹宽度以及骶骨关节活动度等。

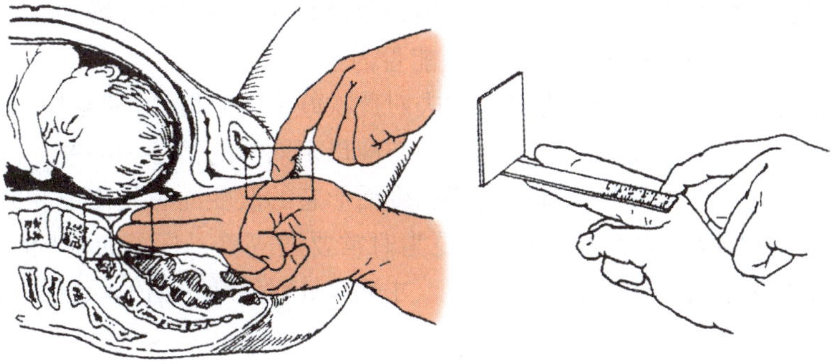

(1) (2)

图 3-13 测量对角径

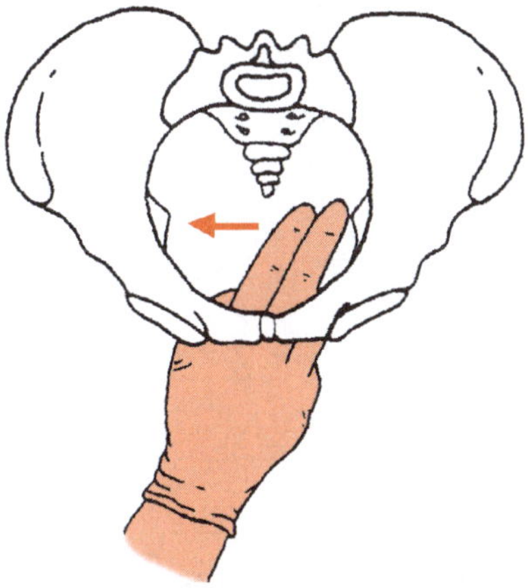

图 3-14 测量坐骨棘间径

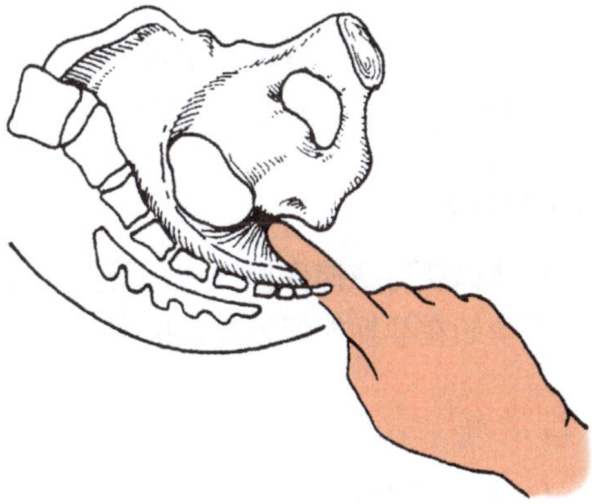

图 3-15 测量坐骨切迹宽度

5. 绘制妊娠图（pregnogram） 将各项检查结果如血压、体重、宫底高度、腹围、胎位、胎心率等填于妊娠图中，绘成曲线图，观察动态变化，及早发现及处理孕妇或胎儿的异常情况。其中宫底高度是最主要的参考曲线。

【心理社会评估】

妊娠不仅会使得孕妇身体各系统发生生理或病理变化，其心理也会随着妊娠的进展发生变化。护理人员在提供照顾时，需要对孕妇及其家属进行评估。

1. 妊娠早期 评估孕妇对妊娠的态度是积极的还是消极的，有哪些影响因素。当孕妇自觉胎动时，多数孕妇的态度是积极的。孕妇接受妊娠的程度，可从以下几个方面进行评估：孕妇遵循产前指导的情况、“筑巢”行为，以及能否主动地或在鼓励下谈论怀孕的不适、感受和困惑，怀孕过程中与家人和丈夫的关系等。

2. 妊娠中、晚期 评估孕妇对妊娠有无不良的情绪反应，对即将为人母和分娩有无焦虑或恐惧心理。孕妇到妊娠中、晚期，强烈意识到将要有一个小孩，同时，妊娠晚期子宫明显增大，重心后移，行动开始不便，甚至出现了睡眠障碍、腰背痛等症状，致使大多数孕妇都急切盼望分娩日期的到来。随着预产期的临近，孕妇一方面会因婴儿将要出生而感到愉快，另一方面又因对分娩将产生的痛苦而焦虑，担心能否顺利分娩以及分娩过程中母儿安危、胎儿有无畸形等，也有的孕妇担心婴儿的性别能否为家人接受。

护士还要注意评估支持系统，尤其是丈夫对此次妊娠的态度。怀孕对准父亲而言，也是一项心理压力，因为初为人父，准父亲会经历与准母亲同样的情感和冲突。他可能会为自己有生育能力而骄傲，也会为即将来临的责任和生活形态的改变而感到焦虑。他会为妻子在怀孕过程中的身心变化而感到惊讶与迷惑，更为时常要适应妻子怀孕时多变的情绪而不知所措。因此，评估准父亲对怀孕的感受和态度，才能有针对性地协助他承担父亲角色，继而成为孕妇强有力的支持者。

除此以外，还要评估孕妇的家庭经济情况、居住环境、宗教信仰以及孕妇在家庭中的角色等，以判断其应对应激的储备能力。

【可能的护理诊断】

知识缺乏：缺乏妊娠期保健知识

睡眠型态紊乱：与频繁胎动、子宫增大有关

【预期目标】

1. 孕妇获得孕期保健知识，维持母婴于健康状态。
2. 孕妇在孕期能保证充足的睡眠，白天精神状态良好。

【护理措施】

（一）一般护理

告知孕妇产前检查的意义和重要性，预约下次产前检查的时间和简介产前检查内容。同时评估孕妇对妊娠的心理适应程度，鼓励孕妇抒发内心感受和想法，针对其需要解决的问题。识别潜在的健康问题，提供针对性的护理。

（二）症状护理

区分孕期的不同症状，给予针对性的处理和护理。孕期常见的症状有：

1. 恶心、呕吐　约半数妇女在妊娠早期出现烧心、恶心、晨起呕吐、食欲不振等症状。在此期间应避免空腹，清晨起床前先吃几块饼干或面包，起床动作应缓慢；少量多餐，避免空腹状态；两餐之间进食液体；食用清淡食物；给予精神鼓励和支持，以减少心理的困扰和忧虑。如妊娠 12 周以后仍继续呕吐，甚至影响孕妇营养时，须遵医嘱进行治疗。

2. 尿频、尿急　常发生在孕早期和末期。若因压迫引起，且无任何感染征象，可给予解释，不必处理。此现象产后可逐渐消失。

3. 白带增多　于孕早期和末期明显，是妊娠期正常的生理变化。但应排除念珠菌、滴虫、淋球菌、衣原体等感染。嘱孕妇穿透气性好的棉质内裤，经常更换，保持外阴部清洁，每日清洗外阴或经常洗澡，以避免分泌物刺激外阴部。

4. 下肢水肿　孕妇在妊娠后期易发生下肢浮肿，经休息后可消退，属于正常。如下肢明显凹陷性水肿或经休息后不消退者，应及时诊治，警惕妊娠高血压综合征的发生。指导孕妇左侧卧位，解除右旋增大的子宫对下腔静脉的压迫，下肢稍垫高，避免长时间站位。适当限制孕妇对食盐的摄入，但不必限制水分。

5. 下肢、外阴静脉曲张　静脉曲张因妊娠次数增多而逐渐加重。孕妇应避免两腿交叉或长时间站立及行走，并注意时常抬高下肢；避免穿妨碍血液回流的紧身衣裤，以促进血液回流；会阴部有静脉曲张者，可于臀下垫枕，抬高髋部休息。

6. 便秘　是妊娠期常见的症状之一，尤其是妊娠前即有便秘者。嘱孕妇养成每日定期排便的习惯，多吃水果、蔬菜等含纤维素多的食物，同时增加每日饮水量，注意适当的活动。未经医生允许不可随便使用大便软化剂或泻剂。

7. 腰背痛　妊娠期间由于关节韧带松弛，增大的子宫向前突，为使得躯体平衡而重心后移，腰椎向前突使得背伸肌持续紧张，出现轻微腰背痛。应指导孕妇穿低跟鞋，在拾取或抬举物品时，保持上身直立，弯曲膝部，用两下肢的力量抬起。疼痛严重者，必须卧床休息（硬床垫），局部热敷可缓解症状。

8. 下肢肌肉痉挛　发生于小腿腓肠肌，多于妊娠后期的夜间出现，是孕妇缺钙的表现。应指导孕妇饮食中增加钙的摄入，同时告诫孕妇避免腿部疲劳、受凉，伸腿时避免脚趾尖伸向前，走路时脚跟先着地。发生下肢肌肉痉挛时，嘱孕妇背屈肢体或站直前倾以伸展痉挛的腓肠肌，并行局部热敷按摩，直至痉挛消失。必要时遵医嘱口服钙剂。

9. 仰卧位低血压综合征　于妊娠末期，孕妇较长时间取仰卧位时，增大的子宫压迫下腔静脉，使回心血量和心搏出量减少，出现的低血压现象。孕妇左侧卧位后症状可自然消失，不必紧张。

10. 贫血　主要是由于孕妇对铁的需要量增多引起，尤其在妊娠的后半期。指导孕妇应适当增加含铁食物的摄入，如动物肝脏、瘦肉、蛋黄、豆类等。如病情需要补充铁剂时，可用温水或水果汁送服，以促进铁的吸收，且应在餐后服用，以减轻对胃肠道的刺激。

（三）营养指导

孕妇的营养状况直接或间接地影响自身和胎儿的健康。妊娠期间孕妇必须增加营养的摄入以满足自身及胎儿的双重需要。但孕妇的饮食过多或过少均会影响胎儿发育，并导致并发症的发生。若营养摄入过多，易导致胎儿过大而难产或者至产后妇女体重过高；若营养摄入过少，会导致胎儿体重较轻，骨骼发育差，早产和死产的发生机会增加。医务工作者可以根据孕妇的习惯和信仰等帮助她们制定合理的饮食计划，遵循均衡饮食原则，选择的食物宜重质不重量，采用正确的烹饪方法，避免破坏营养素。根据2000年中国营养学会制定的“中国居民膳食营养素参考摄入量”的标准，孕妇的摄入量可以参考以下指标：

1. 热量　妊娠各期均要增加一定数量的热量以满足需要。孕期每天推荐量是在相同体力活动非孕期妇女基础上额外增加0.84MJ（200kcal），正常体力活动的孕妇每日约需8.86MJ（2300kcal）的能量。安排食谱时，应适当考虑三大营养素所占比例，一般推荐碳水化合物摄入量占热量的60%～65%，脂肪占25%～30%，蛋白质占15%。

2. 蛋白质　由于人体进食的蛋白质仅约20%经消化吸收后储存于组织内，故进食蛋白质的数量应为合成机体组织所需蛋白质的5倍左右。建议孕妇从妊娠开始每日应增加蛋白质的量，早期每天约增加5g，中期每日增加15g左右，晚期每日增加25g为宜，且最好是优质蛋白。孕妇每日多食2个鸡蛋可以补充蛋白质15g，相当于豆腐200g或豆腐干75g，获谷粮类200g。孕期摄入蛋白质不足，会造成胎儿脑细胞分化缓慢，细胞突触较少，影响智力反应水平，尤其孕早期应补充足量的蛋白质。

3. 微量元素　孕妇除需要基本的微量元素补充外，更应注意以下几种：

（1）钙和磷：妊娠后期母体必须吸收和保留一定数量的钙和磷，才能保证胎儿生长发育的需要。因许多因素可影响钙的吸收，如蔬菜中含草酸多，谷类食物中含植酸盐多，均可与钙结合而减少钙的吸收、利用，而我国饮食结构以植物性食物为主，故孕妇每日钙的供应标准为孕早期800mg，孕中期1000mg，孕晚期1200mg。同时注意补充维生素D。牛奶中含钙、磷较多，其他如肉类、豆类、海产品等。

（2）铁：孕妇的食物中，如铁的含量不足，易致缺铁性贫血。建议孕妇每日铁的摄入量为孕中期25mg/d，孕晚期35mg/d。动物肝脏、血、瘦肉、蛋黄、豆类、贝类及各种绿叶菜均为含铁多的食物。一般植物性食物中铁的吸收率较低，动物性食物铁的吸收率高。铁在酸性环境中易于吸收，因此，孕妇在补充铁剂时最好食用一些酸性物质或液体。

（3）碘：妊娠期母体和胎儿的新陈代谢率较高，甲状腺机能旺盛，碘的需要量增加。若孕妇严重缺碘，则婴儿可能会患呆小症。推荐每日碘供给量 200μg。

4. 维生素　妊娠期间孕妇对维生素的需要量增加，加之维生素是维持生命和生长所需的有机物，通常无法由身体合成，而是少量地存在特定的食物中，故孕期应增加维生素的摄入。

（1）脂溶性维生素：维生素A与胡萝卜素有助于胎儿正常生长发育，预防孕妇阴道上皮角化，皮肤过分干燥和乳头皲裂。妊娠期间应适当增加维生素A供给量，但不能过量，以免影响胎儿骨骼的发育。我国暂定维生素 A 的供给标准：孕早期为 800μg 视黄醇当量，孕中、晚期均为900μg 视黄醇当量。肝脏、蛋黄、肾脏等均为维生素A 丰富的食品。维生素D能促进钙和磷的吸收，它对胎儿骨、齿的形成极为重要。一般建议孕妇维生素 D 供给量为每日10μg。除多晒太阳外，应补充一些富含维生素 D 的食品或制剂。如牛奶、蛋黄、肝脏等。

（2）水溶性维生素：B族维生素包括维生素B_1、B_2、尼克酸、B_6、叶酸、B_{12}等，是细胞呼吸、葡萄糖氧化及能量代谢等作用的辅酶，广泛存在于谷类、动物肝脏、干果、绿叶菜、牛奶、肉、鱼、家禽、黄豆中。由于孕早期叶酸缺乏已证实是导致胎儿神经管畸形的主要原因，所以推荐营养摄入量叶酸为每日 600μg。维生素 C 是胎儿生长发育所必需的，它对胎儿骨、齿的正常发育、造血系统的健全和机体抵抗力等都有促进作用。如维生素C缺乏，胎儿及孕妇均易发生贫血及坏血病，还易造成流产及早产，缺乏维生素C能使胎膜形成不良，易发生胎膜早破。我国建议孕妇的供给标准为每日 130mg。维生素C广泛存在于新鲜蔬菜和水果中。

（四）健康教育

包括指导孕妇保持清洁、进行适当活动和休息、进行胎教和自我监护等。①保持自身的清洁和舒适。养成良好的卫生习惯，勤刷牙，勤更衣。衣服应宽松、柔软、舒适，冷暖适宜；鞋跟宜低，但不应完全平跟，避免穿高跟鞋。②适当活动与休息。一般孕妇28周后宜适当减轻工作量，避免长时间站立或重体力劳动。坐位时可抬高下肢，减轻下肢水肿。保证每日的休息和睡眠，卧床时宜左侧卧位，以增加胎盘血供。保证适量的运动，如散步、家务等。但注意不要攀高或举重。③胎教。是有目的、有计划地为胎儿的生长发育实施最佳措施，如对胎儿进行抚摸训练、音乐训练等。④孕期自我监护。胎心音计数和胎动计数是孕妇自我监护胎儿宫内情况的一种重要手段。应教会家庭成员听胎心音，教会孕妇计数胎动。胎动计数的方法为：每日早中晚各数 1 小时胎动，将 3 次胎动数的和乘以 4，即得 12 小时的胎动次数。正常情况下，每小时胎动约 3 ~ 5 次，12 小时内胎动累计数不得小于 10 次。凡 12 小时内胎动累计数小于 10 次，或逐日下降大于 50% 而不能恢复者，均应视为异常，应及时就诊，进一步诊断并处理。⑤性生活指导。妊娠期间应适当减少性生活次数，在必要时应注意身体姿势，以防流产、早产及感染的发生。⑥识别先兆临产。临近预产期的孕妇，如出现阴道血性分泌物或规律宫缩（间歇5～6分钟，持续30秒）则为临产，应尽快到医院就诊。如阴道突然大量液体流出，嘱孕妇平卧，由家属送往医院，以防脐带脱垂而危及胎儿生命。

【结果评价】

1. 孕妇获得了孕期保健知识，并能够执行，保持健康、舒适。
2. 孕妇在孕期休息和睡眠状态良好。

第五节 分娩的准备

多数妇女会主动学习并进行分娩的准备工作。但是仍有部分孕妇由于缺乏有关分娩方面的知识，或担心分娩过程中自身和胎儿安全，会产生焦虑和恐惧心理，而这些心理问题又会影响产程的进展和母婴的安全。因此，帮助孕妇做好分娩的准备是非常必要的。分娩的准备包括：识别先兆临产、分娩物品的准备、产前运动和应对分娩时的不适等。

【先兆临产】

分娩发动前，出现预示孕妇不久即将临产的症状，称为先兆临产（threatened labor）。临产前的症状包括假临产、胎儿下降感和见红。

1. 假临产（false labor） 孕妇在分娩发动前，常会出现假临产。其特点为：宫缩持续时间短且不恒定，间歇时间长而不规则；宫缩的强度不加强，只引起下腹部轻微胀痛；宫颈管不短缩；宫颈口扩张不明显；常在夜间出现，清晨消失；给予镇静剂可以抑制假临产。

2. 轻松感（lightening） 随着胎先露下降入骨盆，宫底随之下降，多数孕妇会感觉上腹部较前舒适，进食量增加，呼吸较轻快。由于胎先露入盆压迫了膀胱，孕妇常出现尿频症状。

3. 见红（show） 在分娩发动前 24 ～ 48 小时内，因宫颈内口附近的胎膜与该处的子宫壁分离，毛细血管破裂经阴道排出少量血液，与宫颈管内的黏液相混排出，称为见红。是分娩即将开始的比较可靠的征象。但若出血量超过月经量，则不应认为是见红，而要考虑妊娠晚期出血性疾病的可能。

【分娩的物品准备】

产前帮助准父母将分娩后产妇和新生儿的物品准备齐全，可以减少一些紧张和焦虑，增加抚养孩子的责任心和知识。

1. 母亲用物 包括：足够的大卫生巾、内裤，大小合适的胸罩，数个垫于胸罩内的小毛巾，以及吸奶器（以备吸空乳汁用）等。

2. 新生儿用物 数套柔软、舒适、宽大、便于穿脱的衣服（衣缝在衣服外面不摩擦新生儿皮肤），质地柔软、吸水、透气性好的纯棉质尿布，婴儿包被、毛巾、梳子、围嘴、爽身粉、温度计、澡盆等，还要准备柔和、无刺激性的肥皂和清洁剂洗涤（清洗婴儿衣物）。对不能进行母乳喂养者，可以准备奶瓶、奶粉、奶嘴等。

【产前运动】

妊娠期间作运动的目的是减轻身体的不适，伸展会阴部肌肉，使分娩得以顺利进行；同时可强化肌肉，以助产后身体迅速有效地恢复。一般产前运动于怀孕3个月后开始锻炼，并遵循循序渐进，持之以恒的原则；锻炼之前排空大小便；如有流产、早产现象者应停止锻炼。产前运动包括：

1. 腰部运动　手扶椅背，慢慢吸气，同时手用力，使身体重心集中于椅背上，脚尖立起使身体抬高，腰部伸直后使下腹部紧靠椅背，然后慢慢呼气的同时，手放松，脚还原。目的在于减少腰背部疼痛，并可在分娩时增加腹压及会阴部肌肉的伸展性。

2. 盘腿坐式　平坐于床上，两小腿平行交接，两膝远远分开，注意两小腿不可重叠。可在看电视或聊天时采取此姿势（图3-16）。目的是强化腹股沟肌肉及关节处韧带的弹性和张力。

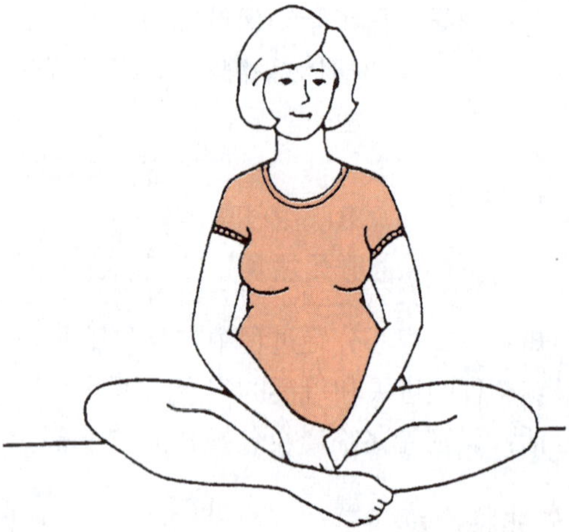
图 3-16　盘腿坐式

3. 盘坐运动　平坐于床上，将两蹠骨并拢，两膝分开，双手轻放于两膝上，然后用手臂力量，把膝盖慢慢压下，配合深呼吸运动，再把手放开，持续 2 ~ 3 分钟。目的是加强小腿肌肉张力，避免腓肠肌痉挛。

4. 骨盆与背摇摆运动　平躺仰卧，双腿屈曲，两腿分开与肩同宽，用足部和肩部的力量，将背部与臀部轻轻抬起，然后并拢双膝，收缩臀部肌肉，再分开双膝，将背部与臀部慢慢放下。重复运动 5 次（图 3-17）。目的在于锻炼骨盆底及腰背部肌肉，增加其韧性和张力。

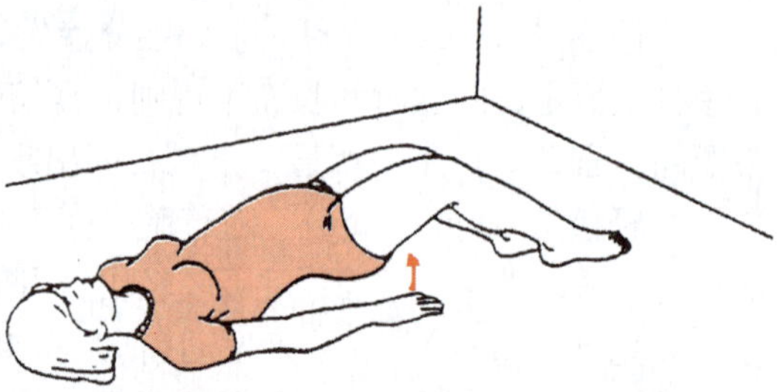
图 3-17　骨盆与背摇摆运动

5. 骨盆倾斜运动　双手和双膝支撑于床上，两手背沿肩部垂直，大腿沿臀部垂下，利用背部与腹部的缩摆运动（图 3-18）。目的同骨盆与背摇摆运动。

6. 双腿抬高运动　平躺仰卧，双腿垂直抬高，足部抵住墙，每次持续 3 ~ 5 分钟（图 3-19）。目的在于伸展脊椎骨，锻炼臀部肌肉张力，促进下肢血液循环。

7. 腹式深呼吸的锻炼　平卧屈腿，用鼻深吸气，使腹部鼓起。两手从两侧向腹中央移动，再用口呼气，同时收缩腹部，两手向两侧移动并放回原处。目的在于放松腹部肌肉和转变注意力，配合分娩过程。

【减轻分娩不适的方法】

目前有多种不同的方式可协助减轻分娩时的疼痛。所有这些方法都依据 3 个重要的前

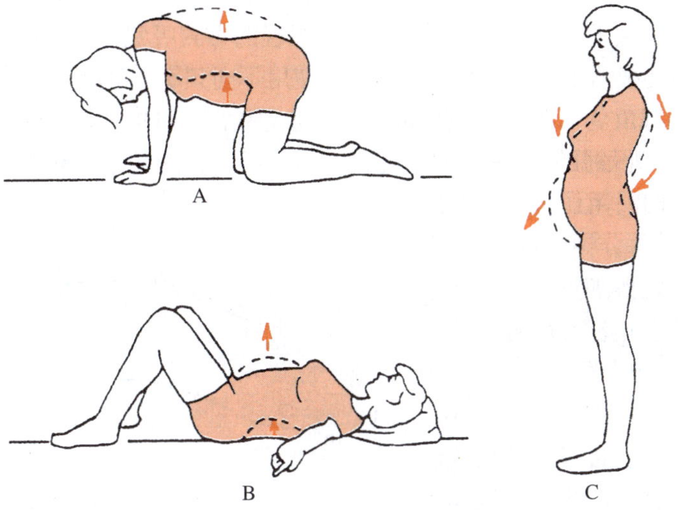

图 3-18 **骨盆倾斜运动**

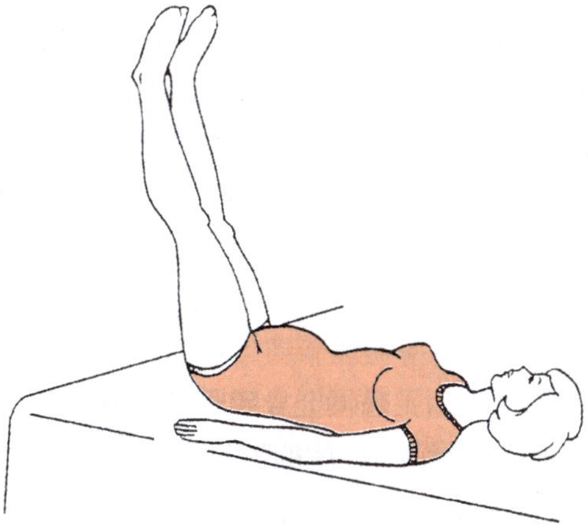

图 3-19 **双腿抬高运动**

提：①孕妇在分娩前已获得足够的知识，已会应用腹式呼吸运动来减轻分娩时的不适；②临产后子宫阵缩时，如果能保持腹部放松，则不适感会减轻；③疼痛感会通过分散注意力得到减轻。目前常用的减轻分娩时不适的方法有：

（一）拉梅兹分娩法

又称“精神预防法”（psycho-prophylaxis），由法国医师拉梅兹提出，是目前使用较广的预习分娩法。他认为，分娩是一个包含生理和心理两方面的问题，基于巴甫洛夫的条件反射原理，拉梅兹提出分娩时的疼痛也是机体对刺激（子宫收缩）的一种心理反应。首先应训练产妇在分娩过程中，听到口令“开始收缩”或感觉收缩开始时，使自己自动放松；其次，产妇要学习集中精神于自己的呼吸上，并且专注于某一特定目标，排斥其他干扰，即利用这一特定目标占据脑中用以识别疼痛的神经细胞，使痛的冲动无法被识别，从而达到减轻疼痛的目的。典型的运动有以下几种：

1. 放松技巧　首先通过有意识地刻意放松某些肌肉来练习，然后逐渐放松全身肌肉。放松的方法多样，可通过触摸紧张部位、想象某些美好事物或听轻松愉快的音乐来达到放松目的。在分娩过程中不致因不自觉的紧张而造成不必要的肌肉用力和疲倦。

2. 廓清式呼吸　拉梅兹呼吸运动开始和结束前均要先深吸一口气后再完全吐出。目的在于减少快速呼吸而造成过度换气，从而使得胎儿得到足够的氧气供应。

3. 意志控制的呼吸　主要是浅呼吸，可以使得横膈不完全下降，以免对膨大的子宫增加压力。产妇平躺于床上，头下、膝下各置一小枕。用很轻的方式吸气后，再用稍强于吸气的方式吐出。分娩过程中要根据子宫收缩强度的不同，使用不同频率的呼吸（图3-20）。这种呼吸训练需要丈夫承担教练角色，在孕中、晚期进行训练。在宫缩早期，用缓慢而有节奏性的胸式呼吸（A 级），频率为每分钟 7 ～ 8 次；随着产程进展，宫缩的频率和强度增加，宫颈逐渐扩张，达 4 ～ 6cm 时，用比 A 级浅的胸式呼吸（B 级），频率为每分钟 30 次；当宫口继续开大，产妇的不适感加重，尤其在子宫收缩时，孕妇采用主要运动在胸骨的喘息－吹气式呼吸（C 级），频率每分钟 50 ～ 70 次，当呼吸变快时，吐气应该比吸气稍强，吐气的力量比吸气时强；在宫口近开全或已进入第二产程宫缩非常强烈的阶段，选择相当浅的胸式呼吸（D 级）。

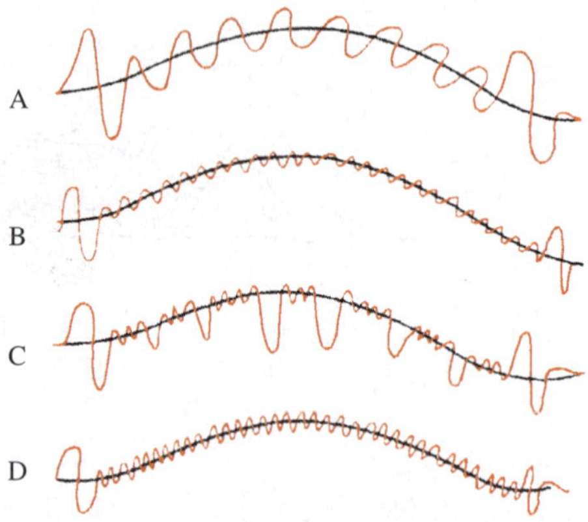

图 3-20　拉梅兹意志控制呼吸示意图

进行训练时，孕妇听到“收缩开始”指令，先做一次廓清式呼吸，然后以每分钟10～12次的频率呼吸，听到“收缩变得剧烈了”，改为每分钟30次左右的呼吸，听到“更强烈了”，增加呼吸次数至每分钟70次左右，其余类推；然后告诉孕妇“收缩减轻了”，逐渐改变呼吸，在一次廓清式呼吸后，恢复平静，完全模仿分娩过程中可能遇到的情况。例如阵痛开始一段时间后，收缩变得比较强而持久，听到教练“收缩开始”指令，开始由 A 级呼吸（3 ～ 4 次）转变成 B 级（4 ～ 6 次），然后转变成 C 级（10 次或更多）；收缩减轻时，再把呼吸转变成 B 级（4 ～ 6 次），然后再转成 A 级（3 ～ 4 次），一次廓清式呼吸后，呼吸渐渐平息。

（二）迪克－瑞德法

由英国医师迪克 · 瑞德（Dick Read）所提出。其原理为：恐惧会导致紧张，因而造成或强化疼痛。若能预防这一连串反应的发生或其中的一个环节，便能够减轻分娩时产生的疼痛。瑞德法也包括采用放松技巧和腹式呼吸技巧。具体做法为：

1. 放松技巧　孕妇先侧卧，头下垫一小枕，身体的任何部位均不要重叠，让腹部的重量施于床垫上，练习方法类似于拉梅兹法。使得全身肌肉处于松弛状态。适用于子宫收缩间歇期休息，防止精力过度消耗。

2. 腹式呼吸　目的在于转移注意力，减轻全身肌肉的紧张性。孕妇平躺，集中精神使腹肌提升，缓慢地呼吸，使子宫在收缩时有足够的空间，同时维持良好的血液供应。孕中期开始练习，每次呼吸的时间能持续 20 秒钟，每天练习 10 余次，逐渐至孕晚期能够将呼吸时间延长到每分钟只呼吸 1 次（30 秒吸气，30 秒呼气）。这样的状态将使得产妇在娩出胎儿之前有效地控制身体的不适，直到感受最后一次宫缩后新生命诞生的喜悦。

（三）布莱德雷法（丈夫教练法）

由罗伯特 · 布莱德雷（Robert Bradley）医师提出，通常称为“丈夫教练法”。其放松和控制呼吸技巧同前，主要强调丈夫在妊娠、分娩和新生儿出生后最初几天内丈夫的重要性。在分娩过程中，他可以鼓励产妇适当活动来促进产程，用转移注意力的方法来减轻疼痛。同时，丈夫的陪伴也将产生很好的分散注意力的效果。

（宫玉花）

第 4 章

分娩期妇女的护理

学习目标

在完成本章内容的学习后，学生应能：

1. 描述影响分娩的因素及枕先露的分娩机制。
2. 判断产程各期并能执行相应的护理措施。
3. 应用产程图监测产程。
4. 列举分娩期常见的护理诊断及护理措施。

妊娠满 28 周及以后的胎儿及其附属物，从临产发动至从母体全部娩出的过程称分娩（delivery）。妊娠满28周至不满37足周（196～258天）间分娩称早产（preterm birth；premature delivery）；妊娠满 37 周至不满 42 足周（259 ～ 293 天）间分娩称足月产（term delivery）；妊娠满 42 周及其后（294 天及以上）分娩称过期产（postterm delivery）。

第一节 影响分娩的因素

影响分娩的因素包括：产力、产道、胎儿及待产妇的精神心理状态。顺利的分娩依赖于这些因素之间的相互适应和协调。若各因素均正常并能相互适应，胎儿顺利经阴道自然娩出为正常分娩。

【产力】

产力是指将胎儿及其附属物由子宫腔排出的动力，包括子宫收缩力（简称宫缩）、腹肌和膈肌收缩力（统称腹压）以及肛提肌收缩力。其中子宫收缩力是最重要的，在整个分娩过程中起主导作用。腹肌、膈肌和肛提肌收缩力则在第二产程时起辅助作用。

（一）子宫收缩力

是产力最主要的部分，贯穿于整个分娩过程。通过子宫收缩，使子宫下段和子宫颈进行性扩张，胎儿下降，最后将胎儿及其附属物自产道娩出。正常的子宫收缩具有以下特性：

1. 节律性　子宫体肌肉收缩是不随意的、有自己节律的阵发性收缩，伴疼痛。每次收缩期可分为进行期、极期和退行期。收缩期后有一个间歇期。在间歇期，子宫肌肉松弛，然后再次收缩。如此反复直到分娩过程结束（图 4-1）。

在整个分娩过程中，子宫收缩的频率及强度逐渐增加，子宫内压力也不断增大。子宫收缩时，子宫肌壁和胎盘受压，血流量减少。在间歇期，子宫肌壁和胎盘血流恢复，胎盘绒毛间隙的血流重新充盈。这种子宫收缩的节律性变化对胎儿适应分娩是十分重要的。

2. 对称性和极性　正常子宫收缩起自于两侧宫角部，先迅速向子宫中线扩散，然后以2cm/s的速度向子宫下段扩散，约在 15 秒内均匀协调地遍及整个子宫。这种对称的，按由子

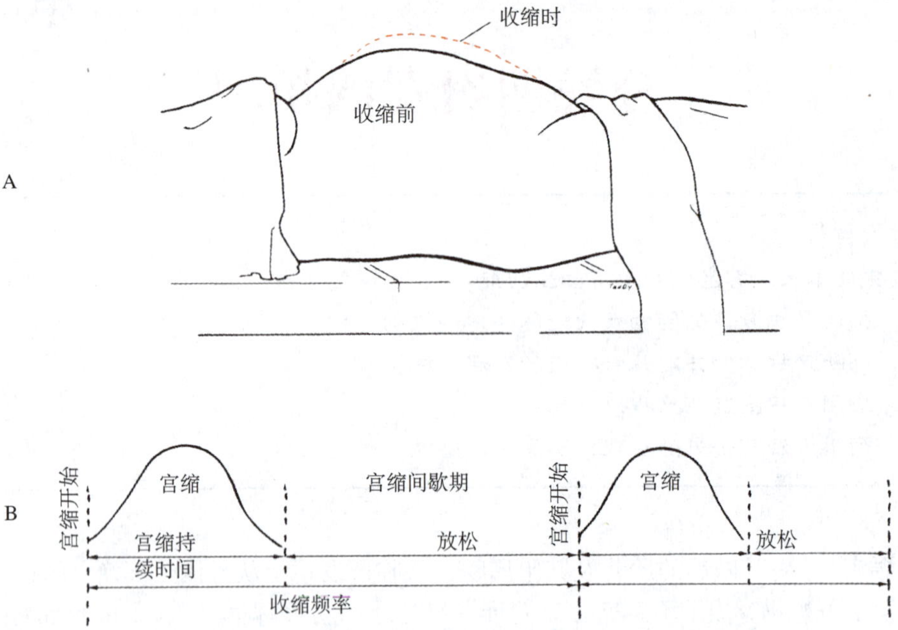

图 4-1　子宫收缩周期示意图

A. 子宫收缩前后腹部变化情况；B. 子宫收缩周期性变化示意图

宫角到子宫底再到子宫体顺序的子宫收缩，称之为子宫收缩的对称性和极性。子宫收缩力的强弱沿极性的方向逐渐下降，以子宫底部最强、最持久，向下逐渐减弱，宫底部收缩力的强度约为子宫下段的 2 倍（图 4-2）。

3. 缩复作用　宫缩时，子宫体部肌纤维缩短变宽，但在舒张期时肌纤维不能恢复原状而固定于较短的状态，其肌张力与短缩前相同称为“肌肉短滞”。经过反复的收缩，子宫体部的肌纤维越来越短，这种现象称缩复作用。而子宫下段的肌纤维则不同，肌肉收缩后，在舒张时肌纤维固定于比原先较长的状态，其肌张力与未变长前一致，称为“肌肉长滞”。这样，经过反复的宫缩，子宫上部肌壁进行性地增厚，宫腔变小，而子宫下段逐渐被拉长、扩张，并将子宫颈管向外上方牵拉，宫颈管逐渐缩短直至消失。

（二）腹肌及膈肌收缩力

是第二产程中胎儿及胎盘娩出的重要辅助力量。当宫口开全、先露部下降至盆底时，前羊水囊和先露部压迫直肠，引起产妇反射性地排便动作。此时产妇主动地屏气向下用力，腹肌和膈肌收缩使腹压增高，促使胎儿娩出。腹压在第二产程，特别是第二产程末配合宫缩时运用最有效，若子宫口未开全，而先露部较低，致使产妇过早屏气用力，会使子宫颈被挤压在先露部和骨盆之间，宫颈血液循环障碍，而造成子宫颈水肿，使产程

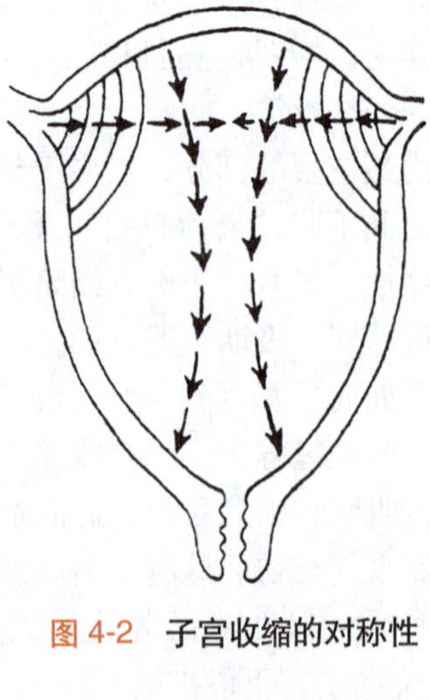

图 4-2　子宫收缩的对称性

延长。

（三）肛提肌收缩力

有协助胎先露部内旋转、仰伸、胎儿娩出及促进胎盘娩出的作用。

【产道】

产道是胎儿娩出的通道，分骨产道和软产道两部分。

（一）骨产道

指真骨盆，其大小、形状与分娩关系密切。骨产道在分娩过程中变化较少，是一个弯曲的管道，胎儿通过时需做各种动作以适应产道。

1. 骨盆平面及其主要径线

（1）骨盆入口平面：前起耻骨联合上缘，两侧经髂耻缘，后面至骶岬前缘。是真假骨盆的交界面，呈前后径短而横径长的横椭圆形（图 4-3）。

1）入口前后径：也称真结合径，是耻骨联合上缘中点至骶岬前缘中点的距离。平均值约为 11cm，是胎先露部进入骨盆入口的重要径线。

2）入口横径：两侧髂耻线间的最大距离，平均值约为13cm。此径线为入口平面最长的径线。

3）入口斜径：左右各一，左骶髂关节至右髂耻隆突间的距离为左斜径，反之为右斜径。平均值约为 12.75cm。枕前位时胎儿以斜径入盆。

（2）中骨盆平面：其前方为耻骨联合下缘，两侧为坐骨棘，后方为骶骨下端。是骨盆最窄平面，前后径长而横径短（图 4-4）。

1）中骨盆前后径：耻骨联合下缘中点通过两侧坐骨棘连线中点至骶骨下端间的距离，平均值约为 11.5cm。

2）中骨盆横径：也称坐骨棘间径，为两坐骨棘间的距离，平均值约为10cm，其长短与分娩关系密切。

（3）骨盆出口平面：由两个不在同一个水平面上的三角区组成。坐骨结节间径为两个三角区共同的底，前三角区的顶为耻骨联合下缘，两侧为耻骨弓；后三角区的顶为骶尾关节，两侧为骶结节韧带（图 4-5）。

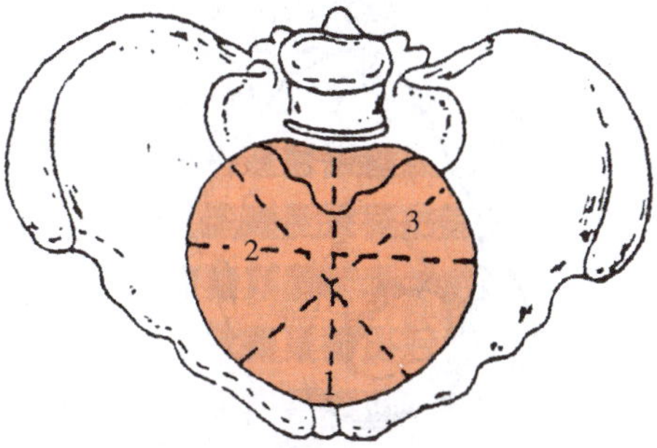

图 4-3　骨盆入口平面各径线

1. 前后径 11cm；　2. 横径 13cm；　3. 斜径 12.75cm

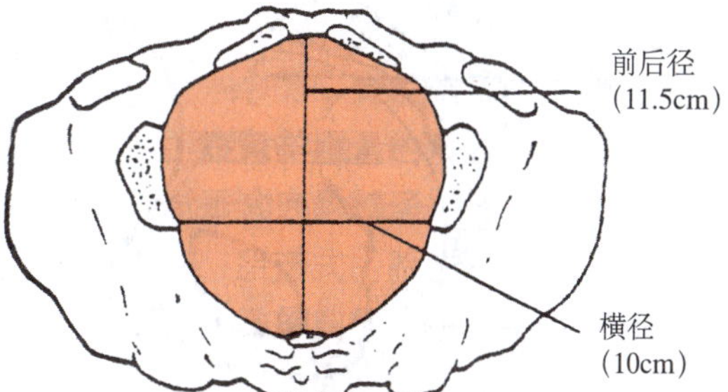

图 4-4　中骨盆平面各径线

1）出口前后径：是指耻骨联合下缘至骶尾关节间的距离。平均值约为 11.5cm。

2）出口横径：又称坐骨结节间径，指两坐骨结节内侧缘间的距离。平均值约为 9cm。是出口的重要径线。

3）出口前矢状径：指耻骨联合下缘至坐骨结节间径中点间的距离。平均值约为 6cm。

4）出口后矢状径：指骶尾关节至坐骨结节间径中点间的距离。平均值约为 8.5cm。该径比较重要。若出口横径稍短，而出口后矢状径较长，两径之和＞15cm时，正常大小的胎头可利用后三角经阴道娩出。

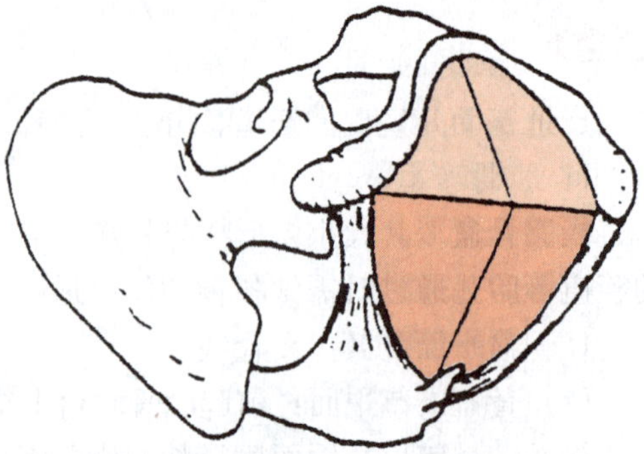

图 4-5 骨盆出口各径线（斜面观）

1. 出口横径为 9cm；2. 出口前矢状径 6cm；3. 出口后矢状径 8.5cm

2. 骨盆轴与骨盆倾斜度

（1）骨盆轴（axis of pelvis）：是指连接骨盆各假想平面中点的曲线。此曲线上段向下向后，中段向下，下段向下向前（图4-6）。

（2）骨盆倾斜度（inclination of pelvis）：为妇女直立时，骨盆入口平面与地平面所形成的角度，一般非妊娠期为 51.20°（50°～55°），妊娠晚期可增大 30°～50°（图4-7）。正常条件下，骨盆倾斜度在 60°～70° 之间不影响分娩。但如果大于 70° 时，则会阻碍胎头的衔接、下降和内旋转等。

（二）软产道

是由子宫下段、子宫颈、阴道及骨盆底软组织构成的弯曲管道。

1. 子宫下段的形成　子宫下段由子宫峡部发展而成。未妊娠子宫的峡部长约 1cm，妊娠后子宫峡部逐渐伸展。临产时，由于子宫体与子宫下段肌肉收缩形式不同，子宫体部肌肉由于缩复作用越来越厚，子宫下段由于长滞现象，被牵拉扩张，变得越来越薄，长可达 7～10cm（图 4-8）。因子宫上下段的肌壁厚薄不同，两者交界处在子宫内面形成一环状隆起，

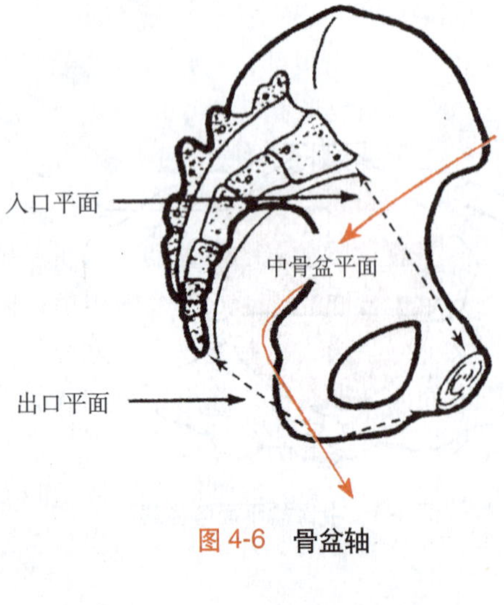

图 4-6 骨盆轴

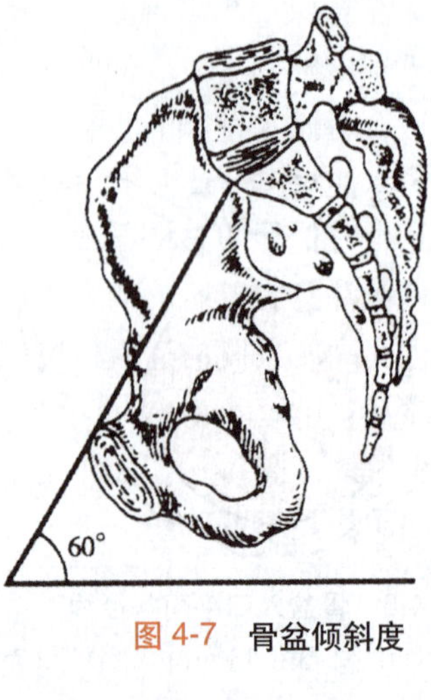

图 4-7 骨盆倾斜度

称为生理缩复环（physiologic retraction ring）。

2. 子宫颈　临产前宫颈管变软，长约2～3cm，临产后宫颈管内口向上向外扩张，宫颈管形成漏斗形，由于子宫肌的收缩、缩复、前羊膜囊对宫颈的压迫扩张作用以及破膜后胎儿先露部直接对宫颈的压迫作用，宫颈管逐渐缩短直至消失，颈管外口从一指尖逐渐扩大直至10cm。初产妇与经产妇子宫颈变化的形式不完全相同。初产妇多是宫颈管先消失，宫颈外口后扩张；经产妇则多为颈管消失与宫颈口扩张同时进行。

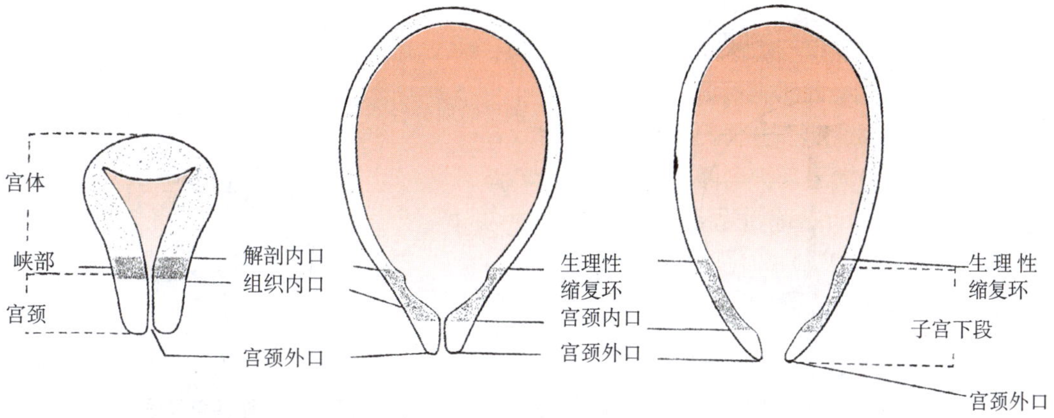

图 4-8　**子宫下段形成**

3. 盆底、阴道及会阴　临产后，胎先露部下降直接压迫骨盆底，使阴道扩张成筒状，阴道外口开向前上方，阴道黏膜皱襞展平使腔道加宽。同时，肛提肌向下及两侧扩展，肌纤维拉长，使会阴体变薄，以利胎儿娩出。阴道及骨盆的结缔组织和肌纤维在妊娠期增生肥大，血管变粗，血运丰富，使临产后的会阴体可承受一定的压力，但如保护会阴不当仍可造成裂伤。

【胎儿】

胎儿的大小、胎位、胎儿发育有无异常是影响分娩的重要因素。

（一）胎儿大小

胎儿的大小是与骨盆的大小相对而言的。胎头是胎儿最大、可塑性最小、最难通过骨盆的部分。

1. 胎头变形　胎头颅骨由顶骨、额骨、颞骨及枕骨构成。在胎儿期各骨尚未愈合在一起，其间留有缝隙称颅缝，有冠状缝、矢状缝、人字缝、颞缝及额缝。两颅缝交界空隙较大处称囟门。在胎头前部呈菱形的称前囟（大囟门），后部呈三角形的称后囟（小囟门）（图 4-9）。颅缝与囟门的存在，使骨板有一定的活动余地，胎头有一定的可塑性。头颅通过产道时通过颅缝轻度重叠使其变形，体积缩小，有利胎头娩出。

2. 胎头径线（图4-10）　①双顶径：为两侧顶骨隆突间的距离，正常足月胎儿的平均值约为 9.3cm，是胎头最大横径，临床上通过 B 超测量此径线来估计胎儿大小；②枕额径：也称前后径，为鼻根至枕骨隆突下方的距离，正常足月胎儿的平均值约为11.3cm，胎头常以此

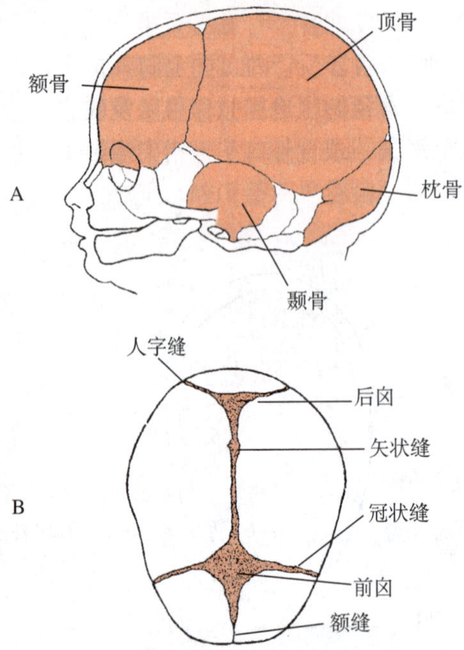

图 4-9 胎头颅骨、颅缝、囟门

A. 胎头颅骨； B. 颅缝及囟门

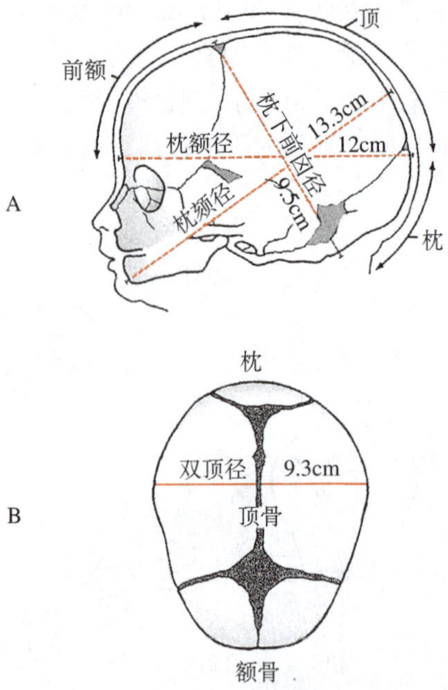

图 4-10 胎头各径线

A. 枕额径，枕下前囟径，枕颏径； B. 双顶径

径衔接；③枕下前囟径：又称小斜径，为前囟中点至枕骨隆突下方的距离，正常足月胎儿的平均值约为9.5cm，是胎头的最小径线；④枕颏径：又称大斜径，为颏骨下方中央至后囟顶部的距离，正常足月胎儿的平均值约为13.3cm，是胎头的最大径线。

（二）胎位

若是纵产式，胎儿容易通过产道。横产式时，胎体的纵轴与骨盆轴垂直，故足月活胎不可能顺利通过产道，只有将胎体转为纵产式时方可经阴道娩出。胎儿以头的周径最大，肩次之、臀最小。如胎头可以顺利通过产道，则肩和臀的娩出一般没有困难，因此，头先露时，在分娩过程中颅骨重叠，使胎头变形，周径变小，有利于胎头娩出。而臀先露时，软产道扩张不充分，当胎头娩出时颅骨变形的机会又很少，使胎头娩出困难。

（三）胎儿畸形

畸形胎儿的某一部分发育异常，使胎儿的径线变大，造成难产，如脑积水、联体双胎等。

【精神心理状态】

产妇的精神心理状态在分娩过程中的作用近年来越来越受重视。在分娩过程中，精神心理状态可以明显地影响产力，并进而影响产程的进展。分娩虽然是生理现象，但对于产妇确实是一种持久而强烈的应激源。产妇的精神心理因素能够影响机体内的平衡、适应力和健康。分娩应激会引起一系列特征性的心理情绪反应，常见的情绪反应是焦虑和恐惧。

心理应激可导致一系列的神经内分泌变化，如交感－肾上腺髓质系统和下丘脑－垂体－肾上腺皮质系统的活性增加，血中皮质醇和儿茶酚胺水平增高。焦虑时去甲肾上腺素减少可使子宫收缩力减弱，而对疼痛的敏感性增加，强烈的疼痛又增加了产妇的不安和焦虑情绪，形成恶性循环，最后产妇体力消耗过多，宫缩乏力以至产程延长。研究发现，产妇的性格特征、文化背景、知识水平、社会条件和环境、个人经历等都是分娩时产妇心理状态的影响因素。实践经验证明，在分娩过程中，由有经验的人陪伴，对产妇进行舒适的按摩和热情的支持，消除产妇的恐惧和焦虑，有利于减轻疼痛、缩短产程、顺产率增加，并能降低手术产率、减少产后出血。这表明了精神心理因素对正常分娩有非常重要的影响作用。

第二节　枕先露的分娩机制

分娩机制（mechanism of labor）是指胎儿先露部为适应骨盆各平面的不同形态，被动地进行一系列的适应性转动，以其最小径线通过产道的过程。整个过程可被分解为衔接、下降、俯屈、内旋转、仰伸、复位及外旋转等动作。正常分娩以枕先露最为多见，在临床上占95.55%～97.55%，其中又以枕左前位最多见，故现以枕左前位为例说明（图4-11）。枕右前位的分娩机制与枕左前位相同，但方向相反。

（一）衔接（engagement）

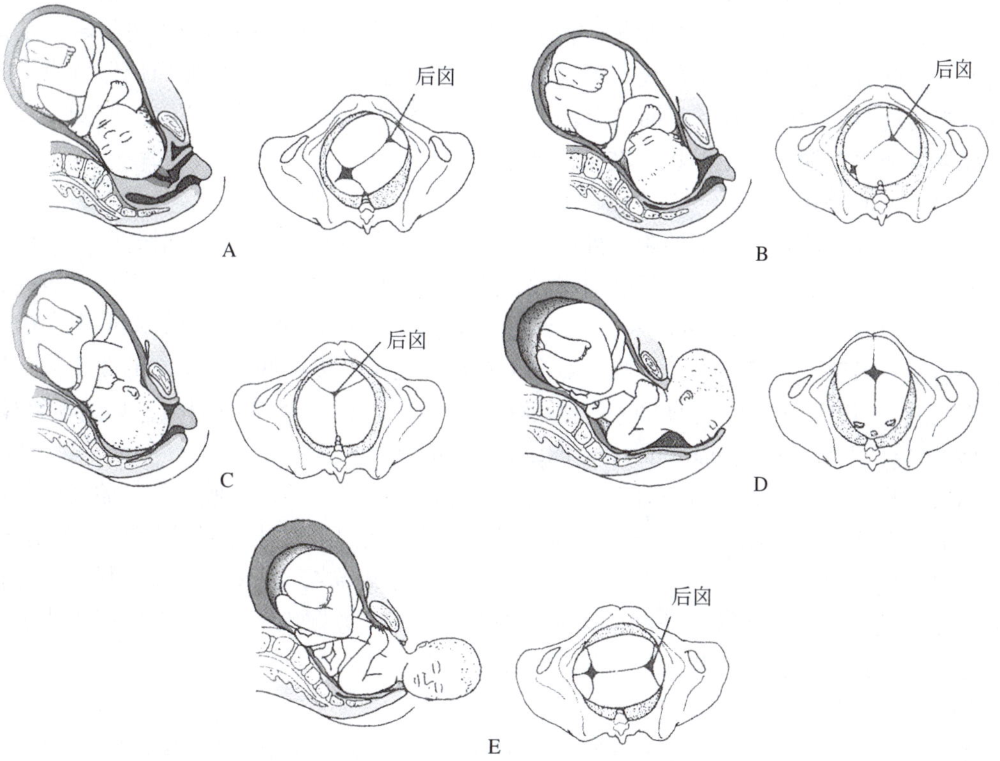

图 4-11　枕左前的分娩机制

A. 衔接和下降；　B. 俯屈；　C. 内旋转；　D. 仰伸；　E. 复位及外旋转

胎头双顶径进入骨盆入口平面，胎头颅骨最低点接近或达到坐骨棘水平称为衔接（入盆）。正常胎儿在子宫内，胎头呈半俯屈状态，以枕额径衔接。由于枕额径大于骨盆入口前后径，枕左前位时，胎头矢状缝落在骨盆入口的右斜径上，胎儿枕骨在骨盆左前方。衔接是一个重要步骤，胎头衔接意味着没有头盆不称，初产妇多在妊娠晚期即可衔接，经产妇多在临产后开始衔接。

（二）下降（descent）

是胎头沿骨盆轴前进的动作。下降贯穿于分娩全过程，呈间歇性，宫缩时胎头下降，间歇时胎头又稍退缩。宫缩力是造成下降的主要动力，它通过下列方式迫使胎儿下降：①宫缩时子宫通过羊水传导，压力经胎轴达到胎头；②宫缩时子宫底部直接压迫胎臀，压力经胎轴传到胎头；③宫缩时胎体伸直，胎儿周径缩小，有利于压力的向下传递；④腹肌收缩使腹压增加，压力经子宫传至胎儿。初产妇因宫口扩张缓慢，而软组织的阻力较大，其胎头下降较慢，经产妇则较快。临床上常以观察胎头下降的程度作为判断产程进展的重要标志之一。

（三）俯屈（flexion）

胎头下降至骨盆底时，处于半俯屈状态的胎头枕部遇肛提肌阻力，借杠杆作用进一步俯屈，使下颏接近胸部。胎头入盆后，通过俯屈使胎儿可以变较大的枕额径为较小的枕下前囟径，通过骨盆的各平面，以适应产道的最小径线，并顺利下降。

（四）内旋转（internal rotation）

当胎头到达中骨盆平面时，为适应中骨盆平面的特点而发生内旋转，左枕前位的胎头向母体前方旋转45°，使胎头的矢状缝与中骨盆平面前后径相一致，胎头的小囟门转至耻骨联合的下方。此时，胎头的最小径线与中骨盆平面的最大径线相一致，但胎肩仍保持原来的位置。内旋转使胎头适应中骨盆平面前后径大于横径的特点，有利于胎头下降。产妇一般在第一产程末完成内旋转动作，但也有在第二产程完成的。

（五）仰伸（extension）

当胎头完成内旋转后已达到阴道外口。由于产道的下段前面是较短的耻骨联合，后面是较长的骶骨，前面的阻力小而后面的阻力大。此时宫缩和腹压继续迫使胎头下降，而盆底肌阻力和肛提肌收缩力又将胎头向前推进，结果合力作用逼使胎头沿骨盆轴方向向上向前。当枕骨到达耻骨弓下时，即以耻骨弓为支点向上转动，使胎头逐渐仰伸，胎头的顶、额、鼻、口、颏相继自阴道娩出。胎头仰伸时，胎儿双肩已进入骨盆，并坐落在骨盆入口的左斜径上。

（六）复位及外旋转（restitution and external rotation）

胎头娩出时，胎儿双肩沿骨盆入口左斜径下降。胎头娩出后，为使胎头与胎肩恢复正常关系，故将胎头枕部向原方向转回45° 称复位。胎儿继续下降，与胎头内旋转的机制一样，胎肩在盆腔内也要进行内旋转，前（右）肩向母体前方旋转45°，使胎儿双肩径转成与骨盆前后径相一致。胎肩内旋转带动胎头枕部在外继续向同一方向旋转45°，以保持胎头矢状缝与胎儿双肩径的垂直关系，称为外旋转。

（七）胎儿娩出

胎头完成外旋转后，胎儿前肩在耻骨弓下方娩出，继之后肩在会阴前缘娩出，然后胎体及其下肢随之顺利娩出。至此，胎儿娩出过程全部完成。

分娩机制是个连续的过程，各个动作之间并没有明显的界限，下降是贯穿始终的动作，胎头的各种适应性动作都是伴随下降逐渐完成的。

第三节 正常分娩妇女的护理

【临产诊断】

临产（in labor）开始的标志是有规律而逐渐增强的子宫收缩，同时伴有进行性子宫颈管消失、宫颈扩张和胎先露下降。规律宫缩一般以每次持续 30 秒或 30 秒以上，间歇 5 ~ 6 分钟左右为准。

【产程分期】

总产程（total stage of labor）　即分娩全过程，是指从伴有宫颈进行性扩张的规律宫缩开始，至胎儿及其附属物完全娩出止。临床上将总产程分为三个期。

第一产程（first stage of labor）　又称宫颈扩张期。指从开始出现规律宫缩到宫口开全的一段时间。初产妇约需 11 ~ 12 小时，经产妇约需 6 ~ 8 小时。

第二产程（second stage of labor）　又称胎儿娩出期。指从宫口开全到胎儿娩出的一段时间。初产妇约需 1 ~ 2 小时，不超过 2 小时；经产妇通常在 30 分钟即可完成，不超过 1 小时。

第三产程（third stage of labor）　又称胎盘娩出期。指从胎儿娩出到胎盘娩出的一段时间。初产妇与经产妇相同，约需 5 ~ 15 分钟，一般不超过 30 分钟。

【第一产程妇女的护理】

（一）临床表现

1. 规律宫缩　产程开始时子宫收缩力弱，宫缩持续时间较短（约30秒），间隔较长（约5～6分钟）。随着产程的进展，子宫收缩强度不断增加，持续时间不断延长（约40～50秒），间歇期也逐渐缩短（约2～3分钟）。至第一产程末，宫口近开全时，宫缩持续时间可长达1分钟或 1 分钟以上，间歇期仅 1 ~ 2 分钟。

2. 宫口扩张　由于子宫肌肉的缩复作用，随着宫缩的不断增强，子宫颈管逐渐短缩变薄直至展平，子宫颈口逐渐扩张。初产妇和经产妇子宫颈口扩张的情况和速度不同。初产妇先有宫颈管变短至展平，然后宫口扩张；而经产妇这二者是同时进行的。通过肛查或阴道检查可以确定宫口扩张的程度。至第一产程末，宫口开全（10 cm），颈口边缘消失，子宫下段及阴道形成宽阔的筒腔。

3. 胎头下降　伴着宫缩和宫颈的扩张，胎儿先露部逐渐下降，胎头下降的程度以胎儿颅骨的最低点与骨盆坐骨棘平面的关系为标志（图4-12）。一般在宫口开大4～5cm时，胎头应达坐骨棘水平。胎头能否顺利下降，是决定能否经阴道分娩的重要条件。

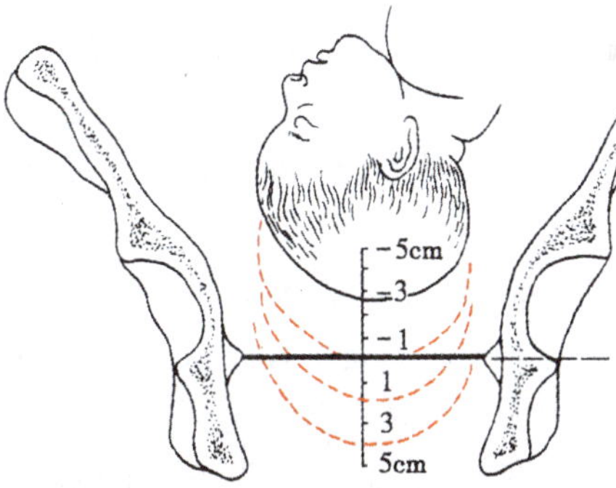

图 4-12　胎头下降程度

4. 胎膜破裂　简称破膜。胎先露衔接时

将羊水阻断为前后两部，分别称“前羊水”和“后羊水”。前羊水形成的囊称为胎胞，在宫缩时楔入子宫颈有助于扩张宫口。宫缩增强使羊膜腔内的压力增高，当压力增高到一定程度时胎膜自然破裂。破膜多发生在宫口近开全或开全时。如产程尚未发动即已破膜，称胎膜早破。

（二）护理评估

1. 病史　根据产前记录了解待产妇的一般情况，如婚育史、月经史、身高、体重、营养状况、既往疾病史、过敏史等。了解本次妊娠的经过，包括末次月经、预产期、妊娠期有无阴道流血、高血压等异常以及有无其他特殊情况等，同时记录血、尿常规数据，骨盆各径线的测量值，及胎先露、胎心等情况。询问宫缩开始的时间、有无阴道流液等。

2. 身心状况

（1）一般情况：临产后，产妇的脉搏、呼吸可能稍有增加，而体温变化不大。宫缩间歇期收缩压不超过基础血压 30mmHg，宫缩时，血压可能上升 5～10mmHg，有些产妇有腰酸、腰骶部胀痛的主诉。

（2）子宫收缩：观察子宫收缩是观察产程进展的重要内容。子宫收缩力的性质可从四个方面进行考察，即收缩频率、持续时间、收缩强度和静息压力。收缩频率以 10 分钟内子宫收缩的次数计算，每一个周期以两次宫缩开始时间的间距计算；持续时间为从宫缩开始到宫缩结束时的持续时间；收缩强度用不同的检查方法可有不同结果，以内测法测量宫腔内的压力最准确；静息压力是指两次宫缩间子宫休息时的宫腔压力。可通过触诊法或胎儿监护仪观察子宫收缩，触诊法是助产人员将手放在产妇腹壁的宫底部，宫缩时子宫体部隆起变硬、间歇期松弛变软，可直接检查并记录子宫收缩的频率、每次收缩持续时间和强度。触诊观察法观察宫缩应亲自操作而不能凭产妇的主诉判断，且每次至少要观察 10 分钟以上。用胎儿监护仪作外监护可直接描记宫缩曲线，这种方法可以节省人力，能得到比较客观的连续监测的数据，但限制了产妇的活动，缺乏产妇与医护人员的交流。产程进展正常时，宫缩强度逐渐增强，持续时间逐渐延长，间歇期逐渐缩短，同时伴有宫颈相应的扩张。

（3）宫颈扩张和胎头下降：宫颈扩张以及胎头下降的程度和速度，是产程进展的重要标志和指导产程处理的主要依据，一般可通过肛门指诊或在消毒外阴后的阴道诊测得。初产妇在潜伏期应每 2 小时做肛指检查，活跃期每小时 1 次，同时也要根据宫缩情况和产妇的临床表现，适当地增减检查的次数。每次检查的结果应记录，目前多采用产程图（partogram）来连续描记和反映宫口扩张程度及先露下降程度（图4-13）。产程图以临产时间（小时）为横坐标，以宫口扩张程度（厘米）为纵坐标在左侧，先露下降程度（厘米）在右侧，画出宫口扩张曲线和胎头下降曲线。宫口扩张曲线将第一产程分为潜伏期和活跃期，潜伏期是指从临产出现规律宫缩开始至宫口扩张 3cm，此间扩张速度较慢，平均每 2 ～ 3 小时扩张 1cm，约需 8 小时，最大时限为 16 小时。活跃期是指宫口扩张 3 ～ 10cm，此间扩张速度明显加快，约需 4 小时，最大时限为 8 小时。活跃期又划分为 3 期，先是加速期，是指宫口扩张 3cm 至 4cm，约需 1.5 小时；然后为最大加速期，是指宫口从 4cm 扩大至 9cm，约需 2 小时内；最后为减速期，指宫口扩张从 9cm 到开全，约需 30 分钟。胎头下降的程度以胎儿颅骨的最低点与骨盆坐骨棘平面的关系为标志（图4-12）。颅骨最低点平坐骨棘平面时，以“0”表示；在坐骨棘平面上 1cm 时，以“－1”表示；在坐骨棘平面下 1cm 时，以“+1”表示，余以此类推。初产妇在分娩开始时胎头多已衔接，先露部的最低点可达坐骨棘平面或平面以上，经产妇则多在坐骨棘平面以上。

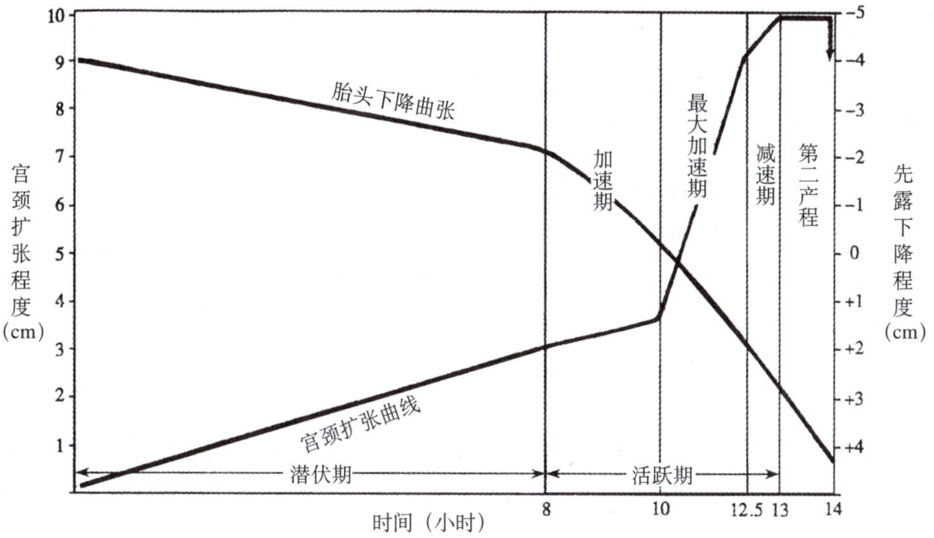

图 4-13 **产程图**

（4）胎心情况：临产后应特别注意胎心的变化，可用胎心听诊器、多普勒仪或胎儿监护仪等方法于宫缩间歇期听胎心。正常胎心率是规律的，每分钟为 120 ～ 160 次，多在 140 次左右。在观察胎心时，应注意胎心的频率、规律性和宫缩后胎心频率的变化及恢复的速度等。胎心的规律性和宫缩对胎心的影响较胎心率的绝对数更重要。在潜伏期应每小时检测一次，活跃期后应 30 分钟一次。用听诊法听胎心每次至少要听 1 分钟，如用胎儿监护仪，每次至少记录 20 分钟。

（5）破膜和羊水的观察：胎膜多在宫口近开全时自然破裂。如果胎膜未破，肛查时，在先露部前能触到弹性的水囊；若已破膜，则能直接触到先露部，推动先露部，则有羊水自阴道流出。如用 pH 试纸测阴道流水，呈碱性反应提示已破膜。破膜后应立即听取胎心、注意观察和记录破膜时间、羊水性状及流出量，观察有无脐带脱垂的征象。妊娠足月的正常羊水为无色、无味、略显混浊的不透明液体。

（6）心理状态：第一产程的产妇，特别是初产妇，由于产程较长，容易产生焦虑、紧张和急躁情绪，护士或助产士应通过产妇的言语、姿势、感知水平及不适程度来评估其心理状态。

3. 辅助检查

（1）胎儿监护仪：有外电子监护和内电子监护两种，常用外电子监护。①描记宫缩曲线，可以看宫缩强度，频率和每次宫缩持续时间，将压力探头放在宫体接近宫底部以窄腹带固定于产妇腹壁上，连续描记曲线 30 ～ 40 分钟。②描记胎心曲线，可以显示胎心率及其与子宫收缩的关系，将探头置于胎心最响亮处，以窄腹带固定于腹壁上，判断胎儿在宫内的状态。正常值及异常情况见高危妊娠章。

（2）胎儿头皮血检查：胎儿头皮血 pH 测定被认为是判断胎儿是否有宫内缺氧的最准确的方法。对已有胎心异常变化者，胎儿头皮血 pH 测定能提高诊断胎儿窘迫的准确性。正常情况下，第一产程时胎儿头皮血 pH 为 7.25 ~ 7.35，如 pH 为 7.20 ~ 7.24 表示胎儿有轻度的酸中毒，此时应给产妇吸氧，并查明原因。如 pH ＜ 7.20 则表示胎儿有重度酸中毒，是胎儿危险的征兆，应及时结束分娩。

（三）可能的护理诊断

焦虑：与知识、经验缺乏有关

疼痛：与逐渐增强的宫缩有关

（四）预期目标

1. 产妇陈诉焦虑情绪减轻。

2. 产妇叙述疼痛感减轻，舒适感增加。

（五）护理措施

1. 观察生命体征　每天 2 次测体温、脉搏、呼吸，每日在宫缩间歇期测 1 次血压，有妊娠高血压综合征及先兆子痫者，每 4 小时测量 1 次或更多。收缩压＞ 140mmHg 或舒张压＞ 90mmHg 时应警惕产妇抽搐。

2. 监测产程进展　要认真监测并记录胎心、子宫收缩、宫颈扩张和胎头下降程度、破膜及羊水的情况，如有异常情况及时通知医生，并积极寻找原因，协助进行处理。如间歇期或宫缩后较长时间胎心率超过 160 次 / 分或低于 120 次 / 分或不规律，提示胎儿缺氧，立即给产妇吸氧、改左侧卧位并联系医师作进一步处理。破膜后，要注意外阴清洁，垫上消毒垫并嘱产妇卧床。破膜后超过 12 小时尚未分娩者，按医嘱给抗生素预防感染。

3. 促进舒适

（1）补充液体和热量：分娩过程中消耗大量能量，而产妇因宫缩和精神因素的影响，不愿多进食，所以应鼓励和帮助产妇在宫缩间歇期少量多次进食，可进食高热量、富于糖和蛋白质的流质或半流质食物，并注意摄取足够的水分，以保证精力和体力充沛。对产程延长、消耗大、进食少，而又多汗、呕吐者，可遵医嘱给予静脉输液，以防止发生脱水和衰竭。

（2）活动与休息：如果产妇宫缩不强，未破膜，可自由活动，鼓励其在室内适当活动，加速产程进展。产妇卧床时侧卧位较平卧位好，以避免仰卧位低血压综合征的发生。已破膜者应卧床休息，如果胎头已衔接取平卧位即可，如胎头尚未衔接，产妇应取臀高位，以免脐带脱出。在宫缩时应指导产妇应用缓解疼痛的方法，间歇期劝导并教会产妇放松休息，以保持体力。对精神紧张、宫缩过频的产妇可遵医嘱给予少量镇静剂，以保证产妇在分娩过程中能有充分的休息，有利于分娩的顺利进行。

（3）清洁卫生：根据产妇的具体情况，协助产妇进行全身清洁，如条件和时间允许，可在进入待产室前进行一次淋浴或全身擦浴，更换清洁的内衣。进入待产室后可用肥皂水和清水将外阴、阴阜和两侧大腿上 1/3 的皮肤清洗，保持会阴部的清洁、干燥，以增进舒适并预防感染。

（4）排尿及排便：临产后鼓励产妇每 2 ~ 4 小时排尿 1 次，以免膀胱充盈影响宫缩及胎头下降，同时避免尿潴留。如初产妇宫口扩张＜4cm，经产妇＜2cm 时，应行温肥皂水灌肠，其目的是通过反射作用刺激子宫收缩；清除粪便，避免分娩时粪便溢出污染消毒区。灌肠溶液：0.2% 肥皂水 500 ~ 1000ml，温度为 39 ~ 42°C，禁用生理盐水，以防黏膜吸入钠离子。灌肠时应注意：操作前作解释工作；插管时间选择两次子宫收缩的间歇期；用润滑剂润滑肛管前端；遇宫缩时减慢灌肠液输入的速度。灌肠后应陪伴产妇上厕所。如有以下情况应禁忌灌肠：①胎膜已破；②胎头未入盆或胎位异常；③胎儿窘迫；④有阴道流血史；⑤曾有剖宫产史；⑥中度或以上妊娠高血压综合征（妊高征）及血压偏高者；⑦内科并发症，如心脏病、腹泻、高热等；⑧经产妇宫口扩张＞ 3cm，初产妇宫口扩张 5 ～ 6cm，胎头较低及可能在 1 小时内分娩者；⑨先兆早产；⑩会阴陈旧性Ⅲ度撕裂者。第一产程末产妇有排便感时应仔细分辨，禁止产妇自行上厕所，以免胎儿在厕所内娩出。

4. 疼痛护理　分娩期疼痛可能是每一位产妇都要经历的不适之一。在第一产程，子宫收缩可以引起宫颈口扩张和宫颈管消失，以及子宫肌层动脉收缩导致子宫缺血缺氧，同时，子宫收缩对腹膜和宫颈的牵拉导致疼痛产生。在第二产程，由于胎头压迫引起会阴组织伸展导致会阴部疼痛。疼痛可能是局部的痉挛样和撕裂样或胀裂样痛，也可以放射到背部、侧腹及大腿。

产妇对疼痛的感受因人而异，并认为与其文化背景、社会环境有关。通过药物性或非药物性干预，可以减轻疼痛。疼痛的减轻对产妇顺利度过分娩期，促进产后恢复及亲子行为都很重要。

（1）表达疼痛：耐心听取产妇关于疼痛的诉说，表达对其疼痛的同情和理解，认可她们关于疼痛的描述，确定产妇疼痛的部位，仔细评估疼痛的程度。

（2）产前教育：告知分娩过程、可能产生的疼痛及原因，疼痛出现的时间及持续时间，让产妇有充分的思想准备，增加自信性和自控感。教会产妇及家人减轻分娩疼痛的方法如呼吸训练和放松的方法，包括集中精力和反馈放松、呼吸技术、轻抚法和骶骨加压法等方法。

（3）产时指导：护士可以鼓励产妇注意自身的暗示并结合自然反应，用音乐、图片、谈话等方法转移产妇对疼痛的注意，也可用按摩、热敷、淋浴等方法减轻疼痛，有条件的应让产妇选择分娩体位。

（4）配合应用镇痛药、麻醉药：按医嘱给予镇静止痛剂可缓解疼痛。

（5）心理支持：医护人员和家属应态度和蔼，并有足够的耐心，表现精湛的医术使产妇有信心，以便减轻产妇的心理障碍，达到顺利分娩的目的。

5. 心理护理　分娩为妇女生命活动中的重要事件。由于分娩过程存在许多不测和不适，很多产妇会对分娩产生焦虑，而焦虑可能影响宫缩和产程进展，因此，应提供充分的心理支持使其减轻焦虑。

（1）认真评估，确定焦虑的程度：焦虑对个体能力的影响程度可分为轻度、中度、重度和极重度。轻度：表现为个体的注意力、理解力和警惕性的提高，能应对和解决各种情况及问题，能将过去、现在和将来的经验统合起来，有好奇心，常提问题。中度：感知能力有些狭隘，选择性疏忽，但能直接注意。出现轻度的注意力难以集中，常用过去的思维方式来观察、对待目前的经历，在适应和分析方面存在一定困难。声音和语调发生变化，呼吸次数和心率增加，并有发颤，抖动等。重度：感知能力明显降低，注意力集中在细节上，常用过去的观点观察现在的经历，不能理解目前的情境。各种功能欠佳，不能理解交谈内容。可有过度换气、心动过速、头痛、头晕、恶心等表现。极重度：感知歪曲，夸大，分散力加重，不能统合，不能看到和理解处境，经常沉浸在对往事的回忆中，不能承担责任，甚至对微小的刺激可产生不可预测的反应，不能沟通，呼吸困难，心悸。分娩期产妇的焦虑多为轻度，少数可为中度，重度者则为极少数。

（2）建立良好的护患关系：尊重产妇并赋予同情，态度和蔼，语速缓慢，鼓励和认真听取产妇的叙述和提问，不向产妇提要求或强制其做决定，接受产妇的各种行为表现，允许她来回踱步、与他人谈话、哭泣等，经常陪伴在产妇身边，有条件的可设专人负责。用产妇能听懂的语言进行交流。

(3) 提供适当的信息：产前认真、仔细地向产妇讲明妊娠和分娩的经过，可能的变化及出现的问题。宣教内容必须使产妇理解、掌握。指导产妇采取良好的应对措施。产时对每一个阶段要发生的情况事先向产妇通报。对每项检查及治疗活动事先给予解释、指导，如3个产程的主要过程、肛查、阴道检查、灌肠、胎心监护、会阴消毒、接产等。鼓励产妇区分现实与想象中对自己及胎儿健康的威胁。

(4) 减少对感官的刺激：提供安静无刺激性的环境。待产室、产房环境安静无噪声，摆设整齐不零乱，物品准备良好，做事不慌乱，金属器械使用时避免碰撞发出声响。向产妇提问要简明、扼要，回答问题要简洁、明确。产妇有过度换气时，指导其进行深而慢的呼吸及放松法。提供条件如按摩、热水浴等。在待产期间利用触摸技巧增加产妇舒适度和安全感。

(5) 发挥支持系统作用：产前给予丈夫或家人有关的知识和信息如分娩过程、必要的检查、治疗等，鼓励家人参与及配合。允许丈夫或家人在分娩过程中陪伴产妇，有条件的提供家庭分娩室。

(6) 护理人员自信心：护理人员应具备正确的妊娠、分娩知识并能表现出自信，向产妇提供正确的信息。交流和操作时始终表现出稳重而熟练的技能。遇到意外情况时镇定自如，明确向产妇表示能解决问题。操作有条不紊，并能取得实效。与产妇交流，为其操作时做到思想集中、一丝不苟，避免自身焦虑。

(六) 结果评价

1. 产妇焦虑程度减轻。

2. 产妇能耐受疼痛，表达出对分娩的信心。

【第二产程妇女的护理】

(一) 临床表现

宫口开全后，胎膜多已自然破裂，此时胎头应下降至盆底并压迫直肠，产妇有排便感和不自主的向下屏气用力的动作。此时宫缩的强度及频率都达到高峰，宫缩持续约1分钟或以上，间隙仅1～2分钟。宫缩使胎头继续下降，会阴组织鼓起，胎头最终暴露于阴道口。开始时，宫缩时胎头露出于阴道口外，但宫缩间歇时又缩回阴道内，称为“胎头拨露”。随产程进展，胎头露出的部分逐渐增多，宫缩间歇时胎头始终暴露于阴道口而不回缩，称为“着冠”(crowning)。此时胎头双顶径已越过骨盆出口，然后头部仰伸，枕、额、面等全部头颅娩出。外旋转后，前肩、后肩、躯体相继娩出，并伴后羊水排出。胎儿娩出后产妇顿觉轻快。

(二) 护理评估

1. 病史　资料同第一产程内容，并了解第一产程经过及处理情况。

2. 身心状况　产妇的阴道分泌物增多，宫缩加强。此时应注意胎心的变化，尤其是胎心与宫缩的关系，如出现胎心变慢而且在宫缩后不恢复或恢复慢，应尽快结束分娩。产妇的体力消耗很大，表现为大汗淋漓，四肢随意活动。产妇的宫缩痛、腰骶酸痛、腿部肌肉痉挛均较第一产程加剧，有的产妇可有呕吐。正常情况下，此时的会阴膨隆、极度扩张变薄，在协助分娩过程中要注意保护。胎儿娩出后测体重、身长及头径，判断是否与孕周数相符；胎头有无产瘤及颅内出血；四肢活动情况及有无损伤；有无畸形如唇裂、多指（趾）、脊柱裂等。进行 Apgar 评分，评估新生儿情况。

在第二产程中，产妇的恐惧、急躁情绪比第一产程加剧，表现为烦躁不安、精疲力竭、胎儿娩出后先兴奋后安静。

3. 辅助检查　用胎儿监护仪测胎心率及基线变化，如胎心出现异常要及时处理。

（三）可能的护理诊断

疼痛：与宫缩及会阴侧切术有关

有受伤的危险：与分娩中可能发生会阴裂伤、婴儿产伤等有关

（四）预期目标

1. 产妇及新生儿没有产伤。

2. 产妇正确使用腹压，积极参与、控制分娩过程。

（五）护理措施

1. 做好接生的准备　初产妇在宫口开全，经产妇宫口开大4cm以上应进入产房。产妇进入产房后，产妇和接生人员均要做好接生前的清洁消毒工作。产妇仰卧在产床上，双腿屈曲稍分开，在臀下放一便盆，先用消毒的棉球和清水清除外阴部的血迹和黏液、肛周的粪便，然后用肥皂水液清洁外阴部，顺序是：小阴唇、大阴唇、阴阜、阴蒂、大腿内上1/3、会阴和肛门周围（图4-14）。然后用温开水冲去肥皂水，再用消毒液1：1000苯扎溴铵（新洁尔灭）冲洗消毒，顺序同上。同时，为防止冲洗液流入阴道，应用消毒干纱球盖住阴道外口，冲毕移去，用消毒干纱球按以上顺序擦干外阴部，铺消毒巾于臀下。接产的助产士按常规外科的无菌操作刷手消毒、穿接产衣、戴消毒手套，然后打开产包，铺消毒单。检查产包内用物，按需要添加物品如麻醉用物、新生儿吸管、产钳等，并准备新生儿用物。

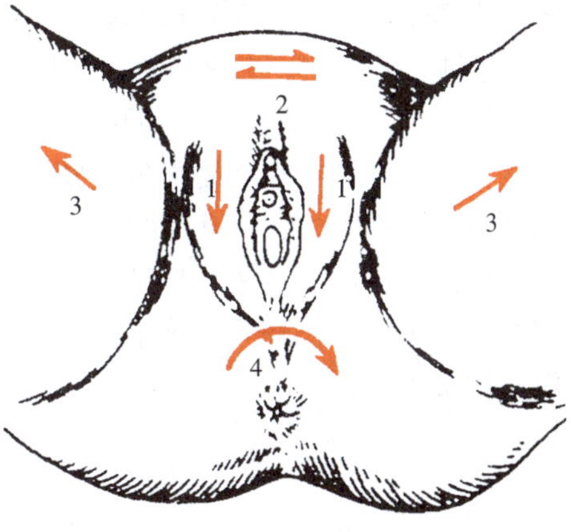

图 4-14　外阴部擦洗顺序

2. 观察产程进展　第二产程时宫缩更加频而强，应该特别注意观察胎心的变化，尤其注意胎心和宫缩的关系。每5～15分钟测听一次胎心或用胎儿监护仪持续监护。若有异常及时通知医师并给予产妇吸氧。观察宫缩，如有宫缩乏力，应按医嘱给予催产素静脉滴注。

3. 指导产妇用力　宫口开全后，应指导产妇正确屏气用力，以增加腹压，加速产程进展。方法是：产妇仰卧，双足蹬在产床或腿架上，两手分别拉住产床旁把手，宫缩时，先深吸一口气，屏住使腹肌和膈肌收缩，然后如排便样向下用力；宫缩过后产妇呼气并使全身肌肉放松，安静休息。宫缩再次出现时重复上述动作。医护人员应及时给予反馈意见，不断纠正产妇的屏气方法，鼓励正确屏气。在胎头着冠后，宫缩时不应再令产妇用力，以免胎头娩出过快而致会阴裂伤。此时应指导产妇在宫缩时张口哈气，在宫缩间歇期屏气用力，使胎头和胎肩缓慢的娩出。

4. 接产

（1）接生和保护会阴：仰卧位分娩时，接生者站在产妇的一侧，当胎头拨露时即开始保护会阴。保护会阴的原则是按照分娩机制协助胎儿娩出，让胎头的最小径线（枕下前囟径）在宫缩间歇时缓慢通过阴道口，并正确地娩出胎肩。

胎头娩出后，接产者如发现脐带绕颈但较松，用手将脐带顺肩推下或从头部脱出，如绕颈较紧或缠绕2周以上，则用2把止血钳将脐带夹住，从中剪断，并迅速将胎儿娩出，注意不要伤及胎儿皮肤。

（2）会阴切开：会阴切开指征及会阴切开缝合术详见第23章。

5. 新生儿的处理

（1）呼吸道处理：新生儿呼吸道的清理对防止吸入性肺炎具有重要意义。胎头娩出后应立即将其鼻腔和口腔内的羊水和黏液挤出，胎儿娩出后及时用吸耳球或吸痰管清除残余的羊水和黏液。

（2）脐带处理：如无脐带绕颈，则在胎儿娩出后1～2分钟内断扎脐带。脐带处理的方法很多，经典的处理方法是：距脐带根部15～20cm处用两把血管钳钳夹，在两钳之间剪断脐带。母体端放入弯盘，胎儿端用75%酒精擦脐根周围，先在距脐根0.5cm处用无菌粗丝线结扎第1道，再在离脐根1～1.5cm处结扎第二道，注意扎紧但不要造成脐带断裂。最后在第二道线外0.5cm处剪断。挤净断面上的脐血，用2.5%碘酒及75%酒精消毒，用纱布包好。目前国内多用气门芯、脐带夹、血管钳等方法替代结扎，断端处理用20%高锰酸钾溶液烧灼代替碘酒、酒精。

（3）Apgar评分：此评分法用于判断有无新生儿窒息及窒息的严重程度。根据新生儿的心率、呼吸、肌张力、喉反射及皮肤颜色5项体征为依据，每项为0～2分，满分为10分。7～10分属正常，4～6分轻度窒息，0～3分为重度窒息。（表4-1）应在胎儿娩出后1分钟和5分钟各评一次。在Apgar评分指标中最重要的是心率和呼吸，皮肤色泽次之。有条件的可于胎儿出生后即做脐动、静脉血气分析，结果更为准确。

（4）一般处理：断脐后用抗生素眼药水滴眼，以预防新生儿在通过产道时受到淋球菌感染而致淋病性结膜炎。将其抱给产妇，让产妇看清孩子的性别。然后用油浸的纱布拭去过多的胎脂并保暖，擦净足底，打足印及母指印于新生儿病历上，系上新生儿手圈，手圈上标明母亲姓名、床号、住院号、孩子性别。如新生儿无异常，胎儿娩出后半小时内抱给母亲，进行第一次吸吮。

表4-1 新生儿Apgar评分法

体征	应得分数		
	0分	1分	2分
每分钟心率	0	少于100次	100次及100次以上
呼吸	0	浅慢且不规则	良好
肌张力	松弛	四肢稍屈	四肢屈曲活动
喉反射	无	有些动作	咳嗽、恶心
皮肤颜色	苍白或青紫	四肢青紫而躯干红	红润

6. 心理护理　首先要创造一个有利于产妇心理的环境，产房应该清洁、宁静，避免给产妇以恶性刺激，不要让产妇目睹抢救场面，避免其他产妇的哭喊等刺激。另外，医护人员的态度应和蔼可亲，第二产程期间助产士应陪伴在旁，正确指导其用力，给予产妇安慰和支持，缓解、消除其紧张和恐惧，出汗多时及时用湿毛巾擦拭，宫缩间歇时协助饮水。

（六）结果评价

1. 产妇没有会阴撕裂。

2. 新生儿没有头颅血肿、锁骨骨折等产伤。

3. 产妇正确使用腹压，积极参与、控制分娩过程。

【第三产程妇女的护理】

（一）临床表现

胎儿娩出后，宫底约在脐下 1 ~ 2cm，宫缩暂停数分钟后重又出现，子宫呈球形，宫底上升，并可能有少量流血。胎儿娩出后宫腔容量缩小，胎盘不能相应缩小与子宫腔发生错位发生剥离而排出。胎盘娩出后子宫呈强直性收缩，硬如球状，阴道出血很少。

（二）护理评估

1. 病史　资料同第一、二产程，并了解第二产程经过情况。

2. 身心状况

（1）一般情况：胎儿娩出后，子宫降至脐平，宫缩暂停，几分钟后又重出现。胎盘娩出后 2 小时内评估子宫收缩情况，注意宫底高度，膀胱充盈情况，有无血肿等，记录脉搏、血压。如宫缩不良、子宫底上升提示宫腔内有积血，如产妇自觉有肛门坠胀感多为阴道后壁血肿。

（2）胎盘剥离及排出：胎盘剥离征象包括：①子宫体变硬，宫底上升；②阴道口外露的一段脐带自行延长；③阴道少量流血；④经耻骨联合上方轻压子宫下段时，宫体上升而外露的脐带不再回缩。胎盘剥离及排出的方式有胎儿面先排出及母体面先排出两种。胎儿面先排出是指胎盘从中央开始剥离，而后向周围剥离，这种娩出方式多见，其特点是胎盘先排出，后见少量阴道流血；母体面先排出是指胎盘从边缘开始剥离，其特点是先有较多的阴道流血后胎盘排出。胎盘娩出一般在胎儿娩出后 30 分钟内完成，胎儿娩出后一小时胎盘仍未娩出应视为异常。

（3）胎盘评估：胎盘胎膜娩出后，应立即检查是否完整，胎膜破口的位置，脐带附着的位置，并检查胎盘胎儿面边缘有无血管断裂，及时发现副胎盘，还应检查胎盘胎膜有无异常。胎盘表面光滑，无粗糙面，周边也无断裂的血管，表明胎盘娩出完全。

（4）软产道检查：胎盘娩出后仔细检查软产道有无裂伤。会阴裂伤按其轻重程度分为 3 度。Ⅰ度：裂伤部位限于会阴后联合、会阴皮肤、阴道黏膜；Ⅱ度：除以上裂伤外，还有会阴体肌肉裂伤；Ⅲ度：裂伤部位已达肛门括约肌，甚至伤及直肠。

（5）心理评估：胎儿娩出后，产妇感到轻松，心情比较平静。如果新生儿有异常或产妇不能接纳自己的孩子则会产生焦虑、烦躁，甚至憎恨的情绪。

（三）可能的护理诊断

外周组织灌注量改变：与产后出血有关

有父母不称职的危险：与产后疲惫、会阴切口疼痛或新生儿性别不理想有关

（四）预期目标

1. 产妇不发生产后出血。

2. 产妇接受新生儿、并开始亲子间的互动。

（五）护理措施

1. 协助胎盘娩出并检查　当确认胎盘已完全剥离时，于宫缩时左手握住并挤压宫底部，右手轻拉脐带、协助娩出胎盘，当胎盘娩至阴道口时，接产者用双手捧住胎盘，向一个方向旋转并缓慢向外牵拉，使整个胎盘和胎膜逐渐完整的娩出。切忌在胎盘剥离前揉搓或挤压子宫，以免影响子宫收缩和胎盘剥离造成产后出血。同时也不要粗暴地向外牵引，以免造成胎盘或胎膜娩出不全。胎盘娩出后即应检查，有异常及时报告医师处理。并及时详细记录胎盘娩出的时间、方式，胎盘的大小、重量以及脐带长度。

2. 预防产后出血

（1）分娩结束后应仔细收集并记录产时的出血量。过去有产后出血史，或有子宫收缩乏力的可能（如多产妇、多胎羊水过多、滞产等）时，可在胎头或胎肩娩出时，肌肉或静脉注射麦角新碱0.2mg或催产素10U，并按摩子宫以促进子宫收缩。如因胎盘未完全剥离而出血多时应行手取胎盘术。若胎儿娩出后30分钟，胎盘没有排出，阴道流血不多，可轻轻按压子宫或静脉注射宫缩剂，如无效再行手取胎盘术。

（2）胎盘娩出后2小时内（也有称此为第四产程）严密观察血压、脉搏、子宫收缩、宫底高度、膀胱充盈及会阴切口情况。阴道流血多、宫缩乏力可按摩子宫。膀胱充盈者应导尿。若发现血肿应及时处理。

（3）正确及时进行会阴切开缝合术及会阴裂伤修复术。

3. 一般护理　第三产程结束时，为产妇擦浴、更换衣服及床单、垫好会阴垫、保暖、提供易消化、营养丰富的饮料及食物，以帮助恢复体力。

（六）结果评价

1. 产妇在分娩中及分娩后出血量＜500ml。

2. 产妇能接受新生儿并开始与新生儿目光交流、皮肤接触和早吸吮。

（朱　秀）

第 5 章

产褥期管理

学习目标

在完成本章内容的学习后，学生应能：

1. 准确复述产褥期的定义。
2. 识别正常产褥的临床表现。
3. 为个案制定、执行产褥期的护理计划。
4. 执行产褥期保健指导。

第一节　产褥期母体变化

产妇全身各器官除乳腺外从胎盘娩出至恢复或接近正常未孕状态所需的时期称为产褥期（puerperium），一般规定为 6 周。在此期间，由于妊娠和分娩所引起的全身各器官的变化，逐渐恢复到妊娠前的状态，而乳腺在妊娠期变化的基础上开始分泌乳汁。同时，伴随新生儿的出生，产妇及其家庭经历着心理和社会的适应过程。

【产褥期妇女的生理调适】

产妇产后机体各生理功能逐渐自然回复到非妊娠状态称生理调适。生理变化的主要器官及其变化过程叙述如下:

（一）生殖系统

1. 子宫　子宫是产褥期变化最大的器官。妊娠子宫自胎盘娩出后逐渐恢复至未孕状态的过程称子宫复旧（uterine involution）。主要变化包括子宫体肌纤维的缩复、子宫颈的复原、子宫内膜再生和子宫血管变化。

（1）子宫体肌纤维的缩复：胎盘及胎膜娩出后，子宫立即收缩成硬实略扁的球状体，上段厚而下段薄。在子宫缩复过程中，子宫肌细胞数目大致不变，而肌细胞的长度和体积显著缩小，同时妊娠期子宫潴留的大部分水分和电解质也随之消失。随着子宫的不断缩复，子宫体积及重量均发生变化，产后当时子宫约为 900～1000g，产后1周缩小至约妊娠12周大小，重约 500g；产后 10 天，子宫降至盆腔内，在腹部扪不到子宫底；产后 6 周恢复至非妊娠期大小，重约 50g。

（2）子宫颈的复原：分娩后的子宫颈松软，壁薄，形成皱襞，外口呈袖管状，次日宫口张力逐渐恢复，产后 2～3 天宫口仍可容两指。产后 1 周，宫颈内口关闭，宫颈管形成；产后 2 周末已不能通过一指。产后 4 周，子宫颈完全恢复至正常形态。初产后宫颈两侧不可避免的有轻度裂伤，使产妇的子宫颈外口由产前的圆形（未产型）变为产后的“一”字型横裂（已产型）。

(3) 子宫内膜的修复：胎盘胎膜剥离后，遗留的蜕膜厚薄不一，特别在胎盘附着部高低不平。产后2～3天，遗留的蜕膜分为两层，其间有渗出的白细胞和淋巴细胞，有防止感染的作用。随后外层细胞发生退行性变、坏死、脱落随恶露自阴道排出，深层遗留下的腺体和间质细胞迅速增生，形成新的子宫内膜。约于产后3周，除胎盘附着部位外，宫腔表面已为新生的子宫内膜覆盖。胎盘附着部位的子宫内膜修复较慢，约需6～8周可完全恢复。

(4) 子宫血管变化：产后因子宫复旧，子宫血供相应减少，子宫壁间的血管与静脉窦随子宫肌肉的收缩和缩复而被压缩变窄，最终闭塞，使胎盘附着部得以有效地止血并形成血栓，最后机化。

2. 阴道及外阴　分娩后，阴道变得松弛，阴道周围组织及阴道壁水肿，肌张力低下，黏膜皱襞消失。随后，阴道壁肌张力逐渐恢复，产后3周黏膜皱襞重新出现，阴道缩小，但不能完全恢复至未孕状态，一般变得较为宽阔、皱襞少。

分娩后外阴轻度水肿，于产后2～3天逐渐自行消退。处女膜因在分娩时撕裂而形成残缺不全的痕迹，称处女膜痕，是经阴道分娩的重要标志。会阴部如有轻度撕裂或会阴切开伤口，由于局部血液循环丰富，愈合较快，一般于产后3～5天愈合。

3. 盆底组织　在分娩过程中，由于胎头长时间的压迫，盆底肌及其筋膜过度扩张致弹性减弱，并可伴有肌纤维部分断裂。如无严重损伤，产后一周内水肿和淤血迅速消失，组织的张力逐渐恢复。如产后能坚持康复运动，盆底肌有可能恢复至接近未孕状态。如盆底肌及其筋膜发生严重损伤、断裂，又未能及时而准确地修复，或于产褥期过早参加重体力劳动可导致阴道壁膨出，甚至子宫脱垂。

(二) 乳房

产褥期乳房变化是妊娠期变化的继续，其最主要的变化是泌乳。妊娠期，由于雌二醇和孕酮升高，以及在雌二醇的刺激下胎盘催乳素也逐渐升高，至妊娠晚期乳腺已做好充分的准备，具备了泌乳的功能。但在分娩前，由于高浓度的雌二醇和孕酮的作用，并无乳汁分泌。产后，随着胎盘的剥离排出，胎盘生乳素、雌激素水平急剧下降，体内呈低雌激素、高泌乳激素水平，乳汁开始分泌。产后一周至产后2个月内，乳汁分泌是依赖于哺乳时的吸吮刺激。哺乳时，婴儿的吸吮动作刺激乳头和乳晕的感觉神经，最终触发垂体后叶分泌催产素，催产素使乳腺腺泡周围的肌上皮细胞收缩，将腺腔内的乳汁经乳腺小管向乳房外射出。因此哺乳过程是维持乳腺不断泌乳的关键。另外，不断排空乳房也是维持乳汁分泌的一个重要条件，同时，产妇的营养、睡眠、情绪和健康状况也影响着乳汁分泌。

(三) 血液循环系统

在产褥早期（产后72小时内），因子宫缩复及子宫－胎盘循环的停止，大量血液从子宫流到体循环内，另外，由于产后解除了妊娠子宫的压迫，下腔静脉回流增加，以及妊娠期潴留的大量组织间液回吸收，使体循环血容量增加15%～25%，血液进一步稀释，心脏负担加重，正常产妇可以耐受，但有心脏病的患者容易发生心力衰竭。循环血量在产后2～3周才能逐渐恢复正常。

产褥早期末梢血白细胞可增加至（15～30）$\times 10^9$/L。中性粒细胞的比例增加而淋巴细胞的比例下降，一般于产后1～2周恢复至正常水平。产后红细胞计数及血红蛋白值也会逐渐增加，恢复至孕前状态，血沉于产后早期加快，至产后3～4周降至正常。

产褥早期产妇血液仍处于高凝状态，有利于胎盘剥离创面迅速形成血栓，减少产后出血。这种高凝状态在产后4周才逐渐恢复。

（四）消化系统

妊娠期胃酸减少，胃动力素水平较低，使胃肠肌张力及蠕动减弱。产后由于孕酮水平下降，胃动力素水平上升，促使消化功能逐渐恢复，一般在产后1～2周恢复正常。

（五）泌尿系统

由于产后子宫复旧及妊娠期体内潴留得过多水分进入体循环，产后一周内血容量明显增加，肾脏利尿作用加强，故产后数日尿量增多。妊娠期肾盂及输尿管生理性的扩张一般在产后2～8周恢复。分娩过程中膀胱受压造成黏膜水肿、充血、肌张力降低，以及会阴伤口疼痛、不习惯卧床排尿等原因，产褥早期容易发生尿潴留或残余尿量增加，这些都容易造成尿路感染。

（六）内分泌系统

分娩后，产妇的内分泌系统由维持妊娠转入维持哺乳，胎儿胎盘产生的激素急剧消退，与维持妊娠有关的各种激素减少，与维持泌乳和排乳有关的激素急剧增加。产褥期恢复排卵的时间、月经复潮的时间与产妇是否哺乳以及哺乳时间长短有关，不哺乳产妇通常在产后6～10周月经复潮，平均在产后10周左右恢复排卵。哺乳期妇女月经复潮延迟，有些妇女在哺乳期月经一直不来潮，平均在产后4～6个月恢复排卵。产后较晚恢复月经者，月经复潮前多有排卵，因此，乳母未见月经复潮却有可能怀孕。

（七）腹壁

妊娠期出现在下腹正中线的色素沉着在产褥期逐渐消退。腹壁的妊娠纹逐渐机化变为白色，不能消退。腹壁皮肤在妊娠期受子宫膨胀的影响，皮下弹力纤维断裂，还可能有腹直肌分离，腹壁明显松弛，约需6～8周恢复。

【产褥期妇女的心理调适】

产后，产妇需要从妊娠期及分娩期的不适、疼痛、焦虑中恢复，需要接纳家庭新成员及新家庭，这一过程称之为心理调适。产妇在产褥期的心理状态对其在产褥期的恢复和哺乳都有重要影响，一般来说产褥期产妇的心理处于脆弱和不稳定的状态，并与其在妊娠期的心理状态、对分娩经过的承受能力、环境及社会因素有关。产妇的性格倾向、生活经历、夫妻间及家庭成员间的关系是其产后心理变化的影响因素。

经过分娩期的母亲，特别是初产妇将要经历不同的感受：高涨的热情、希望、高兴、满足感、幸福感、乐观、压抑及焦虑。有的产妇可能因为理想中的母亲角色与现实中的母亲角色的差距而发生心理冲突；因为胎儿娩出的生理性排空而感到心理上的空虚；因为新生儿的外貌及性别不能与理想中的孩子相吻合而感到失望；因为现实母亲的太多责任而感到恐惧；还可因为丈夫注意力转移至新生儿而感到失落。

一个新的家庭需要在多个方面进行调节，才能逐渐完成心理、社会的适应。心理调适主要表现在两个方面：确立家长与孩子的关系及承担母亲角色的责任。确立家长与孩子的关系是指母亲接纳新生儿，视其为家庭中的一员，认识及重视其作为家庭中一员的特殊需要；在这同时，接纳一个新的家庭，调节好从夫妇两人生活方式到夫妇与孩子三人的生活方式。承担母亲角色的责任是指母亲逐渐地表现出情感性的和动作性的护理孩子的技能，情感性的技能包括用积极的态度去认识、考虑孩子的需要和要求。动作性的技能包括具体的护理孩子的行为。

依照产后的生理和心理变化，美国妇产科护理专家 Rubin 将产妇产后期分为 3 个时期：

接受期（taking-in phase） 产后 1 ～ 2 天，是妇女的内省期。在这个时期产妇非常被动，经常依赖于别人帮助。这种依赖行为部分是因为会阴伤口的缝合线、产后宫缩痛等引起的生理不适；部分则是因为她不知道如何照顾新生儿；另外也可能是由于生产后过度的疲劳造成的。母亲通常想找人讨论她的怀孕过程，尤其是关于待产和生产的经验以便考虑她的新角色。她需要时间休息以便再恢复体力，她也需要时间使盘旋在脑中的想法冷静下来。

执行期（taking-hold phase） 产后 2 ～ 3 天。被动依赖 2 ～ 3 天后，妇女开始自己做一些活动。她喜欢自己做决定，甚至亲自照顾新生儿。有些产妇在这些日子里会过度关心自己身体的功能。在接受期内，产妇可能对照顾孩子没有兴趣，但是，现在她开始渴望照顾孩子，她期望学习照顾新生儿的方法。在这个时期，即使母亲的行为表现出很强的独立性，但是她对自己照顾孩子的能力有所怀疑，当她做对事情时，需要别人称赞她、鼓励她。

释放期（letting-go phase） 是产妇承担母亲新角色责任的时期；照顾自我及婴儿的独立性增加；能区别对待婴儿和自我；掌握了母乳喂养方法、婴儿护理技巧。并以婴儿为纽带与社会支持系统有效沟通、重新调整家庭关系。

第二节 产褥期妇女的护理

【临床表现及常见问题】

1. 生命体征 绝大多数产妇在产褥期内体温在正常范围。产程中过度疲劳、产程延长或产伤较重者，其体温在产后 24 小时内可稍升高，属于正常，但不应超过 38℃。产后 3 ～ 4 天可因乳房血管和淋巴管极度充盈，可有 37.8 ～ 39℃的低热，称为泌乳热，一般在 24 小时内自行恢复。产后初期产妇脉搏略缓慢，但在正常范围内，约为 60 ～ 70 次 / 分，与子宫胎盘循环停止及卧床休息有关，约于产后一周恢复正常。由于产后腹压降低，膈肌下降，产妇以腹式呼吸为主，因此呼吸深慢，约为 14 ～ 16 次 / 分。正常分娩无产后出血者血压在产褥期应平稳，如为妊娠高血压综合征产妇，其血压在产后变化较大。

2. 产后宫缩痛 是指产褥早期因子宫收缩引起下腹部阵发性剧烈疼痛，又称产后痛。经产妇比初产妇明显。哺乳时由于婴儿的吸吮，反射性使催产素分泌增加，子宫收缩加强可使疼痛加重，有利于子宫的复旧。产后痛多数可以忍受，一般在产后 1 ～ 2 天出现，持续 2 ～ 3 天后自然消失。

3. 恶露 产后在子宫复旧过程中，坏死的蜕膜组织、血液和宫腔渗出物等经阴道排出称恶露（lochia）。正常恶露有血腥味但无臭味，持续 4 ～ 6 周，总量约 500ml。根据恶露的颜色、内容物及时间不同可分为三种：

（1）血性恶露（lochia rubra）：因含大量血液而得名，色鲜红，量多，有时有小血块，镜下可见多量红细胞，少量胎膜及坏死蜕膜组织等。血性恶露约持续 3 ～ 4 天。

（2）浆液恶露（lochia serosa）：因含多量浆液而得名，色淡红，含少量血液，镜下可见较多的坏死蜕膜组织、子宫颈黏液、阴道排液。浆液恶露可持续 7 ～ 10 天。

（3）白色恶露（lochia alba）：因含大量白细胞，色泽较白而得名，质黏稠，镜下见含大量白细胞、坏死蜕膜组织、表皮细胞及细菌等。白色恶露持续约 3 周干净。

4. 胃纳　由于消化系统生理功能恢复至未孕状态需 1 ~ 2 周时间，产妇在产褥早期多食欲不佳，喜进流质、半流质等清淡饮食。也有产妇因产程中进食少，产后腹腔压力降低，产后有饥饿感，食欲增加。

5. 排泄　①褥汗：产褥早期，皮肤排泄功能旺盛，大量出汗排出孕期体内潴留得过多水分。尤其以夜间睡眠和初醒时明显，产后 1 周自行消失。②泌尿增多和排尿困难：产后 2 ~ 3 天内，由于机体排出妊娠时潴留的水分，产妇往往多尿，但因分娩过程中膀胱受压使其黏膜水肿、充血，肌张力降低，加之会阴切口疼痛，不习惯床上排尿等原因，使产妇容易发生排尿困难，或发生尿潴留，容易造成尿路感染。③便秘：产褥期的产妇卧床多、活动少、肠蠕动减弱，饮食中缺乏纤维素，腹直肌及盆底肌松弛等因素容易导致产妇便秘。

6. 乳房　哺乳期产妇尤其是初产妇在最初几天哺乳后容易产生乳头皲裂，表现为乳头红、裂开、有时出血，哺乳时疼痛。大多是因为护理不良或哺乳姿势不当引起。产后哺乳延迟或没有及时排空乳房，产妇可有乳房胀痛，触摸乳房时有坚硬感。

7. 体重减轻　由于胎儿及其附属物娩出，以及产时失血，产后即刻体重约减轻 6kg 左右。产后第 1 周，由于子宫复旧、恶露及汗液、尿液的大量排出，体重又下降 4kg 左右。

8. 下肢静脉血栓形成　少见。由于产褥早期产妇的血液处于高凝状态，加之产后疲惫虚弱、切口疼痛致卧床较多，使下肢静脉血循环缓慢，血液淤积于静脉内，易形成静脉血栓。表现为下肢体表温度下降或感觉麻木，患侧肢体有胀痛感。

9. 产后压抑　指产妇在产后 2 ~ 3 天内发生的轻度或中度的情绪反应。表现为疲劳、易哭、易激惹、忧虑、不安，有时喜怒无常，一般在 2 周内自然消失。产后压抑的发生与产妇体内的雌孕激素水平急剧下降、产后心理压力及疲劳有关。

【处理原则】

以健康行为指导的护理活动为主，治疗为辅。

【护理评估】

（一）病史

认真阅读产前检查记录、分娩经过记录，评估用药史，特别注意妊娠、分娩过程中的异常情况及其处理经过等。

（二）身心状况

1. 生理状态

（1）生命体征：①体温：大多在正常范围，偶尔产后一日内稍有体温升高，一般不超过 38℃，多在 24 小时后降至正常。体温超过 38℃者要考虑感染的情况。②脉搏：缓慢，约 60 ~ 70 次/分。脉搏过快要考虑发热、产后出血引起休克的早期症状。③呼吸：深慢，约 14 ~ 16 次/分。④血压：平稳。

（2）子宫复旧及恶露：评估前嘱产妇排空膀胱，取仰卧位，双膝稍屈曲，腹部放松，解开会阴垫，注意使用屏风并保暖。先按摩子宫使之收缩，然后用皮尺测量耻骨联合上缘至子宫底的距离，也可用体表标志表示。每日最好在同一时间评估，同时观察恶露的色、量、味，以确定子宫复旧是否良好，有无感染。

(3) 排泄：评估产后膀胱充盈情况，因膀胱充盈妨碍有效的子宫收缩。需评估第一次排尿的时间及尿量，如尿量少应再次评估膀胱充盈情况，预防产后尿潴留。

(4) 乳房：评估乳房的外形，确定有无乳头平坦或内陷。观察乳汁的质和量，并评估是否有乳房胀痛及乳头皲裂。

2. 心理状态　评估产妇对分娩的感受、产妇的自我形象。评估母亲是否存在不适应性行为以及对孩子行为的看法。并评估影响心理状态的相关因素，如产妇的年龄、健康状况、社会支持系统、经济状况、性格特征、文化背景等。

(三) 辅助检查

根据治疗需要，必要时进行血、尿常规检查、药物敏感试验等。

(四) 母乳喂养产妇的评估

1. 生理因素　评估产妇的血压、心率，有无急性传染病，发育营养状况等。评估乳房类型、有无乳房胀痛及乳头皲裂。评估乳汁的质和量。评估影响母乳喂养的生理因素，包括：①严重的心脏病、子痫、肝炎发病期、艾滋病等；②营养不良；③失眠或睡眠欠佳；④乳头疼痛及损伤、乳头凹陷、奶胀及乳腺炎；⑤使用某些药物如麦角新碱、可待因、安乃近、地西泮（安定)、巴比妥类。

2. 心理因素　评估产妇妊娠史、分娩史，有无焦虑、压抑的表现如易哭、对周围事物不感兴趣、不愿意接触孩子等。评估影响母乳喂养的心理因素，包括：①不良的分娩体验；②分娩及产后疲劳；③会阴或腹部切口的疼痛；④自尊紊乱；⑤缺乏信心；⑥焦虑；⑦压抑。

3. 社会因素　评估产妇的支持系统如医院的护士、丈夫、家人等的关心、帮助，评估影响母乳喂养的社会因素，包括：①得不到支持；②工作负担过重；③婚姻问题；④青少年母亲；⑤单身母亲；⑥多胎；⑦母婴分离；⑧知识缺乏（营养知识、喂养知识)；⑨离家工作。

了解母亲对母乳喂养的看法，评估产妇的喂养知识和技能，观察其喂养动作，判断是否喂养得当。如果适当，喂奶时可听见婴儿的吞咽声，母亲有泌乳的感觉，喂奶前乳房丰满，喂奶后乳房较柔软。婴儿尿布 24 小时湿 6 次及以上，大便每天若干次，两次喂奶之间，婴儿满足、安静，体重增长理想。

【可能的护理诊断】

尿潴留：与产时损伤及活动减少有关

睡眠型态紊乱：与产后宫缩、会阴部切口疼痛、褥汗、多尿等有关

【预期目标】

1. 产妇没有发生尿潴留。
2. 产妇舒适感增加，睡眠状态满意。

【护理措施】

(一) 一般管理

认真评估产妇的身心状况，产后 1 周内应注意生命体征变化，每日 2 次测体温、脉搏及呼吸，如体温超过 38℃应增加测量次数。提供良好的环境，定时开窗通风，保持空气新鲜，注意床单位的清洁干燥，要及时更换会阴垫及衣服、被单等。执行护理工作不打扰产妇的休

息，并教会产妇和新生儿同步休息，保证产妇有足够的营养和睡眠。重视产后排尿时间，尤其是产后第一次排尿。产后4～6小时要鼓励产妇及时排尿，以防膨胀的膀胱影响子宫收缩而致产后出血或发生尿潴留。如不能自行排尿，应解除其害怕排尿引起疼痛的顾虑，鼓励产妇坐起排尿，必要时用热水熏洗外阴，温开水冲洗尿道外口周围，诱导排尿；也可针刺关元、气海、三阴交、阴陵泉等穴位；用强刺激手法或遵医嘱肌注甲硫酸新斯的明1mg或加兰他敏注射液2.5mg，兴奋膀胱逼尿肌促其排尿；若是用上述方法均无效时应导尿。鼓励产妇早期下床活动及做产后操、多饮水、多吃含纤维素食物，以保持大便通畅。由于产妇盆底肌肉松弛，应避免负重劳动或蹲位活动以防止子宫脱垂。

（二）子宫复旧护理

产后1周内应详细记录子宫底高度和恶露情况。正常产后子宫圆而硬，位于腹部的中央。子宫质地软要考虑是否有产后宫缩乏力；子宫偏向一侧要考虑是否有膀胱充盈。产后当日，宫底在脐平或脐下一横指，以后每日下降1～2cm（一横指），至产后10天降入骨盆腔内，在耻骨联合上方扪不到宫底。子宫不能如期复原常提示异常。如发现异常应让产妇及时排空膀胱、按摩腹部（子宫部位）或遵医嘱给予宫缩剂。在按压宫底的同时观察恶露情况。如血块大于1cm或会阴垫湿透过快，要怀疑是由宫缩乏力或胎盘残留引起的产后出血，需要用弯盘垫于会阴部下，以精确评估出血量；恶露有臭味提示有宫腔感染的可能，要配合做好血及组织培养标本的收集及抗生素应用；持续性深红色恶露往往提示宫缩乏力；子宫软、恶露多提示胎盘残留可能；子宫收缩好又有鲜红色恶露且量多提示有会阴软组织裂伤。产后当日禁用热水袋外敷止痛，以免子宫肌肉松弛造成出血过多。

（三）外阴护理

产后定时用1：5000高锰酸钾溶液或1：2000苯扎溴铵（新洁尔灭）溶液冲洗或擦洗外阴，擦洗原则为由上至下，由内向外，会阴切口单独擦洗，擦过肛门的棉球和镊子应弃之。观察会阴伤口有无红肿、出血、硬结和异常分泌物等，如有异常应及时报告医师。有水肿者，可用95%酒精或50%硫酸镁湿热敷；若有血肿，小的可用湿敷或远红外灯照射，大的需配合医师切开处理；有硬结者需用大黄、芒硝外敷。嘱产妇向会阴伤口对侧侧卧（健侧卧位），有缝合者一般于产后3～5天拆线，如用可吸收的肠线缝合伤口可不拆线。如切口疼痛剧烈或产妇有肛门坠胀感应及时报告医师除外阴道壁及会阴部切口血肿。

（四）乳房护理

1. 一般护理　乳房应保持清洁、干燥，经常擦洗。第一次哺乳前用温水毛巾清洁乳头和乳晕，切忌用肥皂或酒精之类擦洗，以免引起局部皮肤干燥、皲裂。以后每次哺乳前后用温水毛巾擦洗干净。哺乳前，对乳腺和乳头进行湿热敷3～5分钟，同时柔和地按摩乳房，刺激泌乳反射。哺乳时，产妇取正确、舒适且松弛的喂哺姿势。每次哺乳时应尽量让新生儿吸奶到满足为止，但不宜超过15～20分钟；如乳汁充足孩子吸不完时，应用吸乳器将剩乳吸出，因乳汁贮留在乳房内可能会减少其分泌量，并导致乳腺管阻塞及两侧乳房大小不一等情况。如吸吮不成功，则指导将母乳挤出后适当加温用奶瓶喂哺。哺乳后，挤出少量乳汁涂在乳头和乳晕上，短暂暴露并使乳头干燥，因乳汁具有抑菌作用且含有丰富的蛋白质，可以预防皲裂的发生。哺乳期选用适当的乳罩，起到支托保护作用，避免过松或过紧。

2. 乳头异常的护理　如乳头平坦、凹陷、过大或过小都会影响乳汁的排出和正常哺乳的进行。如有乳头平坦、凹陷，在妊娠中期以后即应开始通过乳头伸展练习、乳头牵拉练习、真空抽吸等方法进行纠正。确实不能纠正者可以配置乳头罩，婴儿通过乳头罩上的乳头进行吸吮，或在婴儿饥饿时，先吸吮平坦的一侧，因为此时婴儿的吸吮力强，易吸住乳头和大部分乳晕。乳头过大或过小也可通过配置乳头罩进行哺乳。

3. 乳房胀痛及乳腺炎的护理　产后乳房胀痛主要由于乳腺管排出不畅，乳汁在乳房内淤积形成硬结所至，也可因为淋巴和静脉回流障碍导致，表现为产妇的乳房胀实有硬结，触之疼痛，还可有轻度发热。一般于产后1周乳腺管畅通后自然消失，也可用下列方法缓解：①鼓励并协助产妇产后半小时内喂奶，促进乳汁畅流。②哺乳前热敷乳房，并从乳房边缘向乳头中心按摩，使乳腺管畅通；而在两次哺乳间冷敷乳房以减少局部充血、肿胀。哺乳时先哺乳患侧，因饥饿的婴儿吸吮力强，有利于吸通乳腺管。③每次哺乳应充分地吸空乳汁，在哺乳的同时按摩患侧乳房。增加哺喂的次数，每次至少喂 20 分钟，哺乳后充分休息，提倡清淡饮食。④用生面饼外敷乳房，可促进乳腺管畅通，减少疼痛。⑤配戴乳罩，扶托乳房，减少胀痛。⑥口服维生素 B_6 或散结通乳中药。

如产妇乳房局部出现红肿热痛症状，提示乳腺炎。应以消除感染、排出乳汁为原则进行处理，避免乳汁淤积，防止乳头损伤，并保持其清洁。一般不停止哺乳，因为停止哺乳不仅影响婴儿的喂养，而且提供了乳汁淤积的机会。但患侧乳房应停止哺乳，并以吸乳器吸尽乳汁，促使乳汁通畅排出，并加以局部热敷以利早期炎症的消散。若感染严重或脓肿引流后并发乳瘘者，应停止哺乳。

4. 乳头皲裂的护理　乳头皲裂好发于初产妇，轻者可以哺乳。指导产妇正确的哺乳姿势，并让新生儿先吸吮损伤轻侧的乳房，以减轻对另一侧乳房的吸吮力。增加哺喂的次数，缩短每次哺喂的时间。每次哺乳后可在皲裂处涂敷蓖麻油铋糊剂，于下次哺乳前洗净。皲裂严重者应停止直接吸吮，可用乳头罩间接哺乳或用吸乳器将乳汁吸出后喂给新生儿。

5. 退乳护理　因疾病或其他原因不宜哺乳者或不能哺乳者应尽早退奶。退奶时首要是坚持不哺乳，限制进汤类食物，按医嘱给予己烯雌酚。如已泌乳，遵医嘱给予溴隐亭口服。若用皮硝退乳，方法为：皮硝 250g 碾碎装布袋分敷于两乳房上并固定，皮硝受湿后应更换再敷，直至乳房不胀。亦可采用生麦芽60～120克水煎当茶饮，每日一剂，连服3～5天可以有效。

（五）母乳喂养指导

评估母乳喂养的适应证和禁忌证，确定产妇能否进行母乳喂养，并为其提供整体化指导。

1. 一般护理指导

（1）营养：产妇的营养对保证产后的康复、乳汁的分泌和满足新生儿生长发育的需要都至关重要。产妇在产褥期及哺乳期所需要的能量和营养成分较未孕时高，乳汁中的蛋白、脂肪酸、维生素和各种无机盐类如钙、铁、硒、碘等主要靠母亲摄入来维持，所以哺乳的母亲较不哺乳者对营养的需求更高。但产妇营养过剩也可能造成产后肥胖。产妇营养供给原则为：①产妇的食品应富于营养和足够的水分，饮食中应有足够的蔬菜、水果及谷类，每天摄入的总热量至少在 12550kJ（3000kcal）以上；②最好每天的脂肪摄入量占摄入总热量的25%，每天胆固醇的摄入量应低于300mg；③补充足够的钙、铁、硒、碘等必需的无机盐类。衡量乳母摄入量是否充足，应以泌乳量和产妇的体重为依据。

（2）休息与活动：充分的休息可补充消耗的体力，有助于身体的迅速恢复。产妇应保证充分的休息，适当活动，做到劳逸结合，指导产妇与婴儿同步休息，做到生活有规律。

（3）保持心情愉快：乳汁分泌与产妇情绪也密切相关，保持心情愉快可以促进乳汁的正常分泌，因此应指导产妇在哺乳期间尽量保持心情愉快，身心放松。

2. 指导喂养方法　用模拟示范或直接指导方法，协助早吸吮。因为新生儿吸吮动作可刺激泌乳，一般于产后半小时内开始哺乳。推荐按需哺乳，不限定间隔时间，婴儿哭闹或母亲感到奶胀时就喂，一般产后 24 小时内，每 1 ～ 3 小时哺乳一次。生后 2 ～ 7 天内是母体泌乳的过程，哺乳次数应频繁一些，母体泌乳后一昼夜应哺乳 8 ～ 12 次。最初哺乳时间只需 3 ～ 5 分钟，以后逐渐延长至 15 ～ 20 分钟。哺乳时，母亲及新生儿均应选择舒适位置，可以采用坐式、卧式或环抱式，使母婴紧密相贴；母亲一手呈“C”状扶托并挤压乳房，协助乳汁外溢，用乳头触动婴儿上唇中间部分，当婴儿的嘴张大时顺势把乳头和大部分乳晕都放入其中，注意要使婴儿含住大部分乳晕，同时防止婴儿鼻部被乳房压迫或头部与颈部过度伸展造成吞咽困难。两侧乳房要交替进行哺乳，先吸空一侧乳房后，再吸吮另一侧，以利于乳汁的分泌。哺乳结束时，用食指轻轻向下按压婴儿下颌使其张口，以免在口腔负压情况下拉出乳头而引起乳头局部疼痛或皮肤损伤。每次哺乳后，应将新生儿竖起轻拍背部 1 ～ 2 分钟，排出胃内空气，以防吐奶。哺乳期间不要随便给婴儿进其他食物或饮料以免影响有效吸吮。

3. 出院后喂养指导　产妇出院后需继续保持合理的饮食和休息，保持精神愉悦及乳房清洁卫生。护理人员要使产妇充分认识到母乳喂养的重要性，并评估产妇母乳喂养的知识和技能，进行有针对性的指导。告知产妇，上班后也不要中断母乳喂养，可于上班前将乳汁挤入到消毒的大口瓶内，存放于冰箱中，婴儿需要时由他人哺喂，下班后及节假日仍坚持自己喂养。提供给产妇及其家属遇到喂养问题的咨询方法，例如：医院的热线电话、门诊、保健人员、社区支持组织的具体联系方法和人员等。

（六）促进心理适应

1. 建立良好的护患关系，促进产妇心理调适　产妇入休养室时，要热情接待，主动帮助产妇照顾新生儿及进行日常生活护理，让产妇充分休息。耐心倾听产妇的问题，并积极回答。了解产妇对孩子及新家庭的看法和想法。尊重风俗习惯，提供正确的产褥期生活方式。

2. 母婴同室，形成良好的亲子关系　产后应当让新生儿 24 小时与母亲在一起，让产妇更多地接触自己的孩子，在产妇获得充分休息的基础上多抱孩子，建立母子之间的依恋关系，逐渐参与孩子的日常生活护理，培养母子亲情。

3. 提供自我护理及新生儿护理知识，培养技能　教会产妇如何对新生儿进行喂养和沐浴，指导产妇如何观察和处理新生儿不适及常见问题。同时给予产妇自我护理指导如饮食、休息、活动等的注意事项，常见问题如褥汗、乳房胀痛、宫缩痛等的处理方法，以减少产妇的困惑及无助感。

4. 指导丈夫及家人参与对新生儿和产妇的照顾　鼓励和指导丈夫及家人参与新生儿护理活动，培养新的家庭观念。

（七）出院指导

1. 一般生活指导　告知产妇居室应清洁、通风，保证空气新鲜。在夏天通风尤为重要，以防中暑发生。但因产妇在产褥早期褥汗较多，应注意避免被风直接吹到，防止感冒。产妇要保持合理的营养，适当的活动和休息，合理安排家务及婴儿护理。注意个人卫生和会阴部清洁，应常擦身，换洗内衣。出院后可以根据自身情况进行沐浴，以淋浴为好，注意保暖、防滑。保持良好的心境，适应新的家庭生活方式。

2. 计划生育指导　产褥期内禁忌性交，产后在生殖器尚未完全恢复的情况下，过早开始性生活，容易造成损伤和增加感染的机会。一般产后42天经复查后确定是否适于性生活，并落实避孕措施。告诉产妇可选择的避孕方式的优缺点、适应证及禁忌证，由其知情选择，一般原则是哺乳者以工具避孕为宜，不宜口服避孕药，因后者可以影响乳汁的分泌，不哺乳者口服避孕药或工具避孕均可。

3. 产褥期保健操　产褥期保健操（图 5-1）可以补充产妇在产褥早期活动的不足，并促进腹壁、盆底肌肉张力的恢复，防止尿失禁、膀胱直肠膨出及子宫脱垂。产妇应该根据自身的情况，运动量由小到大、由弱到强循序渐进地进行保健练习。正常分娩的产妇在产后可以

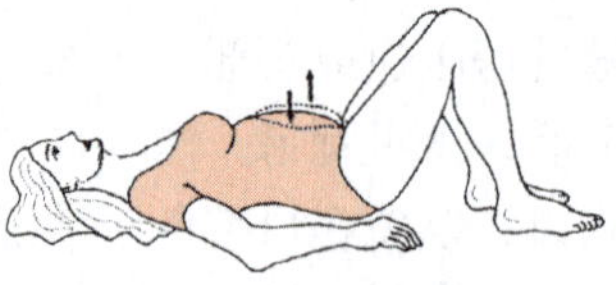

腹式呼吸：屈膝仰卧位。通过鼻腔深吸气，保持胸腔不动，使腹部向上扩张。腹部肌肉收缩时慢慢匀速呼气，保持3～5秒。放松。

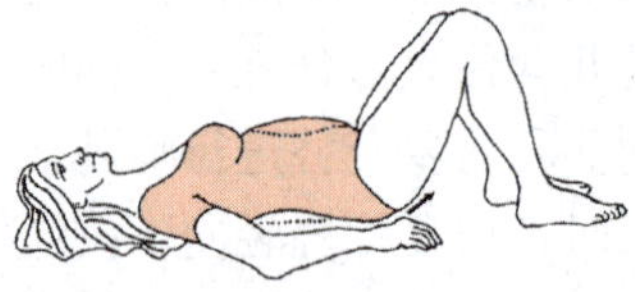

腹式呼吸和骨盆摇摆结合：屈膝仰卧位。当深吸气时，放平后背使骨盆向后推动。缓慢匀速呼气，同时收紧腹部肌肉和臀部。呼气时保持3～5秒。放松。

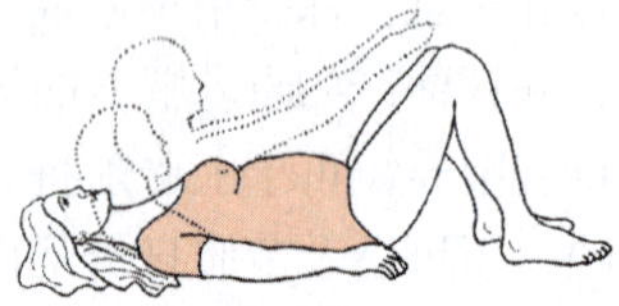

触及膝部运动：屈膝仰卧位。吸气时，下颌尽量触及胸部。呼气时，慢慢抬起头和肩部，双手伸直触及膝盖。背部自然弯曲，腰部不要离开床面，然后慢慢回到起始姿势。放松。

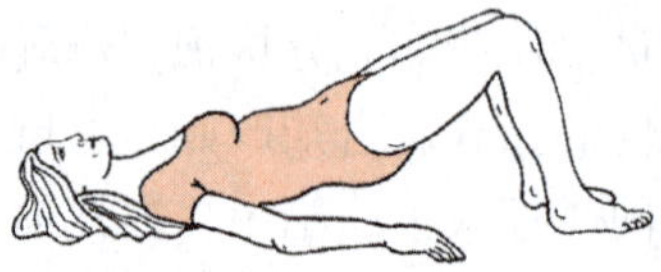

抬臀运动：仰卧，双臂放两侧，屈膝，双脚平放。慢慢抬起臀部弓背。然后慢慢恢复到开始的姿势。

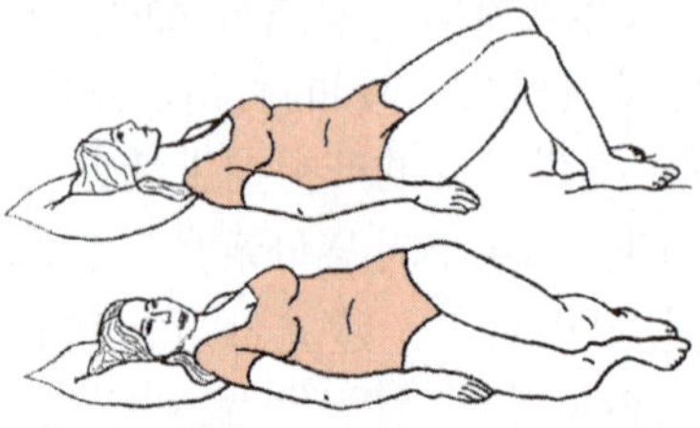

双膝摇摆运动：屈膝仰卧位。保持双肩平放双脚不动，慢慢摆动双膝向左接触地面或床面，然后慢慢将双膝向右侧摆动接触到地面或床面。然后回到起始姿势。放松。

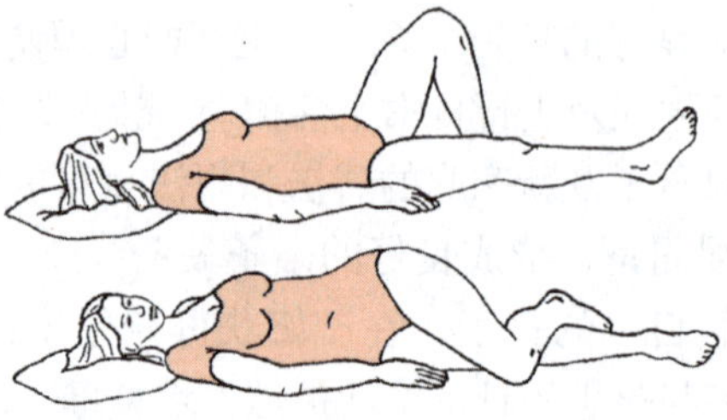

单膝摇摆运动：平躺，右腿伸直左腿屈膝。保持双肩平放，缓慢平稳地摆动左膝向右，触及地板或床面，然后回到起始姿势。换腿，右膝向左触及地板或床面，然后回到起始姿势。放松。

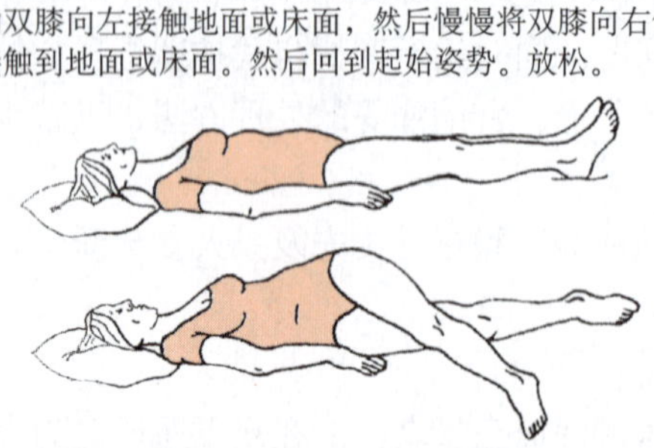

腿部摇摆运动：双腿伸直平躺，保持双肩平放和双腿伸直，慢慢抬起左腿并向右侧旋转，接触到地面或床面，然后回到起始动作。右腿重复，向左侧旋转。放松。

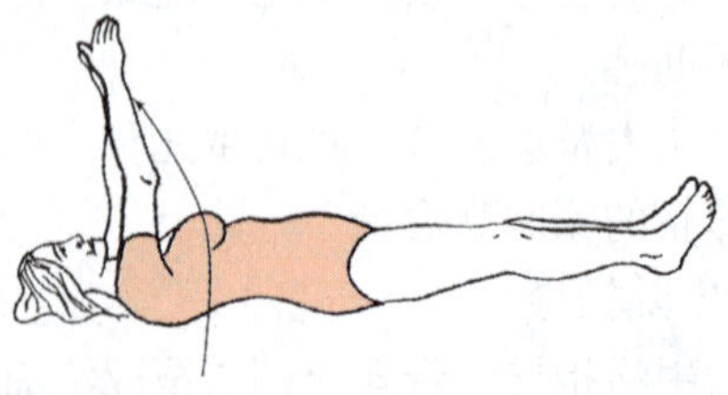

举臂运动：平躺，两臂上举与身体呈90°角，双手接触，然后慢慢放低。

图 5-1　产褥期保健操

尽早开始产后保健操运动，应首先从简单的锻炼开始，循序渐进地进行，产妇也可以根据自身情况选择新的锻炼方式。

4. 产后检查　告诉产妇产后检查内容及时间。一般包括产后访视和产后健康检查两部分。产后访视至少3次，主要了解产妇及新生儿的健康状况，内容包括：了解产妇饮食、大小便、恶露及哺乳等情况，检查两侧乳房、会阴伤口等，若发现异常应及时给予指导。产妇应于产后 42 天到医院进行一次全面的产后健康检查，内容包括全身健康状态、盆腔器官的恢复、婴儿的生长发育以及哺乳的情况。

【结果评价】

1. 产妇于产后及时排尿。
2. 产妇主诉舒适，没有痛苦表情，用正确方法减轻疼痛，睡眠良好。

第三节　正常新生儿的护理

正常足月新生儿（normal term infant）是指出生时胎龄满 37 足周不满 42 周，出生体重≥ 2500g 的新生儿。从胎儿出生断脐后到满 28 天前的时期称为新生儿期，它是胎儿逐渐适应子宫外生活的过渡时期，也是护理工作的重要时期。

【正常新生儿的生理特点】

（一）呼吸系统

胎儿在宫内依靠母体通过胎盘得到氧气及排出二氧化碳，虽有微弱的呼吸运动，但不需要肺的呼吸。分娩后，新生儿在第一次吸气后紧接着啼哭，肺泡张开。由于新生儿肋间肌较薄，呼吸运动主要靠膈肌的升降，呈腹式呼吸，呼吸节律常不规则，频率较快，约 40 ～ 45 次 / 分。

（二）循环系统

胎儿出生后血液循环系统发生巨大变化。新生儿出生后，胎儿胎盘循环中断，肺循环开始，卵圆孔及动脉导管功能性关闭；由于新生儿耗氧量大，其心率较快，且波动范围大，约 90 ～ 160 次 / 分，平均 120 ～ 140 次 / 分。

（三）消化系统

新生儿出生时吞咽功能完善，生后不久胃囊中就见到空气，胃呈水平位，容量小。出生2周内，新生儿贲门括约肌压力低，幽门括约肌发育良好，因此哺乳后容易发生溢乳和呕吐；新生儿消化道面积相对较大，肠管壁薄，胃肠蠕动较快以适应较大量流质食物的消化；新生儿消化道能分泌足够的除胰淀粉酶外的其他消化酶，所以，新生儿能够消化蛋白质和脂肪。

新生儿出生后 10 ～ 24 小时开始排出胎便，呈黑绿色黏稠状，内含胎儿的肠道分泌物、胆汁、上皮细胞及胎儿吞入的羊水。约 3 ～ 4 天转为正常大便。

（四）泌尿系统

胎儿出生时肾已具有与成人数量相同的肾单位，但组织学上还不成熟。新生儿一般生后 24 小时内排尿，一天内排尿可达 20 次，早期尿色深，稍混，放置后有红褐色沉淀，为尿酸盐结晶，无需处理。

（五）神经系统

新生儿脑相对较大，重 300 ～ 400 克，占体重的 10% ～ 20%，但脑沟回仍未完全形成，延髓相对较长，大脑皮层兴奋性低，睡眠时间长；出生时已具有原始的神经反射如吸吮、吞咽、觅食、握持、拥抱等反射活动，生后3～4个月这些反射自然消失；新生儿味觉、触觉、温度觉较灵敏，痛觉、嗅觉、听觉较迟钝；眼肌活动不协调，但对明暗有感觉，具有凝视和追视能力，角膜反射存在，有视、听反射。

（六）体温调节

由于外部环境温度较母亲子宫内温度低，新生儿刚出生时体温明显下降，以后若环境温度适中，体温逐渐回升。新生儿体温调节中枢发育尚不完善，基础代谢较低，体表面积相对较大，皮下脂肪少，容易散热，体温受外环境温度的影响而波动。室温过高时新生儿虽能通过皮肤蒸发和出汗散热，但如体内水分供给不足，血液浓缩仍可发热，称“脱水热”；室温过低则可引起体温低下或寒冷损伤综合征。

（七）免疫系统

新生儿特异性和非特异性免疫功能均不够成熟。新生儿在胎儿期通过胎盘从母体获得IgG，因此在出生后 6 个月内对多种传染病具有免疫力如麻疹、风疹、白喉等；而免疫球蛋白IgA和IgM分子较大，不能通过胎盘获得，所以新生儿易患消化道、呼吸道感染性疾病和大肠杆菌、金黄色葡萄球菌败血症。

（八）皮肤黏膜

新生儿出生时，全身皮肤被一层灰白色胎脂覆盖，它具有保护皮肤和保暖的作用。数小时后开始吸收，如不及时吸收，可分解成脂肪酸刺激皮肤。新生儿皮肤薄嫩，而且富于血管，易受损伤而发生感染，严重者还可导致败血症。

（九）新生儿常见的几种生理状态

1. 上皮珠和“马牙”　在新生儿上腭中线两旁有黄白色、米粒大小的颗粒状隆起，系上皮细胞堆积引起，称上皮珠；有时在齿龈边缘有白色韧性小颗粒称牙龈粟粒点，俗称“马牙”，是上皮细胞堆积或黏液腺分泌物蓄积而成，均属正常，出生后数周自然消失，切勿挑破以防感染。

2. 生理性黄疸　新生儿出生后，由于体内红细胞寿命短、破坏多，产生大量间接胆红素，而其肝内葡萄糖醛酰转换酶活力不足，不能使间接胆红素全部结合成直接胆红素从胆道排出，加上肠道吸收胆红素增加，导致高胆红素血症，致皮肤、黏膜及巩膜发黄称生理性黄疸。一般发生于出生后 2 ～ 3 天，持续 4 ～ 10 天后自然消退。

3. 生理性体重下降　是指新生儿出生后 10 天内体重逐渐减轻，以后逐渐恢复到出生体重的过程。体重下降可能是由于进食少，经皮肤及肺部排出的水分相对较多，以及胎粪排出所导致的。下降范围约为出生体重的 3% ～ 6%，一般不超过 10%，7 ～ 10 天左右恢复到出生时体重。

4. 乳腺肿大　由于出生后不能继续通过胎盘得到母亲的雌激素，新生儿出生后 3 ～ 5 天可发生乳房肿胀，如蚕豆或鸽蛋大小，男女均可发生，2～3周后自行消失，不必特殊处理。

5. 假月经　有些女婴出生后1周内，阴道可有白带及少量血性分泌物似月经样，持续2～3天后自然停止。此系母亲妊娠后期雌激素进入胎儿体内，出生后突然中断，形成类似月经的出血，一般不必处理。

【护理评估】

（一）出生后即刻评估（见第 4 章第三节）

（二）入母婴同室时评估

1. 病史　了解双亲的身体状况、嗜好、家族的特殊病史，母亲既往妊娠史及结局，本次妊娠经过、妊娠期胎儿生长发育及其他监测结果、分娩经过、产程中胎儿情况，出生体重、性别、Apgar评分及出生后即刻的检查结果等。检查病史记录是否完整，有无床号、住院号、性别、出生时间；检查病史上新生儿脚印、母亲手印是否清晰，并与新生儿身上的手圈核对。

2. 身体评估　一般在出生后 24 小时内进行。评估时注意保暖，可让母亲在场以便指导。注意新生儿的发育、反应、神态和姿势，观察皮肤有无青紫、黄疸及其程度、有无瘀斑、瘀点或感染灶。测量新生儿的心率、呼吸、体温、体重、身高，并记录。按顺序检查头面部和颈部、胸腹部、肛门和外生殖器、脊柱和四肢以及肌张力和活动情况等。及时发现有无异常并进行详细记录。

（三）日常评估

如入室评估没有发现新生儿异常，则变为每 8 小时评估 1 次或每天评估 1 次。内容包括生命体征、皮肤颜色、肌张力及活动情况、喂养及大小便情况、体重变化情况、脐部情况以及啼哭和亲子互动的情况。做好评估记录，如有异常应增加评估的频率。

【可能的护理诊断】

有体温失调的危险：与体温调节中枢发育不完善有关

有感染的危险：与接触外环境及抵抗力低有关

【预期目标】

1. 新生儿没有体温过低或过高。

2. 新生儿生命体征在正常范围内，没有感染征象。

【护理措施】

（一）保暖

1. 新生儿娩出前，做好保暖准备，一切操作均应在保暖条件下进行。

2. 新生儿出生后立即擦干身体，用温暖的毛毯包裹，以减少散热；并因地制宜采取不同的保暖措施，如母体胸前怀抱，远红外辐射床，热水袋，加盖包被，头戴帽子等；此外，接触新生儿的手、仪器、物品等均应预热；护理操作时不要过分暴露新生儿。

3. 母婴同室的房间宜向阳，阳光充足、空气流通、室温保持在 20 ～ 24℃，相对湿度在 55% ～ 65%；床单元（一张母亲床加一张婴儿床）所占面积不应少于 $6m^2$。

（二）保证安全

1. 新生儿出生后，在其病历上印上其右脚印及其母亲右拇指手印。

2. 新生儿手腕上系有手圈，手圈上正确书写母亲姓名、新生儿性别、住院号。每项有关新生儿的操作前后都应认真核对。

3. 新生儿床应铺有床垫，配有床围。

4. 新生儿床上拒放危险物品如锐角玩具、过烫的热水袋等。

（三）保持呼吸道通畅

1. 新生儿娩出后，立即清除口鼻内的黏液和羊水，断脐后继续清除呼吸道黏液和羊水。

2. 经常检查鼻腔是否通畅，及时清除口鼻内的分泌物。

3. 保持新生儿合适的体位，仰卧时避免颈部前屈或过度后仰，俯卧时头偏向一侧，专人守护，防止窒息。

4. 避免包被、奶瓶、母亲的乳房或其他物品阻挡新生儿口鼻或压迫其胸部。

（四）预防感染

1. 每一房间应配有洗手设备或放置消毒溶液，使医护人员或探访者在接触新生儿前洗手或消毒双手。建立消毒隔离制度，室内应湿式清洁，空气最好给予净化。

2. 工作人员每季度做咽拭子培养，如带菌者应调离接触新生儿的岗位，经治疗，3次培养阴性后才可恢复原工作。如患有呼吸道、皮肤黏膜、肠胃道传染性疾病者在接触新生儿前应采取相应的措施如戴口罩、手套等。

3. 新生儿患有传染性疾病如脓疱疮、脐部感染等，应采取相应的消毒隔离措施。

4. 保持脐部清洁干燥。断脐后要密切观察脐部出血情况，保持脐部清洁干燥，每次沐浴后用75%酒精消毒脐带残端及脐轮周围。如脐部有分泌物则用酒精消毒后涂1%甲紫使其干燥，脐部感染用抗生素。脐带脱落处如有红色肉芽组织增生，可用2.5%硝酸银溶液灼烧，并用生理盐水棉签擦洗局部。注意勿灼烧正常组织以免引起烧灼伤。尿布使用时注意勿让其超越脐部，以免尿粪污染脐部。

5. 做好皮肤护理　新生儿出生后，可用消毒植物油拭去皱褶处过多胎脂；体温稳定后每日进行沐浴一次，同时检查脐带、皮肤完整性及有无肛旁脓肿等情况；沐浴注意点：①室温26～28℃，水温38～42℃，一般用手腕测试至较暖即可；②沐浴前不要喂奶；③在医院内沐浴要防止交叉感染，沐浴床上每个婴儿用一张塑料纸，全体婴儿沐浴完成后，用消毒液浸泡沐浴池、沐浴垫；④沐浴过程中不能离开婴儿并始终用手接触和保护婴儿；⑤动作轻而敏捷，防止婴儿受凉及损伤。定时更换尿布，大便后用温水清洗臀部，揩干后涂上软膏。尿布使用松紧合适，不宜用橡皮布或塑料纸作为婴儿床垫。

6. 预防接种　①卡介苗：将0.1ml卡介苗做左臂三角肌下端偏外侧皮内注射，一般于出生后12～24小时接种。禁忌证：早产儿；低体重儿；体温在37.5℃以上；严重呕吐、腹泻、湿疹、脓疱疹；产伤或其他疾病者。②乙肝疫苗：正常新生儿在出生后24小时、1个月及6个月各注射基因工程乙肝疫苗10μg。

（五）合理喂养

正常足月新生儿提倡早哺乳，一般生后半小时内即可让新生儿吸吮母亲乳头，以促进乳汁分泌，并防止低血糖，鼓励按需哺乳。确系无母乳或母亲存在无法哺乳的生理性原因，先试喂10%葡萄糖水10ml，吸吮及吞咽功能良好者可给配方奶，每3小时一次，乳量根据所需热量和婴儿耐受情况而定，并逐渐增加。喂奶前要清洗乳头，喂奶后将婴儿竖立抱起、轻拍背部，以排出咽下的空气，防止溢奶。要定时测量体重，以了解营养状况和发育情况。

（六）早期教养

新生儿的视、听、触觉已初步发展，在此基础上，可通过反复的视觉和听觉训练，建立各种条件反射，培养新生儿对周围环境的定向力以及反应能力。护士应扮演教育者和支持者的角色，鼓励父母与孩子说话、与孩子玩游戏、观察孩子的情绪反应，适当地逗引孩子、与孩子交流，促进父母与新生儿的感情连接，建立和培养亲子感情，促进新生儿的智力发育；解释孩子的语言和情感反应；鼓励母亲在生理状况许可的情况下主动、积极地参与护理孩子的活动；鼓励父母记好孩子的成长日记；耐心热情地回答父母各种护理孩子的问题。

【结果评价】

1. 新生儿体温调节有效。
2. 新生儿没有发生感染。

（朱 秀）

第 6 章

高危妊娠管理

学习目标

在完成本章内容的学习后，学生应能：

1. 从门诊就诊的孕妇中，筛选出高危孕妇。
2. 介绍高危妊娠的管理模式。
3. 描述高危妊娠的常用监护方法。
4. 讲解胎儿电子监护和胎儿生物物理评分的方法和临床意义。
5. 分别描述高危妊娠、胎儿窘迫和新生儿窒息的临床表现和处理原则。
6. 按护理程序为高危孕产妇和新生儿提供整体护理。

第一节　高危妊娠及监护管理

【定义】

高危妊娠（high risk pregnancy）是指妊娠期或分娩期患有某种并发症或存在某种致病因素，从而可能对孕产妇、胎儿及新生儿造成危害者。具有高危因素的孕产妇称高危孕妇（high risk gravida）。

【高危妊娠的范畴】

高危妊娠的范围广泛，几乎包括所有的病理产科。高危妊娠的范畴：

1. 年龄小于 18 岁或大于 35 岁者。

2. 从事重体力劳动或高度精神紧张职业的妇女。

3. 有孕期毒物接触史，特别是孕早期服用有害药物，接触有害化学物质及放射性物质，感染乙肝病毒、风疹病毒、巨细胞病毒、弓形体及各种性病。

4. 拥有不良嗜好，如吸烟、酗酒及吸毒等。

5. 妊娠前 3 个月及孕期接触有害物质或服用对胎儿有害药物者。

6. 患有各种妊娠合并症，如心脏病、糖尿病、高血压、肾脏疾病、肝炎、甲状腺功能亢进、血液病、恶性肿瘤等。

7. 患有妊娠并发症，如妊娠高血压疾病、前置胎盘、胎盘早剥、羊水过多或过少、胎儿宫内发育迟缓、过期妊娠、母儿血型不合、胎位异常、多胎妊娠、骨盆异常、软产道异常等。

8. 有异常孕产史者，如自然流产、异位妊娠、早产、死产、死胎、难产，或有胎儿生长受限、新生儿死亡、新生儿溶血性黄疸、新生儿畸形或有先天性或遗传性疾病及巨大儿等病史，有子痫前期－子痫病史及产后出血病史者。

9. 有子宫手术史，如子宫肌瘤挖除术、剖宫产术及子宫破裂修补术者。

10. 有妇科病史，如外阴瘢痕、阴道畸形、宫颈机能不全及宫颈瘢痕、子宫及卵巢肿瘤等。

11. 有多年不孕症病史和（或）接受辅助生殖技术治疗的患者。

12. 家族中有高血压、子痫前期－子痫、先天出生缺陷、精神病病史者。

【高危妊娠管理和监护措施】

高危妊娠的管理包括做好婚前、孕前的咨询和保健工作，对不宜结婚或不宜生育者要讲明道理以取得配合。对适合妊娠者做好孕前优生咨询及早孕期的保健工作，包括产前筛查和诊断工作，发现胎儿异常者，及时终止妊娠；胎儿正常者继续妊娠，于孕中期即开始筛查妊娠并发症和合并症，有异常者给予监护和治疗，病情恶化者终止妊娠，病情改善者继续妊娠；孕晚期继续做好母亲和胎儿的监护，制定实施分娩计划，并做好产妇和高危新生儿的保健工作。

对高危孕产妇和胎儿进行及时监护和评估，以便早期诊断高危妊娠，及早进行治疗，具体措施包括：

（一）孕妇监护

1. 孕期监护　对高危孕妇的监护管理应包括孕妇妊娠期管理的全部内容，还应酌情增加产前检查的次数，并根据高危因素对孕妇损害不同，给予不同的重点监护。动态监测妊娠期合并症及并发症的病情控制效果，例如对妊娠期高血压疾病患者应观察血压、水肿、尿蛋白、眼底的变化，观察有无并发症发生；对前置胎盘的孕妇应注意观察阴道流血量，出血多时应及时终止妊娠；对瘢痕子宫的孕妇应注意子宫瘢痕处有无压痛，及时发现先兆子宫破裂；对合并心脏病的孕妇应注意其心率和心功能的变化，定期检查超声心动图和心电图；对合并糖尿病的孕妇注意血糖的变化，检查眼底，观察有无并发症的出现；合并特发性血小板减少的孕妇，观察血小板的变化和全身出血状况，防止发生颅内出血等。

2. 分娩期监护　分娩期应严密观察产程进展情况，及时发现危害因素并给予相应处理。

3. 产褥期监护　要观察产妇高危因素的恢复情况，例如合并高血压疾病患者注意其血压的恢复、水肿和尿蛋白的消失情况；合并糖尿病患者注意其血糖的恢复情况；妊娠合并心脏病患者要继续监护心率和心功能状况，防止发生产后心力衰竭。

（二）胎儿监护

孕期对胎儿的监测内容应包括：胎儿生长状况的监测；胎儿安危的监测；胎儿成熟度的监测；胎儿畸形及遗传性疾病的诊断。

1. 胎儿生长发育的监测

（1）确定胎龄：从末次月经来潮第一天计算停经的时间为胎龄。月经不规律者可根据早孕反应的时间、胎动出现时间及超声检查结果推测胎龄。

（2）测量宫底高度及腹围：妊娠中期后可测量孕妇的宫底高度、腹围，估计胎龄及胎儿大小，以了解胎儿的发育情况。测腹围、宫底值，用宫底高度（cm）×腹围（cm）+200可以简单估计胎儿体重（g）；也可以利用超声测量胎儿双顶径、股骨长和腹围来估计胎儿体重。如发现子宫底高度与孕期不符，低于正常同期妊娠子宫底高度的第10百分点，则提示可能为小于胎龄儿或胎儿生长受限。

（3）超声监测：妊娠早期可通过妊娠囊（GS）大小、胎儿顶臀长度（CRL）来估计胎龄；

妊娠中期后可通过超声监测胎儿双顶径（BPD）、股骨长(FL)、头围和腹围来估计胎龄。

（4）妊娠图：妊娠图记载了胎儿及孕妇两方面情况。不同学者所设计的妊娠图不尽相同。我国目前采用的妊娠图是将每次产前检查所得的血压、体重、子宫底高度、腹围、水肿、尿蛋白、胎儿双顶径值、胎位、胎儿心率等 9 项数值记录于妊娠图上，绘制成标准曲线，观察动态变化，全面了解孕妇和胎儿情况。其中宫底高度增长曲线是妊娠图中最主要曲线，可预测胎儿发育。

2. 胎儿安危的监测

（1）胎动监测：自妊娠 18 ~ 22 周，孕妇可自觉胎动，通过孕妇自行计数、超声监测和胎儿监护仪监测胎动。正常胎动每小时 4 次以上或≥ 30 次 /12 小时，若＜ 10 次 /12 小时提示胎儿缺氧。

（2）胎儿心电图：是一种非侵入性检测手段，通过置电极于孕妇或胎儿体表，获得胎儿心脏动作电位及其心脏传导过程的图形，反映胎儿的心脏情况及有无缺氧。正常胎心率为 120 ~ 160 次 / 分，QRS 期限 0.02 ~ 0.05 秒，QRS 振幅 10 ~ 30μV，ST 段无明显偏高等电位。超出正常范围时诊断为异常。

（3）超声多普勒血流检测：用多普勒超声监测脐动脉血流波形，能了解胎儿宫内血流动力学改变，提供胎儿安危信号。通常监测脐动脉血流 S/D (收缩期末最大血流速度/舒张期末最大血流速度)、RI (阻抗指数)和 PI (搏动指数)，当 S/D ＞ 3、PI ＞ 1.7、RI ＞ 0.7 时提示胎儿窘迫。

（4）胎儿电子监护：通过胎儿监护仪观察并记录胎心率（fetal heart rate，FHR）基线变化和 FHR 与胎动、宫缩的关系，可估计胎儿的安危。

胎心监护中常见的胎心变化情况：

1）胎心率基线：是在无宫缩或无胎动持续10分钟以上的胎心率平均值。正常足月胎儿的 FHR 呈小而快的有节律的周期变化，通常认为胎心率 120 ~ 160 次 / 分为正常范围；胎心率持续＞ 160 次 / 分，甚至＞ 180 次 / 分；或持续＜ 120 次 / 分，甚至＜ 100 次 / 分，持续≥ 10 分钟，排除感染、药物及胎儿先天性心脏病，应考虑有胎儿缺氧的可能。

2）胎心基线变异：又称基线摆动，即在胎心率基线上的上下周期性波动。有胎心基线变异存在说明胎儿有一定的储备能力。正常胎心基线变异在 10 ~ 25 次 / 分。若基线变异＜ 5 次 / 分，胎心基线率呈平坦型即基线摆动消失，提示胎儿储备能力差。

3）胎心率加速：即在胎动或子宫收缩后 FHR 增加≥ 15 次 / 分，持续≥ 15 秒提示胎儿状态良好，也可能是宫缩时胎儿躯干或脐带暂时受压所致。

4）胎心率减速：可分为三种：①早期减速，胎心率减速与子宫收缩同步，即减速开始、最低点和恢复至基线水平与子宫收缩的开始、高峰和恢复基本一致（图 6-1）。从减速开始至最低点的时间≥ 30 秒，减速幅度＜ 50 次 / 分，从宫缩高峰至胎心率最低点的时间＜ 15 秒，从宫缩消失到胎心率恢复到基线的时间＜15秒，这与宫缩时胎头受压，脑血流量一过性减少有关；②变异减速，胎心率减速与宫缩的关系不固定，从减速开始至最低点的时间＜30秒，减速后下降幅度大（＞ 70 次 / 分），持续时间长短不一，恢复迅速（图 6-2）。与子宫收缩时脐带受压兴奋迷走神经有关；③晚期减速，胎心率减速开始于子宫收缩高峰后，下降缓慢，下降幅度＜50次/分，持续时间长，恢复缓慢（图6-3）。可能是子宫胎盘功能不良、胎儿缺氧的表现。

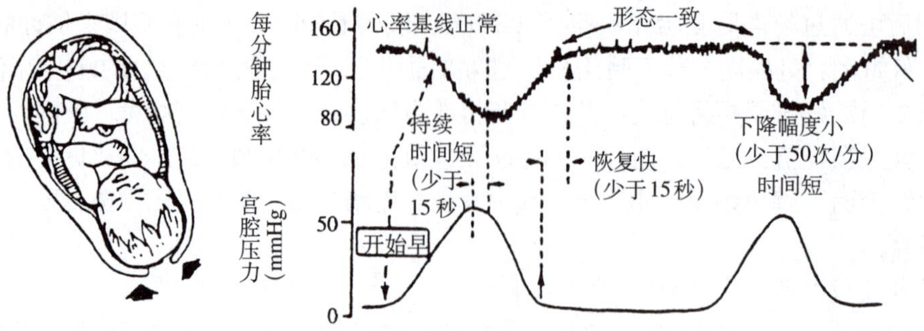

图 6-1　FHR 早期减速

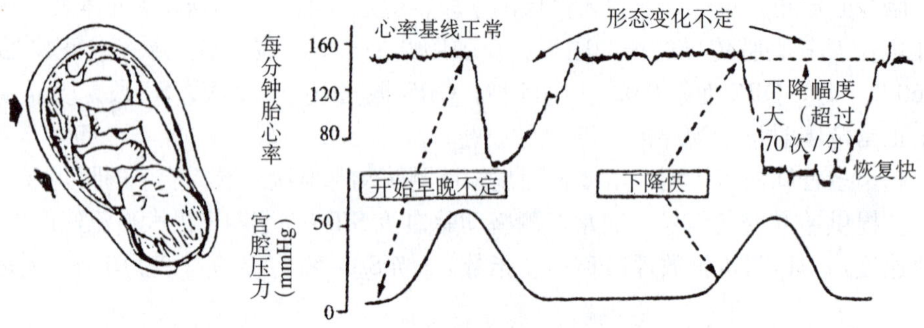

图 6-2　FHR 变异减速

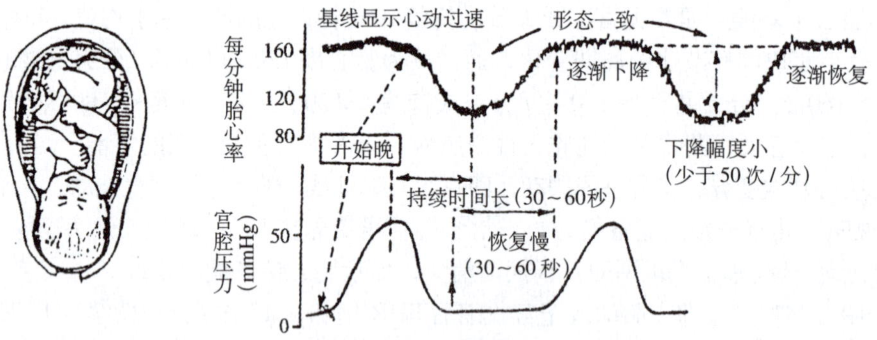

图 6-3　FHR 晚期减速

预测胎儿储备能力的方法有：

1）无应激试验（non-stress test，NST）：观察无宫缩、无外界负荷刺激时 FHR 变化和胎动后的反应。

NST 是通过胎动时胎心率的变化了解胎儿储备能力，以胎动时伴有一过性 FHR 加速为基础，又称胎儿加速试验。方法：孕妇取半卧位，腹部置电子监护仪探头，描记胎心率，孕妇感胎动时按按钮，胎心和胎动描记在监护纸上，至少监护 20 分钟。20 分钟内至少有 2 次伴有或不伴有胎动的 FHR 增加≥ 15 次 / 分，持续时间≥ 15 秒为有反应型，表示胎儿储备能力良好，可以 1 周后复查。否则为无反应型，可延长试验至 40 分钟，若仍为无反应型，提示胎儿储备能力差，应作下面的试验。

2）宫缩应激试验（contraction stress test，CST）：观察子宫收缩时胎心率的变化。若宫缩是由催产素诱发的称催产素激惹试验（oxytocin challenge test，OCT）。是通过子宫收缩造成胎盘一过性缺氧来测定胎儿储备能力的试验。检测时间为 20 分钟，连续观察至少 3 次宫缩以判断结果。

阴性：胎心率无晚期减速，胎动后胎心率加快，提示胎盘功能良好，一周内无大的危险。

阳性：50%以上的宫缩伴随胎心率晚期减速，胎动后无胎心率改变，表明胎盘功能减退，胎儿窘迫，有死亡危险。

（5）胎儿生物物理评分：是 1980 年由加拿大学者 Manning 提出的，联合应用超声和胎心监护仪观察胎儿生物物理相的变化来监测胎儿缺氧状况（表 6-1）。检测 5 项指标：NST、胎儿呼吸样运动（FBM）、胎动（FM）、胎儿肌张力（FT）和羊水容量（AFV），每项 2 分，满分 10 分。Manning 评分的意义和处理原则见表 6-2。

（6）胎盘激素和酶测定：可以了解胎盘功能，从而间接了解胎儿的宫内情况。

1）孕妇血雌三醇（E_3）：妊娠期间雌三醇主要由孕妇体内的胆固醇经胎儿肾上腺、肝以

表 6-1　Manning 评分法

指标	2 分	0 分
NST	20 ~ 40 分钟内有≥ 2 次胎动伴 FHR 加速,振幅≥ 15 次 / 分,持续≥ 15 秒	20 ~ 40 分钟内无或仅有 1 次 FHR 加速
FBM	30 分钟内有≥ 1 次持续时间≥ 30 秒的节律性呼吸	30 分钟内无 FBM 或持续＜ 30 秒
FM	30 分钟内有≥ 3 次躯干或肢体运动	30 分钟内躯干或肢体运动≤ 2 次
FT	30 分钟内≥ 1 次躯干伸展后恢复到屈曲或手张开和合拢	无活动或呈伸展状态，不能或部分恢复到屈曲
AFV	单个羊水池垂直直径＞ 2cm	无或最大羊水池垂直直径≤ 2cm

表 6-2　Manning 评分的意义及处理原则

生物物理评分	胎儿情况	处理原则
10	正常无缺氧胎儿	无干预胎儿指征；除了糖尿病及过期妊娠(每周2次)外，每周复查一次
8(羊水正常)	正常无缺氧胎儿	无干预胎儿指征；按规定复查
8(羊水过少)	怀疑慢性胎儿缺氧	终止妊娠
6	可能胎儿缺氧	终止妊娠指征：羊水量异常；妊娠＞36周，羊水量正常，但宫颈已成熟；复查≤6分 按规定观察及复查：24 h内复查＞6分
4	很可能胎儿缺氧	当日复查，若评分仍≤6分或羊水过少则终止妊娠
0~2	基本肯定胎儿缺氧	终止妊娠

及胎盘共同合成，又称其为胎儿胎盘单位。连续测定孕妇体内E_3值，可以了解胎盘功能并间接判断胎儿状态。足月妊娠时E_3＞15μg/L，若＜10μg/L为异常，＜5μg/L则提示预后不良。

2）人胎盘泌乳素（HPL）：正常值为4～11mg/L，足月妊娠＜4 mg/L或突然下降50%以上为胎盘功能减退，新生儿Apgar评分明显降低。

3）孕妇血清妊娠特异性糖蛋白（$PS\beta_1G$）：足月妊娠时＜170 mg/L，提示胎盘功能低下。

4）耐热碱性磷酸酶（HSAP）：妊娠16～20周开始，可从母血中检出，随妊娠进展而逐渐增多，直至分娩。可用于评估胎盘功能。

5）催产素酶（oxytocinase）：催产素酶持续低值表示胎盘功能不良，催产素酶急剧下降表示急性胎盘功能障碍。

（7）阴道脱落细胞检查：舟状细胞成堆、无表层细胞、嗜伊红细胞指数(EI)＜10%、致密核少，提示胎盘功能良好；舟状细胞极少或消失、有外底层细胞、嗜伊红细胞指数＞10%、致密核多，提示胎盘功能减退。

（8）羊膜镜：在妊娠晚期或分娩期用羊膜镜检查羊水形状和量，可判断胎儿安危。正常羊水为无色或半透明，混有胎脂和毛发。若混有胎粪呈黄色、黄绿色甚至深绿色，提示胎儿窘迫；胎盘早期剥离时，羊水呈粉红色或鲜红色；若检查时见羊水内有白色带状物，应仔细观察是否为脐带先露。

（9）胎儿头皮末梢血血气测定：有可疑胎儿窘迫时，当宫颈扩张＞1.5cm时，取头皮血做pH值测定，若pH＜7.2时提示胎儿存在酸中毒。

3. 胎儿成熟度的监测　胎儿成熟度可通过孕周、胎儿体重估计和检测胎盘成熟度间接判断，也可以通过羊水有关指标检测直接测定。

（1）胎盘成熟度检查：若超声检查胎盘成熟度Ⅱ级及以上，视为胎盘成熟。

（2）羊水指标监测胎儿成熟度

1）羊水中卵磷脂与鞘磷脂比值（L/S）：该比值＞2提示胎儿肺成熟。

2）羊水泡沫试验：将羊水、生理盐水和酒精放于试管中，用力振荡15秒后，静置15分钟后看结果，若试管中的液面上布满泡沫则为阳性，说明胎儿肺成熟。

3）羊水中肌酐值≥176.8μmol/L、胆红素类物质ΔOD_{450}测定值＜0.02、淀粉酶值≥450U/L及脂肪细胞出现率≥20%分别提示胎儿肾脏、肝脏、唾液腺及皮肤已成熟。

4）羊水中磷脂酰甘油（PG）检测阳性提示胎肺成熟。

4. 胎儿先天畸形及遗传病的宫内诊断　可通过影像学、细胞遗传学和分子遗传学等方法进行诊断。

第二节　高危妊娠的处理原则及护理

【处理原则】

及早发现高危因素，给予及时、正确的治疗，减少孕产妇和围生儿的患病率和死亡率。

（一）一般处理

1. 增加营养　对严重贫血或营养不良孕妇应积极纠正贫血，给予足够的营养；对伴有胎盘功能减退及胎儿宫内发育迟缓的孕妇应给予高蛋白、高能量饮食，并补充足够的维生素和微量元素，静脉滴注葡萄糖和氨基酸。

2. 卧床休息　取左侧卧位，可避免增大的子宫对腹部椎前大血管的压迫，从而改善肾脏及子宫胎盘血液循环，纠正缺氧。取不同卧位还可减少脐带受压。

3. 吸氧　对胎盘功能减退的孕妇给予间断吸氧治疗，每天 2 次，每次 20 分钟。

（二）病因治疗

应针对不同病因给予相应的处理。胎儿畸形和遗传性疾病做到早期发现，及时诊断、处理；有各种妊娠合并症患者，应积极治疗原发病，并防止并发症的发生；对妊娠并发症患者应及时诊断，及时处理；对既往有不良孕产史的患者要查明原因，做好预防和治疗工作。

（三）加强孕产妇及胎儿监护

1. 孕产妇的监护　根据不同高危因素对孕产妇损害不同，给予不同监护。

2. 胎儿监护　主要是对胎儿生长状况、胎儿安危、胎儿成熟度给予监测，并对胎儿畸形及遗传性疾病及早作出诊断。

（四）适时终止妊娠

1. 终止妊娠时间的选择取决于疾病威胁母体的严重程度、胎盘功能和胎儿成熟度。如疾病严重威胁孕妇的生命，则不能考虑胎儿的成活，而必须立即终止妊娠；如果孕妇经过一段时间的治疗，病情稳定或有好转，则可在严密观察下等待胎儿进一步生长发育，直至出生后可以存活时再终止妊娠。

2. 终止妊娠的方法有引产和剖宫产两种，需根据病情、孕妇的产科情况、宫颈成熟度和胎盘功能，综合分析作出选择。孕妇病情不重，无明显产科异常情况，宫颈成熟度评分较高，胎盘功能尚好，胎儿已成熟，则可行引产；孕妇病情较重，宫颈成熟度差，胎盘功能不好或胎儿窘迫，则宜行剖宫产。若引产后产程进展缓慢或有胎儿窘迫发生，亦应及时改用剖宫产终止妊娠。对需终止妊娠而胎儿成熟度较差者，可于终止妊娠前用肾上腺皮质激素促进胎儿肺成熟，预防新生儿呼吸窘迫综合征。

（五）做好高危孕妇及高危儿的产时和产后监护。

【护理评估】

（一）病史

了解孕产妇年龄、社会经济状况、职业、婚育史（包括病理产科病史）、既往史（合并内、外科和妇科疾病史）、家族史（孕妇家族中高血压、子痫前期－子痫及糖尿病史，夫妇双方家族中精神病及先天缺陷病史），了解早期妊娠时是否用过对胎儿有害的药物或接受过放射线检查，是否有过病毒感染，是否有吸烟、酗酒和吸毒等不良嗜好。

（二）身心状况

1. 一般状况　身高＜ 140cm 者，容易发生低体重儿、早产及头盆不称；步态异常者应注意有无骨盆不对称；体重 ＞ 85kg 者，糖尿病和妊娠高血压疾病发生率增加。

2. 全身检查　如血压＞ 140/90mmHg 或较基础血压升高 30/15mrnHg 者为异常；注意心脏有无扩大，节律是否正常；检查肺部、肝脏和肾脏有无异常。

3. 腹部检查　测量宫底高度判断子宫大小是否与停经周数相符，过大者应排除羊水过多或双胎，过小者警惕胎儿宫内发育迟缓或羊水过少。通过四步触诊法了解胎产式、胎先露、胎方位和胎儿先露部衔接情况，特别注意有无胎位异常和头盆不称。

4. 骨盆检查　注意有无骨盆畸形和骨盆狭窄，及时识别头盆不称个案。

5. 阴道检查　检查外阴部有无静脉曲张、阴道先天畸形、宫颈松弛或瘢痕、子宫肌瘤或先天畸形、子宫脱垂、附件包块等。

6. 判断有无宫缩及胎膜早破。

高危孕妇常表现为紧张、忧虑和恐惧。孕妇可因为前次妊娠的失败而对此次妊娠产生恐惧；在妊娠的早期担心流产及胎儿畸形，孕早期用药后担心对胎儿有影响；在妊娠中晚期则担心发生并发症、早产、因医疗指征需要终止妊娠及胎死宫内或死产，并对分娩过程中疼痛有恐惧心理。当妊娠过程中有异常发生时，紧张、忧虑和恐惧的心理会进一步加重。

（三）辅助检查

1. 实验室检查

（1）血常规：检查有无贫血、白细胞升高、血小板减少等情况。

（2）尿液常规：检查有无蛋白、白细胞、红细胞、葡萄糖和管型。

（3）检查肝功能和肾功能。

（4）糖耐量试验及检测空腹血糖：有糖尿病危险因素的孕妇可于孕24～28周行糖尿病筛查，异常者行糖耐量试验或直接测空腹血糖。

（5）感染检测：主要检测有无梅毒、艾滋病、巨细胞病毒、风疹病毒、单纯疱疹病毒、弓形虫、乙型肝炎病毒、丙型肝炎病毒等感染。

2. 超声检查　通常于妊娠18周起，定期行超声检查。可核实胎龄、了解胎儿发育情况，羊水、胎盘及胎位，还可及时了解胎儿有无畸形。

3. 心电图检查　检查是否有心律失常或心肌劳损，必要时行心脏彩超检查以排除心脏疾患。

4. 高危妊娠的特殊检测方法　包括：胎儿生长状况的监测、胎儿安危的监测、胎儿成熟度的监测及胎儿畸形及遗传性疾病的宫内诊断。

【可能的护理诊断】

焦虑：与担心胎儿安危及自身的安危有关

恐惧：与担心分娩过程中疼痛及担心胎儿意外有关

自尊紊乱：与对自身和胎儿可能出现的危险过分担心而又无能为力有关

【预期目标】

1. 孕产妇及胎儿无并发症发生。

2. 孕妇焦虑减轻或消失。

3. 孕妇能面对现实，积极接受治疗与护理。

【护理措施】

1. 心理护理　与孕妇进行交流，了解孕妇的心理状态，告知对高危妊娠应理智对待，要重视但无需过于忧虑和紧张。紧张、恐惧的负面心理有弊无益，应保持乐观愉快的心境，只有具备良好的心理状态才有利于母婴的身心健康，只要在妊娠期间按时做好产前检查，密切配合医生的治疗，就能转危为安，安全度过孕期，平安娩出胎儿。鼓励和指导孕妇家人参与和配合治疗、护理工作。

2. 一般护理

（1）饮食管理：嘱妊娠期间增加营养，保证胎儿发育需要。对胎盘功能减退、胎儿发育迟缓的孕妇给予高蛋白、高能量饮食并补充维生素、微量元素和氨基酸；对妊娠合并糖尿病者则要控制饮食；妊娠高血压疾病患者要减少食盐摄入。

（2）卧床休息：可以改善子宫胎盘血液循环，减少水肿、避免子宫对肾脏的压迫和减轻由于妊娠而产生的心血管系统的负担，有利于胎儿发育，减少胎儿窘迫和发育迟缓的发生率，一般取左侧卧位。

（3）鼓励适当地活动：根据孕妇的身体情况不同，制定不同的活动计划，孕妇进行适当的活动能保持愉快放松的心态，有助于预防各类并发症，降低高危因素。

3. 加强健康指导　对高危孕妇进行高危妊娠有关知识的宣教，教会孕妇自我监测技能（自我监测胎动及自我识别胎动异常），按期进行产前检查，提高孕妇自我保健意识和技能。

4. 密切观察病情变化　观察孕妇的生命体征，注意有无阴道流血、腹痛、心慌、胸闷、眼花、胎动减少等症状，及时报告医生并记录处理经过。产时严密观察产程进展，注意胎心率、宫缩情况及羊水的色、量，做好母儿监护及监护配合。

5. 做好检查及治疗配合　认真执行医嘱并积极配合治疗。帮助正确留置检查标本；按医嘱及时、正确给予药物治疗，并做好用药观察，防止不良反应发生；对有并发症的患者，做好抢救准备；做好各种手术前的准备工作和术中的配合工作；分娩中做好新生儿的抢救准备及抢救配合工作；为早产儿或极低体重儿准备好暖箱，并做好高危儿的护理。

【结果评价】

1. 孕妇积极主动配合治疗，掌握自我监测技能。
2. 孕妇顺利经过妊娠、分娩和产褥期。
3. 胎儿发育、生长良好，无新生儿窒息和出生缺陷。

第三节　胎儿窘迫及新生儿窒息的护理

【胎儿窘迫及护理】

胎儿窘迫（fetal distress）是指胎儿在宫内缺氧和发生酸中毒而危及胎儿健康和生命者。胎儿窘迫分为急性胎儿窘迫和慢性胎儿窘迫，急性胎儿窘迫多发生于临产后，慢性胎儿窘迫多发生于妊娠晚期。

（一）病因

凡是能影响母亲、胎儿间气体交换的因素均能导致胎儿窘迫。主要有以下原因：

1. 母体血液中氧含量不足　孕妇患有心脏病伴心力衰竭 、严重肺病（急性肺炎或严重肺结核）、妊娠高血压疾病、高血压、慢性肾炎、重度贫血、急性失血性休克、高热性疾病、一氧化碳中毒、糖尿病和其他心血管疾病，或孕妇吸烟、使用过量降压药、大量应用镇静剂或麻醉剂。

2. 胎儿因素　胎儿心血管系统疾病、某些胎儿畸形、胎儿溶血、胎儿生长受限、双胎输血综合征等。

3. 脐带因素　脐带过长或过短、缠绕、打结、扭转、狭窄、血肿、帆状附着等均可导致脐带血供受阻。

4. 胎盘因素　有前置胎盘、胎盘早剥、胎盘形状异常（模样胎盘或轮廓胎盘）、羊膜绒毛膜炎、胎盘广泛梗死等。

5. 子宫缺血、缺氧　多胎妊娠和羊水过多致使子宫过度膨胀、滥用催产素导致宫缩异常（宫缩过频、过强或子宫痉挛性收缩）、羊水过少或羊水流尽使子宫紧贴胎体都可以起子宫缺血、缺氧影响子宫胎盘血流灌注，导致胎儿缺氧。

（二）临床表现

胎儿窘迫的主要表现为胎心率改变、胎动异常及羊水污染。

（三）处理原则

积极纠正缺氧，在纠正缺氧的同时，还应考虑让胎儿尽早脱离缺氧环境。

1. 慢性胎儿窘迫的治疗

（1）积极治疗母体疾病。

（2）左侧卧位。

（3）间断吸氧：30 分 / 次，每日 2 ～ 3 次。

（4）期待疗法：若胎龄过小，估计胎儿出生后生存机会不大，应尽量延长胎龄，同时促进胎儿肺成熟。

（5）终止妊娠：胎儿宫内状况难以改善，估计胎儿出生后能够存活，应行剖宫产终止妊娠。

2. 急性胎儿窘迫的治疗

积极纠正缺氧同时，尽早终止妊娠，并做好新生儿复苏的准备。

（1）高流量吸氧：8 ～ 10L/min，每吸 30 分钟停 5 分钟，防止高氧引起的脐血管、脑血管痉挛。

（2）改变卧位：左侧卧位可改善子宫胎盘血液灌注；改变体位可缓解脐带受压状况。

（3）催产素使用不当时应停用，并给予抑制子宫收缩的药物。

（4）纠正产妇脱水、酸中毒及电解质紊乱。

（5）尽快终止妊娠：如宫口开全，胎儿先露部已达坐骨棘平面以下 3cm 者，应尽快经阴道助产娩出胎儿；若宫颈未完全扩张，无阴道分娩条件，胎儿窘迫情况严重者应立即剖宫产终止妊娠。

（四）护理评估

1. 病史　了解孕妇有无内科疾病史，如心脏病、肺结核、高血压、慢性肾炎、糖尿病等；本次妊娠有无并发症，如妊娠高血压疾病、胎膜早破、前置胎盘、胎盘早剥等；有无导致胎儿缺氧的胎盘、脐带因素；以及有无导致子宫缺血、缺氧因素存在。

2. 身心状况　孕妇自感胎动异常，胎儿窘迫早期可表现为胎动过频，进而出现胎动次数减少，直至消失。胎心听诊出现胎心率变化，表现为先快后慢，由强转弱，且不规律。通过羊膜镜观察或破膜后直接观察羊水污染程度，临床上将羊水中胎粪污染分为 3 度：Ⅰ度污染羊水呈浅绿色，为胎儿慢性缺氧，有一定的代偿功能；Ⅱ度污染羊水呈深绿色或黄绿色，常为胎儿急性缺氧；Ⅲ度污染羊水呈混浊的黄褐色或棕黄色，提示胎儿有严重缺氧。

发生胎儿窘迫时孕产妇夫妇会因为担心胎儿的安危而产生焦虑和恐惧，对需要提前终止妊娠的处理表示不理解，在分娩方式的选择上表现出无助感。胎儿死亡后，患者夫妇在感情上受到强烈的创伤，表现为愤怒、忧伤和无法接受。

3. 辅助检查

（1）胎盘功能检查：出现胎儿窘迫时，孕妇尿E_3值在 8～12mg/24h，或急骤减少30%～50%，提示胎盘功能减退；若＜10mg/24h 提示胎儿严重缺氧；如＜4mg/24h，表示胎儿濒临死亡。

(2) 胎心电子监测：NST 无反应型，基线变异率＜ 5 次 / 分，CST/OCT 出现晚期减速或变异减速。

（3）胎心率：在无胎动或宫缩时，胎心率＜ 110 次 / 分或＞ 180 次 / 分，持续 10 分钟以上。

（4）胎动计数：＜ 12 次 /12 小时，或突然减少 50%；或出现胎动过频后胎动减少，甚至消失。

（5）胎儿生物物理评分：6 ～ 8 分，可疑胎儿缺氧，须重复监测。≤ 4 分，提示缺氧。

（6）超声检查：表现为羊水过少。超声多普勒血流检测 S/D ＞ 3， RI 值和 PI 值升高。

（7）羊膜镜：羊水呈绿色至深黄色，有助于诊断。

（8）胎儿头皮血血气分析：pH ＜ 7.20，提示胎儿有较严重缺氧性酸中毒。

（五）可能的护理诊断及合作性问题

无能为力感：与不熟悉治疗过程有关

焦虑：与胎儿窘迫状态有关

决策冲突：与为抢救胎儿需要作出分娩方式选择有关

预期性悲伤：与胎儿可能受损或死亡有关

（六）预期目标

1. 胎儿情况改善，胎心率恢复正常。

2. 孕妇能积极对治疗方式作出选择。

3. 孕妇能控制焦虑，积极配合治疗和护理。

4. 产妇能够接受胎儿受损或死亡的现实。

（七）护理措施

1. 嘱孕妇取左侧卧位，或变换体位解除脐带受压。

2. 间断吸氧。

3. 严密监测胎心变化，每 15 分钟听 1 次胎心或进行胎心监护，及时发现胎心异常。

4. 严密观察宫缩情况，如有宫缩过频、过强或痉挛性收缩，应给予宫缩抑制剂。

5. 严密观察产程进展，避免产程延长导致产妇发生酸碱失衡而引发胎儿窘迫。

6. 宫口开全、胎儿先露部已达坐骨棘平面以下 3cm 者，应尽快经阴道助产娩出胎儿。

7. 需行剖宫产时，做好手术前准备。

8. 做好新生儿抢救准备，备齐吸痰管、气管插管、抢救药物，随时配合抢救工作。并请小儿内科医师、麻醉师协同抢救。

9. 做好心理护理

（1）向孕产妇夫妇提供相关信息，包括治疗的目的、操作过程和预期效果，有助于减轻焦虑，保持良好心态，积极配合治疗和护理，也可帮助他们面对现实。

（2）对极度焦虑的孕产妇，护理人员应陪伴她们，提供支持及关怀，应鼓励产妇说出内心感受并给予安慰和耐心解答。也可以安排家人陪伴她们，不让她们独处，直至顺利度过分娩期。

（八）结果评价

1. 胎儿情况改善，胎心率恢复正常。

2. 胎儿窘迫不能改善者，及时终止妊娠，新生儿状况良好。

3. 孕妇能控制焦虑，心情愉快地应对分娩。

【新生儿窒息及护理】

新生儿窒息（neonatal asphyxia)是指胎儿娩出后 1 分钟，仅有心跳而无呼吸或呼吸功能不全的缺氧及酸中毒状态，为新生儿死亡及伤残的主要原因之一。

（一）病因

1. 胎儿窘迫。

2. 分娩过程中颅骨过度受压、臀位后出头困难、滞产、产钳术使胎儿颅内出血均可导致胎儿缺氧，而发生新生儿窒息。

3. 在分娩过程中接近胎儿娩出时使用麻醉剂、镇静剂，抑制了胎儿呼吸中枢。

4. 胎儿娩出过程中吸入羊水、胎粪及黏液致呼吸道阻塞，造成气体交换受阻。

5. 早产儿呼吸中枢不成熟。

6. 先天性肺炎及肺发育不良。

7. 呼吸道发育异常。

8. 脑出血及脑发育异常。

（二）临床表现

根据缺氧程度分轻度窒息和重度窒息。

1. 轻度窒息　也称青紫窒息，Apgar 评分 4 ～ 7 分。新生儿面部与全身皮肤呈青紫色；呼吸表浅或不规律；心跳规则且有力，心率减慢（80 ～ 120 次 / 分）；对外界刺激有反应，喉反射存在；肌张力好，四肢稍屈。如果抢救治疗不及时，可转为重度窒息。

2. 重度窒息　也称苍白窒息，Apgar 评分 0 ～ 3 分。新生儿皮肤苍白，口唇青紫；无呼吸或仅有喘息样微弱呼吸；心跳不规则，心率＜80次/分且弱；对外界刺激无反应，喉反射消失；肌肉无张力，四肢松弛。如果抢救治疗不及时可致死亡。

出生后 5 分钟 Apgar 评分对估计预后有意义。评分越低，酸中毒和低氧血症越严重，如 5 分钟的 Apgar 评分＜ 3 分，其预后差。

（三）处理原则

以预防为主，一旦发生及时抢救，方法正确。争取尽快复苏，以减少缺氧和酸中毒对机体的危害。抢救过程中应动作迅速、准确、轻柔，避免发生损伤。

1. 应做好复苏准备，准备好抢救药品和器械，请麻醉师准备好气管插管，请小儿内科医师协助抢救。

2. 胎儿娩出后及时保暖并迅速按 A、B、C、D、E 程序进行复苏。

（1）A(Airway) 建立通畅的呼吸道：胎头娩出不要急于娩肩，先用挤压法清除口鼻咽部黏液及羊水，然后娩出胎儿，托起头部，用吸痰管轻轻插入新生儿的咽部，吸尽黏液和羊水，争取在新生儿第一次呼吸前吸清羊水。

（2）B(Breathing) 建立呼吸：确认呼吸道通畅后，可摩擦胎儿背及弹足底刺激其呼吸，同时氧气吸入。用上述方法不能建立呼吸者，可采用人工呼吸方法：

1）托背法：新生儿平卧，用一手托稳新生儿背部，徐徐抬起，使胸部向上挺，脊柱极度伸展，然后慢慢放平，每 5 ～ 10 秒重复一次。

2）口对口人工呼吸：将一块纱布叠成4层，置于新生儿口鼻上，对准新生儿口鼻部轻轻吹气，吹气时见到胸部微微隆起，经 3 ～ 4 次后可建立自然呼吸。如此方法无效，可用气管插管。

3）气管插管：给予持续正压呼吸或间歇正压呼吸。

（3）C(Circulation) 维持正常循环：可行体外胸廓按压，方法是：使新生儿仰卧，用食中指有节奏地按压胸骨中段，每分钟按压 100 次，按压深度为胸廓按下 1 ～ 2cm，每压 3 次间断加压给氧 1 次，按压有效者可摸到颈动脉和股动脉搏动。

（4）D(drug) 药物治疗

1）纠正酸中毒：常用 5% 碳酸氢钠溶于 25% 葡萄糖溶液中，自脐静脉缓慢注入。

2）恢复心率：用肾上腺素静脉注射，可恢复心脏跳动或加快心率。

3）使用呼吸兴奋剂：新生儿窒息不主张用呼吸兴奋剂，但当呼吸抑制为使用麻醉药物引起时用纳洛酮静脉注射。

4）扩容治疗：用全血、生理盐水、白蛋白等补充血容量，增加组织灌注。

（5）E(Evaluation) 评价：复苏过程中要随时评价患儿情况，以确定进一步抢救方法。

（四）护理评估

1. 病史　了解有无胎儿窘迫、产程过长、难产、使用大量镇静剂病史，有无胎儿先天性心脏病、颅内出血、胎儿畸形和早产病史。

2. 身心状况　重点评估窒息的程度，胎儿出生后 1 分钟和 5 分钟进行 Apgar 评分，如评分低要继续评分，以确定进一步治疗和评价预后。

产妇可表现为焦虑，担心失去孩子或以后有后遗症，急切询问新生儿情况。当新生儿抢救不成功，表现为极度悲伤，甚至失去生活信心。

（五）可能的护理诊断和合作性问题

气体交换受损：与呼吸道内存在羊水、黏液和胎粪有关

清理呼吸道无效：与呼吸道肌张力低下和呼吸道潴留物过多有关

体温过低：与环境温度低和新生儿缺氧有关

有受伤的危险：与抢救时操作、组织缺氧有关

有感染的危险：与抢救操作、免疫力低下有关

（六）预期目标

1. 新生儿被抢救成功。

2. 新生儿并发症降低至最小。

（七）护理措施

1. 配合医生进行复苏。

2. 保暖　在整个抢救过程中必须注意保暖，胎儿出生后立即揩干体表的羊水及血迹，减少散热，应在远红外保暖床上进行抢救，有利于患儿复苏。

3. 氧气吸入　及早合理给氧是提高新生儿血氧浓度，减轻脑组织继发缺氧的关键之一。

4. 密切观察病情变化　注意观察新生儿面色、呼吸、心率、体温、肌张力情况，并做好记录。如发现眼球强直性偏斜、烦躁、脑性尖叫、前囟隆起、呕吐、瞳孔增大、呼吸不规则等，表明颅内压增高，提示病情加重；若呕吐为咖啡色物，应警惕消化道出血。

5. 保持呼吸道通畅　清除口鼻腔内黏液，患儿侧卧位，以免胃内分泌物流入气管再度引起窒息及吸入性肺炎。

6. 窒息的新生儿应延迟哺乳，以静脉补液维持营养。按医嘱补液，观察输液速度，以8～12滴/分为宜，以免在短时间内输液过快加重心脏负担，引起心衰及肺水肿。

7. 减少刺激　保持新生儿舒适安静，治疗护理应集中进行，避免搬动头部，减少惊厥的诱发因素。

8. 预防感染　新生儿抵抗力差，要做好消毒隔离工作，防止医源性感染。

9. 脐带护理　脐带未脱落前要保持脐部清洁与干燥，脐部潮湿或有分泌物时，用75%酒精消毒，脐部有感染应及时治疗。

10. 在患儿出院前，指导家长掌握正确的喂养方法，并进行口腔、脐部等重点部位护理知识的宣教，指导家长学会观察新生儿的面色、呼吸、哭声、吸吮力、体温和大小便，并指导与协助家长做好家庭护理。

（八）结果评价

1. 新生儿5分钟的Apgar评分达7分或以上。

2. 出院时新生儿没有并发症发生。

（马　弢）

第 7 章

妊娠期并发症妇女的护理

学习目标

在完成本章内容的学习后，学生应能：

1. 复述流产、异位妊娠、早产、妊娠高血压综合征、前置胎盘、胎盘早期剥离、双胎妊娠、羊水量异常以及胆汁淤积综合征的定义、主要病因及发病机制、临床表现以及处理原则。
2. 依据护理程序，针对妊娠期并发症妇女进行护理评估，提出可能的护理诊断/合作性问题，制定相应的护理措施，以及进行结果评价。
3. 分析妊娠期并发症妇女的健康需求，针对性地提供健康教育。

第一节　自然流产

凡妊娠不足28周、胎儿体重不足1000g而终止者，称为流产（abortion）。流产发生于妊娠12周以前者称早期流产，发生在妊娠12周至不足28周者称晚期流产。流产分为自然流产和人工流产，自然流产的发生率占全部妊娠的15%左右，且多数为早期流产。本节主要阐述自然流产。

【病因及发病机制】

导致流产的原因很多，主要有以下几方面。

（一）遗传基因缺陷

自然流产尤其是早期流产染色体异常的胚胎占50%～60%。染色体数目异常较多见，如多倍体、三倍体及X单体等；其次为结构异常，如染色体断裂、缺失和易位。染色体异常的胚胎多数发生流产，极少数可继续发育。但出生后也会发生某些功能异常或合并畸形。若已流产，妊娠产物有时仅为一空孕囊或已退化的胚胎。

（二）母体因素

1. 全身性疾病　患全身性疾病的孕妇有可能发生流产，如妊娠期急性高热可引起子宫收缩而发生流产，细菌毒素或病毒通过胎盘进入胎儿血循环，导致胎儿死亡而发生流产。孕妇患严重贫血或心力衰竭可致胎儿缺氧，也可能引起流产。此外，患慢性肾炎或高血压的孕妇，其胎盘可能发生梗塞而引起流产。

2. 生殖器官疾病　子宫发育不良、子宫畸形、子宫肌瘤等可影响胎儿的生长发育而导致流产。子宫颈重度裂伤，宫颈内口松弛者易因胎膜早破而引起晚期流产。

3. 内分泌功能失调　黄体功能不全的妇女，排卵受精后体内孕激素不足，蜕膜发育不良，影响胚泡的植入与发育而引起流产。甲状腺功能低下的孕妇，也可因胚胎发育不良而导致流产。

4. 免疫因素　母体妊娠后母儿双方免疫不适应，导致母体排斥胎儿发生流产；母体内有抗精子抗体也常导致早期流产。

5. 其他　母儿血型不合（如Rh或A、B、O血型系统等）可能引起晚期流产。妊娠期特别是妊娠早期行腹部手术或妊娠中期外伤，以及劳动过度、性交等诱因，均可刺激子宫收缩而引起流产。

（三）胎盘因素

胎盘滋养细胞的发育和功能不全是胚胎早期死亡的重要原因。此外，胎盘内巨大梗塞、前置胎盘、胎盘早期剥离而致胎盘血循环障碍，胎儿死亡等可致流产。

（四）外界不良因素

一些有害的化学物质（如镉、铅、有机汞、DDT及吸烟等）和物理因素（如放射性物质、噪音及高温等）可直接或间接对胚胎或胎儿造成损害，引起流产。

【病理】

由于流产发生的时间不同，其病理过程亦不同。

早期流产时胚胎多数先死亡，继之底蜕膜出血，造成胚胎外面的绒毛与蜕膜层剥离，已剥离的胚胎组织如同异物，引起子宫收缩而被排出。在妊娠早期，胎盘绒毛发育尚不成熟，与子宫蜕膜联系尚不牢固，因此在妊娠 8 周前发生的流产，妊娠产物多数可以完全从子宫壁剥离而排出，故出血不多。在妊娠 8 ~ 12 周，胎盘虽未完全形成，但胎盘绒毛发育繁盛，与蜕膜层联系牢固，此时若发生流产，妊娠产物往往不易完全从子宫壁剥离而排出，常有部分组织残留于宫内，影响子宫收缩，故出血较多。妊娠 12 周后，胎盘已完全形成，流产过程与足月分娩相似，往往先有腹痛，继之排出胎儿及胎盘。有时由于底蜕膜反复出血，凝固的血块包绕胎块，形成血样胎块稽留于宫内，在胚胎排出前，往往发生反复的阴道出血。若时间较长，血样胎块可因血红蛋白被吸收而形成肉样胎块，或纤维化与子宫壁粘连。若胎儿被挤压可形成纸样胎儿，或钙化形成石胎。

【临床表现及处理原则】

停经、腹痛及阴道出血是流产的主要临床症状。在流产发展的各个阶段，其症状发生的时间、程度不同，相应的处理原则亦不同。

一般流产的发展过程如下：

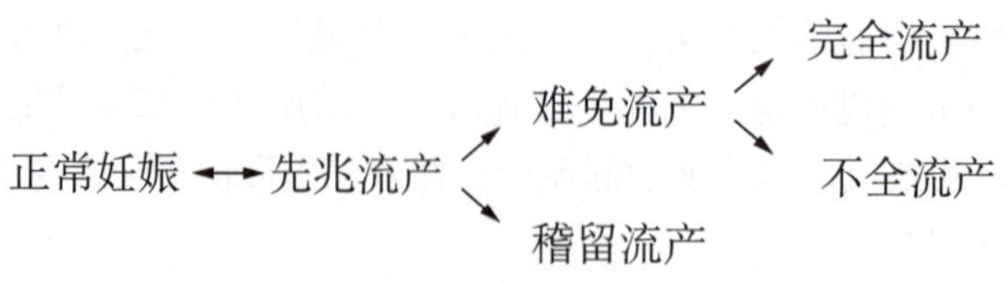

（一）先兆流产（threatened abortion）

表现为停经后出现少量阴道流血，流血量较月经量少，有时伴有轻微下腹痛、腰痛、腰坠。妇科检查：宫颈口未开，胎膜未破，妊娠产物未排出。子宫大小与停经周数相符。经休息及治疗后，若流血停止或腹痛消失，妊娠可继续进行；若流血增多或腹痛加剧，则可能发展为难免流产。

先兆流产的处理原则是卧床休息，禁止性生活；减少刺激；必要时给予对胎儿危害小的镇静剂；对于黄体功能不足的孕妇，每日肌注黄体酮 20mg，以利于保胎；并注意及时进行超声检查，了解胚胎发育情况，避免盲目保胎。

（二）难免流产（inevitable abortion）

由先兆流产发展而来，指流产已不可避免。表现为阴道流血量增多，阵发性腹痛加重。妇科检查：宫颈口已扩张，晚期难免流产还可有羊水流出或见胚胎组织或胎囊堵于宫口，子宫大小与停经周数相符或略小。

难免流产一旦确诊，应尽早使胚胎及胎盘组织完全排出，以防止出血和感染。

（三）不全流产（incomplete abortion）

由难免流产发展而来，此时妊娠产物已部分排出体外，尚有部分残留于宫内，从而影响子宫收缩，致使阴道出血持续不止，严重时可引起出血性休克。妇科检查：宫颈口已扩张，不断有血液自宫颈口内流出，有时尚可见胎盘组织堵塞于宫颈口或部分妊娠产物已排出于阴道内，而部分仍留在宫腔内。一般子宫小于停经周数。

不全流产一经确诊，应行吸宫术或钳刮术以清除宫腔内残留组织，并预防感染。

（四）完全流产（complete abortion）

妊娠产物已完全排出，阴道出血逐渐停止，腹痛随之消失。妇科检查：宫颈口已关闭，子宫接近正常大小。

对于完全流产，如无感染征象，一般不需特殊处理。

（五）稽留流产（missed abortion）

也称过期流产，指胚胎或胎儿已死亡滞留在宫腔内尚未自然排出者。胚胎或胎儿死亡后，子宫不再增大反而缩小，早孕反应消失，若已至妊娠中期，孕妇不感腹部增大，胎动消失。妇科检查：宫颈口未开，子宫较停经周数小，质地不软。未闻及胎心。

对于稽留流产，应及时促使胎儿和胎盘排出，以防稽留日久发生凝血机能障碍。处理前应做凝血功能检查。

（六）习惯性流产（habitual abortion）

指自然流产连续发生 3 次或 3 次以上者。每次流产多发生于同一妊娠月份，其临床经过与一般流产相同。早期流产的原因常为黄体功能不足、甲状腺功能低下、染色体异常等。晚期流产最常见的原因为宫颈内口松弛、子宫畸形、子宫肌瘤等。

习惯性流产以预防为主，在受孕前，对男女双方均应进行详细检查。

流产过程中，若阴道流血时间过长、有组织残留于宫腔内或非法堕胎等，均有可能引起宫腔内感染。严重时感染可扩展到盆腔、腹腔乃至全身，并发盆腔炎、腹膜炎、败血症及感染性休克等，称流产感染。

【护理评估】

（一）病史

停经、阴道流血和腹痛是流产孕妇的主要症状。护士应详细询问患者停经史、早孕反应情况；阴道流血症状、流血量及其持续时间；有无腹痛，腹痛的部位、性质及程度。此外，还应了解阴道有无水样排液，阴道排液的色、量及有无臭味，以及有无妊娠产物排出等。

对于既往病史，护士应全面了解孕妇在妊娠期间有无全身性疾病、生殖器官疾病、内分泌功能失调及有无接触有害物质等，以识别发生流产的诱因。

（二）身心状况

流产孕妇可因出血过多而出现休克，或因出血时间过长、宫腔内有残留组织而发生感染，因此护士应全面评估孕妇的各项生命体征，判断流产类型，尤其注意与贫血及感染相关的征象。

流产孕妇的心理状况常常以焦虑和恐惧为特征。孕妇面对阴道流血往往会不知所措，过分紧张，甚至将其过度严重化。同时胎儿的健康也直接影响孕妇的情绪反应，孕妇可能会表现为伤心、郁闷、烦躁不安等。此外，孕妇家属的紧张和焦虑也会影响孕妇的心理状况。

（三）诊断检查

1. 妇科检查　在消毒条件下进行妇科检查，进一步了解宫颈口是否扩张，羊膜囊是否膨出，有无妊娠产物堵塞于宫颈口内；子宫大小与停经周数是否相符，有无压痛等。并应检查双侧附件有无肿块、增厚及压痛等。

2. 实验室检查

（1）绒毛膜促性腺激素（HCG）测定：多采用放射免疫方法进行HCG定量测定，如HCG低于正常值或＜625IU/L时，提示将要流产。

（2）其他激素测定：主要有胎盘生乳素（HPL）、雌二醇（E_2）和孕二醇等，如测定的结果低于正常值，提示将要流产。

3. B型超声显像　超声显像可显示有无胎囊、胎动、胎心等，从而可诊断并鉴别流产及其类型，指导正确处理。

【可能的护理诊断及合作性问题】

有感染的危险：与阴道出血时间过长、宫腔内有残留组织等因素有关

焦虑：与担心胎儿健康等因素有关

潜在并发症：出血性休克

【预期目标】

1. 出院时，护理对象无感染征象。
2. 先兆流产孕妇能积极配合保胎措施，继续妊娠。
3. 护理对象能复述流产相关知识，从而使再次流产的发生率降低。

【护理措施】

如前所述，对于不同类型的流产孕妇，其处理原则亦不同。护士在全面评估孕妇身心状况的基础上，综合病史及诊断检查，明确基本处理原则，认真执行医嘱，积极配合医生为流产孕妇进行诊治，并为之提供相应的护理措施。

（一）先兆流产孕妇的护理

先兆流产孕妇需卧床休息，禁止性生活，禁用肥皂水灌肠，以减少各种刺激。护士除了为其提供生活护理外，通常遵医嘱给予孕妇对胎儿无害的适量镇静剂、孕激素等，并随时评

估孕妇的病情变化，如是否腹痛加重、阴道流血量增多等。此外，由于孕妇的情绪状态也会影响其保胎效果，因此护士还应注意观察孕妇的情绪反应，加强心理护理，从而稳定孕妇情绪，增强保胎信心。护士需向孕妇及家属讲明以上保胎措施的必要性，以取得孕妇及家属的理解和配合。

（二）妊娠不能再继续者的护理

护士应积极采取措施，及时做好终止妊娠的准备，协助医师完成手术过程，使妊娠产物完全排出，同时开放静脉，做好输液、输血准备。并严密监测孕妇的体温、血压及脉搏，观察其面色、腹痛、阴道流血及与休克有关征象。有凝血功能障碍者应予以纠正，然后再行引产或手术。

（三）预防感染

护士应监测病人的体温、血象及阴道流血、分泌物的性质、颜色、气味等，并严格执行无菌操作规程，加强会阴部护理。指导孕妇使用消毒会阴垫，保持会阴部清洁，维持良好的卫生习惯。当护士发现感染征象后应及时报告医师，并按医嘱进行抗感染处理。此外，护士还应嘱患者流产后1个月返院复查，确定无禁忌证后，方可开始性生活。

（四）协助病人顺利渡过悲伤期，加强卫生宣教，避免再次流产

病人由于失去胎儿，往往会出现伤心、悲哀等情绪反应。护士应给予同情和理解，帮助病人及家属接受现实，顺利渡过悲伤期。此外，护士还应与孕妇及家属共同讨论此次流产的原因，并向他们讲解流产的相关知识，帮助他们为再次妊娠做好准备。有习惯性流产史的孕妇在下一次妊娠确诊后应卧床休息，加强营养，禁止性生活，补充维生素B、E、C等，治疗期必须超过以往发生流产的妊娠月份。病因明确者，应积极接受病因治疗。如黄体功能不足者，按医嘱正确使用黄体酮治疗以预防流产；子宫畸形者需在妊娠前先行矫治手术，例如宫颈内口松弛者应在未妊娠前作宫颈内口松弛修补术，如已妊娠，则可在妊娠14～16周时行子宫内口缝扎术。

【结果评价】

1. 出院时，护理对象体温正常，血红蛋白及白细胞数正常，无出血、感染征象。
2. 先兆流产孕妇配合保胎治疗，继续妊娠。
3. 护理对象能应用流产相关知识分析此次流产原因，讲述再次妊娠的注意事项。

第二节　异位妊娠

正常妊娠时，受精卵着床于子宫体腔内膜。受精卵在子宫体腔外着床发育时，称为异位妊娠（ectopic pregnancy），习称宫外孕（extrauterine pregnancy）。按其发生的部位不同，可分为输卵管妊娠、卵巢妊娠、腹腔妊娠、宫颈妊娠及子宫残角妊娠等，其中输卵管妊娠最为常见，占异位妊娠的95%左右。本节主要阐述输卵管妊娠。

输卵管妊娠是妇产科常见急腹症之一，当输卵管妊娠流产或破裂时，可引起腹腔内严重出血，如不及时诊断、处理，可危及生命。输卵管妊娠因其发生部位不同又可分为间质部、峡部、壶腹部和伞部妊娠（图7-1）。以壶腹部妊娠多见，其次为峡部，伞部和间质部

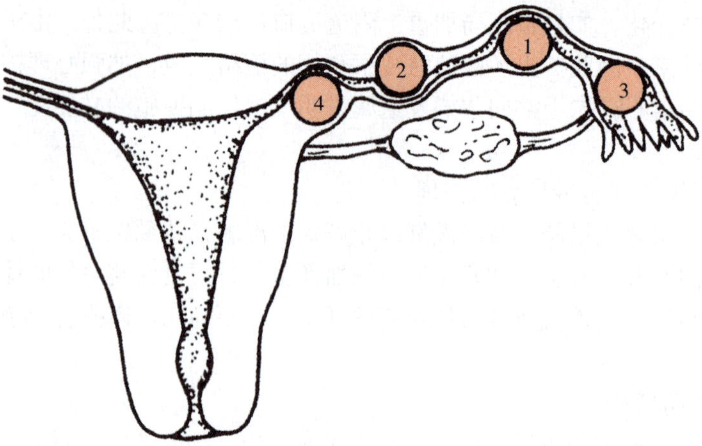

图 7-1 **输卵管妊娠发生的部位**

1. 壶腹部妊娠；2. 峡部妊娠；3. 伞部妊娠；4. 间质部妊娠

妊娠少见。

【病因及发病机制】

任何妨碍受精卵正常进入宫腔的因素均可造成输卵管妊娠。

（一）输卵管炎症

是引起输卵管妊娠的常见原因。慢性炎症可以使输卵管管腔黏膜皱褶粘连，管腔变窄；或纤毛缺损；或输卵管周围粘连，输卵管扭曲，管腔狭窄，管壁肌蠕动减弱等，这些因素均妨碍了受精卵的顺利通过和运行。

（二）输卵管发育不良或功能异常

输卵管发育不良，如输卵管过长、肌层发育差、黏膜纤毛缺乏等，均可成为输卵管妊娠的原因。输卵管蠕动、纤毛活动以及上皮细胞的分泌功能异常，也可影响受精卵的正常运行。此外，精神因素也可引起输卵管痉挛和蠕动异常，干扰受精卵的运送。

（三）其他

内分泌失调、神经精神机能紊乱、受精卵游走、输卵管周围肿瘤以及子宫内膜异位症等都可增加受精卵着床于输卵管的可能性。此外，放置宫内节育器与异位妊娠发生的关系已引起国内外重视。随着宫内节育器的广泛应用，异位妊娠发生率增高，其原因可能是由于使用宫内节育器后的输卵管炎所致。最近相关调查研究表明宫内节育器本身并不增加异位妊娠的发生率，但若宫内节育器避孕失败而受孕时，则发生异位妊娠的机会较大。

【病理】

输卵管妊娠时，由于输卵管管腔狭窄，管壁薄且缺乏黏膜下组织，其肌层也远不如子宫肌壁宽与坚韧，妊娠后不能形成完好的蜕膜，受精卵植入后，不能适应孕卵的生长发育，因此当输卵管妊娠发展到一定程度，可出现以下结果：

（一）输卵管妊娠流产（tubal abortion）

多见于输卵管壶腹部妊娠，发病多在妊娠 8 ～ 12 周。由于输卵管妊娠时管壁形成的蜕膜不完整，发育中的囊胚常向管腔突出，最终突破包膜而出血，囊胚可与管壁分离（图7-2），若整个囊胚剥离落入管腔并经输卵管逆蠕动排入腹腔，即形成输卵管完全流产，出血一般不多。若囊胚剥离不完整，有一部分仍残留于管腔，则为输卵管不完全流产。此时，管壁肌层收缩力差，血管开放，持续反复出血，量较多，血液凝聚在子宫直肠陷凹，形成盆腔积血。如有大量血液流入腹腔，则出现腹腔刺激症状，同时引起休克。

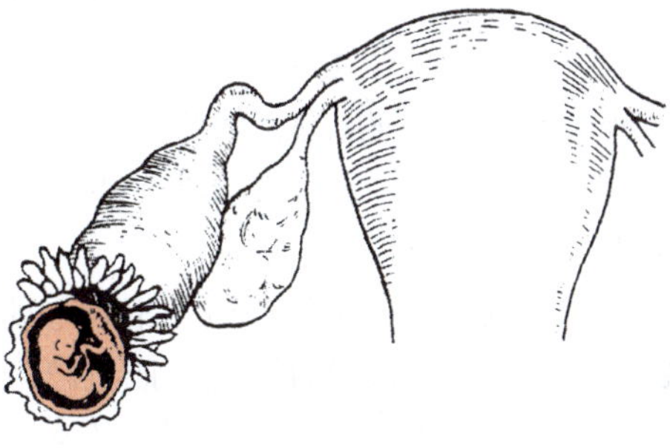

图 7-2 输卵管妊娠流产

（二）输卵管妊娠破裂（rupture of tubal pregnancy）

多见于输卵管峡部妊娠，发病多在妊娠6周左右。当囊胚生长时绒毛侵蚀管壁的肌层及浆膜，以至穿破浆膜，形成输卵管妊娠破裂（图7-3）。由于输卵管肌层血管丰富，输卵管妊娠破裂所致的出血远较输卵管妊娠流产严重，短期内即可发生大量腹腔内出血使孕妇陷于休克，亦可反复出血，形成盆腔及腹腔血肿。

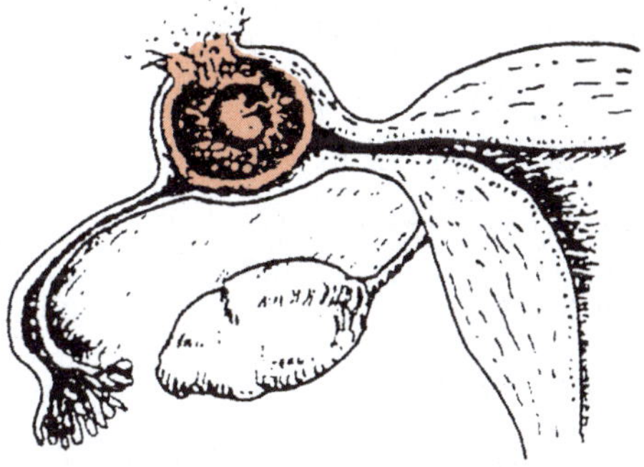

图 7-3 输卵管妊娠破裂

（三）陈旧性宫外孕

有时发生输卵管妊娠流产或破裂后未及时治疗，或内出血已逐渐停止，病情稳定，时间过久，胚胎死亡或被吸收。但长期反复内出血形成的盆腔血肿可机化变硬，并与周围组织粘连，临床上称为陈旧性宫外孕。

（四）继发性腹腔妊娠

发生输卵管妊娠流产或破裂后，胚胎被排入腹腔，大部分死亡，不会再生长发育。但偶尔也有存活者，若存活胚胎的绒毛组织仍附着于原位或排至腹腔后重新种植而获得营养，可继续生长发育形成继发性腹腔妊娠，若破裂口在阔韧带内，可发展为阔韧带妊娠。

输卵管妊娠者和正常妊娠一样，滋养细胞产生的HCG维持黄体生长，使甾体激素分泌增加，因此月经停止来潮。子宫肌纤维增生肥大，子宫增大变软。子宫内膜出现蜕膜反应。蜕膜的存在与孕卵的生存密切相关，若胚胎死亡，滋养细胞活力消失，蜕膜自宫壁剥离而发生阴道流血。有时蜕膜可完整剥离，随阴道流血排出三角形蜕膜管型；有时则呈碎片排出。排出的组织见不到绒毛，组织学检查无滋养细胞。

【临床表现】

输卵管妊娠的临床表现与受精着床部位、有无流产或破裂以及出血量多少与时间长短等有关。

（一）症状

1. 停经　多数病人停经6～8周以后出现不规则阴道流血，但有些患者因月经仅过期几天，误将不规则的阴道流血视为月经，也可能无停经主诉。

2. 腹痛　是输卵管妊娠患者就诊的主要症状。输卵管妊娠未发生流产或破裂前，常表现为一侧下腹隐痛或酸胀感。输卵管妊娠流产或破裂时，患者突感一侧下腹撕裂样疼痛。随后，血液由局部、下腹流向全腹，疼痛亦遍及全腹，放射至肩部；当血液积聚于直肠子宫陷凹处，可出现肛门坠胀感。

3. 阴道流血　胚胎死亡后，常有不规则阴道流血，色暗红或深褐，量少呈点滴状，一般不超过月经量。少数患者阴道流血量较多，类似月经。阴道流血可伴有蜕膜管型或蜕膜碎片排出，系子宫蜕膜剥离所致。阴道流血一般常在病灶除去后方能停止。

4. 晕厥与休克　急性大量内出血及剧烈腹痛可引起患者晕厥或休克。内出血愈多愈急，症状出现也愈迅速愈严重，但与阴道流血量不成比例。

5. 腹部包块　当输卵管妊娠流产或破裂后所形成的血肿时间过久，可因血液凝固，逐渐机化变硬并与周围器官（子宫、输卵管、卵巢、肠管等）发生粘连而形成包块。

（二）体征

根据病人内出血的情况，病人可呈贫血貌。腹部检查：下腹压痛、反跳痛明显，出血较多时，叩诊有移动性浊音。

【处理原则】

以手术治疗为主，其次是药物治疗。

1. 手术治疗　应在积极纠正休克的同时，进行手术抢救。近年来，腹腔镜技术的发展，也为异位妊娠的诊断和治疗开创了新的手段。

2. 药物治疗　根据中医辨证论治方法，合理运用中药，或用中西医结合的方法，对输卵管妊娠进行保守治疗已取得显著成果。近年来用化疗药物甲氨蝶呤等治疗输卵管妊娠，已有成功的报道。但在治疗中若有严重内出血征象，或疑输卵管间质部妊娠或胚胎继续生长时仍应及时进行手术治疗。

【护理评估】

（一）病史

护士应详细询问患者的月经史，以准确推断停经时间。注意不要将不规则阴道流血误认为末次月经，或由于月经仅过期几天，不认为是停经。此外，对不孕、放置宫内节育器、绝育术、复孕术、盆腔炎等与发病相关的高危因素予以高度重视。

（二）身心状况

输卵管妊娠未发生流产或破裂前，症状及体征不明显。当患者腹腔内出血较多时呈贫血貌，严重者可出现面色苍白，四肢湿冷，脉快、弱、细，血压下降等休克症状。体温一般正常，出现休克时体温略低，腹腔内血液吸收时体温略升高，但不超过38℃。下腹有明显压痛、反跳痛，尤以患侧为重，肌紧张不明显，叩诊有移动性浊音。血凝后下腹可触及包块。

由于输卵管妊娠流产或破裂后，腹腔内急性大量出血及剧烈腹痛，以及妊娠终止的现实都将使孕妇出现较为激烈的情绪反应，可表现出哭泣、自责、无助、抑郁和恐惧等行为。孕妇家属也会因难以接受妊娠终止而出现过激的情绪反应。

（三）诊断检查

1. 腹部检查　输卵管妊娠流产或破裂者，下腹部有明显压痛和反跳痛，尤以患侧为甚，轻度腹肌紧张；出血多时，叩诊有移动性浊音；如出血时间较长，形成血凝块，在下腹可触及软性肿块。

2. 盆腔检查　输卵管妊娠未发生流产或破裂者，除子宫略大较软外，仔细检查可能触及胀大的输卵管并轻度压痛。输卵管妊娠流产或破裂者，阴道后穹窿饱满，有触痛。将宫颈轻轻上抬或左右摇动时引起剧烈疼痛，称为宫颈抬举痛或摇摆痛，是输卵管妊娠的主要体征之一。子宫稍大而软，腹腔内出血多时检查子宫呈漂浮感。

3. 阴道后穹窿穿刺　是一种简单可靠的诊断方法，适用于疑有腹腔内出血的患者。由于腹腔内血液易积聚于子宫直肠陷凹，即使血量不多，也能经阴道后穹窿穿刺抽出。用18号长针自阴道后穹窿刺入子宫直肠陷凹，抽出暗红色不凝血为阳性，说明存在血腹症。无内出血、内出血量少、血肿位置较高或子宫直肠陷凹有粘连时，可能抽不出血液，因而穿刺阴性不能否定输卵管妊娠存在。如有移动性浊音，可做腹腔穿刺。

4. 妊娠试验　放射免疫法测血中 HCG，尤其是 β-HCG 阳性有助诊断。虽然此方法灵敏度高，异位妊娠的阳性率一般可达80% ~ 90%，但β-HCG阴性者仍不能完全排除异位妊娠。

5. 超声检查　B 型超声显像有助于诊断异位妊娠。阴道 B 型超声检查较腹部 B 型超声检查准确性高。诊断早期异位妊娠，单凭 B 型超声显像有时可能误诊。若能结合临床表现及 β-HCG 测定等，对诊断的帮助很大。

6. 腹腔镜检查　适用于输卵管妊娠尚未流产或破裂的早期患者和诊断有困难的患者。腹腔内大量出血或伴有休克者，禁作腹腔镜检查。在早期异位妊娠患者，可见一侧输卵管肿大，表面紫蓝色，腹腔内无出血或有少量出血。

7. 子宫内膜病理检查　现很少依靠诊断性刮宫协助诊断。诊刮仅适用于阴道流血量较多的患者，目的在于排除宫内妊娠流产。将宫腔排出物或刮出物做病理检查，切片中见到绒毛，可诊断为宫内妊娠，仅见蜕膜未见绒毛者有助于诊断异位妊娠。

【可能的护理诊断及合作性问题】

潜在并发症：出血性休克

恐惧：与担心手术失败有关

【预期目标】

1. 患者休克症状得以及时发现并缓解。
2. 患者愿意接受手术治疗。
3. 患者能以正常心态接受此次妊娠失败的现实。

【护理措施】

（一）接受手术治疗患者的护理

1. 护士在严密监测患者生命体征的同时，配合医生积极纠正患者休克症状，做好术前准备。手术治疗是输卵管异位妊娠的主要处理方法。对于严重内出血并发现休克的患者，护士应立即开放静脉，交叉配血，做好输血输液的准备，以便配合医生积极纠正休克、补充血容量，并按急诊手术要求迅速做好术前准备。术前准备与术后护理的有关内容请参见腹部手术病人的一般护理。

2. 加强心理护理。护士于术前简洁明了地向患者及家属讲明手术的必要性，并以亲切的态度和切实的行动赢得患者及家属的信任，保持周围环境安静、有序，减少和消除患者的紧张、恐惧心理，协助患者接受手术治疗方案。术后，护士应帮助患者及家属以正常的心态接受此次妊娠失败的现实，向他们讲述异位妊娠的有关知识，一方面可以减少因害怕再次发生异位妊娠而抵触妊娠的不良情绪，另一方面，也可以增加患者的自我保健知识，提高自我保健意识。

（二）接受非手术治疗患者的护理

对于接受非手术治疗方案的患者，护士应从以下几方面加强护理。

1. 护士需密切观察患者的一般情况、生命体征，并重视患者的主诉，尤应注意阴道流血量与腹腔内出血量不成比例，当阴道流血量不多时，不要误以为腹腔内出血量亦很少。

2. 护士应告诉患者病情发展的一些指征，如出血增多、腹痛加剧、肛门坠胀感明显等，以便当患者病情发展时，医患均能及时发现，给予相应处理。

3. 指导患者卧床休息，避免腹部压力增大，从而减少异位妊娠破裂的机会。在患者卧床期间，护士需提供相应的生活护理。

4. 护士需协助正确留取血标本，以监测治疗效果。

5. 护士应指导患者摄取足够的营养物质，尤其是富含铁蛋白的食物，如动物肝脏、鱼肉、豆类、绿叶蔬菜以及黑木耳等，以促进血红蛋白的增加，增强患者的抵抗力。

（三）出院指导

输卵管妊娠的预后在于防止输卵管的损伤和感染，因此护士应做好妇女的健康保健工作，防止发生盆腔感染。教育病人洁身自好，抵制不良性行为，保持良好的卫生习惯。发生盆腔炎后须积极彻底治疗，以免延误病情。由于输卵管妊娠者中约有10%的再发生率和50%～60% 的不孕率。因此，护士需告诫患者，下次妊娠时要及时就医，并且不宜轻易终止妊娠。

【结果评价】

1. 患者的休克症状得以及时发现并纠正。
2. 患者消除了恐惧心理，愿意接受手术治疗。
3. 患者以平静的心情接受此次妊娠失败的现实。

第三节 早 产

早产（preterm labor）是指妊娠满 28 周至不满 37 足周之间分娩者。此时娩出的新生儿称早产儿，出生体重多小于 2500g，各器官发育不成熟。据统计，围生儿死亡中与早产有关者占 75%，因此防止早产是降低围生儿死亡率的重要环节之一。

【原因及发病机制】

常见的原因有孕妇、胎儿和胎盘 3 方面的因素。孕妇合并子宫畸形、子宫肌瘤，急、慢性疾病及妊娠并发症时易诱发早产；若发生前置胎盘、胎盘早剥、胎死宫内、胎儿畸形、胎膜早破、绒毛膜羊膜炎、羊水过多、多胎等，亦可致早产。近年研究发现，一些高危因素可能会诱发早产发生，如青少年怀孕、吸烟、药物滥用或依赖、营养不良、精神过度紧张等。此外，尚有 30% 的早产原因不明。

【临床表现】

早产的临床表现主要是子宫收缩，最初为不规则宫缩，并常伴有少许阴道流血或血性分泌物，以后可发展为规则宫缩，宫颈管先逐渐消退，后扩张，与足月临产相似。胎膜早破的发生率较足月临产者高。

【处理原则】

若胎儿存活，无胎儿窘迫、胎膜未破，通过休息和药物治疗控制宫缩，尽量维持妊娠至足月；若胎膜已破，早产已不可避免时，则应尽可能地预防新生儿合并症以提高早产儿的存活率。

【护理评估】

（一）病史

详细评估可致早产的高危因素，如孕妇以往有流产、早产史或本次妊娠期有阴道流血史，则发生早产的可能性大，应详细询问并记录病人既往出现的症状及接受治疗的情况。此外，护士还应了解孕妇有无吸烟史、药物滥用或依赖史，以及孕妇的年龄、营养状况及精神心理状态。

（二）身心状况

妊娠晚期者子宫收缩规律，间隔 5 ~ 10 分钟，持续 30 秒以上，伴以宫颈管消退≥ 75% 以及进行性宫口扩张 2cm 以上时，可诊断为早产临产。

早产已不可避免时，孕妇常会不自觉地把一些相关的事情与早产联系起来而产生自责感；由于怀孕结果的不可预知，恐惧、焦虑、猜疑也是早产孕妇常见的情绪反应。

（三）诊断检查

通过全身检查及产科检查，核实孕周，评估胎重、胎方位等；观察产程进展，确定早产的进程。

【可能的护理诊断】

有新生儿受伤的危险：与早产儿发育不成熟有关

焦虑：与担心早产儿预后有关

自尊紊乱：与认为自己对早产的发生负有责任而又无力阻止早产有关

【护理目标】

1. 新生儿不存在因护理不当而发生的并发症。
2. 产妇建立照顾早产儿的信心，并学会照顾早产儿。
3. 病人能平静地面对事实，接受治疗及护理。

【护理措施】

1. 预防早产 孕妇良好的身心状况可减少早产的发生，突然的精神创伤亦可诱发早产，因此，应做好孕期保健工作、指导孕妇加强营养，保持平静的心情。避免诱发宫缩的活动，如抬举重物、性生活等。高危孕妇必须多卧床休息，以左侧卧位为宜，以减少宫缩并增加子宫血循环量，改善胎儿供氧，禁止性生活，慎做肛查和阴道检查等，积极治疗合并症，宫颈内口松弛者应于孕 14 ～ 16 周或更早些时间作子宫内口缝合术，以防止早产的发生。

2. 药物治疗的护理 先兆早产的主要治疗为抑制宫缩，与此同时，还要积极治疗合并症和并发症。护理人员应明确具体药物的作用和用法，并能识别药物的副作用，以避免毒性作用的发生，同时，应对病人做相应的健康教育。常用抑制宫缩的药物有3类：①β肾上腺素受体激动剂。其作用为降低子宫肌肉对刺激物的应激性，使子宫肌肉松弛，抑制子宫收缩。此类药物的副作用为心跳加快、血压下降、血糖增高、恶心、出汗、头痛等。常用药物有：利托君（ritodrine）、沙丁胺醇（salbutamol）等。②硫酸镁。镁离子直接作用于肌细胞，使平滑肌松弛，抑制子宫收缩。一般采用 25% 硫酸镁 16ml 加于 5% 葡萄糖液 100 ～ 250ml 中，在30～60分钟内缓慢静脉滴注，直至宫缩停止。关于硫酸镁的使用注意事项请参看第四节。③前列腺素合成酶抑制剂。前列腺素有刺激子宫收缩和软化宫颈的作用，其抑制剂则有减少前列腺素合成的作用，从而抑制宫缩。常用药物有吲哚美辛及阿司匹林等。但此类药物可通过胎盘抑制胎儿前列腺素的合成与释放，使胎儿体内前列腺素减少，而前列腺素有维持胎儿动脉导管开放的作用，缺乏时导管可能过早关闭而导致胎儿血循环障碍，因此，临床已较少用，必要时仅能短期（不超过 1 周）服用。

3. 预防新生儿合并症的发生 在保胎过程中，应每日行胎心监护，教会病人自数胎动，有异常时及时采取应对措施。在分娩前按医嘱给孕妇糖皮质激素如地塞米松、倍他米松等，可促胎肺成熟，是避免发生新生儿呼吸窘迫综合征的有效步骤。

4. 为分娩作准备 如早产已不可避免，应尽早决定合理分娩的方式，如臀位、横位，估计胎儿成熟度低，而产程又需较长时间者，可选用剖宫产术结束分娩；经阴道分娩者，应考虑使用产钳和会阴切开术以缩短产程，从而减少分娩过程中对胎头的压迫。同时，充分做好早产儿保暖和复苏的准备，临产后慎用镇静剂，避免发生新生儿呼吸抑制的情况；产程中应给孕妇吸氧；新生儿出生后，立即结扎脐带，防止过多母血进入胎儿循环造成循环系统负荷过重的状况。

5. 为孕妇提供心理支持和保证 安排时间与孕妇进行开放式的讨论，让病人了解早产的发生并非她的过错，有时甚至是无缘由地，也要避免为减轻孕妇的负疚感而给予过于乐观的保证。由于早产是出乎意料的，孕妇多没有精神和物质的准备，对产程中的孤独感、无助感尤为敏感，因此，丈夫、家人和护士在其身旁提供支持较足月分娩更显重要，并能帮助孕妇重建自尊，以良好的心态承担早产儿母亲的角色。

【结果评价】

1. 病人能积极配合医护措施。
2. 病人和家人为照顾早产儿做好精神和物质的准备。
3. 母婴顺利经历全过程。

第四节 妊娠高血压综合征

妊娠高血压综合征（pregnancy-induced hypertension syndrome，PIH，简称妊高征）是指妊娠20周以后出现高血压、水肿、蛋白尿三大征候群，严重时可出现抽搐、昏迷、心肾功能衰竭，甚至发生母婴死亡。妊高征是妊娠期特有的疾病，也是孕产妇及围生儿死亡的重要原因之一。由于妊娠可以使血压正常的妇女发生高血压，也可以加重已存在的高血压状态，因此2002年美国妇产科医师协会决定将妊娠期出现的以及妊娠前出现的高血压，统称为妊娠期高血压疾病。妊高征是妊娠期高血压疾病中的一种。

【病因及发病机制】

妊高征的发病原因至今尚未阐明，其相关的发病高危因素及主要病因学说如下：

（一）妊高征高危因素

依据流行病学调查发现，妊高征发病可能与以下因素有关：①精神过分紧张或受刺激致使中枢神经系统功能紊乱者；②寒冷季节或气温变化过大，特别是气压升高时；③年轻初产妇或高龄初产妇；④有慢性高血压、慢性肾炎、糖尿病等病史的孕妇；⑤营养不良，如贫血、低蛋白血症者；⑥体型矮胖者，即体重指数[体重（kg）/ 身高（cm）^{2} × 100]＞0.24 者；⑦子宫张力过高（如羊水过多、双胎妊娠、糖尿病巨大儿及葡萄胎等）者；⑧家族中有高血压史，尤其是孕妇之母有重度妊高征史者。

（二）病因学说

1. 胎盘缺血学说　临床发现妊高征易发生于初产妇、多胎妊娠、羊水过多者，本学说认为是由于子宫张力增高，影响子宫的血液供应，造成子宫－胎盘缺血、缺氧所致。此外，正常妊娠时，固定绒毛滋养细胞沿螺旋小动脉逆行浸润，逐渐替代血管内皮细胞，并使血管平滑肌弹性层为纤维样物质取代，使血管腔扩大，血流增加，以便胎儿获得更好营养。绒毛滋养细胞入侵深度可达子宫肌层内 1/3。妊高征者，绒毛层侵袭仅达蜕膜血管层，胎盘这种“浅着床”状态导致早期滋养细胞层缺氧。孕妇有严重贫血、慢性高血压、糖尿病等亦易伴发本病。

2. 神经内分泌学说　肾素－血管紧张素－前列腺素系统的平衡失调可能与本病发生有一定关系。有学者认为，妊高征患者对肾素－血管紧张素敏感性增高，从而使血管收缩，血压升高。前列腺环素（prostacycline, PGI_2）可使血管扩张，血压下降，有资料表明妊高征患者前列腺环素明显减少，故血压升高。此外，气候寒冷、精神紧张也是本病的主要诱因。

3. 免疫学说　妊娠被认为是成功的自然同种异体移植。从免疫学观点出发，认为妊高征病因是胎盘某些抗原物质免疫反应的变态反应，与移植免疫的观点很相似。但与免疫的复杂关系有待进一步证实。

4. 营养缺乏　研究发现，患者细胞内钙离子升高，血清钙下降，从而导致血管平滑肌细胞收缩，血压升高。妊娠易引起母体缺钙，导致妊高征发生，而孕期补钙可使妊高征的发生率下降。因此，认为缺钙可能是发生妊高征的一个重要因素，其发生机理尚不清楚。

【病理生理变化】

全身小动脉痉挛是本病的基本病变。由于小动脉痉挛，造成管腔狭窄，周围阻力增大，内皮细胞损伤，通透性增加，体液和蛋白质渗漏，表现为血压上升、蛋白尿、水肿和血液浓缩等。全身各组织器官因缺血、缺氧而受到不同程度损害，严重时脑、心、肝、肾及胎盘等的病理生理变化可导致抽搐、昏迷、脑水肿、脑出血，心肾功能衰竭，肺水肿，肝细胞坏死及被膜下出血，胎盘绒毛退行性变、出血和梗死，胎盘早期剥离以及凝血功能障碍而导致DIC等。主要病理生理变化简示如下：

全身小动脉痉挛 ↗ 周围小血管阻力增加 → 血压增高

全身小动脉痉挛 ↘ 肾小动脉及毛细血管缺氧 ↗ 肾小球通透性增加 → 蛋白尿

肾小动脉及毛细血管缺氧 ↘ 肾小球滤过率下降，钠重吸收增多 → 水肿

【临床表现及分类】

高血压、水肿、蛋白尿是妊高征的三大临床表现。

（一）轻度妊娠高血压综合征

主要表现为血压轻度升高，可伴轻度蛋白尿和（或）水肿，此阶段可持续数日至数周，或逐渐发展，或迅速恶化。

1. 高血压　孕妇在孕前或妊娠20周前，血压（即基础血压）不高，而至妊娠20周后血压开始升高≥140/90mmHg，＜150/100mmHg或收缩压超过原基础血压30mmHg，舒张压超过原基础血压15mmHg。

2. 蛋白尿　出现常略迟于血压升高，量轻微（<0.5g/24h），开始时可无。

3. 水肿　最初可表现为体重的异常增加（即隐性水肿），每周超过0.5kg。若体内积液过多可导致临床可见的水肿，多由踝部开始，渐延至小腿、大腿、外阴部、腹部，按之凹陷，称为凹陷性水肿。水肿可分为四级，用“+”表示。

“+”水肿局限于踝部、小腿；

“++”水肿延及大腿；

“+++”水肿延及腹部、外阴；

“++++”全身水肿或伴腹水。

（二）中度妊娠高血压综合征

血压≥150/100mmHg，但不超过160/110mmHg；尿蛋白（+），即24小时尿内蛋白量超过0.5g，或伴有水肿；无自觉症状。

（三）重度妊娠高血压综合征

病情进一步发展，血压达到或超过160/110mmHg；尿蛋白（++）～（++++），即24小时尿内蛋白量达到或超过5g；可有不同程度的水肿，并有一系列自觉症状出现。此阶段可分为先兆子痫和子痫。

1. 先兆子痫　孕妇除有上述表现外，还出现头痛、眼花、胃区不适、恶心、呕吐等自觉症状。这些症状表明颅内血管病变进一步加重，可能随时发生抽搐，故称先兆子痫。

2. 子痫　在先兆子痫的基础上进而出现抽搐发作，或伴昏迷，称为子痫。子痫多发生于妊娠晚期或临产前，称产前子痫；少数发生于分娩过程中，称产时子痫；个别发生在产后24

小时内，称产后子痫。

子痫典型发作过程先表现为眼球固定，瞳孔放大，瞬即头扭向一侧，牙关紧闭，继而口角及面部肌肉颤动，数秒后全身及四肢肌肉强直（背侧强于腹侧），双手紧握，双臂伸直，发生强烈的抽动。抽搐时呼吸暂停，面色青紫。持续1分钟左右，抽搐强度减弱，全身肌肉松弛，随即深长吸气，发出鼾声而恢复呼吸。抽搐临发作前及抽搐期间，患者神志丧失。病情转轻时，抽搐次数减少，抽搐后很快苏醒，但有时抽搐频繁且持续时间较长，患者可陷入深昏迷状态。在抽搐过程中易发生唇舌咬伤、摔伤甚至骨折等多种创伤，昏迷时呕吐可造成窒息或吸入性肺炎。

妊高征，尤其是重度妊高征患者，往往可发生肾功能障碍、胎盘早剥、胎儿宫内发育迟缓、胎儿窘迫等母儿并发症。

【处理原则】

对于轻度妊高征患者，应加强孕期检查，密切观察病情变化，以防发展为重症。中、重度妊高征患者应住院治疗，积极处理，防止发生子痫及并发症。治疗原则为解痉、降压、镇静，合理扩容及利尿，适时终止妊娠。

常用的治疗药物有：①解痉药物，以硫酸镁为首选药物。硫酸镁有预防和控制子痫发作的作用，适用于先兆子痫和子痫患者。②镇静药物，适用于使用硫酸镁有禁忌或疗效不明显时，但分娩时应慎用，以免药物通过胎盘导致对胎儿的抑制作用。主要用药有地西泮和冬眠合剂。③降压药物，仅适用于血压过高，特别是舒张压高的患者，舒张压≥ 110mmHg 或平均动脉压≥ 140mmHg 者，可应用降压药物。选用的药物以不影响心搏出量、肾血流量及子宫胎盘灌注量为宜。常用药物有肼屈嗪、卡托普利等。④扩容药物，扩容应在解痉的基础上进行，扩容治疗时，应严密观察脉搏、呼吸、血压及尿量，防止肺水肿和心力衰竭的发生。常用的扩容剂有：白蛋白、全血、平衡液和低分子右旋糖酐。⑤利尿药物，仅用于全身性水肿、急性心力衰竭、肺水肿、脑水肿、血容量过高且伴有潜在肺水肿者。用药过程中应严密监测患者的水和电解质平衡情况以及药物的毒副反应。常用药物有呋塞米、甘露醇。

【护理评估】

（一）病史

详细询问患者于孕前及妊娠 20 周前有无高血压、蛋白尿和（或）水肿及抽搐等征象；既往病史中有无原发性高血压、慢性肾炎及糖尿病等；有无家族史。此次妊娠经过，出现异常现象的时间及治疗经过。

（二）身心状况

除评估患者一般健康状况外，护士需重点评估患者的血压、尿蛋白、水肿、自觉症状以及抽搐、昏迷等情况。在评估过程中应注意：

1. 初测血压有升高者，需休息1小时后再测，方能正确反映血压情况。同时不要忽略测得血压与其基础血压的比较。

2. 应取中段尿进行尿蛋白检查。凡 24 小时尿蛋白定量≥ 0.5g 者为异常。由于蛋白尿的出现及量的多少反映了肾小管痉挛的程度以及肾小管细胞缺氧及其功能受损的程度，护士应给予高度重视。

3. 妊娠后期水肿发生的原因除妊高征外，还可由于下腔静脉受增大子宫压迫使血液回流受阻、营养不良性低蛋白血症以及贫血等引起，因此水肿的轻重并不一定反映病情的严重程度。但是水肿不明显者，也有可能迅速发展为子痫，应引起重视。此外，还应注意水肿不明显，但体重于一周内增加超过0.5kg的隐性水肿者。

4. 孕妇出现头痛、眼花、胸闷、恶心、呕吐等自觉症状时提示病情的进一步发展，即进入先兆子痫阶段，护士应高度重视。

5. 抽搐与昏迷是最严重的表现，护士应特别注意发作状态、频率、持续时间、间隔时间，神志情况以及有无唇舌咬伤、摔伤甚至骨折、窒息或吸入性肺炎等。

妊高征孕妇的心理状态与病情的严重程度密切相关。轻度妊高征孕妇由于身体上未感明显不适，心理上往往易忽略，不予重视。随着病情的发展，当血压明显升高，出现自觉症状时，孕妇紧张、焦虑、恐惧的心理也会随之加重。此外，孕妇的心理状态还与孕妇对疾病的认识以及其支持系统的认知与帮助有关。

（三）诊断检查

1. 尿常规检查　根据蛋白定量确定病情严重程度；根据镜检出现管型判断肾功能受损情况。

2. 血液检查

（1）测定血红蛋白、红细胞压积、血浆黏度、全血黏度以了解血液浓缩程度；重症患者应测定血小板计数、凝血时间，必要时测定凝血酶原时间、纤维蛋白原和鱼精蛋白副凝试验（3P试验）等，以了解有无凝血功能异常。

（2）测定血电解质及二氧化碳结合力，以及时了解有无电解质紊乱及酸中毒。

3. 肝、肾功能测定　如进行谷丙转氨酶、血尿素氮、肌酐及尿酸等测定。

4. 眼底检查　重度妊高征时，眼底小动脉痉挛，动静脉比例可由正常的2∶3变为1∶2，甚至1∶4，或出现视网膜水肿、渗出、出血，甚至视网膜剥离，一时性失明。

5. 其他检查　如心电图、超声心动图、胎盘功能、胎儿成熟度检查等，可视病情而定。

【可能的护理诊断及合作性问题】

体液过多：水肿：与下腔静脉受增大子宫压迫使血液回流受阻或营养不良性低蛋白血症有关

有受伤的危险：与发生抽搐有关

有窒息的危险：与发生子痫昏迷状况有关

知识缺乏：缺乏妊高征的相关知识

潜在并发症：肾功能衰竭、胎盘早期剥离

【预期目标】

1. 轻度妊高征孕妇病情缓解，未发展为重症。

2. 中、重度妊高征孕妇病情控制良好，未发生子痫及并发症。

3. 妊高征孕妇明确孕期保健的重要性，积极配合产前检查及治疗。

【护理措施】

（一）轻度妊高征孕妇的护理

1. 保证休息　轻度妊高征孕妇可在家休息，但需注意适当减轻工作，创造安静、清洁环境，以保证充分的睡眠（8～10小时/天）。在休息和睡眠时以左侧卧位为宜，在必要时也可换成右侧卧位，但要避免平卧位，其目的是解除妊娠子宫对下腔静脉的压迫，改善子宫胎盘的循环。此外，孕妇精神放松、心情愉快也有助于抑制妊高征的发展。因此护士应帮助孕妇合理安排工作和生活，使其既不紧张劳累，又不单调郁闷。

2. 调整饮食　轻度妊高征孕妇需摄入足够的蛋白质（100g/d以上）、蔬菜，补充维生素、铁和钙剂等。食盐不必严格限制，因为长期低盐饮食可引起低钠血症，易发生产后血液循环衰竭，而且低盐饮食也会影响食欲，减少蛋白质的摄入，对母儿均不利。但全身浮肿的孕妇应限制食盐。

3. 加强产前保健　根据病情需要增加轻度妊高征孕妇产前检查次数，加强母儿监测措施，密切注意病情变化，防止发展为重症。同时向孕妇及家属讲解妊高征相关知识，便于病情发展时，孕妇能及时汇报，并督促孕妇每天数胎动，监测体重，及时发现异常，从而提高孕妇的自我保健意识，并取得家属的支持和理解。

（二）中、重度妊高征孕妇的护理

1. 一般护理

（1）中、重度妊高征孕妇需住院治疗，卧床休息，左侧卧位。保持病室安静，避免各种刺激。若孕妇为重度妊高征患者，护士还应准备下列物品：呼叫器、床档、急救车、吸引器、氧气、开口器、产包，以及急救药品，如硫酸镁、葡萄糖酸钙等。

（2）每4小时测一次血压，如舒张压渐上升，提示病情加重。并随时观察和询问孕妇有无头晕、头痛、目眩等自觉症状出现。

（3）注意胎动、胎心以及子宫敏感性（肌张力）有无改变。

（4）重度妊高征孕妇应根据病情需要，适当限制食盐入量（每日少于 3 克），每日或隔日测体重，每日记液体出入量、测尿蛋白，必要时测 24 小时蛋白定量，查肝肾功能、二氧化碳结合力等项目。

2. 用药护理　硫酸镁是目前治疗中、重度妊高征的首选解痉药物。镁离子能抑制运动神经末梢对乙酰胆碱的释放，阻断神经和肌肉间的传导，使骨骼肌松弛，从而预防和控制子痫发作，且对宫缩和胎儿均无不良影响。护士应明确硫酸镁的用药方法、毒性反应以及注意事项。

（1）用药方法：硫酸镁可采用肌肉注射或静脉用药。①肌肉注射，通常于用药 2 小时后血液浓度达高峰，且体内浓度下降缓慢，作用时间长，但局部刺激性强，病人常因疼痛而难以接受。注射时应注意使用长针头行深部肌肉注射，也可加利多卡因于硫酸镁溶液中，以缓解疼痛刺激，注射后用无菌棉球或创可贴覆盖针孔，防止注射部位感染，必要时可行局部按揉或热敷，促进肌肉组织对药物的吸收。②静脉用药，可行静脉滴注或推注，静脉用药后可使血中浓度迅速达到有效水平，用药后约 1 小时血浓度可达高峰，停药后血浓度下降较快，但可避免肌肉注射引起的不适。基于不同用药途径的特点，临床多采用两种方式互补长短，以维持体内有效浓度。

（2）毒性反应：硫酸镁的治疗浓度和中毒浓度相近，因此在进行硫酸镁治疗时应严密观察其毒性作用，并认真控制硫酸镁的入量。通常主张硫酸镁的滴注速度以 1g/h 为宜，不超过2g/h。每日用量15～20g。硫酸镁过量会使呼吸及心肌收缩功能受到抑制，危及生命。中毒现象首先表现为膝反射消失，随着血镁浓度的增加可出现全身肌张力减退及呼吸抑制，严重者心跳可突然停止。

（3）注意事项：护士在用药前及用药过程中除评估孕妇的血压外，还应检测以下指标：①膝腱反射必须存在；②呼吸不少于16次/分；③尿量每24小时不少于600ml，或每小时不少于25ml。尿少提示排泄功能受抑制，镁离子易蓄积体内而发生中毒。由于钙离子可与镁离子争夺神经细胞上的同一受体，阻止镁离子的继续结合，因此应随时准备好10%的葡萄糖酸钙注射液，以便出现毒性作用时及时予以解毒。10%葡萄糖酸钙10ml在静脉推注时宜在3分钟以上推完，必要时可每小时重复一次，直至呼吸、排尿和神经抑制恢复正常，但24小时内不超过8次。

3. 子痫患者的护理　子痫为重度妊高征最严重的阶段，直接关系到母儿安危，因此子痫患者的护理极为重要。

（1）协助医生控制抽搐：患者一旦发生抽搐，应尽快控制。硫酸镁为首选药物，必要时可加用强有力的镇静药物。

（2）专人护理，防止受伤：在子痫发生后，首先应保持病人的呼吸道通畅，并立即给氧，用开口器或于上、下磨牙间放置一缠好纱布的压舌板，用舌钳固定舌头以防咬伤唇舌或致舌后坠的发生。使病人取头低侧卧位，以防黏液吸入呼吸道或舌头阻塞呼吸道，也可避免发生低血压综合征。必要时，用吸引器吸出喉部黏液或呕吐物，以免窒息。在病人昏迷或未完全清醒时，禁止给予一切饮食和口服药，防止误入呼吸道而致吸入性肺炎。

（3）减少刺激，以免诱发抽搐：患者应安置于单人暗室，保持绝对安静，以避免声、光刺激；一切治疗活动和护理操作尽量轻柔且相对集中，避免刺激患者诱发抽搐。

（4）严密监护：密切注意血压、脉搏、呼吸、体温及尿量（留置尿管）、记出入量。及时进行必要的血、尿化验和特殊检查，及早发现脑出血、肺水肿、急性肾功能衰竭等并发症。

（5）为终止妊娠做好准备：子痫发作者往往在发作后自然临产，应严密观察及时发现产兆，并做好母子抢救准备。如经治疗病情得以控制仍未临产者，应在孕妇清醒后24～48小时内引产，或子痫患者经药物控制后6～12小时，需考虑终止妊娠。护士应做好终止妊娠的准备。

（三）妊高征孕妇的产时及产后护理

妊高征孕妇的分娩方式应根据母儿的情形而定。若决定经阴道分娩，在第一产程中，应密切监测病人的血压、脉搏、尿量、胎心及子宫收缩情况以及有无自觉症状；血压升高时应及时与医师联系。在第二产程中，应尽量缩短产程，避免产妇用力，初产妇可行会阴侧切并用产钳或胎吸助产。在第三产程中，须预防产后出血，在胎儿娩出前肩后立即静脉推注催产素（禁用麦角新碱），及时娩出胎盘并按摩宫底，观察血压变化，重视病人的主诉。病情较重者于分娩开始即需开放静脉。胎儿娩出后测血压，病情稳定者，方可送回病房。重症患者产后应继续硫酸镁治疗1～2天，产后24小时至5天内仍有发生子痫的可能，故不可放松治疗及护理措施。

妊高征孕妇在产褥期仍需继续监测血压，产后48小时内应至少每4小时观察一次血压。即使产前未发生抽搐，产后48小时亦有发生的可能，故产后48小时内仍应继续硫酸镁的治疗和护理。使用大量硫酸镁的孕妇，产后易发生子宫收缩乏力，恶露较常人多，因此应严密观察子宫复旧情况，严防产后出血。

（四）妊高征的预防

护士应加强孕期健康教育，使孕妇及家属了解妊高征的知识及其对母儿的危害，从而促使孕妇自觉于妊娠早期开始作产前检查，并坚持定期检查，以便及时发现异常，及时治疗和纠正。同时，还应指导孕妇合理饮食，减少过量脂肪和盐分的摄入，增加蛋白质、维生素以及富含铁、钙、锌的食物，对预防妊高征有一定作用。尤其是钙的补充，可从妊娠 20 周开始，每日补充钙剂 2g，可降低妊高征的发生。此外，孕妇足够的休息和愉快的心情也有助于妊高征的预防。

【结果评价】

1. 轻度妊高征孕妇休息充分、睡眠良好、饮食合理，病情缓解，未发展为重症。
2. 中、重度妊高征孕妇病情得以控制，未出现子痫及并发症。
3. 妊高征孕妇积极配合产前检查及治疗。
4. 治疗中，病人未出现硫酸镁的中毒反应。

第五节　前置胎盘

正常胎盘附着于子宫体部的后壁、前壁或侧壁。孕 28 周后若胎盘附着于子宫下段，甚至胎盘下缘达到或覆盖宫颈内口处，其位置低于胎儿的先露部，称为前置胎盘（placenta previa)。前置胎盘是妊娠晚期出血的主要原因之一，是妊娠期的严重并发症，若处理不当可危及母儿生命。多见于经产妇，尤其是多产妇。国内报道其发生率为 0.24% ～ 1.57%。

【病因及发病机制】

目前尚不明确，可能与子宫内膜病变、胎盘面积过大或受精卵发育迟缓等因素有关。如产褥感染、多产、剖宫产或多次刮宫等因素引起的子宫内膜炎或子宫内膜损伤，使子宫蜕膜血管生长不良、营养不足，致使胎盘为摄取足够的营养而扩大面积，伸展到子宫下段，形成前置胎盘。还可能由于多胎妊娠形成过大面积的胎盘，伸展至子宫下段或遮盖了子宫颈内口。或有副胎盘延伸至子宫下段；或由于受精卵发育迟缓，到达子宫下段方具备植入能力，在该处生长发育而形成前置胎盘。

【临床表现及分类】

妊娠晚期或临产时，发生无诱因的无痛性反复阴道流血是前置胎盘的主要症状，偶有发生于妊娠 20 周左右者。阴道流血时间的早晚、反复发作的次数、流血量的多少与前置胎盘的类型有关。按胎盘边缘与子宫颈内口的关系前置胎盘可分为三种类型（图 7-4 ）。由于胎盘下缘与宫颈内口的关系，可因宫颈管的消失而改变，目前均以处理前的最后一次检查时状况判断类型。

（一）完全性前置胎盘（complete placenta previa）

子宫颈内口全部为胎盘组织所覆盖，又称中央性前置胎盘。初次出血的时间早，约在妊娠 28 周左右，反复出血的次数频繁，量较多，有时一次大量阴道流血即可使患者陷入休克

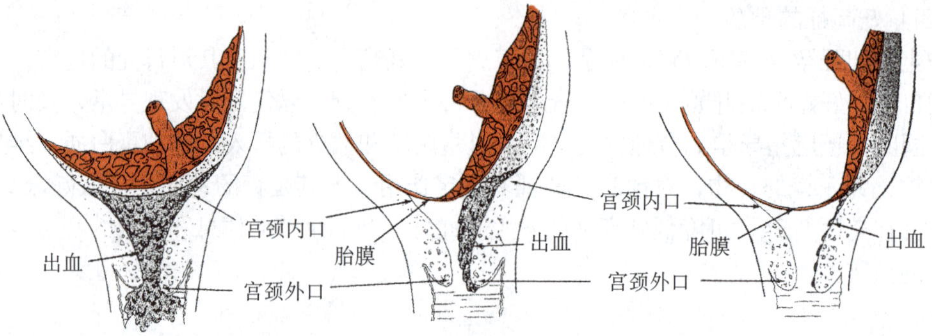

(1)完全性前置胎盘　(2)部分性前置胎盘　(3)边缘性前置胎盘

图 7-4　前置胎盘三种类型

状态。

（二）部分性前置胎盘（partial placenta previa）

子宫颈内口部分为胎盘组织所覆盖。出血情况介于完全性前置胎盘和边缘性前置胎盘之间。

（三）边缘性前置胎盘（marginal placenta previa）

胎盘附着于子宫下段，边缘不超越子宫颈内口。初次出血发生较晚，多于妊娠 37 ~ 40 周或临产后，量也较少。

由于反复多次或大量阴道流血，患者出现贫血，贫血程度与出血量成正比，出血严重者可发生休克，还能导致胎儿缺氧、窘迫，甚至死亡。

前置胎盘占据了胎儿正常的胎位空间，因而常合并胎位异常、胎先露下降受阻情况。此外，由于子宫下段肌肉组织菲薄收缩力差，局部血窦不易闭合，又因胎盘附着处血运丰富、子宫颈组织脆弱，分娩时易撕裂等常发生产后出血。产妇抵抗力降低，加上胎盘剥离面靠近子宫颈口，细菌容易经阴道上行感染。

【治疗原则】

前置胎盘的治疗原则是，制止出血、纠正贫血和预防感染。根据孕妇的一般情况、孕期、胎儿成熟度、出血量多少以及产道条件等情况综合分析，制定具体方案。

（一）期待疗法

其目的是在保证孕妇安全的前提下使胎儿能达到或更接近足月，从而提高胎儿成活率。这种方案适用于妊娠 37 周以前或估计胎儿体重小于 2300g，阴道流血量不多，孕妇全身情况良好，胎儿存活者。

（二）终止妊娠

适用于入院时出血性休克者，或期待疗法中发生大出血或出血量虽少，但妊娠已近足月或已临产者，应采取积极措施选择最佳方式终止妊娠。其中剖宫产术能迅速结束分娩，既能提高胎儿存活率又能迅速减少或制止出血，是处理前置胎盘的主要手段。阴道分娩适用于边缘性前置胎盘，胎先露为头位、临产后产程进展顺利并估计能在短时间内结束分娩者。

【护理评估】

（一）病史

护士除评估病人个人健康史外，尤其应重点识别孕产史中有无剖宫产术、人工流产术及子宫内膜炎等前置胎盘的易发因素，以及妊娠过程中特别是孕 28 周后病人是否出现过阴道流血症状，并详细记录具体经过及医疗处理措施。

（二）身心状况

护士应注意评估病人的一般情况及出血症状。病人的一般情况与出血量的多少密切相关。大量出血时可见面色苍白、脉搏细速、血压下降等休克症状。护士还应详细评估并记录病人阴道流血量和频率、流血诱因及伴随症状，如有无腹痛等。孕妇及其家属的心理状况亦不可忽视，孕妇及其家属可因孕妇突然出现阴道流血而感到恐惧或焦虑，既担心孕妇的健康，也担心胎儿的安危，可能显得恐慌、紧张、手足无措等。

（三）诊断检查

1. 产科检查　子宫大小与停经月份相符，胎方位清楚，先露高浮，胎心可以正常，也可因孕妇失血过多致胎心异常或消失。前置胎盘位于子宫下段前壁时，可于耻骨联合上方听到胎盘血管杂音。临产后检查，宫缩为阵发性，间歇期子宫肌肉可以完全放松。

2. 超声波检查　B型超声断层像可清楚看到子宫壁、胎头、宫颈和胎盘的位置，胎盘定位准确率达 95% 以上，可反复检查，目前已基本上取代了其他检查方法。

3. 阴道检查　主要用于终止妊娠前为明确诊断决定分娩方式的个案。阴道检查有扩大前置胎盘剥离面致大出血、危及生命的危险，如能确诊或流血过多则无必要进行。个别确有必要，必须在输血、输液和做好手术准备的情况下方可进行。怀疑前置胎盘的个案，切忌肛查。

4. 产后检查胎盘及胎膜　胎盘的前置部分可见陈旧血块附着呈黑紫色或暗红色，如这些改变位于胎盘的边缘，而且胎膜破口处距胎盘边缘少于 7cm，则为部分性前置胎盘。如行剖宫产术，术时可直接了解胎盘附着的部位并确立诊断。

【可能的护理诊断及合作性问题】

潜在并发症：出血性休克

有感染的危险：与前置胎盘剥离面靠近子宫颈口，细菌易经阴道上行感染有关

自理能力缺陷：与绝对卧位休息有关

【预期目标】

1. 接受期待疗法的孕妇血红蛋白不再继续下降，胎龄达到或更接近足月。
2. 产妇未发生产后出血和产后感染。

【护理措施】

护士应根据前置胎盘孕妇具体的治疗方案，采取相应的护理措施。

（一）接受期待疗法的孕妇的护理

住院期间严密观察孕妇的病情变化，为其提供全面优质护理是期待疗法的关键措施。

1. 保证休息，减少刺激　孕妇需住院观察，绝对卧床休息，尤以左侧卧位为佳，并定时

间断吸氧，每天3次，根据具体情况每次15～30分钟，以提高胎儿血氧供应。此外，还需避免各种刺激，以减少出血机会。医护人员进行腹部检查时动作要轻柔，禁做阴道检查及肛查。

2. 纠正贫血　除口服硫酸亚铁、输血等措施外，还应加强饮食营养指导，建议孕妇多食高蛋白以及含铁丰富的食物，如动物肝脏、绿叶蔬菜以及豆类等。一方面有助于纠正贫血，另一方面还可增强机体抵抗力，同时也促进胎儿发育。

3. 监测生命体征，及时发现病情变化　严密观察并记录孕妇生命体征，阴道流血的量、色、流血时间及一般状况，监测胎儿宫内状态。并按医嘱及时完成实验室检查项目，查血型，交叉配血备用。发现异常及时报告医师并配合处理。

4. 预防产后出血和感染

（1）产妇回病房休息时严密观察产妇的生命体征及阴道流血情况，发现异常及时报告医师处理，以防止或减少产后出血。

（2）及时更换会阴垫，以保持会阴部清洁、干燥。

（3）胎儿娩出后，及早使用宫缩剂，以预防产后大出血。

5. 健康教育　护士应加强孕妇的管理和宣教。防止多产，避免多次刮宫、引产或宫内感染，减少子宫内膜损伤或子宫内膜炎。对妊娠期出血，无论量多少均应就医，做到及时诊断，正确处理。

（二）接受终止妊娠治疗方案的孕妇的护理

对于接受终止妊娠治疗方案的孕妇，护理的目标在于保证孕妇能以最佳身心状态接受手术及分娩的过程。护士应安排需立即接受终止妊娠的孕妇去枕侧卧位，迅速开放静脉，配血，做好输血准备。在抢救休克的同时，按腹部手术病人的护理进行术前准备，并做好母儿生命体征监护及抢救准备工作。

【结果评价】

1. 接受期待疗法的孕妇胎龄接近（或达到）足月时终止妊娠。
2. 产妇未出现产后出血和感染的征象。

第六节　胎盘早期剥离

妊娠20周后或分娩期，正常位置的胎盘在胎儿娩出前，部分或全部从子宫壁剥离，称为胎盘早期剥离，简称胎盘早剥（placental abruption）。胎盘早剥是妊娠晚期的一种严重并发症，往往起病急、进展快，若处理不及时，可危及母儿生命。国内报道其发病率为0.46%～2.1%，围生儿死亡率为200‰～350‰，15倍于无胎盘早剥者。另外，发病率的高低与分娩后是否仔细检查胎盘有关，轻型胎盘早剥者，于临产前无明显症状，此类病例易被忽略。

【病因及发病机制】

病因目前尚不十分清楚，其发病可能与以下因素有关。

（一）血管病变

妊娠高血压综合征、慢性高血压病和肾炎患者常并发胎盘早剥。其原因是当底蜕膜螺旋小动脉痉挛或硬化，引起远端毛细血管缺血坏死以致破裂出血，血液流至底蜕膜层形成血肿，导致胎盘自子宫壁剥离。

（二）机械性因素

如腹部受撞击、挤压，摔伤或行外倒转术纠正胎位，均可造成胎盘早剥。此外，羊水过多，破膜后短时间内大量羊水流出，或双胎妊娠的第一胎儿娩出过快，使子宫内压骤减，子宫突然收缩，导致胎盘自子宫壁剥离。

（三）子宫静脉压突然升高

妊娠晚期或临产后，孕产妇长时间取仰卧位时，可发生仰卧位低血压综合征。此时由于巨大的妊娠子宫压迫下腔静脉，回心血量减少，血压下降，而子宫静脉淤血，静脉压升高，导致蜕膜静脉床淤血或破裂，部分或全部胎盘自子宫壁剥离。

【病理】

胎盘早剥的主要病理变化是底蜕膜出血，形成血肿，使胎盘自附着处剥离。如剥离面小，血液很快凝固，临床可无症状；如剥离面大，继续出血，形成胎盘后血肿。如果胎盘边缘仍附着于子宫壁上，或胎膜与子宫壁未剥离，血液不向外流而积聚在胎盘与子宫壁之间，为隐性出血或内出血。当胎盘后血肿使胎盘剥离面不断扩大，血液冲开胎盘边缘及胎膜，沿胎膜与宫壁间经宫颈向外流出，为显性出血或外出血。当内出血过多时，血液也可冲开胎盘边缘与胎膜，向宫颈口外流出，形成混合性出血（图7-5）。当血液冲破羊膜渗入羊水中，形成血性羊水。内出血严重时，血液向子宫肌层内浸润，引起肌纤维分离、断裂、变性，此时子宫表面出现紫蓝色瘀斑，尤其在胎盘附着处更明显，称为子宫胎盘卒中（uteroplacental apoplexy）。

严重的胎盘早剥可导致凝血功能障碍，主要是由于从剥离处的胎盘绒毛和蜕膜中释放大

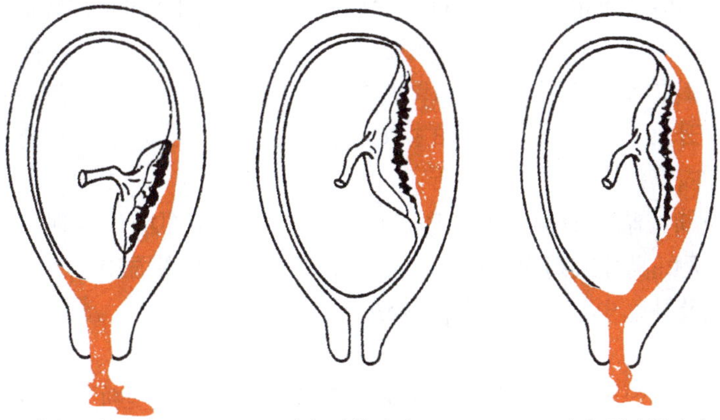

（1）显性出血　　（2）隐性出血　　（3）混合性出血

图 7-5 胎盘早期剥离的类型

量的组织凝血活酶，进入母体循环内，激活凝血系统而发生弥漫性血管内凝血（DIC）。

【临床表现】

胎盘早剥的临床特点是妊娠晚期突然发生的腹部持续性疼痛，伴有或不伴有阴道出血。根据胎盘剥离面的大小和出血量多少可分为以下二型。

（一）轻型

以外出血为主，胎盘剥离面通常不超过胎盘的1/3，多见于分娩期。主要症状为阴道流血，出血量一般较多，色暗红，伴轻微腹痛或无腹痛，贫血体征不显著。若在分娩期则产程进展较快。腹部检查：子宫软，宫缩有间歇，子宫大小符合妊娠月份，胎位清，胎心率多正常，若出血量多胎心可有改变。腹部压痛不明显或仅有局部轻压痛（胎盘剥离处）。产后检查见胎盘母体面有凝血块及压迹。

（二）重型

以内出血和混合性出血为主，胎盘剥离面超过胎盘的1/3，同时有较大的胎盘后血肿，多见于重度妊高征患者。主要症状为突然发生的持续性腹部疼痛和（或）腰酸、腰背痛，其程度与胎盘后积血多少呈正相关。严重时可出现恶心、呕吐，以及面色苍白、出汗、脉弱及血压下降等休克征象。病人可无阴道流血或少量阴道流血及血性羊水，贫血程度与外出血量不相符。腹部检查：子宫硬如板状，有压痛，以胎盘附着处最显著，若胎盘附着于子宫后壁，则子宫压痛不明显，但子宫比妊娠周数大，宫底随胎盘后血肿增大而增高。偶见宫缩，子宫多处于高张状态，子宫收缩间歇期不能放松，因此胎位触不清楚。若剥离面超过胎盘面积的1/2，胎儿多因缺氧死亡，故重型患者的胎心多已消失。

【处理原则】

纠正休克、及时终止妊娠并积极抢救处理并发症是处理胎盘早剥的原则。患者入院时，情况危重、处于休克状态，应积极补充血容量，及时输入新鲜血液，尽快改善患者状况。胎盘早剥一旦确诊，必须及时终止妊娠。终止妊娠的方法根据胎次、早剥的严重程度、胎儿宫内状况及宫口开大等情况而定。此外，对并发症进行处理，如凝血功能障碍、产后出血和急性肾功能衰竭等。

【护理评估】

（一）病史

孕妇在妊娠晚期或临产时突然发生腹部剧痛，有急性贫血或休克现象，应引起高度重视。护士需结合有无妊高征或高血压病史、胎盘早剥史（复发率约10%）、慢性肾炎史、仰卧位低血压综合征史及外伤史等，进行全面评估。

（二）身心状况

胎盘早剥孕妇发生内出血时，严重者常表现为急性贫血和休克症状，而无阴道流血或仅有少量阴道流血。因此对胎盘早剥孕妇除进行阴道流血的量、色评估外，应重点评估宫底高度、腹痛的程度、性质，孕妇的生命体征和一般情况，以及时、正确地了解孕妇的身体状况。胎盘早剥孕妇入院时情况危急，孕妇及其家属常常感到高度紧张和恐惧。

（三）诊断检查

1. 产科检查　通过四步触诊判定胎方位、胎心情况、宫高变化、腹部压痛范围和程度等。

2. B 型超声检查　正常胎盘 B 型超声图像应紧贴子宫体部后壁、前壁或侧壁，若胎盘与子宫壁之间有血肿时，在胎盘后方出现液性低回声区，暗区常不止一个，并见胎盘增厚。若胎盘后血肿较大时，能见到胎盘胎儿面凸向羊膜腔，甚至能使子宫内的胎儿偏向对侧。若血液渗入羊水中，见羊水回声增强、增多，系羊水混浊所致。当胎盘边缘已与子宫壁分离时，未形成胎盘后血肿，见不到上述图像，故 B 型超声诊断胎盘早剥有一定的局限性。重型胎盘早剥者常伴胎心、胎动消失。

3. 化验检查　主要了解患者贫血程度及凝血功能。重型胎盘早剥患者应检查肾功能与二氧化碳结合力。若并发 DIC 时进行筛选试验（血小板计数、凝血酶原时间、纤维蛋白原测定）与纤溶确诊试验（凝血酶时间、优球蛋白溶解时间、血浆鱼精蛋白副凝试验）。

【可能的护理诊断及合作性问题】

潜在并发症：出血性休克、弥漫性血管内凝血

恐惧：与胎盘早剥起病急、进展快，危及母儿生命有关

预感性悲哀：与死产、切除子宫有关

【预期目标】

1. 孕妇出血性休克症状得到控制。

2. 患者未出现凝血功能障碍、产后出血和急性肾功能衰竭等并发症。

【护理措施】

胎盘早剥是一种妊娠晚期严重危及母儿生命的并发症，积极预防非常重要。护士通过宣传、指导使孕妇主动接受产前检查，预防和及时治疗妊高征、高血压、慢性肾病等；妊娠晚期避免仰卧位及腹部外伤；施行外倒转术时动作要轻柔；处理羊水过多和双胎者时，避免子宫腔压力下降过快。

对于已诊断为胎盘早剥的患者，护理措施如下：

（一）纠正休克，改善患者一般情况

护士应迅速开放静脉，积极补充血容量。及时输入新鲜血，既能补充血容量，又可补充凝血因子。同时密切监测胎儿状态。

（二）严密观察病情变化，及时发现并发症

凝血功能障碍表现为皮下、黏膜或注射部位出血，子宫出血不凝，有时有尿血、咯血及呕血等现象；急性肾功能衰竭可表现为尿少或无尿。护士应高度重视上述症状，一旦发现，及时报告医生并配合处理。

（三）为终止妊娠做好准备

一旦确诊，应及时终止妊娠，依具体状态决定分娩方式，护士需为此做好相应的准备。

（四）预防产后出血

患者在胎盘剥离娩出后易发生产后出血，因此分娩后应及时给予宫缩剂，并配合按摩子宫，必要时按医嘱作切除子宫的术前准备。未发生出血者，产后仍应加强生命体征观察，预

防晚期产后出血的危险。

（五）产褥期护理

患者在产褥期应注意加强营养，纠正贫血。更换消毒会阴垫，保持会阴清洁，防止感染。根据孕妇身体情况给予母乳喂养指导。死产者及时给予退乳措施，可在分娩后 24 小时内尽早服用大剂量雌激素，同时紧束双乳，少进汤类；水煎生麦芽当茶饮；针刺足临泣、悬钟等穴位等。

【结果评价】

1. 母亲分娩顺利，婴儿平安出生。
2. 患者未出现并发症。

第七节　双胎妊娠

一次妊娠有两个胎儿时称为双胎妊娠（twin pregnancy）。其发生率在不同国家、地区、人种之间有一定差异。我国统计双胎与单胎之比为 1∶66 ～ 104。

【病因及发病机制】

（一）遗传

孕妇或其丈夫家族中有多胎妊娠史者，多胎的发生率增加。

（二）年龄和胎次

双胎发生率随着孕妇年龄增大而增加，尤其是 35 ～ 39 岁者最多。孕妇胎次越多，发生多胎妊娠的机会越多。

（三）药物

曾因不孕症而使用了促排卵的药物，导致多胎妊娠的发生率增加。

【分类】

（一）双卵双胎

即由两个卵子分别受精而形成的双胎妊娠。约占双胎妊娠的 2/3，两个卵子可来源于同一成熟卵泡，或同一卵巢的不同成熟卵泡或两侧卵巢的成熟卵泡。因此，两个胎儿的基因不同，其性别、血型、容貌可相同或不相同。双卵双胎各自形成自己的胎盘和胎囊，两者血液互不相通，有时胎盘紧贴在一起似融合，但两个胎囊之间仍隔有两层羊膜和两层绒毛膜，有时两层绒毛膜可融为一层。

（二）单卵双胎

即由一个卵子受精后分裂而形成的双胎妊娠，约占双胎妊娠的 1/3。因此，两个胎儿的基因相同，其性别、血型一致，容貌相似。单卵双胎的每个胎儿均有 1 根脐带，其胎盘和胎囊则根据受精卵分裂时间而有差异；常有共同的胎盘，两个胎囊之间隔有两层羊膜，两者血液循环相通。约有 1 ～ 3 单卵双胎的胎盘胎膜与双卵双胎相同，但血液循环仍相通。因单卵双胎的胎盘循环共用，因此，有时一个胎儿发育较好，而另一个则发育较差，两者差异很大。

【临床表现】

1. 症状　妊娠期早孕反应较重，持续时间较长，子宫增大大于孕周，尤其是妊娠 24 周以后。因子宫增大明显，使横膈抬高，引起呼吸困难；胃部受压、胀满，食欲下降，摄入量减少，孕妇会感到极度疲劳和腰背部疼痛。孕妇自诉多处有胎动，而非固定于某一处。

2. 体征　宫底高度大于正常孕周，腹部可触及两个胎头、多个肢体，胎动的部位不固定且胎动频繁，在腹部的不同部位可听到两个胎心音，且两者速率不一、相差＞10次/分。过度增大的子宫压迫下腔静脉，常引起下肢浮肿、静脉曲张等。

【处理原则】

（一）妊娠期

及早诊断出双胎妊娠者，增加其产前检查次数，注意休息，加强营养，注意预防贫血、妊高征、早产、羊水过多、胎膜早破、产前出血等并发症。

（二）分娩期

监测产程和胎心变化，如发现有宫缩乏力或产程延长，应及时处理。第一个胎儿娩出后，应立即断脐，助手扶正第二个胎儿的胎位，使保持纵产式，等待 15 ~ 20 分钟后，第二个胎儿自然娩出。如等待 15 分钟仍无宫缩，则可人工破膜或静脉滴注催产素促进宫缩。如发现有脐带脱垂或怀疑胎盘早剥时，即手术助产。如第一个胎儿为臀位，第二个胎儿为头位，应注意防止胎头交锁导致难产。

（三）产褥期

为预防产后出血的发生，第二个胎儿娩出后应立即肌注或静滴催产素，腹部放置沙袋，防止腹压骤降引起休克。

【护理评估】

（一）病史

询问家族中有无多胎史、孕妇的年龄、胎次，孕前是否使用促排卵药。

（二）身体评估

评估孕妇的早孕反应程度，食欲、呼吸情况，以及下肢浮肿、静脉曲张程度。孕妇常感到多处胎动而非某一固定部位。

双胎妊娠的孕妇在孕期必须适应两次角色转变，首先是接受妊娠，其次当被告知是双胎妊娠时，必须适应第二次角色转变，即成为两个孩子的母亲。双胎妊娠属于高危妊娠，孕妇既兴奋又常常担心母儿的安危，尤其是担心胎儿的存活率。

（三）诊断检查

1. 产前检查　有下列情况应考虑双胎妊娠：①妊娠 10 周后子宫体积明显大于单胎妊娠；②孕晚期触及多个小肢体和两胎头；③胎头较小，与子宫大小不成比例；④在不同部位听到两个频率不同的胎心，同时计数 1 分钟，胎心率相差 10 次以上，或两胎心音之间隔有无音区；⑤孕中晚期体重增加过快，不能用水肿及肥胖解释者。

2. B型超声检查　可以早期诊断双胎、识别胎儿畸胎，能提高双胎妊娠的孕期监护质量。B 型超声在孕 7 ~ 8 周时见到两个妊娠囊，孕 13 周后清楚显示两个胎头光环及各自拥有的脊柱、躯干、肢体等，B 型超声对中晚期的双胎诊断率几乎达 100%。

【护理诊断及合作性问题】

舒适改变：与双胎妊娠引起的食欲下降、下肢浮肿、静脉曲张、腰背痛等有关

有受伤的危险：与双胎妊娠引起早产有关

焦虑：与担心母儿的安危有关

潜在并发症：早产、脐带脱垂或胎盘早剥

【预期目标】

1. 孕妇能有效应对孕期不适症状，顺利经历妊娠期。
2. 母儿健康，不存在护理不当的并发症。

【护理措施】

（一）一般护理

1. 增加产前检查的次数，每次监测宫高、腹围和体重。

2. 注意多休息，避免过度劳累，尤其是妊娠最后 2 ~ 3 个月，要求卧床休息，防止跌伤意外。卧床时最好取左侧卧位，增加子宫、胎盘的血供，减少早产的机会。

3. 加强营养，尤其是注意补充铁、钙、叶酸等，以满足妊娠的需要。

（二）心理护理

帮助双胎妊娠的孕妇完成两次角色转变，接受成为两个孩子的母亲的事实。告知双胎妊娠虽属于高危妊娠，但孕妇不必过分担心母儿的安危，说明保持心情愉快，积极配合治疗的重要性。指导家属准备双份新生儿用物。

（三）病情观察

双胎妊娠孕妇易伴发妊高征、羊水过多、前置胎盘、贫血等并发症，因此，应加强孕期检查，及时发现异常并处理。

（四）症状护理

双胎妊娠孕妇常因胃区受压致胃纳差、食欲减退，因此应鼓励孕妇少量多餐，满足孕期需要，必要时给予饮食指导，如增加铁、叶酸、维生素的供给。双胎妊娠的孕妇腰背部疼痛症状较明显，可指导其做骨盆倾斜运动，局部按摩、热敷也可缓解症状。采取相应措施预防静脉曲张的发生。

（五）治疗配合

1. 严密观察产程和胎心率变化，如发现有宫缩乏力或产程延长，及时处理。

2. 第一个胎儿娩出后，立即断脐，协助扶正第二个胎儿的胎位，使保持纵产式，等待通常在 20 分钟左右，第二个胎儿自然娩出。如等待 15 分钟仍无宫缩，则可协助人工破膜或遵医嘱静脉滴注催产素促进宫缩。产程过程中应严密观察，及时发现脐带脱垂或胎盘早剥等并发症。

3. 为预防产后出血的发生，第二个胎儿娩出后应立即肌肉注射或静脉滴注催产素，腹部放置沙袋，并以腹带紧裹腹部，防止腹压骤降引起休克。

4. 双胎妊娠者如系早产，产后应加强对早产儿的观察和护理。

（六）健康教育

护士应指导孕妇注意休息，加强营养，注意阴道流血量和子宫复旧情况，防止产后出血。并指导产妇正确进行母乳喂养，选择有效的避孕措施。

【结果评价】

1. 妊娠期，孕妇主诉舒适感增加，与他人讨论两个孩子的将来并做好分娩的准备。
2. 孕产妇、胎儿或新生儿安全。

第八节　羊水量异常

孕妇在各个妊娠期羊水量是不同的。在正常情况下从妊娠早期开始，羊水量逐渐增多，妊娠中期以后，羊水在整个妊娠物容积的比例逐渐减少，在妊娠38周以后，羊水量减至平均为 800ml。

凡在妊娠任何时间羊水量超过 2000ml 者为羊水过多。若羊水量缓慢增长，称慢性羊水过多；若羊水量在数日内急剧增加而使子宫明显膨胀，则称急性羊水过多。妊娠晚期羊水量少于300ml者为羊水过少（亦有主张少于100ml者为羊水过少）。由于观察方法及观察者的不同，已报道的羊水过多及羊水过少的发生率差异较大。随着超声技术的发展，本病的发生率有所提高。故其发生率与对本病的认识、重视程度、检测方法及标准有关。近年来，对羊水量异常尤其是羊水过少已引起高度重视，因其围生儿发病率及死亡率明显增高，羊水过少已是产科重点防治的疾病之一。

【病因及发病机制】

（一）羊水过多

羊水过多的病因十分复杂，且大部分病因尚不明了。可能与以下因素相关：

1. 胎儿畸形和染色体异常　约 18% ～ 40% 羊水过多者合并胎儿畸形。包括：①神经管缺陷性疾病，如无脑儿、脊柱裂所导致脑脊膜膨出，裸露于羊膜腔内，大量的液体渗出而导致羊水过多；②消化道畸形，如食管闭锁、十二指肠闭锁，由于吞咽后其通道的闭锁及狭窄，羊水不能吸收或吸收很慢，以至发生羊水过多；③腹壁缺陷、膈疝等。此外，部分羊水过多者伴有染色体异常，如常染色体异常等。

2. 多胎妊娠　在多胎中合并羊水过多者约是单胎妊娠的 10 倍，其中单卵双胎者羊水过多发生率较高。

3. 妊娠糖尿病　羊水过多患者中合并糖尿病者较多，约占 10% ～ 25%。

4. 母儿 Rh 血型不合　患儿贫血、水肿、尿量增加，以及胎盘增大，均可能是羊水过多的原因。

（二）羊水过少

虽然羊水过少的原因尚不明确，但部分文献提示羊水过少可能是胎儿在宫内缺氧的早期表现，亦与胎儿泌尿系统畸形、肺发育不全、染色体异常、胎膜早期破裂，以及使用某些药物，如在治疗羊水过多时，使用吲哚美辛时间过久，发生羊水过少。

【临床表现】

（一）羊水过多

临床症状完全与羊水过多有关，主要是机械性压迫。羊水越多，症状越明显。

1. 急性羊水过多　多发生于孕 20 ~ 24 周。由于在数日内子宫体积急剧增加，产生一系列压迫症状。腹腔脏器向上推移，横膈上举，呼吸困难，腹部皮肤则因张力过大而感疼痛，严重者皮肤变薄，皮下静脉均可见清。由于巨大的子宫压迫双侧输尿管，同时体内液体大量汇向羊膜腔内，孕妇尿少，个别可出现无尿而处于紧急状态。由于膨大的子宫对下腔静脉的压迫，下肢及外阴部血液回流受阻，孕妇水肿较明显。做腹部检查时，腹部皮肤因腹壁紧张而有触痛，子宫壁紧张，扪不到胎儿。患者不能平卧，个别不能行走，仅能端坐。

2. 慢性羊水过多　常发生在妊娠晚期。由于羊水量逐渐增加，量属中等偏多，压迫症状较轻，有时孕妇可无感觉，仅在产前检查时发现子宫较正常孕周大，不易扪到胎儿或感胎儿浮游于大量羊水中，胎位不清，胎心轻、远或不清。

（二）羊水过少

羊水过少的孕妇多无明显自觉症状，妊娠中晚期后，当胎动时孕妇常觉腹痛，检查时子宫较正常孕周小。

【处理原则】

（一）羊水过多

对羊水过多的处理主要根据胎儿有无畸形、孕周及羊水过多的程度而定。

1. 羊水过多合并畸形胎儿　确诊后及时终止妊娠。终止妊娠的方法依具体情况加以选择。对较严重的羊水过多者，可采用高位破膜法，即以管状的高位破膜器沿宫颈管与胎膜之间向上送 15cm，刺破胎膜，使羊水缓慢流出，宫腔内压逐渐降低。在流出适量羊水后，取出高位破膜器，然后静脉点滴催产素或各种前列腺素制剂引产。一般在 24 ~ 48 小时内娩出胎儿。若无高位破膜器可经腹穿刺放液，待宫腔内压降低后再行引产。

2. 羊水过多合并正常胎儿　羊水量多但无明显症状，为增加胎龄，可以进行进一步观察。若羊水量增多且引起一系列压迫症状，可考虑进行羊膜腔穿刺放出羊水。羊膜腔穿刺也是一种延长孕期，争取胎儿成熟的一种方法。通过放出的羊水作 L/S 比值或其他检查，以了解胎儿情况。此外，吲哚美辛在治疗羊水过多中是有效的，其作用机制可能与减少胎儿尿量有关。

（二）羊水过少

羊水过少的处理与胎儿是否畸形、孕周大小、是否合并其他合并症密切相关。发现羊水过少时，若孕妇已近足月或足月妊娠，应在短期内重复羊水量的测定，测胎动，同时作胎儿电子监护及胎盘功能测定，以决定处理方案。若同时并发过期妊娠、妊高征等，应及时终止妊娠。

【护理评估】

（一）病史

护士除评估孕妇的自主症状如压迫症状外，还应尤其注意在 B 超检查中所显示的羊水量的变化，以便及时发现可能的羊水量异常的问题。

（二）身心状况

护士应评估子宫大小是否符合孕周。当孕妇因羊水过多可能出现一系列压迫症状，护士还应注意评估孕妇的腹部皮肤、尿量、水肿情况等。此外，护士应通过胎儿电子监护加强胎儿状况的评估。

当羊水过多引起明显的压迫症状时，孕妇及其家属常常会感到焦虑，即担心孕妇自身的健康，也担心胎儿的发育。但若羊水过多未出现明显的压迫症状，或羊水过少无自主症状时，孕妇及家属可能会忽视羊水量异常对胎儿的影响。然而，当他们获知羊水异常合并畸形胎儿需终止妊娠时，突然的巨大打击往往难以承受，往往出现极度悲哀、恐惧。

（三）诊断检查

1. B 超检查　B 超检查是目前诊断羊水量异常的重要方法。在用 B 超检查羊水量异常时一般使用三种方法：羊水指数（amnion fluid index，AFI）、最大羊水暗区垂直深度、最大羊水暗区平面的直径及横径。例如 AFI ＞ 18cm 为羊水过多，AFI ≤ 7.0cm 为羊水过少临界值，≤5.0cm为羊水过少绝对值。有学者发现，在诊断羊水过多时，三种方法的准确性是一致的。在诊断羊水过少时，羊水指数、最大羊水暗区平面的直径及横径计算法是比较准确的。

2. X线检查　羊水过多患者腹部平面可见胎儿四肢伸展，侧位片可见围绕胎儿羊水区至子宫壁的距离增宽。在孕中期羊水显著增多的情况下，胎儿可能显影不清晰。

3. 甲胎蛋白（a-fetoprotein，AFP）检查　胎儿的神经管畸形及消化道畸形都可使血及羊水中 AFP 增高，因此检查母血及羊水中 AFP 亦可辅证某些胎儿畸形的存在。

【可能的护理措施及合作性问题】

预感性悲哀：胎儿畸形、终止妊娠

恐惧：对可能的恶性结果的恐惧

【预期目标】

孕妇能配合相应的治疗方案。

【护理措施】

（一）对于需立即终止妊娠的孕妇

若羊水量异常合并畸形胎儿，或并发其他合并症，需立即终止妊娠，护士应配合医生做好充分的终止妊娠的准备，并耐心向孕妇及家属说明原因，最大程度地理解、抚慰他们因告知突然的恶性消息而出现的过激的心理及情绪反应。

（二）对严重羊水过多需处理的孕妇

羊水过多合并正常胎儿者妊娠不足 37 周压迫症状明显时，可经羊膜穿刺放出羊水缓解症状，一次放水量不能超过 1500 ~ 2000ml，每小时以 500ml 的速度放出羊水，密切观察孕妇生命体征，以孕妇感到症状缓解为宜。同时观察并记录羊水量及性状。识别胎盘早剥、脐带脱垂等并发症。

妊娠已近 37 周，确定胎儿已成熟者，可行人工破膜终止妊娠。在破膜过程中，胎膜破裂孔过大，羊水量大量涌出，应注意可能发生胎膜早期剥离，因此此时护士需严密观察患者的血压、脉搏、有无阴道流血。为防止腹压骤降、腹腔脏器充血，护士应在患者的腹部放置一或两个沙袋。

（三）羊水过少孕妇的护理

严密随访观察，排除胎儿泌尿系统畸形。妊娠中晚期可协助医师进行羊膜腔输液，以缓解胎儿窘迫，提高新生儿的存活率。妊娠晚期在除外胎儿畸形后，做剖宫产术前准备。

（四）心理护理

当患者经历了畸形胎儿的引产后，往往极度悲哀，而且可能对下次妊娠产生恐惧，担心再次出现胎儿畸形。护士应耐心向孕妇及家属讲解胎儿畸形出现的相关高危因素，帮助他们正确、客观地看待此次妊娠失败的原因，减少他们对下次妊娠的恐惧。

【结果评价】

1. 母子平安。
2. 患者过激的负性情绪得以缓解。

第九节　妊娠期肝内胆汁淤积症

妊娠期肝内胆汁淤积症（intrahepatic cholestasis of pregnancy, ICP）是一种在妊娠期出现皮肤瘙痒及黄疸为特点的重要的妊娠期并发症，主要危害胎儿，使围生儿发病率、死亡率以及早产率增高。其发病率为 0.8% ～ 12.0%，有明显的地域和种族差异。

【病因及发病机制】

妊娠期肝内胆汁淤积症的发病原因及发病机制尚未十分明确，但大量的流行病学研究以及临床观察和实验室研究提示本病的发病原因可能与雌激素升高以及遗传、环境因素有关。

1. 雌激素影响　在临床上有很多表现提示雌激素水平过高可能是诱发妊娠期肝内胆汁淤积症的病因，如：ICP 多发生在妊娠晚期，正值雌激素分泌的高峰期；ICP 在双胎中发生率较单胎高 6 倍（双胎的胎盘体积明显大于单胎，所分泌的雌激素较单胎多）；应用含雌激素及孕激素的避孕药的妇女中发生胆汁淤积症的表现与 ICP 的症状十分相似；应用避孕药的妇女妊娠时发生 ICP 者，再次妊娠时复发率一般较高。

基于相关的实验室研究，有学者认为雌激素可能通过如下途径导致胆汁淤积：①雌激素可使钠、钾－三磷酸苷酶活性下降。胆盐在经肝细胞转运过程中，首先是经肝窦间隙靠钠以非离子依赖性载体传递入肝小管，当钠、钾－三磷酸苷酶活性下降时，胆盐转运受到阻碍；②雌激素代谢产物的影响。妊娠期产生大量雌激素，其代谢产物必然增加，其中某些代谢产物，如 D 环葡萄糖醛酸雌激素与胆酸的结构相似而成为胆酸载体的竞争性抑制物，从而导致胆汁淤积。但是关于这些学说，仍有争议，需进一步研究。

2. 遗传与环境因素　一些文献报道 ICP 在世界各地的发病率明显不同，智利、瑞典发病率最高，且智利的Araucanian印第安混血种人的发病率居首，提示该病的发生与种族遗传有关。而且，相关研究发现在母亲或姐妹中有ICP病史的妇女ICP发病率明显增高，具有完全外显及母婴垂直传播的特性，符合孟德尔优势遗传规律。另外，ICP发病率还与季节有关，在冬季的发病率高于夏季。

【临床表现】

（一）症状

1. 皮肤瘙痒是首先出现的症状，常发生于妊娠 28 ~ 30 周，亦有极少数患者在妊娠 12 周左右出现瘙痒症状。瘙痒常呈持续性，白昼轻，夜间加剧。一般先从手掌和脚掌开始，然后逐渐向肢体近端延伸甚至可发展到面部，但极少侵及黏膜。瘙痒程度不一，可自轻度瘙痒至重度瘙痒，个别因重度瘙痒引起失眠、疲劳、恶心、呕吐、食欲减退及脂肪痢。另外，大多数患者在分娩后数小时或数日内迅速消失，少数在一周或以上消失。

2. 黄疸　部分患者出现黄疸为轻、中度。通常在瘙痒发生后10天内出现，发生黄疸时，患者尿色变深，粪便色变浅。

（二）体征

患者四肢皮肤可见抓痕，部分患者在瘙痒发生后的数日至数周内（平均为 2 周）出现轻度黄疸，有时仅巩膜有轻度黄染。黄疸一般在分娩后数日内消退。同时伴尿色加深等高胆红素血症表现。孕妇有无黄疸与胎儿预后关系密切，有黄疸者羊水粪染、新生儿窒息及围生儿死亡率均较高。患者无急慢性肝病体征，肝大但质地软，有轻度压痛。

【处理原则】

处理原则：缓解瘙痒症状，恢复肝功能，降低血胆酸水平，加强胎儿宫内状况监护以改善妊娠结局。由于目前尚无特殊治疗方法，临床以对症和保肝治疗为主。

【护理评估】

（一）病史

孕妇在妊娠中、晚期出现皮肤瘙痒和黄疸是 ICP 最主要的表现。护士在询问病史时应着重了解患者发生皮肤瘙痒及黄疸开始的时间、持续时间、部位以及伴随症状，如恶心、呕吐、失眠等。另外，护士还应仔细询问患者的家族史，尤其是患者的母亲或姐妹是否有 ICP 病史，以及患者的用药史，如是否使用过含雌、孕激素的药物。

（二）身心状况

患者多因瘙痒而在四肢皮肤留下抓痕。护士应注意评估患者皮肤是否受损。若患者出现重度瘙痒，护士应特别注意评估患者的全身状况。对于出现黄疸的患者，护士还应评估患者黄疸的程度，以及有无急慢性肝病的体征。

ICP 主要危害胎婴儿。由于胆汁酸毒性作用，可引起胎膜早破、胎儿宫内窘迫、自发性早产或孕期羊水胎粪污染。此外，也可导致胎儿生长受限、胎死宫内、新生儿颅内出血、新生儿神经系统后遗症等。但是由于患者自身的症状以皮肤瘙痒为特点，出现或不出现黄疸，且瘙痒程度不一，患者及家属有可能对该病认识不足，尤其是对胎儿的影响估计不足，从而对可能的妊娠结局没有充分的心理准备，出现极端的情绪反应。因此，护士应评估患者及家属对该病的认知，了解他们的情绪波动及心理状况。

（三）诊断检查

1. 血清胆酸测定　血清胆酸升高是 ICP 最主要的特异性实验室证据，在瘙痒症状出现或转氨酶升高前几周血清胆酸就已升高，其水平越高，病情越重，出现瘙痒时间越早，因此测定母血胆酸是早期诊断ICP最敏感的方法，对判断病情严重程度和及时监护、处理均有参考价值。临床上常检测血清甘胆酸值以了解血中胆酸水平。ICP患者血甘胆酸浓度在妊娠30周时突然升高，可达正常水平100倍左右，并持续至产后下降，5～8周后恢复正常。

2. 肝功能测定　大多数ICP患者的门冬氨酸转氨酶（AST）、丙氨酸转氨酶（ALT）轻至中度升高，ALT较AST更敏感。部分患者血清胆红素轻至中度升高。

3. 病理检查　毛细胆管胆汁淤积及胆栓形成。电镜切片发现毛细胆管扩张合并微绒毛水肿或消失。

【可能的护理诊断及合作性问题】

潜在的并发症：早产

潜在的并发症：胎儿窘迫

知识缺乏：缺乏有关妊娠期肝内胆汁淤积症对胎儿影响的知识

【预期目标】

1. 孕妇皮肤瘙痒症状缓解。
2. 孕妇了解有关妊娠期肝内胆汁淤积症对胎儿的影响，并配合治疗。

【护理措施】

1. 一般护理　护士应嘱患者适当卧床休息，取左侧卧位以增加胎盘血流量。给予吸氧、高渗葡萄糖、维生素及能量，既保肝又可提高胎儿对缺氧的耐受性。

2. 产科监护　由于ICP主要危害胎儿，因此护士应加强胎儿监护的管理，及时发现问题，并及时报告医生。适时终止妊娠是降低围生儿发病率的重要措施。因此，当孕妇出现黄疸，胎龄已达36周者；无黄疸、妊娠已足月或胎肺成熟者；有胎儿宫内窘迫者应及时做剖宫产术前准备，及时终止妊娠。同时，积极预防产后出血。

3. 皮肤护理　护士应注意患者因瘙痒可能造成的皮肤受损。对重度瘙痒患者，护士可采取预防性的皮肤保护，如建议患者勿留长且尖的指甲，带柔软的棉质手套等。

4. 健康教育　护士应向患者及家属讲解有关妊娠期肝内胆汁淤积症的知识，尤其是其对胎儿的影响，以引起患者及家属足够的重视，从而积极配合治疗。

此外，护士还应配合相关的实验室检查，如检测肝功能、血胆酸以监测病情。

【结果评价】

1. 孕妇的瘙痒症状缓解或消失。
2. 未出现早产或胎儿窘迫。

（陆　虹）

第 8 章

妊娠合并症妇女的护理

学习目标

在完成本章内容的学习后，学生应能：

1. 分别简述妊娠、分娩与心脏病、糖尿病、病毒性肝炎及缺铁性贫血的相互影响。
2. 描述心力衰竭的临床表现及处理原则。
3. 分别介绍急性左心衰竭、急重症肝炎患者的护理要点。
4. 介绍葡萄糖耐量试验的方法及临床意义。
5. 按照护理程序为妊娠合并症妇女提供整体护理，制定护理计划。
6. 运用沟通技巧为妊娠合并症妇女进行健康教育。

第一节　心脏病

妊娠合并心脏病是产科严重的合并症。常见的有风湿性心脏病（rheumatic heart disease）、先天性心脏病（congenital heart disease）、妊娠高血压综合征心脏病及围生期心肌病（peripartum cardiomyopathy）等。由于妊娠和分娩加重了心脏的负担，促使心脏功能进一步减退而导致心力衰竭，严重威胁母婴生命安全。是孕产妇死亡的四大原因之一。

【妊娠对心脏病的影响】

（一）妊娠期

母体血容量一般从妊娠第6周开始逐渐增加，至妊娠32～34周达到高峰。总血容量比未妊娠时约增加30%～45%。妊娠早期主要引起心排血量的增加，而妊娠中、晚期需增加心率以适应血容量的增加。由于心排血量增加和心率加快，导致心肌肥厚，心脏容量增大。另外在妊娠晚期，随着子宫增大，膈肌上升，心脏向左向上移位，大血管扭曲等改变，机械性地增加了心脏负担，容易使患心脏病的孕妇发生心力衰竭。

（二）分娩期

分娩期为心脏负担最重的时期。在第一产程中，每次子宫收缩约有250～500ml血液被挤入体循环，回心血量增加，心排出量也增加约20%左右。每次子宫收缩使右心房压力增高，致使平均动脉压增高10%左右，使原来已经加重负担的左心室进一步增加负荷。进入第二产程后，除子宫收缩外，腹肌和骨骼肌也参与活动，致使周围阻力更为加重。分娩时产妇屏气用力，动、静脉压力同时增加，尤其是肺循环压力极度增高，导致左心室负荷进一步加重。故第二产程心脏负担最重。第三产程胎儿娩出后，子宫迅速缩小，腹腔内压力骤减，血液淤滞于内脏，引起回心血量急剧减少。同时，产后胎盘循环停止，排空的子宫收缩，大量血液从子宫突然进入体循环，使回心血量又迅速增多。这些因素均引起血流动力学的改变，导致心脏负担增加，心脏病孕妇极易发生心力衰竭。

（三）产褥期

产后子宫缩复使大量血液进入体循环，妊娠期组织间隙潴留的大量液体也开始回到体循环，故血容量显著增加，心脏负担仍未减轻。因而产后，尤其是产后 3 天内仍是心脏负担最重的时期，容易发生心力衰竭。

综上所述，妊娠 32 ~ 34 周、分娩期及产褥期的最初 3 天内，因心脏负担加重，是患心脏病孕妇最危险的时期，务必引起重视，警惕心力衰竭的发生。

【心脏病对妊娠的影响】

以往风湿性心脏病是最常见的心脏病类型，占 90% 左右，其次为先天性心脏病。随着抗生素的广泛应用，风湿热得到积极有效的治疗，发病率明显下降，妊娠合并风湿性心脏病已退居第二位。近年来，由于心血管外科的迅速发展以及手术技术的不断提高，使许多患先天性心脏病的女性通过手术获得矫治，并存活至生育年龄。因此，妊娠合并先天性心脏病已跃居首位。

心脏病不影响受孕。心脏病病情较轻、心脏功能 Ⅰ ~ Ⅱ 级、既往无心力衰竭史也无并发症者，能较好地耐受妊娠和分娩，可以妊娠。若心功能Ⅲ级以上者、既往有心力衰竭史、严重心律失常、发绀型先天性心脏病的妇女，则不宜妊娠。

不宜妊娠的心脏病患者一旦妊娠，均可给母儿带来不同程度的危害。胎儿因为长期宫内缺氧，造成胎儿宫内生长发育受限甚至导致死胎、死产、早产等严重后果。

【心力衰竭的临床表现】

（一）早期心力衰竭的临床表现

早期心力衰竭者常表现为轻微活动后即有胸闷、气促及心慌；休息时心率超过 110次/分，呼吸超过 20次/分；夜间常因胸闷而坐起，或需要到窗口呼吸新鲜空气；肺底部出现少量持续性湿啰音，咳嗽后不消失。

（二）典型心力衰竭的临床表现

1. 左心衰竭

（1）症状：表现为夜间阵发性呼吸困难、端坐呼吸、急性肺水肿；咳嗽、咯痰、咯血；疲劳、乏力、心悸；少尿、肾功能损害症状。

（2）体征：心率加快，初期肺内可闻哮鸣音，后出现肺部湿性啰音；面色青紫，有心脏病体征（除心脏病固有体征外，有心肌肥厚、心腔扩大、肺动脉瓣区第二心音亢进及舒张期奔马律等）。

2. 右心衰竭

（1）症状：表现为食欲不振、上腹部胀痛、恶心等消化道症状。劳力性呼吸困难。尿少，尿中出现少量蛋白等。

（2）体征：颈静脉征阳性，肝大，下肢水肿。唇、指端可有不同程度的发绀。心脏体征主要为原有心脏病表现。

3. 全心衰竭　可同时兼有左、右心力衰竭的临床表现。

【处理原则】

加强孕期保健，积极预防和控制感染，防止心力衰竭的发生，适时终止妊娠。

（一）非妊娠期

明确心脏病类型及心功能状况，确定是否适宜妊娠。不宜妊娠者，应采取严格避孕措施或实行绝育手术。

（二）妊娠期

1. 不适宜妊娠者一旦受孕，应于妊娠 12 周以前行治疗性人工流产。若妊娠已超过 12 周，应与心内科医生配合，在严密监护下行钳刮术或中期引产术。

2. 适宜妊娠者，应在妊娠早期开始定期产前检查。动态观察心脏功能，预防及治疗各种引起心力衰竭的诱因，适时终止妊娠。

（三）分娩期

选择适宜的分娩方式，实施计划分娩。对于心功能Ⅰ～Ⅱ级、胎儿体重适宜、胎位正常、产道条件良好者，在严密监护下可经阴道分娩。心功能Ⅲ～Ⅳ级、胎儿偏大、产道异常者，均应选择剖宫产分娩。

（四）产褥期

产妇需要充分休息并给予密切监护。继续应用广谱抗生素预防感染，直至产后一周左右。心功能在Ⅲ级以上者，则不宜哺乳。

【护理评估】

（一）病史

1. 孕妇初诊时，应详细询问有无心脏病史，特别是风湿性心脏病及风湿热病史，曾接受的治疗经过及心功能状况；既往有无心力衰竭史、心脏手术史等。

2. 评估有无诱发心力衰竭的潜在因素，如：上呼吸道感染、妊高征、重度贫血等。

（二）身心状况

1. 体格检查　注意评估有无心脏病或心力衰竭的体征。常见的体征有：心脏扩大，有Ⅱ级或Ⅲ级以上性质粗糙响亮而时限较长的收缩期或舒张期杂音，二尖瓣区有舒张期或舒张前期雷鸣样杂音，严重的心律失常、心房颤动或扑动、房室Ⅲ度传导阻滞等。

2. 评估心脏功能

依据患者的主观感受，按其所能耐受的日常体力活动分为四级：

（1）心功能Ⅰ级：进行一般体力活动不受限制，运动后也不产生心 慌、气短等不适。

（2）心功能Ⅱ级：进行一般体力活动略受限制，运动后感心慌、气短、胸闷、乏力，休息后症状消失。

（3）心功能Ⅲ级：一般体力活动显著受限制，轻微活动即感心悸、气促、胸闷，休息后可好转。还包括目前虽无心力衰竭症状但过去有心力衰竭病史者。

（4）心功能Ⅳ级：不能进行任何体力活动，休息时仍有心慌、气短等不适。

3. 评估心理社会状况

重点评估孕产妇对自己的心功能状况是否了解，她们对妊娠、分娩所能承受的心理反应，社会支持系统是否得力及对有关妊娠合并心脏病自我护理知识的掌握情况。

（三）诊断检查

1. X 线检查　X 线检查显示心脏明显扩大，尤其心腔扩大。

2. 心电图　心电图提示各种心律失常，心房颤动、心房扑动、Ⅲ度房室传导阻滞、ST 段及 T 波异常改变等。

3. 超声心动图检查　检查图示心腔扩大、心肌肥厚、瓣膜运动异常、心脏结构畸形等。

【可能的护理诊断及合作性问题】

潜在并发症：充血性心力衰竭、感染

活动无耐力：与活动后有异常心率有关

有胎儿受伤的危险：与孕妇心功能差、胎儿宫内发育不良有关

知识缺乏：缺乏有关妊娠合并心脏病的保健知识

焦虑：与担心胎儿和自身安全有关

【预期目标】

1. 孕产妇能够说出导致心脏负荷增加的因素。
2. 孕产妇能够描述进行日常生活活动时所需的应对技巧。
3. 孕产妇能够应用有效的应对机制来控制焦虑，使心理和生理上的舒适感有所增加。
4. 孕产妇能够说出与潜在感染有关的危险因素，并能实施预防措施。

【护理措施】

（一）一般护理

详细评估病人所患心脏病的类型、病变程度以及心功能的状况。为病人及家属提供有关心脏病的书面指导材料，讲解有关疾病知识，促进她们对疾病的理解，减轻焦虑心理；同时与病人讨论其对自身健康状况的认识，分析疾病对角色责任的影响。介绍医疗护理条件，对具体情况进行全面分析，结合心内科医师意见，向病人说明是否可以妊娠。

1. 非妊娠期

（1）心功能Ⅰ～Ⅱ级，既往无心力衰竭史，亦无其他并发症妇女，可以妊娠。妊娠后，在孕早期应再次评估心功能状况，以确定能否继续妊娠。

（2）心功能Ⅲ～Ⅳ级，既往有心力衰竭史，严重心律失常、风湿热活动期，年龄在 35 岁以上，心脏病病程较长者，则不宜妊娠。已经妊娠者应于妊娠 12 周以前行治疗性人工流产，并严格避孕。

2. 妊娠期

（1）定期产前检查：对可以妊娠者，应从确定妊娠开始即做产前检查，检查间隔时间和次数依据心功能状况而定。在妊娠 20 周以前，应每 2 周进行产前检查一次；妊娠 20 周以后，尤其是 32 周以后，发生心力衰竭的几率增加，产前检查应每周一次。

（2）饮食指导：合理营养，提供高蛋白、高维生素、低盐、低脂的饮食。提供易消化易咀嚼的食物。

（3）休息与活动：依据心功能状况考虑病人目前活动和休息的方式，让活动和休息相互

配合。向病人介绍理想的有氧活动内容，强调保证休息的重要性。让病人保证充足睡眠，每天至少有 10 小时以上的睡眠时间，有条件者可安排午睡，睡眠时宜采取左侧卧位。

3. 分娩期　除有产科指征外，心功能良好者可阴道分娩。产程中派专人护理，严密观察产程进展及病情变化情况，密切监测胎心，安慰及鼓励病人，消除紧张情绪。对胎儿偏大，产道异常及心功能Ⅲ～Ⅳ级者，应选择剖宫产术。不宜再次妊娠者，同时行输卵管结扎术。

4. 产褥期

（1）保证充分休息：产后 24 小时内应绝对卧床休息，卧床期间指导产妇活动下肢，避免发生静脉栓塞。

（2）合理喂养：心功能Ⅰ～Ⅱ级的产妇可以母乳喂养，但应避免劳累。心功能Ⅲ级以上不宜母乳喂养者，应及时给予回奶，帮助进行人工喂养。

（二）缓解症状

1. 妊娠期　心功能Ⅰ～Ⅱ级病人在预产期前 2～4 周住院待产，心功能Ⅲ级以上者，应立即住院治疗控制病情。护士应严密观察并记录血压、脉搏、呼吸、心率及病情变化情况。尤其应注意有无呼吸困难，咳嗽及肺部啰音等症状。协助医师完善各项化验检查。遇有心力衰竭征象及时与医师联系，采取半卧位，给予高浓度面罩吸氧。为了减轻心脏负担，嘱病人进食不宜过饱，少量多餐，多吃蔬菜及水果以防便秘。妊娠4个月起限制钠盐摄入量，每天不应超过4～5g。注意出、入液体量的平衡，监测体重和水肿情况，整个妊娠期体重增加不宜超过 10kg。对日常活动进行合理安排，减少过多的能量消耗，充分的休息可以缓解活动无耐力的症状。

2. 分娩期　产程开始，即应按医嘱给予抗生素，积极预防感染。在潜伏期对宫缩疼痛不能耐受者，按医嘱给予地西泮、镇静剂或哌替啶镇痛剂。宫口开全后，应行会阴侧切术、胎头吸引术或产钳助产术，缩短第二产程，避免病人屏气用力。胎儿娩出后，应在病人腹部放置 1～2kg 重的砂袋并持续 24 小时，以防腹压骤降而诱发心力衰竭。准确评估出血量，按医嘱给予催产素，但禁止使用麦角新碱，以防静脉压升高。如果病人产后出血过多需要输血、补液时，应注意控制输液、输血的速度。

3. 产褥期　产后 3 天内，尤其是产后 24 小时内仍是发生心力衰竭的危险时期，应严密观察病人的血压、脉搏、呼吸、心率等生命体征及心功能变化情况，按病情需要记录出、入量，防止心力衰竭和感染。保证病人安静休息，必要时遵医嘱使用小剂量镇静剂，可皮下注射吗啡 5～10mg。心功能Ⅰ～Ⅱ级的病人可以哺乳，但应避免劳累。加强会阴伤口或腹部伤口的护理，按医嘱给予抗生素预防感染至产后一周。

（三）健康教育

护士应向病人及家属讲解妊娠、分娩与心脏病之间的相互影响，早期心力衰竭的识别并教给病人自我监测的技术；告诉病人当出现脉率超过 110 次 / 分，活动后感到疲乏、心悸、呼吸困难时，应立即到医院就诊。告诉病人妊娠期减少社交活动，尽量避免出入公共场所；避免上呼吸道感染和感冒；避免情绪激动和劳累及纠正贫血的目的。解释低盐饮食的重要性。对心功能Ⅲ级以上不宜哺乳者，应及时给予退奶并讲明药物名称、剂量和用药方法。产前、产时曾有心力衰竭的病人按医嘱产后继续使用强心剂时，护士应将用药的注意事项告知病人。产后让病人选择有效的避孕措施，建议不宜再次妊娠的病人应做绝育手术；若心功能良好的病人，可产后一周左右进行输卵管结扎术；若有心力衰竭者，应充分控制心力衰竭后，再择期手术；未做绝育手术的患者应严格避孕。应该使产后病人了解42天返院检查的内容、具体时间、地点及联系人等。出院后如果出现不适或异常症状，需及时就诊。

【结果评价】

1. 住院期间，病人心功能稳定，没有出现心衰征象。
2. 分娩经过顺利，母儿健康状况良好。
3. 孕产妇能列举预防产后感染的自我保健措施。

第二节 糖尿病

糖尿病（diabetes mellitus, DM）是一种多病因的代谢疾病，其特点是慢性高血糖，伴随因胰岛素分泌和作用缺陷引起的糖、脂肪和蛋白质代谢紊乱。

妊娠合并糖尿病包括两种类型：①糖尿病合并妊娠，是指在原有糖尿病的基础上合并妊娠。又称孕前糖尿病（pregestational diabetes mellitus, PGDM）。②妊娠期糖尿病（gestational diabetes mellitus, GDM）是指在妊娠期首次发现或发生的糖代谢异常。

【妊娠对糖尿病的影响】

妊娠可使隐性糖尿病显性化，使既往无糖尿病的孕妇发生GDM，使原有糖尿病病人的病情加重。

（一）妊娠期

1. 妊娠早期　由于胎儿不断从母血中摄取葡萄糖，使孕妇空腹血糖水平低于非妊娠时期。早孕时出现的呕吐、食欲不振等早孕反应，使应用胰岛素治疗的糖尿病的患者容易出现低血糖，严重者可发生酮症酸中毒。

2. 妊娠中、晚期　随着妊娠的进展，体内各种内分泌激素，如生长激素、肾上腺皮质激素和甲状腺素的分泌量均有所增加；加之胎盘分泌胎盘催乳素、雌激素和孕激素，这些激素均有使血糖升高的作用。导致妊娠晚期抗胰岛素物质增多，胰岛素的用量也随之增加。另外，胎盘催乳素在母体周围组织中有分解脂肪的作用，使机体周围的脂肪分解成甘油与脂肪酸，后者大量氧化分解，产生酮体，故糖尿病孕妇容易发生酮症酸中毒。

（二）分娩期

由于子宫肌肉的收缩活动，消耗大量糖原；孕产妇临产后进食又较少，脂肪酸的氧化分解增强等，也容易发展为酮症酸中毒。

（三）产褥期

产后随着胎盘的排出，全身内分泌激素逐渐恢复到非妊娠时期的水平，胎盘分泌的抗胰岛素物质迅速减少，所以胰岛素的需要量也相应减少。若不及时调整胰岛素用量，容易发生低血糖。

【糖尿病对妊娠的影响】

妊娠合并糖尿病对母儿的影响及影响程度取决于糖尿病的病情及血糖控制水平。凡病情较重或血糖控制不良者，对母儿影响极大。

（一）对孕妇的影响

1. 妊娠期高血压疾病发生率增加　糖尿病患者多有小血管内皮细胞增厚及管腔狭窄，容易并发妊高征，其发生率较非糖尿病孕妇高 4 ~ 8 倍。因此，子痫、胎盘早剥、脑血管意外的发生率随之增高。

2. 感染发生率增多　糖尿病患者白细胞有多种功能缺陷，趋化性、吞噬作用、杀菌作用均明显下降。因此，糖尿病患者极易发生生殖泌尿系统感染，严重者甚至发生败血症。

3. 羊水过多　羊水过多的发生率较非糖尿病孕妇多 10 倍。其原因不明，可能与胎儿高血糖、高渗性利尿导致胎尿排出增多有关。

4. 难产、手术产发生率增高　糖尿病孕妇因糖利用障碍，能量不够，常有产程进展缓慢，或子宫收缩乏力性产后出血。因巨大儿发生率增高，常导致胎儿性难产和软产道损伤，使剖宫产发生率增高。

5. 糖尿病酮症酸中毒　由于妊娠期复杂的代谢变化，加之高血糖及胰岛素相对或绝对不足，导致体内血糖不能被利用，体内脂肪分解增加，酮体产生增多。

（二）对胎儿的影响

1. 巨大儿发生率增加　发生率高达 25% ~ 40%。这与血糖增高通过胎盘转运，而胰岛素不能通过胎盘，使胎儿长期处于高血糖环境有关。有学者认为，除血糖外，其他物质如氨基酸、脂肪均可刺激胎儿胰岛细胞，引起胰岛素过度分泌，促进胎儿在宫内过度增长发育，而发生巨大儿。

2. 胎儿生长受限　发生率为21%左右。多见于糖尿病伴有血管病变的患者，因其胎盘血管管腔狭窄和供血不足，导致胎儿生长受限。

3. 早产发生率增加　发生率为 10% ~ 25%。早产的原因有羊水过多、妊娠期高血压疾病、胎儿窘迫以及其他严重并发症的出现，常需提前终止妊娠。

4. 胎儿畸形率增加　发生率为 6% ~ 8%，高于非糖尿病孕妇 3 倍。其原因不明，可能与代谢紊乱、缺氧或应用糖尿病治疗药物有关。

5. 围生儿死亡率增加　糖尿病孕妇多伴有严重血管病变或产科并发症，常常影响胎盘血供，可引起死胎、死产。

（三）对新生儿的影响

1. 新生儿呼吸窘迫综合征发生率增高　高血糖刺激胎儿胰岛素分泌增加，形成高胰岛素血症，后者具有拮抗糖皮质激素促进肺泡Ⅱ型细胞表面活性物质合成及释放的作用，使胎儿肺表面活性物质产生及分泌减少，胎儿肺成熟延迟。

2. 新生儿低血糖　新生儿脱离母体高血糖环境后，高胰岛素血症仍存在，若不及时补充糖水，容易发生低血糖，严重时危及新生儿生命。

【处理原则】

糖尿病妇女在妊娠前即应确定糖尿病的严重程度。在内分泌和营养科医师协助下严格控制血糖值。

对糖尿病伴有严重的心血管病变，糖尿病性肾病出现肾功能减退或增生性视网膜病变者，不宜妊娠。若已妊娠者应尽早终止妊娠。对器质性病变较轻，血糖控制良好者，可在积极治疗，密切监护下继续妊娠。妊娠期间加强孕期监护，运用饮食疗法、运动疗法和胰岛素药物治疗，维持正常血糖水平，预防酮症酸中毒。适时终止妊娠。

【护理评估】

（一）病史

评估过去有无糖尿病病史及糖尿病家族史，既往分娩史中有无不明原因的死胎、死产、巨大儿、畸形儿，胎儿生长发育受限和新生儿死亡的情况；本次妊娠孕妇体重是否骤增、是否明显肥胖或出现多饮、多食、多尿的临床症状；有无反复发作外阴、阴道的念珠菌感染病史。

（二）身心状况

1. 症状与体征　孕妇在妊娠期体重骤增、明显肥胖，或出现三多一少（多食、多饮、多尿和体重减轻）症状；亦可出现外阴瘙痒、阴道及外阴假丝酵母菌感染等；重症者可出现酮症酸中毒伴昏迷，甚至危及生命。

2. 评估妊娠合并糖尿病的程度　采用White分类法，根据患者的发病年龄、病程长短以及是否存在并发症进行分级。这种分类方法有助于判断病情的严重程度及预后。

A 级：妊娠期糖尿病。

A_1 级：用饮食治疗即可控制血糖。

A_2 级：需用胰岛素控制血糖。

B 级：20 岁以后发病，病程＜ 10 年。

C 级：10 ～ 19 岁发病，或病程长达 10 ～ 19 年。

D 级：10 岁以前发病，或病程≥ 20 年，或眼底单纯性视网膜病变。

F 级：糖尿病性肾病。

R 级：眼底有增性视网膜病变或玻璃体积血。

H 级：冠状动脉粥样硬化性心脏病。

T 级：有肾移植史。

3. 心理社会评估　重点评估孕产妇的焦虑及抑郁程度、社会支持系统、对有关妊娠合并糖尿病的自我护理知识的掌握情况。

（三）诊断检查

1. 糖尿病合并妊娠者已在妊娠前确诊。但妊娠期糖尿病（GDM）通常无明显自觉症状，空腹血糖可能正常；因此，常规空腹血糖检查及尿糖测定不能确诊妊娠期糖尿病（GDM）。妊娠期糖尿病（GDM）的诊断要依靠糖筛查试验，异常者再行葡萄糖耐量试验（oral glucose tolerance test, OGTT）。

2. 50g 葡萄糖筛查　常在妊娠 24 ～ 28 周时进行，具体做法是：将 50g 葡萄糖粉溶于200ml温水中，5分钟内服完，从开始服葡萄糖水计算时间，1小时抽取静脉血测定血糖，若服糖后1小时血糖值≥7.8mmol/L（140mg/dl），为糖筛查异常。应进一步作葡萄糖耐量试验。

3. 葡萄糖耐量试验　进行口服葡萄糖耐量试验（OGTT）前三日正常饮食，禁食 8 ～ 14 小时后口服 75g 或 100g 葡萄糖水。我国多采用将 75g 葡萄糖加入 400ml 水中口服。测空腹和服糖水后 1 小时、2 小时、3 小时四个时点的血糖（正常值见表 8-1），若在 4 项中有 2 项或 2 项以上异常，可诊断妊娠期糖尿病（GDM）；仅一项异常，诊断为妊娠期糖耐量减低（gestational impaired glucose tolerance, GIGT）。

表 8-1　75g 和 100g 糖的 OGTT 标准

血糖／(mmol／L^{-1})	75g （国内）	100g（NDDG）*
空腹	5.6	5.8
1 小时	10.3	10.6
2 小时	8.6	9.2
3 小时	6.7	8.1

*NDDG：美国糖尿病资料组（national diabetes data group）

【可能的护理诊断及合作性问题】

知识缺乏：缺乏有关妊娠合并糖尿病的知识

有胎儿受伤的危险：与糖尿病引起的巨大儿、胎儿肺泡表面活性物质形成不足等有关

有感染的危险：与糖尿病病人白细胞多种功能缺陷有关

潜在并发症：低血糖

【预期目标】

1. 病人能叙述有关胰岛素使用及饮食治疗的方法；出现低血糖时的症状及应对措施。
2. 病人能描述与感染有关的症状，并列举预防感染的措施。
3. 胎儿顺利分娩，母婴健康状况良好。

【护理措施】

（一）一般护理

糖尿病病人妊娠前应进行全面体格检查，根据病情确定能否妊娠。病情不允许的妊娠者，如：已达到White D、F、R级，应该采取可靠的避孕措施；已经妊娠者，应尽早终止妊娠。病情允许的妊娠者，在妊娠前 3 ～ 6 个月服用叶酸至妊娠后 3 个月。以往应用口服降糖药的糖尿病病人应在计划妊娠前 3 ～ 6 个月停药，改用胰岛素治疗。由于糖尿病是一种分泌代谢性疾病，一方面，糖尿病病程长，病人对降低血糖往往急于求成或掉以轻心，致使血糖控制不稳定；另一方面，由于糖尿病病人担心胎儿畸形、早产，甚至发生胎死宫内的情况，常有焦虑情绪。因此，医护人员要向病人讲解妊娠合并糖尿病的有关知识，为病人提供表达内心感受、焦虑和期望的机会。帮助病人分析住院期间及出院后可被利用的资源及支持系统，减轻焦虑心理。

（二）缓解症状

应由产科、内分泌和营养科医生共同管理糖尿病病人，在整个妊娠期使糖尿病病人的血糖维持在正常范围内。加强妊娠期的监护，预防和减少孕产妇及围生儿的并发症，保证母婴的健康和安全。

1. 饮食治疗　饮食治疗是妊娠期糖尿病的基础，多数 GDM 患者仅靠饮食控制就能维持血糖在正常范围。理想的饮食应该是既能保证母儿所需要的热量和营养，又不引起餐后血糖过高。按标准体重每日所需的热卡计算，孕早期糖尿病患者需要热卡于孕前相同 105 ～ 126kJ/kg（25～30kcal/kg）；孕中、晚期应适当增加碳水化合物的量，所需热卡为126kJ/kg（30kcal/kg）。

提倡少量多餐，每天进餐可增至4～6次。注意整个孕期体重增加不宜超过12.5kg，餐后1h血糖值在8mmol/L以下。饮食控制是否合适，还要进行血糖及尿酮体的测定。

2. 运动治疗　糖尿病病人进行适当的运动（如散步），可降低血糖，提高对胰岛素的敏感性。但不宜采取剧烈的运动。

3. 药物治疗　对饮食治疗不能控制的糖尿病，胰岛素是控制血糖的首选药。根据胰岛素的特点分为胰岛素、低精蛋白胰岛素、精蛋白锌胰岛素。胰岛素的用量应由内分泌和产科医生共同调整；以皮下注射为主，分娩、手术中或发生酮症酸中毒时可改用静脉滴注。按时测定尿糖及血糖以监测病情，保证用药剂量和用药途径准确无误。注射前认真核对；注射后严密观察。

4. 预防感染　加强口腔及皮肤护理，发现疖肿或其他感染灶及时与医生联系，积极治疗，使感染及时得到控制。

5. 产科监护　定期产前检查，监测胎心、胎动、胎儿宫内发育及胎儿成熟度情况。监测孕妇血糖、肾功能、血压、宫底高度和腹围。做眼底和B超检查，根据具体情况综合分析，选择分娩时间及分娩方式。原则上在加强母儿监护、控制血糖的同时，尽量推迟分娩的时间。

（1）分娩时间的选择：应根据胎儿的大小、胎儿成熟度、胎盘功能和孕妇血糖水平及并发症情况综合考虑终止妊娠时间。一般认为妊娠35周左右住院待产，妊娠37～38周终止妊娠。

（2）分娩方式的选择：糖尿病控制不佳或合并血管病变者、巨大胎儿、胎盘功能不良、胎儿窘迫及有其他产科指征者，应选择剖宫产分娩。

（3）终止妊娠过程中的注意事项：

1）血糖应控制在接近正常水平，出现代谢紊乱如酮症酸中毒、低钾血症等应及时纠正。

2）终止妊娠前应了解胎儿成熟度，按医嘱在终止妊娠前2天应用地塞米松10mg qd，共2天，可促进肺泡表面活性物质产生，减少新生儿呼吸窘迫综合征的发生。

3）阴道分娩或剖宫产过程中，应随时监测血糖、尿糖和尿酮体，使血糖不低于5.6mmol/L（100mg/dl），以防发生低血糖。可按每4g葡萄糖加1U胰岛素比例给予输液。定时测血糖、查尿酮体。

4）加强产程及胎心监护，尽量缩短产程，应在12小时内结束分娩。若产程超过16小时易发生酮症酸中毒。

5）分娩后由于胎盘排出，抗胰岛素的激素迅速下降，因此，产后24小时内的胰岛素用量应减至原用量的一半，48小时应减少至原用量的1/3；有的患者甚至不需要用胰岛素治疗。

6）产后按医嘱应用抗生素，预防产褥期感染。维持水、电解质平衡。

（4）新生儿护理：糖尿病病人的新生儿，抵抗力弱，易发生低血糖，故出生后早喂糖水、早开奶，防止低血糖及低血钙、高胆红素血症及呼吸窘迫综合征的发生。另外，不论新生儿体重大小，均应按早产儿处理。足月新生儿血糖低于2.22mmol/L可诊断为新生儿低血糖。

（三）健康教育

护士要向病人讲解妊娠合并糖尿病的有关知识，讲解降低血糖治疗的必要性和孕期血糖控制稳定的重要性。使病人主动参与和配合饮食治疗、运动治疗和药物治疗。教会病人血糖监测、胰岛素应用及注射的方法；告诉病人用药期间如出现盗汗、头晕、饥饿、手抖等症状时的应对措施。产后注意个人卫生，保持腹部和外阴伤口清洁；鼓励母乳喂养，做好乳房护理。采取有效的避孕措施，定期产科及内科复查，对其糖尿病病情重新评价。

【结果评价】

1. 分娩经过顺利，母儿健康状况良好。
2. 孕产妇能按照正确的方法进行饮食控制。
3. 孕产妇能掌握有关妊娠合并糖尿病的自我保健知识和技能。

第三节　急性病毒性肝炎

病毒性肝炎是由多种肝炎病毒引起的，以肝脏炎症和坏死病变为主的传染病。目前已发现的病毒性肝炎按病原分类，有甲型（HAV）、乙型（HBV）、丙型（HCV）、丁型（HDV）和戊型（HEV）肝炎病毒。其中以乙型肝炎最为常见。孕妇肝炎的发病率约为非孕妇的 6 倍。是孕产妇主要死亡的原因之一。

【妊娠对病毒性肝炎的影响】

妊娠的某些生理变化可加重肝脏负担，容易感染病毒性肝炎，也容易使原有的肝炎病情加重。重症肝炎的发生率较非妊娠时明显增加，主要与以下因素有关：妊娠期新陈代谢明显增加，营养物质消耗增多，肝内糖原储备降低，不利于疾病恢复。妊娠期，内分泌变化产生大量雌激素需在肝内代谢和灭活，妨碍肝脏对脂肪的转运和胆汁的排泄。胎儿的代谢产物和解毒作用需在母体肝脏内完成。分娩时孕妇体力消耗、缺氧、酸性代谢物质产生增加，手术和麻醉等均可加重肝脏的负担。容易发生急性肝坏死。

【病毒性肝炎对妊娠的影响】

1. 对母体的影响　妊娠早期合并病毒性肝炎，可使早孕反应加重。妊娠晚期合并病毒性肝炎，则妊娠期高血压疾病发生率增高，这与病毒性肝炎引起的醛固酮灭活能力下降有关。分娩时，因肝脏功能受损、凝血因子合成功能减退，容易发生产后出血。若为重症肝炎，常并发 DIC，出现全身出血倾向，直接威胁母婴生命。

2. 对胎儿的影响　妊娠早期患病毒性肝炎，胎儿畸形发病率约增高 2 倍。病毒性肝炎孕妇发生流产、早产、死胎、死产和新生儿死亡率明显增高。

3. 母婴传播　其传播情况与病毒性肝炎的类型有关。

（1）甲型病毒性肝炎：由甲型肝炎病毒（hepatitis A virus，HAV）引起。主要经粪 - 口途径传播。HAV不会通过胎盘或其他途径传给胎儿。近年国外资料报道，妊娠晚期患急性甲肝的母婴传播，可能与分娩过程中，胎儿暴露于污染的母体血液或粪便有关。

（2）乙型肝炎病毒：乙型肝炎病毒（hepatitis B virus，HBV）的母婴传播为重要途径，约占40%～60%。也可通过注射、输血和生物制品，密切的生活接触等途径传播。其传播方式有：子宫内传播、分娩时经产道接触母血及羊水传播、分娩后接触母亲唾液或母乳传播。

（3）丙型肝炎病毒：丙型肝炎病毒（hepatitis C virus，HCV）存在母婴传播。妊娠晚期患 HCV 时，受感染者容易导致慢性肝炎，最后发展为肝硬化和肝癌。

(4) 丁型肝炎病毒：丁型肝炎病毒（hepatitis D virus，HDV）是一种缺陷性 RNA 病毒，需依赖 HBV 重叠感染引起肝炎。母婴垂直传播较少见。传播方式与 HBV 相同，通过体液、血液或注射途径传播。

(5) 戊型肝炎病毒：戊型肝炎病毒（hepatitis E virus，HEV）其传播途径类似甲型肝炎，孕产妇一旦感染，病情往往很危重，死亡率较高。

【处理原则】

妊娠期病毒性肝炎治疗原则与非妊娠期相同。注意休息，加强营养，积极进行保肝治疗，避免应用可能损害肝脏的药物；预防感染，产时应用广谱抗生素，防止内源性感染诱发肝昏迷；积极预防产后出血，有黄疸者应立即住院治疗，按重症肝炎处理。

对重症肝炎病人保护肝脏，预防和治疗肝昏迷，防止 DIC 的发生，严格限制液体入量，监测肾脏功能。

【护理评估】

（一）病史

评估是否与病毒性肝炎病人有密切接触史，近期内是否有接受输血、注射血制品史。

（二）身心状况

1. 症状

(1) HAV 潜伏期为 2 ～ 6 周，平均 28 天。多数可有恶心、呕吐、腹部不适，上腹或右上腹疼痛、腹胀、便秘等症状。

(2) HBV 潜伏期较长，为 1 ～ 6 个月。起病常比较隐匿，前驱症状大多不明显。主要表现有乏力、食欲不振、肝区疼痛等，急性重症肝炎可出现精神神经症状。

(3) HCV 潜伏期为 2 ～ 26 周，输血后 HCV 潜伏期为 2 ～ 16 周，临床表现与 HBV 无特异性区别。

(4) HDV 感染者的临床表现决定于伴随的 HBV 感染。潜伏期为 4 ～ 20 周。

(5) HEV 潜伏期约为 2 ～ 8 周，临床表现与甲型肝炎相仿。

2. 体征　皮肤、巩膜黄染，肝脏肿大、有触痛，肝区有叩击痛，部分患者脾脏肿大并可触及。重症病人可有肝脏进行性缩小，腹水及不同程度的肝性脑病。

3.评估心理社会　重点评估孕产妇的焦虑及抑郁程度、社会支持系统及对有关妊娠合并肝炎的自我护理知识的掌握情况。

（三）诊断检查

1. 肝功能检查　血清 ALT 增高，血清总胆红素在 17μmol/L 以上，尿胆红素阳性。

2. 病原学检测

(1) 甲型肝炎：用放射免疫分析法（RIA）和酶免疫分析法（EIA）检测血清中HAV抗体。

(2) 乙型肝炎：检测血清中抗原和抗体。乙型肝炎病毒血清学抗原、抗体及其临床意义（见表 8-2）。

表 8-2　乙型肝炎病毒血清学抗原、抗体及其临床意义

项目	临床意义
HBsAg	HBV 感染标志，见于乙型肝炎患者或病毒携带者
HBsAb	曾感染 HBV，或以接种乙肝疫苗后，已产生自动免疫
HBeAg	血中有大量 HBV 存在，传染性较强
HBeAb	恢复期，传染性较弱
HBcAb-IgM	乙型病毒复制阶段，出现于肝炎急性期
HBcAb-IgG	慢性持续性肝炎或既往感染

（3）丙型肝炎：血清中出现 HCV 抗体可诊断为 HCV 感染。

（4）丁型肝炎：急性期 HDV-IgM 出现阳性，一般持续 2 ～ 4 周后 HDV-IgG 阳性。

（5）戊型肝炎：急性期血清内可检测出高滴定度HEV-IgM，恢复期血清内可检测出低水平的 HEV-IgG。

3. 凝血功能检测　主要有纤维蛋白原、凝血酶原等凝血机制的检查。

【可能的护理诊断】

活动无耐力：与营养代谢功能降低、病毒感染引起基础代谢率增高有关

营养失调：低于机体需要量：与厌食、恶心呕吐、营养摄入不足有关

母乳喂养中断：与保护性隔离有关

知识缺乏：缺乏有关肝炎疾病、治疗、自我保健及隔离方面的知识

【预期目标】

1. 孕产妇能识别导致营养状况下降的有关因素，增加营养摄取以适应新陈代谢的需要。
2. 孕产妇及家属能够叙述消毒隔离和自我保健方面的知识。
3. 产妇选择适宜的喂养方式。

【护理措施】

（一）一般护理

详细评估病人所具备的病毒性肝炎相关知识，针对性地向病人讲解有关疾病知识。根据病人本身的性格和受教育的程度，帮助具有不同想法和做法的病人分析住院期间及出院后可被利用的资源及支持系统，缓解因病毒性肝炎引起的焦虑及自卑心理。同时让病人认识到焦虑等不良心理负担对病体康复的负面影响，正确对待疾病，通过努力从忧郁中解脱出来，从而保持乐观的心理状态。

（二）缓解症状

1. 妊娠期　病毒性肝炎病人护理原则与非妊娠期肝炎病人相同。

（1）注意休息：肝炎急性期应卧床休息。慢性肝炎及无症状的乙肝病毒携带者，应适当休息，避免活动过量。

（2）加强营养：及时补充蛋白质并选用优质蛋白，补充葡萄糖和多种维生素，宜食清淡

低脂饮食，保持大便通畅。

（3）保肝治疗：按医嘱给予大量维生素和葡萄糖，并可口服核苷酸、辅酶A、辅酶Q等药物，达到保护肝脏及促进肝细胞再生的作用。

（4）定期产前检查：妊娠期反复检查肝炎病毒抗原、抗体系统，密切监测母婴健康，检查期间严格执行消毒隔离制度，防止交叉感染。

（5）妊娠期合并急重症肝炎病人的护理：

1）重症肝炎病人需入院治疗，住院期间满足其生活需求，严密观察并记录血压、呼吸、脉搏生命体征及病情变化情况，准确记录出、入量。

2）给予低脂肪、低蛋白、高糖类饮食，并应用大量维生素。按医嘱联合应用胰高血糖素 - 胰岛素 - 葡萄糖，改善氨基酸及氨的代谢，达到保护肝脏及促进肝细胞再生的作用。

3）按医嘱补充白蛋白和新鲜血浆，促进肝细胞再生；及时补充凝血因子。

4）限制蛋白质的摄入，每日 $< 0.5g/kg$，保持大便通畅，减少氨的产生。

5）防治脑水肿，注意维持水和电解质的平衡。

定期检查凝血功能，及时发现凝血功能障碍，及时补充凝血因子；补充足量的维生素K。当 DIC 发生应用肝素治疗时，肝素钠的用量不应过大，注意监测出血情况。

2. 分娩期

（1）防止出血：分娩前数日，按医嘱为病人肌内注射维生素K。临产后配制新鲜血备用，注意监测出血及凝血功能。胎儿娩出后，按医嘱静脉注射催产素以减少产后出血。

（2）分娩方式：对母婴耐受能力较差，分娩方式以选择剖宫产为宜。

（3）监测产程：密切观察产程进展，防止滞产。宫口开全后可行胎头吸引术或产钳助产术，以缩短第二产程，减少病人体力消耗。接产时防止产道损伤及新生儿产伤、羊水吸入等，以减少母婴传染。

（4）预防感染：严格执行消毒隔离制度，产程中按医嘱应用对肝损害小的广谱抗生素。

3. 产褥期

（1）按医嘱继续应用对肝损害低的广谱抗生素，控制感染。

（2）继续进行保肝治疗，保证足够的休息和营养，以防演变为慢性肝炎。

（3）观察子宫收缩和恶露情况，预防产后出血。

（三）健康教育

1. 增强预防疾病意识

（1）各种类型的病毒性肝炎均应采取以切断传播途径为重点的综合性预防措施。提高大众的卫生知识，对切断甲型、戊型肝炎的传播有重要意义。严格血液制品的管理，防止通过血液、体液传播乙型、丙型和丁型肝炎。

（2）加强营养，摄入富含蛋白质、碳水化合物和维生素等食物。避免因营养不良增加对肝炎病毒的易感性。患有病毒性肝炎的孕龄妇女应注意避孕，待肝炎痊愈后至少半年，最好两年后再妊娠。

2. 加强保健

（1）重视孕期监护，妊娠早、中、晚期反复检查肝炎病毒抗原、抗体系统，提高肝炎病毒的检出率。

（2）要向病人及家属讲解消毒隔离的重要性。

(3) 指导不宜哺乳者，应及早回奶；回奶时嘱病人不宜应用对肝有损害的药物，如：雌激素等；按医嘱可口服生麦芽或乳房外敷芒硝。

(4) 病人应继续保肝治疗，保证足够的休息及营养，避免劳累。

(5) 注意落实避孕措施，以免再次受孕影响身体健康。

3. 新生儿护理　新生儿出生后需要隔离4周，并注射乙肝疫苗或高效价乙肝免疫球蛋白，预防HBV母婴传播。

【结果评价】

1. 妊娠及分娩经过顺利，母婴健康状况良好。
2. 孕产妇能进行妊娠合并病毒性肝炎的自我保健。
3. 产妇能合理选择喂养新生儿的方法。

第四节　缺铁性贫血

缺铁性贫血（iron deficiency anemia，IDA）是妊娠期最常见的贫血。约占妊娠期贫血的95%。正常非妊娠妇女，铁的微量排泄和代偿摄取量保持着动态平衡。妊娠期，血容量逐渐增加；特别是妊娠晚期血容量增加约1300～1500ml，由于血容量增加而需铁500～600mg，胎儿生长发育约需铁200～300mg，胎盘发育约需铁70～75mg。分娩时失血，产后哺乳的需铁量尚未计算在内，仅妊娠期约需铁1000ml。每日饮食中含铁10～15mg，吸收率10%左右，妊娠晚期，虽然铁的吸收率可达40%，仍不能满足机体的需要。所以，在妊娠期铁的需求量增加，约有25%的孕妇可因吸收不良，或因来源缺乏致使铁的摄入量不足，产生缺铁性贫血。

【贫血与妊娠的相互影响】

妊娠期，铁的主要分布是母体的骨髓和胎儿两部分。二者共同竞争摄取母体血清中的铁，一般，总是胎儿组织占优势。因此在轻度贫血时，对胎儿影响不大。而且，铁通过胎盘的转运是单向性的，不论母体是否缺铁，胎儿总按需要摄取，即使在母体极度缺铁时，也不能逆转运输给母体，所以胎儿缺铁的程度不会很严重。但在妊娠期严重缺铁时，母体骨髓的造血功能过度降低，导致重度贫血。当红细胞150万/mm^3、血红蛋白3.1mmol/L（50g//L）、红细胞压积在13%以下时，则胎儿生长发育受限，甚至引起早产、死胎。孕妇重度贫血时，常有心肌缺氧，导致贫血性心脏病。贫血者机体抵抗力降低，妊娠期、分娩期及产褥期并发症发生率增高，孕妇死亡率增加。

【处理原则】

补充铁剂，去除导致缺铁加重的因素，纠正贫血，防止出血，预防感染以及并发症的发生。

1. 对有慢性失血病史的孕妇，积极治疗原发病，补充铁剂；轻度贫血病人应给予饮食指导。

2. 重度贫血病人应住院治疗，多次少量输血，防止发生急性左心衰竭。

【护理评估】

（一）病史

1. 详细、全面地了解妊娠前有无全身慢性疾病及慢性出血史、月经过多史、营养不良及不良的饮食习惯；经济状况，妊娠后进食情况、急慢性出血和妊娠合并症等。

2. 评估贫血的程度　妊娠期贫血的程度分为四类（WHO 妊娠期贫血的诊断标准为血红蛋白值＜ 110g/L，血细胞比容＜ 33%）

（1）轻度贫血：RBC（3.0 ~ 3.5）× 10^{12}/L，Hb100 ~ 81g/L。

（2）中度贫血：RBC（2.0 ~ 3.0）× 10^{12}/L，Hb80 ~ 61g/L。

（3）重度贫血：RBC（1.0 ~ 2.0）× 10^{12}/L，Hb60 ~ 31g/L。

（4）极重度贫血：RBC ≤ 1.0 × 10^{12}/L，Hb ≤ 30g/L。

（二）身心状况

1. 症状　轻度贫血症状不明显，可有皮肤、口唇黏膜和睑结膜稍苍白。重度贫血症状明显，如：面色苍白，全身无力、头晕眼花、妊娠水肿、活动后心慌、气短、易晕厥，严重者可发生贫血性心脏病和充血性心力衰竭。

2. 体征　病人常有口腔炎、舌炎、口角浅裂、皮肤干燥、毛发失去光泽容易脱落、指（趾）甲扁平、脆薄易裂或反甲等体征。

3. 社会心理评估　重点评估孕产妇的焦虑及抑郁程度、支持系统，对有关妊娠合并缺铁性贫血的自我护理知识的掌握情况。

4. 诊断性检查

（1）血象：血红蛋白低于100g/L，红细胞平均容积（MCV）低于80/μm^3，红细胞压积低于 30%。

（2）骨髓象：红细胞系统增生活跃，以中、晚幼红细胞增生为主，各期幼红细胞体积较小，边缘不规则。

（3）血清铁低于 60μg/dl，总铁结合力大于 300μg/dl，铁饱和度明显减低到 10% ~ 15% 以下，当 Hb 降低不明显时，血清铁降低为缺铁性贫血的早期重要表现。

【可能的护理诊断】

活动无耐力：与缺铁性贫血使氧的携带受影响有关

有感染的危险：与缺铁性贫血导致机体抵抗力低下有关

有胎儿受伤的危险：与缺铁性贫血导致胎儿生长发育受限、早产等有关

有受伤的危险：与血红蛋白降低有关

【预期目标】

1. 孕产妇能够描述预防受伤的措施，并能保持良好的活动水平。

2. 妊娠期间母儿维持最佳身心状态，胎儿宫内发育正常。

3. 孕产妇能说出潜在感染的危险因素，并能列举预防感染的措施。

【护理措施】

（一）一般护理

详细评估病人的贫血程度，了解病人对疾病的认识。通过连续性护理活动与病人建立良好的护患关系，讲解有关疾病的知识。帮助病人分析引起贫血的原因，为病人提供治疗疾病的信息，鼓励其参与和决定自己的护理及治疗方案。利用可被利用的资源和支持系统，减轻自身的压力，正确认识自己的能力，积极配合治疗。

（二）症状缓解

1. 妊娠期

（1）定期产前检查：监测血常规及全血化验。便于早期发现贫血，早期治疗。积极预防并发症，注意胎儿宫内生长发育情况，加强母儿监护。

（2）饮食指导：指导孕妇改变不良的饮食习惯，调整饮食结构，注意食物的多样化。鼓励孕妇进食高蛋白、高维生素、含铁丰富的食物。如瘦肉、家禽、动物肝脏、黑木耳、海带、紫菜、绿叶蔬菜及豆类、蛋类食品等。禁饮浓茶。向病人讲明饮食治疗的重要作用，取得病人的合作。

（3）注意休息：依据贫血的程度安排工作及活动量。轻度贫血病人可适当减轻工作量及下床活动；重度贫血病人需卧床休息，避免因头晕、乏力引起意外受伤。

（4）加强口腔护理：轻度口腔炎病人可于饭前、餐后、睡前、晨起用漱口液漱口；重度口腔炎病人每日应做口腔护理，有溃疡的病人按医嘱可局部用药。

（5）补充铁剂：根据贫血程度，选用铁剂治疗。一般从妊娠 20 周以后开始补充铁剂，这样可明显改善铁缺乏情况，达到预防缺铁性贫血的目的。血红蛋白在 3.7mmol/L（60g/L）以上缺铁性贫血病人，采用口服补铁为主的方法，常选用硫酸亚铁、琥珀酸亚铁、葡萄糖酸亚铁等。目前主张每日服用二价铁 200 ~ 600mg。为了促进铁剂吸收，口服补铁时应同时服用维生素C或稀盐酸。还应注意用药期间忌饮茶水。口服铁剂宜在饭后服用，可减少消化道反应。如果口服疗效差或病情严重的贫血患者，可采用注射方法补充铁剂。常用的有右旋糖酐铁及山梨醇铁注射液，注射补铁的利用率高，可达 90% ~ 100%，但铁的刺激性较强，注射时应深部肌肉注射。另外，在用药过程中要使病人了解铁剂的作用、副反应以及用药途径，取得病人的配合。

（6）重度贫血病人应提前住院治疗，纠正贫血并选择分娩方式。血红蛋白在 3.7mmol/L（60g//L）以下，且接近预产期或短期内需要进行剖宫产手术者，采用输血（全血或红细胞的混悬液）方法可迅速纠正贫血；输血时应遵循少量多次的原则，增加对失血的耐受性。输注时应慢速，以防止发生急性左心衰竭。

2. 分娩期

（1）中、重度贫血病人临产后应配血备用。

（2）临产时按医嘱给予维生素 K、卡巴克络（安络血）、维生素 C 等药物。

（3）临产后，鼓励产妇进食，保证足够入量，严密观察产程进展情况，加强胎心监护，给予低流量吸氧；宫口开全后，可阴道助产，缩短第二产程。

（4）产后积极预防产后出血，当胎儿肩娩出后应及时静脉注射催产素。

（5）仔细检查并认真缝合会阴阴道伤口，严格无菌操作，产后按医嘱给予抗生素预防感染。

（6）出血多的病人按医嘱及时补液、输血，同时注意控制输液、输血的速度和总量。

3. 产褥期

（1）产后24小时内应卧床休息，有侧切伤口者采取健侧卧位。

（2）保持病室环境安静、舒适，室内空气流通，温度、湿度适宜，避免过多的探视。

（3）保持外阴清洁，每天用碘伏溶液清洗外阴，注意个人卫生，勤换卫生垫及衣裤。

（4）腹部有伤口，应注意保持伤口敷料干燥，伤口换药时严格无菌操作。

（5）合理饮食，多吃富含铁丰富的食物。

（6）注意观察子宫复旧及阴道出血情况，按医嘱应用抗生素，预防产后感染。

（三）健康教育

向病人讲解缺铁性贫血对母婴的危害。积极治疗原发病，纠正孕前期贫血。向妊娠期生理性贫血的病人介绍饮食治疗的作用，让其纠正偏食习惯，进食含铁量较多的食物，加添含铁量丰富的强化食品。向接受药物治疗的病人讲明药物名称、用药目的、剂量、方法、可能出现的副反应及应对措施。严重贫血不宜母乳喂养者，向病人及家属讲解不宜母乳喂养的原因，并教会人工喂养常识及方法。做好出院指导，如：产后一个月内禁洗盆浴，产后6周内禁止性生活，注意避孕等；护士应让病人了解产后42天返院检查的内容、具体时间、地点及联系人等。产褥期间出现不适或异常症状，需及时到医院就诊。

【结果评价】

1. 妊娠、分娩经过顺利，母儿健康状况良好。
2. 孕产妇能进行妊娠合并缺铁性贫血的自我保健。

（邹燕平）

第 9 章

异常分娩妇女的护理

学习目标

在完成本章内容的学习后，学生应能：

1. 介绍子宫收缩力异常及产道异常的分类。
2. 描述子宫收缩乏力和子宫收缩过强孕妇的临床表现及处理原则。
3. 分别讲解子宫收缩力异常、产道异常、胎位异常及胎儿发育异常对母婴的影响。
4. 分别解释产力、产力异常、产程曲线异常及狭窄骨盆。
5. 介绍常见的胎头位置异常孕妇的临床表现及处理原则。
6. 按照护理程序为子宫收缩力异常、产道异常、胎位及胎儿发育异常的孕、产妇提供整体护理。

影响分娩的主要因素为产力、产道、胎儿及精神心理因素，任何一个或一个以上的因素发生异常以及各因素之间不能协调而使分娩受阻，称为异常分娩（abnormal labor），又称难产。顺产与难产在一定条件下可以相互转化，若处理不当，顺产可以转变为难产；若处理得当，难产也可以转变为顺产。所以对于影响分娩的因素必须有所了解，以便能及时处理，使分娩顺利进行。

第一节　产力异常

产力是指将胎儿及其附属物经过产道排出体外的力量，包括子宫收缩力、腹肌和膈肌收缩力及肛提肌收缩力，其中以子宫收缩力为主。在分娩过程中，子宫收缩的节律性，对称性及极性不正常或强度、频率有改变，称为子宫收缩力异常，简称产力异常（abnormal uterine action）。子宫收缩力异常临床上分为子宫收缩乏力（简称宫缩乏力）和子宫收缩过强（简称宫缩过强）两类，每类又分为协调性子宫收缩和不协调性子宫收缩。

一、子宫收缩乏力

【病因】

子宫收缩乏力多由几个因素综合作用引起，常见因素如下：

1. 头盆不称或胎位异常　由于胎儿先露部下降受阻，胎先露不能紧贴子宫下段及宫颈内口，不能引起反射性子宫收缩，导致继发性宫缩乏力。

2. 精神因素　多发生于35岁以上高龄初产妇，恐惧及精神过度紧张，使中枢神经系统功能紊乱，导致宫缩乏力。

3. 子宫局部因素　多胎妊娠、巨大胎儿、羊水过多均可使子宫壁过度膨胀，子宫肌纤维过度伸展；经产妇或曾有急、慢性的子宫感染者，可使子宫肌纤维变性；子宫发育不良、子宫畸形（如双角子宫等）、子宫肌瘤等，均可引起子宫收缩乏力。

4. 内分泌失调　临产后，产妇体内雌激素、催产素及前列腺素等分泌不足，雌/孕激素比例失调，均可影响子宫肌纤维的收缩能力。

5. 药物影响　临产后不恰当地使用大剂量的镇静剂或镇痛剂，如吗啡、氯丙嗪、硫酸镁、苯巴比妥钠、哌替啶等，可使子宫收缩受到抑制。

6. 其他　临产后产妇过度疲劳、进食与睡眠不足、水及电解质紊乱、膀胱直肠充盈等，均可导致宫缩乏力。

【临床表现】

临床上子宫收缩乏力分为协调性和不协调性两类。类型不同，临床表现也不同。

1. 协调性宫缩乏力（低张性宫缩乏力）　宫缩有节律性、极性和对称性，但收缩力弱，持续时间短而间歇时间长，宫腔压力低（＜15mmHg），宫缩＜2次/10分钟。在宫缩的高峰期，子宫体隆起不明显，以手指按压子宫底部肌壁仍可出现凹陷，此种宫缩乏力多属继发性宫缩乏力，临产早期宫缩正常，多见于宫颈扩张活跃期，对胎儿影响不大。

2. 不协调性宫缩乏力（高张性宫缩乏力）　其特点是子宫收缩的极性倒置，宫缩的兴奋点来自子宫下段的一处或多处，节律不协调；宫腔压力达20mmHg，宫缩时宫底部不强，而是子宫下段强；这种宫缩因为宫缩间歇期子宫壁不能完全松弛，致使宫口也不能如期扩张，不能使胎先露如期下降，属无效宫缩。产妇自觉持续腹痛、拒按、烦躁不安，出现肠胀气、尿潴留等；胎儿－胎盘循环障碍，出现胎儿宫内窘迫；潜伏期延长。

3. 产程曲线异常　产程进展的标志是宫口扩张和胎先露部下将。子宫收缩乏力时，表现在产程图上的异常主要有8种类型（图9-1）：①潜伏期延长（prolonged latent phase）：从临产规律宫缩开始至宫口扩张3cm超过16小时；②活跃期延长（prolonged active phase）：从宫口扩张3cm至宫口开全超过8小时；③活跃期停滞（protracted active phase）：活跃期宫口扩张停止2小时以上；④第二产程延长（prolonged second stage）：第二产程初产妇超过2小时、经产妇超过1小时，胎儿尚未娩出；⑤第二产程停滞（protracted second stage）：第二产程达1小时胎头下降无进展；⑥胎头下降延缓（prolonged descent）：活跃期晚期及第二产程胎头下降最快，若此阶段胎头下降速度初产妇＜1.0cm/h，经产妇＜2.0cm/h，为胎头下降延缓；⑦胎头下降停滞（protracted descent）：活跃期晚期胎头不下降，停在原处达1小时以上；⑧滞产（prolonged labor）：总产程超过24小时。这8种异常产程，可以单独或合并存在。

【对母儿的影响】

1. 对产妇的影响　由于产程延长，产妇精神与体力消耗，加上过度换气，可出现疲乏无力、肠胀气、尿潴留等症状，可影响宫缩，严重者还可引起脱水、酸中毒；第二产程延长，膀胱被压迫于耻骨联合与胎先露之间过久，易形成膀胱阴道瘘或尿道阴道瘘；胎膜早破及多次肛诊或阴道检查易发生感染；宫缩乏力可致胎盘滞留、产后出血等。

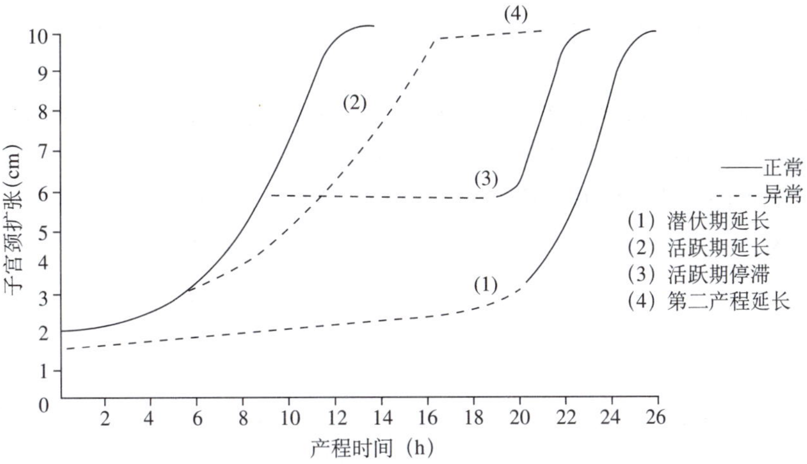

图 9-1 异常的宫颈扩张曲线

2. 对胎儿的影响　不协调性宫缩乏力致胎盘－胎儿循环障碍；产程延长，胎膜早破易造成脐带受压或脱垂，容易发生胎儿窘迫甚至胎死宫内。因产程延长，手术助产机会增加，胎儿产伤增多。

【处理原则】

（一）协调性宫缩乏力

首先找出原因，若发现头盆不称，不能经阴道分娩者应及时行剖宫产术；估计能经阴道分娩者，应采取以下措施。

1. 第一产程

（1）一般处理：改善产妇的全身状况，不能进食者静脉滴注 10% 葡萄糖 500 ～ 1000ml 内加维生素 C 2g，每日液体摄入量不少于 2500ml。伴酸中毒者应根据二氧化碳结合力按医嘱补充5%碳酸氢钠。注意纠正孕妇电解质紊乱，及时补充氯化钾、钙剂等。破膜12小时以上者应给予抗生素预防感染。

（2）加强子宫收缩：经上述处理，产程仍无明显进展者，按医嘱可选下列方法加强宫缩：①针刺合谷、三阴交、太冲、支沟等穴位均有加强宫缩的作用；②人工破膜：宫口扩张≥3cm，无头盆不称，胎头已衔接，无脐带先露，在宫缩间歇、下次宫缩将开始时进行。破膜后，胎头紧贴子宫下段和宫颈内口，引起反射性子宫收缩，可加速产程进展；③催产素静脉滴注：应除外头盆不称、胎位异常、前置胎盘、胎儿窘迫及有子宫或子宫颈手术史者。将催产素2.5U加入5% 葡萄糖 500ml，从 4 ～ 5 滴 / 分钟开始，根据子宫收缩的强弱进行调整，一般不超过 30 ～ 45 滴 / 分钟。维持宫缩持续 40 ～ 60 秒，间隔 2 ～ 4 分钟为好；④地西泮静脉推注：适用于宫口扩张缓慢及宫颈水肿者。与催产素联合应用效果更佳；⑤经上述处理，产程仍无进展或出现胎儿窘迫现象时，应立即进行剖宫产术。

2. 第二产程　若出现宫缩乏力时，也要给予催产素静脉滴注，加强宫缩促进产程进展。必要时阴道助娩，有头盆不称或胎儿宫内窘迫现象，应行剖宫产术。

3. 第三产程　胎儿前肩娩出时，可静脉推注催产素。并同时静脉滴注催产素，使宫缩增强，促使胎盘剥离，预防产后出血；并应用抗生素预防感染。

（二）不协调性宫缩乏力

首先调节宫缩，使其恢复节律性及其极性。给予适量的强镇静剂哌替啶 100mg 或吗啡 10～15mg肌注，也可静脉推注地西泮，使产妇休息，醒后多能恢复。协调性宫缩未恢复前，禁用催产素。如不协调性宫缩未能得到纠正，又伴有胎儿窘迫或伴头盆不称，均应行剖宫产术。若宫缩恢复为协调性，但宫缩仍不强时，可按协调性宫缩乏力的方法加强宫缩。

【护理评估】

（一）病史

1. 首先要了解产妇的妊娠及分娩史等既往病史。并注意评估产妇对分娩的认知程度。

2. 评估产妇的支持系统情况，如家庭成员的心理反应、照顾能力及支持态度等。

（二）身心状况

1. 了解产妇进入产程的时间。评估宫缩的强度与频率、宫口扩张与先露部下降情况。

2. 注意临产后的一般情况，如产妇的休息、进食及排泄。

3. 评估胎儿的胎位、胎心及胎儿的大小等。

4. 由于产程延长或产程停滞，产妇及家属易出现烦躁不安、恐惧。因担心母儿安危，家属易激动。产妇及家属通常要求手术分娩。

5. 了解产妇最迫切的心理需要。

（三）诊断检查

1. 体格检查　测量产妇的血压、脉搏、心率、呼吸，进行骨盆、子宫高度、腹围的测量，判断头盆情况。

2. 产程观察　①绘制产程图；②胎儿电子监护仪或用手触摸腹部测子宫收缩的节律性、强度和频率；③多普勒胎心听诊仪或用听诊器监测胎心的变化。

3. 实验室检查　血生化检查可有血钾、钠、氯及钙等电解质的改变，甚至二氧化碳结合力降低；尿液检查可出现尿酮体阳性。

【可能的护理诊断】

有体液不足的危险：与产妇体力消耗、过度疲乏影响摄入有关

焦虑：与产程延长、担心母儿安危有关

【预期目标】

1. 产妇的水、电解质紊乱得到纠正。

2. 产妇及家属情绪稳定，安全度过分娩。

【护理措施】

（一）一般护理

1. 产前应对孕妇及家属进行健康教育。介绍分娩过程和子宫收缩的变化，使产妇及家属充分认识分娩是一个自然的生理现象，了解自然分娩与手术助产的优缺点；讲解紧张－疼痛

的因果关系及运用放松等减痛技巧的效应。

2. 进入产程后，进行任何操作前均应向产妇解释，鼓励家属给予产妇情感和促进舒适的支持；运用暗示、松弛及分散注意等方法，以减轻宫缩痛；随时向产妇及家属告知产程进展情况；解除产妇及家属的思想顾虑和恐惧心理，增强其对分娩的信心。

3. 设置安静、舒适的待产和分娩环境。目前国内部分医院设康乐待产室和Doula（导乐）陪产。爱人、家属的陪伴及一对一的陪护为产妇提供了心理支持，有助于消除产妇的紧张情绪。

（二）协调性子宫收缩乏力的护理

1. 第一产程的护理

（1）保证休息：要关心和安慰产妇，对产程时间长、产妇过度疲劳或烦躁不安者，遵医嘱给予镇静剂。

（2）补充营养：鼓励孕妇多进易消化高热量饮食，对入量不足者，遵医嘱静脉补液，同时鼓励待产妇饮水，保证每天液体摄入量不少于 2500ml。纠正电解质紊乱，补充氯化钾、钙剂时，要注意保持输液管通畅，以免液体渗出血管外，造成组织坏死；遵医嘱严格控制输液速度。

（3）注意膀胱和直肠的排空：初产妇宫口开大不足 4cm、胎膜未破者，给予温肥皂水灌肠。自然排尿困难者，先行诱导法，无效时给予导尿。

（4）催产素静脉滴注的护理：遵医嘱严格控制输液速度，必须专人监护，根据子宫收缩的持续、间隔时间及强度，随时调节剂量、浓度和滴速；严密观察血压、脉搏、子宫收缩和胎心情况，每隔 15 分钟记录一次。避免因子宫收缩过强而发生胎儿窘迫或子宫破裂情况。

（5）预防感染：人工破膜后要保持会阴部的清洁卫生，使用消毒会阴垫；避免粗暴地多次宫腔内操作等，以免引起感染。

2. 第二产程的护理　应做好阴道助产和抢救新生儿的准备。

3. 第三产程的护理　遵医嘱及时准确给予药物，预防产后出血及感染。密切观察宫缩、阴道出血情况及生命体征的指标。并注意产后保暖，及时补充高热量饮品，使产妇得到休息与恢复。

（三）不协调性子宫收缩乏力的护理

遵医嘱给予镇静药物，保证产妇得到充分休息。护士要耐心细致地指导产妇疼痛时做深呼吸及放松技巧，减轻疼痛。鼓励产妇表达其担心和不适感，随时向产妇解答问题。产妇休息期间，定时听胎心音。若宫缩不能恢复协调性或伴胎儿窘迫、头盆不称等，应及时通知医师并配合处理。

（四）剖宫产术前的准备

经处理产程仍无进展，或出现宫内窘迫，头盆不称或孕妇体力衰竭等，医嘱行剖宫产术时，护士要迅速做好术前及抢救新生儿的准备。

【结果评价】

1. 住院期间，产妇保持水、电解质平衡。

2. 产妇安全顺娩。

二、子宫收缩过强

【原因】

尚不十分清楚，可能与下列因素有关：

1. 经产妇，主要原因是软产道阻力小。
2. 临产后催产素的使用。产妇对催产素敏感或催产素使用不当。
3. 分娩发生梗阻、胎盘早剥血液浸润子宫肌层等。
4. 精神紧张、过度疲劳或粗暴地、多次宫腔内操作有关。
5. 其他　如遗传因素等。

【临床表现】

（一）协调性子宫收缩过强

特点是子宫收缩的节律性、对称性和极性均正常，仅子宫收缩力过强、过频。宫口扩张速度＞5cm/h（初产妇）或10cm/h（经产妇），若产道无阻力，宫口迅速开全，分娩在短时间内结束，总产程＜3小时，称为急产，经产妇多见。若有产道梗阻或瘢痕子宫，可发生子宫破裂。

（二）不协调性子宫收缩过强

1. 强直性子宫收缩　产妇持续性腹痛，拒按，烦躁不安。触诊胎位不清，听诊胎心不清。甚至出现病理缩复环（图9-2）、血尿等先兆子宫破裂征象。

2. 子宫痉挛性狭窄环　产妇烦躁不安，持续性腹痛，宫颈扩张缓慢，胎先露下降停滞，胎心不规律。阴道检查可触及狭窄环，痉挛性狭窄环与病理性缩复环不同，环的位置不随宫缩而上升。（图9-3）

【对母儿的影响】

1. 对产妇的影响　由于急产可致初产妇宫颈、阴道及会阴撕裂伤。宫缩过强使宫腔内压

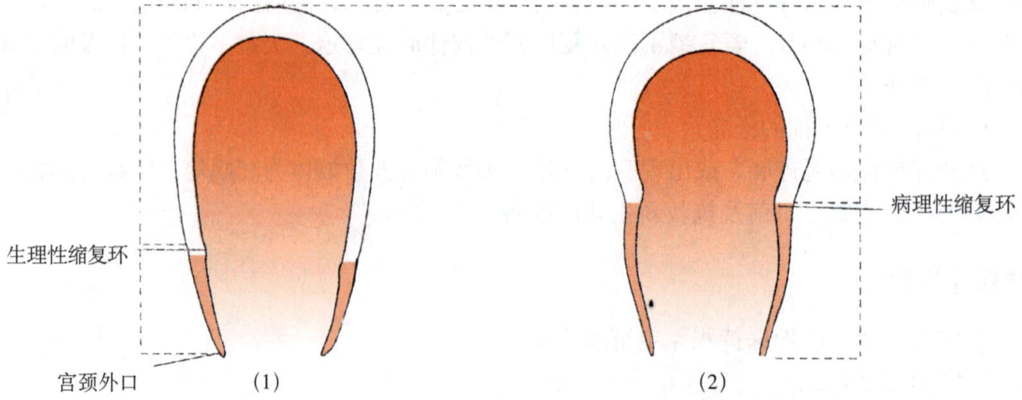

图9-2　子宫生理性缩复环与病理性缩复环示意图

（1）生理性缩复环　（2）病理性缩复环

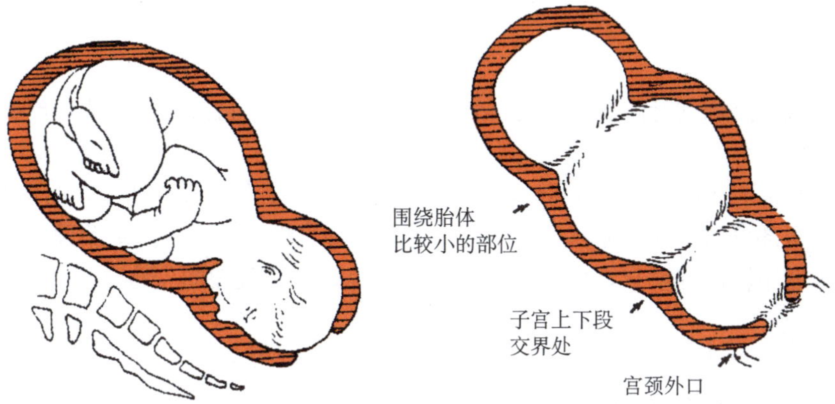

（1）狭窄环围绕胎颈　　（2）狭窄环容易发生的部位

图 9-3　**子宫痉挛性狭窄环**

力增高，易发生羊水栓塞。消毒不及时可致产褥感染。如胎先露部下降受阻，可发生子宫破裂。子宫痉挛性狭窄环可使产程停滞、胎盘嵌顿，增加产后出血、感染及手术产的机会。

2. 对胎儿及新生儿的影响　宫缩过强、过频影响子宫胎盘血液循环，易发生胎儿窘迫、新生儿窒息，严重者可致胎死宫内或死产。胎儿娩出过快，产道内胎头受到的压力突然解除，可导致新生儿颅内出血。如无准备接产，来不及消毒，新生儿易发生感染。若坠地可发生新生儿骨折、外伤等。

【处理原则】

1. 若确诊为强直性宫缩，要及时给予宫缩抑制剂，如硫酸镁等。如原因为梗阻性，应立即行剖宫产术。

2. 如出现子宫痉挛性狭窄环，应认真寻找原因，及时纠正。停止阴道内操作，停止应用催产素等。可给予镇静剂如派替啶 100mg，若宫缩缓解、胎心正常，可行阴道助产或等待自然分娩。如经处理宫缩仍不能缓解，或伴胎儿窘迫征象或病理缩复环者，应行剖宫产术；若发生胎死宫内情况，缓解宫缩后经阴道分娩。

3. 急产来不及消毒者，给予新生儿肌注维生素 $K_1$10mg，预防颅内出血，尽早肌注精制破伤风抗毒素 1500U。产后仔细检查宫颈、阴道及外阴，如有撕裂应及时缝合。母儿均应给予抗生素预防感染。

【护理评估】

（一）病史

1. 了解家族或经产妇有无急产史。

2. 临产后使用过催产素，或产妇精神紧张、疲劳，有过宫内操作史。

（二）身心状况

评估产妇子宫收缩开始的时间，宫缩频率及强度，胎心、胎动情况。由于产妇持续性宫缩、剧烈腹痛及产程进展快，产妇及家属毫无思想准备，因担心母儿安危而焦灼不安、恐惧、惊慌失措。

（三）诊断检查

1. 一般检查　产妇的身体发育情况、骨盆及胎儿大小和头盆关系等；测量产妇的生命体征。

2. 产科检查　子宫收缩持续时间长，宫体硬、宫内压高；触诊胎位不清，听诊胎心不清；若产道梗阻，腹部可出现病理缩复环；子宫局部肌肉强直性收缩时，围绕胎颈、胎腹可形成环状狭窄；子宫下段压痛明显，膀胱充盈或有血尿等是子宫破裂的先兆。

【可能的护理诊断及合作性问题】

恐惧：与疼痛及母儿安全受到威胁有关

潜在并发症：子宫破裂

【预期目标】

1. 产妇疼痛较前缓解，家属能了解宫缩过强对母儿的影响，产妇及家属能配合治疗和护理。

2. 母儿健康。

【护理措施】

1. 尽量减少急产对母儿的影响　有急产史的孕妇，在预产期前 1 ～ 2 周提前住院待产。初产妇有急产先兆时，如宫缩过强、过频及产程进展快等，要迅速做好接产及抢救新生儿窒息的准备。临产后不宜灌肠，需解大小便时，应先了解宫口大小及胎先露下降情况；床旁备好便器，避免去厕所而发生意外。指导产妇缓解疼痛、减轻焦虑与紧张的方法。鼓励产妇深呼吸，勿向下屏气，以减慢分娩过程。

2. 密切观察产程进展　监测宫缩、胎心及产妇的生命体征的变化，发现异常及时通知医生，迅速、准确执行医嘱。静脉推注硫酸镁时，推注时间应不少于 5 分钟，并严格掌握剂量。硫酸镁有降压、抑制呼吸及心跳的作用，母亲中毒时羊水中镁离子浓度亦增高，可致胎儿呼吸抑制、肌张力低下等，应密切观察产妇血压、呼吸、心率及胎心变化。

3. 分娩期及新生儿的护理　分娩时尽可能行会阴侧切术，防止会阴撕裂；胎儿娩出后，应及时检查宫颈、阴道及会阴有无撕裂。遵医嘱给予新生儿肌注维生素 K_1，预防颅内出血。

4. 产后护理　观察子宫收缩、宫体恢复情况及阴道出血的性质和出血量。注意产妇的生命体征变化。新生儿有异常时，应及时处理，但应避开产妇，以免加重产妇的心理负担。要掌握沟通技巧，尽可能解除产妇及家属的哀伤。指导产妇注意产褥期卫生，做好健康宣教及出院指导。

【结果评价】

1. 待产期间，孕妇及其家属积极配合处理方案。

2. 分娩经过顺利，母儿健康。

第二节　产道异常

产道包括骨产道（骨盆腔）及软产道（子宫下段、宫颈、阴道、外阴），是胎儿经阴道分娩的通道。临床上以骨产道异常多见。

【骨产道异常及临床表现】

骨盆径线过短或形态异常，致使骨盆腔小于胎先露可通过的限度，阻碍胎先露部下降，影响产程顺利进展，称狭窄骨盆。骨盆狭窄可以是一个径线过短或多个径线过短，也可以是一个平面狭窄或多个平面同时狭窄。当一个径线过短时，要观察同一个平面的其他径线的大小，并结合骨盆腔大小与形态进行综合分析，作出正确判断。

1. 骨盆入口平面狭窄　骨盆入口呈横扁圆形或横的肾形。骶耻外径≤ 18cm，骨盆入口前后径≤10cm，对角径≤11.5cm。我国妇女常见有单纯扁平骨盆（图9-4）和佝偻病性扁平骨盆（图9-5）两种。因骨盆入口狭窄，影响胎先露部入盆，易导致胎位异常（如臀先露、面先露或肩先露）；临产后胎膜早破的发生率为正常骨盆的 4 ～ 6 倍，并可造成脐带脱垂；常出现继发性宫缩乏力，宫颈扩张缓慢，产程延长或停滞。严重狭窄时，可发生梗阻性难产，或因宫缩过强，出现病理性

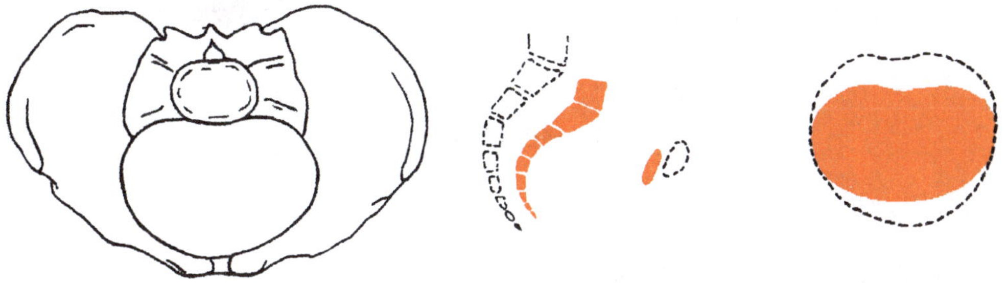

图 9-4　单纯扁平骨盆

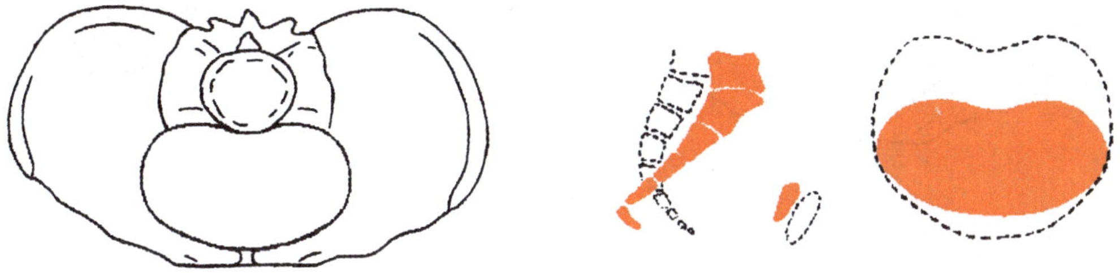

图 9-5　佝偻病性扁平骨盆

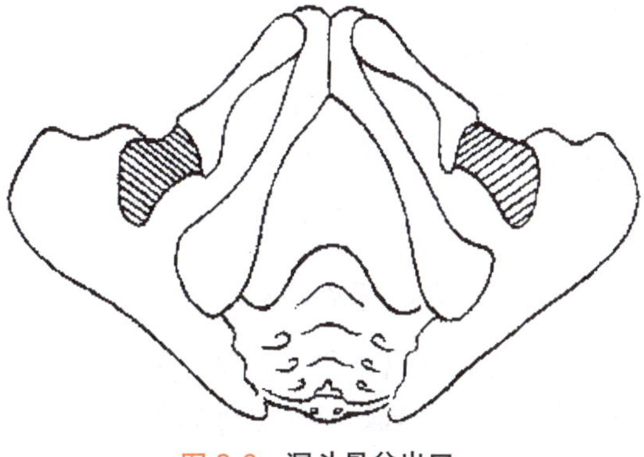

图 9-6　漏斗骨盆出口

子宫缩复环，导致子宫破裂。

2. 中骨盆及骨盆出口平面狭窄　我国妇女常见漏斗骨盆和横径狭窄骨盆两种。①漏斗骨盆，特点是两侧骨盆壁向内倾斜，状似漏斗。中骨盆及出口平面明显狭窄，坐骨棘间径、坐骨结节间径缩短，其耻骨弓角度＜90°（图 9-6）；②横径狭窄骨盆，骨盆入口、中骨盆及骨盆出口均缩短，前后径稍长，坐骨切迹宽（图9-7）。临产后胎头下降达中骨盆时，胎头旋转受

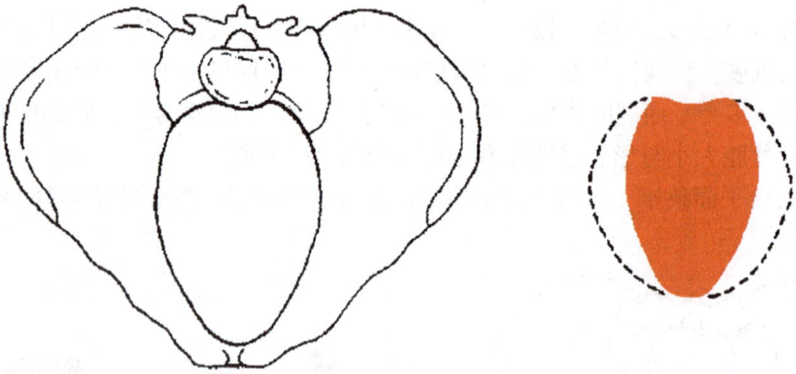

图 9-7　横径狭窄骨盆

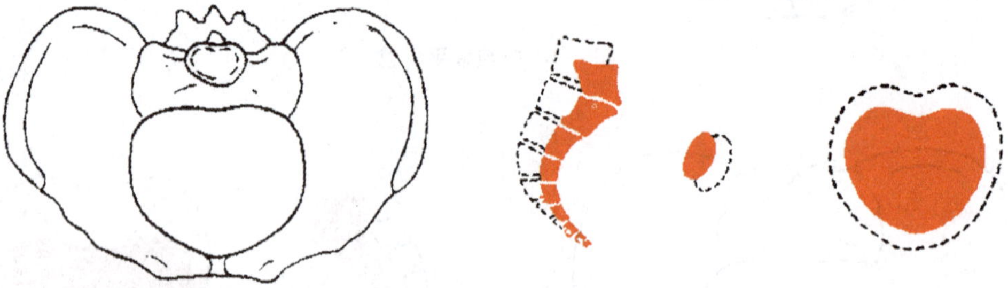

图 9-8　均小骨盆

阻，常出现持续性枕横位或枕后位，造成难产。同时继发宫缩乏力可致第二产程延长甚至停滞。若狭窄严重，宫缩又较强时，可致子宫破裂危及母儿生命。强行阴道助产，可导致严重软产道裂伤及新生儿产伤。

3. 骨盆三个平面狭窄　骨盆外形属女性骨盆，但骨盆入口平面、中骨盆及骨盆出口平面均狭窄，各个平面的径线均小于正常值 2cm或更多，称均小骨盆（图9-8）。多见于身材矮小、体形匀称的妇女。若胎儿较大，明显头盆不称者，不能经阴道分娩。

【软产道异常及临床表现】

软产道由子宫下段、宫颈、阴道及骨盆底软组织构成。软产道异常所致的难产少见，故易被忽略。应于妊娠早期进行妇科检查，以了解软产道有无异常。

1. 外阴异常　会阴坚韧、外阴水肿、外阴瘢痕等。由于组织缺乏弹性、重度外阴水肿，

外伤或炎症后遗症瘢痕挛缩，影响胎先露部下降，且可于胎头娩出时造成会阴严重裂伤。

2. 阴道异常　阴道横隔、纵隔、阴道尖锐湿疣、阴道囊肿及阴道肿瘤等。阴道横隔可阻碍胎先露部下降；阴道纵隔常伴有双子宫、双宫颈畸形，一般不影响分娩；阴道尖锐湿疣在妊娠期可迅速生长，产妇分娩时易发生阴道裂伤、血肿及感染。

3. 宫颈异常　宫颈外口粘合、宫颈水肿、宫颈坚韧、宫颈瘢痕及子宫颈癌及宫颈肌瘤等均可阻碍胎头下降，影响宫颈扩张，造成难产。

【对母儿的影响】

1. 对产妇的影响

（1）骨盆入口狭窄：影响胎先露部衔接，易发生胎位异常而导致难产。

（2）中骨盆狭窄：影响胎头内旋转，导致持续性枕后位或枕横位造成难产。

（3）胎头下降受阻引起继发性子宫收缩乏力，导致产程延长或停滞；胎头长时间嵌顿于产道内，压迫软组织引起局部缺血、水肿、坏死，可致生殖道瘘；或因宫缩过强未及时处理，可导致子宫破裂，危及产妇性命；还可因胎膜早破、阴道检查及手术助产，增加感染机会。

2. 对胎儿和新生儿的影响

（1）胎位或胎方位异常易发生胎膜早破、脐带脱垂，导致胎儿窘迫，甚至胎死宫内。

（2）由于产程长，胎头受压或强行通过狭窄产道或手术助产，易发生颅内出血、新生儿产伤及感染等。

【处理原则】

首先应明确骨盆狭窄的类型和程度，了解胎位、胎儿大小、胎心率、子宫收缩的强弱、破膜与否、宫口扩张及胎先露下降程度，并结合产妇的年龄、产次、既往分娩史进行综合判断，决定分娩方式。

1. 明显的头盆不称或出现胎儿窘迫征象者，应尽早行剖宫产术结束分娩。如估计胎儿不大，胎位正常，头盆相称或轻度头盆不称、宫缩好者，可以试产。

2. 外阴异常者，分娩时可行会阴侧切术。阴道横隔影响胎先露部下降，可在横隔被撑薄时将隔作X形切开。阴道纵隔薄者可自行断裂，若纵隔厚阻碍胎先露部下降时，可在纵隔中间剪断。

【护理评估】

（一）病史

产妇如有佝偻病、脊髓灰质炎、脊柱和髋关节结核以及外伤史者，应仔细检查骨盆有无异常。如为经产妇，要重点了解既往分娩史及难产发生的原因。

（二）身心状况

评估本次妊娠的发展过程是否顺利，产妇的情绪及身体反应。了解产妇的心理状态以及社会支持系统的情况。

（三）诊断检查

1. 孕妇身高＜145cm应警惕均小骨盆，注意观察孕妇的体形、步态，有无跛足。

2. 腹部检查

（1）腹部形态：观察腹部外形，如初产妇呈尖腹、经产妇呈悬垂腹，提示可能有均小骨盆。尺测子宫长度及腹围，估计胎儿大小。

（2）胎位检查：骨盆入口狭窄常导致臀先露、肩先露。中骨盆狭窄导致持续性枕横位、枕后位等。

（3）估计头盆关系：一般情况下，部分初孕妇在预产期前两周或经产妇临产后，胎头应入盆。检查头盆是否相称：嘱孕妇排空膀胱后仰卧，两腿伸直。检查者将手放在耻骨联合上方，将浮动的胎头向骨盆腔方向推压，如胎头低于耻骨联合平面，表示胎头可以入盆，头盆相称，称为跨耻征阴性（图9-9①）；如胎头与耻骨联合在同一平面，为可疑头盆不称，称跨耻征可疑阳性（图 9-9 ②）；如胎头高于耻骨联合平面，表示明显头盆不称，称跨耻征阳性（图 9-9 ③）。

3. 会阴检查　仔细观察外观有无异常；妊娠早期行双合诊检查，了解软产道有无异常。

4. 其他检查　如骨盆测量、B 超检查等可协助诊断。

（1）骨盆内、外测量：方法简单易行。可确定有无均小骨盆、单纯扁平骨盆及漏斗骨盆等；是否存在中骨盆狭窄与骨盆出口平面狭窄，并通过测量出口后矢状径及检查骶尾关节活动度，估计骨盆出口平面的狭窄程度。

（2）B超检查：观察胎先露与骨盆的关系，通过测量胎头双顶径、腹围、股骨长，预测胎儿体重，判断能否顺利通过骨产道。

【可能的护理诊断】

有新生儿窒息的危险：与产程延长、胎儿宫内窘迫有关

有感染的危险：与胎膜早破、手术助产操作有关

【预期目标】

1. 分娩后新生儿状况良好，Apgar 评分＞ 7 分。
2. 产妇无感染征象。

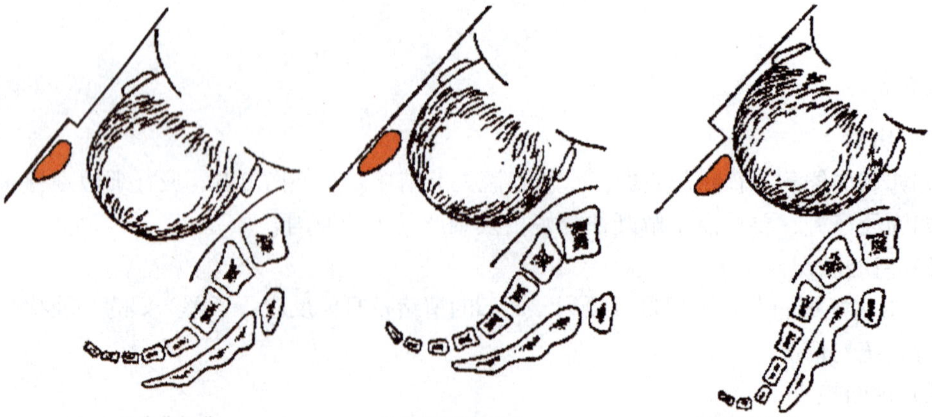

①头盆相称　②头盆可疑不称　③头盆不称

图 9-9　检查头盆相称程度

【护理措施】

（一）一般护理

在分娩过程中，应保证产妇的营养及水分的摄入，必要时补液。注意产妇休息，保持良好的体力。尽量减少肛查次数，胎膜早破后慎做阴道检查，禁止灌肠。

（二）试产过程的护理

1. 密切观察产程进展及胎儿情况。专人护理；监测胎心音；人工破膜宜慎重，破膜后即听胎心音，并注意观察羊水的性质；若胎头未衔接，破膜后应抬高床尾。注意观察胎先露部下降及宫口扩张情况。如试产人工破膜后 2 小时，胎头仍未入盆，或出现胎儿窘迫，则应及时通知医生。

2. 监测子宫收缩的情况。把手放在产妇腹部或用胎儿电子监护仪监测宫缩及胎心率的变化，如有异常应立即通知医师停止试产，防止子宫破裂。

3. 中骨盆平面狭窄者，胎头俯屈及内旋转受阻，易发生持续性枕横位或枕后位。若宫口开全，胎头双顶径已达坐骨棘水平或更低，遵医嘱做好产钳或胎头吸引等阴道助产的准备及配合。

4. 骨盆出口狭窄者，不应进行试产。若出口横径与出口后矢状径之和＞ 15cm 时，正常大小的胎儿多数可经阴道分娩，有时需行阴道助产，并进行会阴侧切，以免会阴严重撕裂。

（三）及时做好剖宫产手术前准备

若有明显头盆不称、试产失败、出现胎儿窘迫或阴道尖锐湿疣面积大、范围广等均应行剖宫产术。

（四）心理护理

1. 及时与产妇、家属沟通，讲解产道异常对母儿的影响、阴道分娩的可能性及优点。提供最佳的护理服务，建立良好的护患关系，增强产妇的自信心。

2. 主动告知目前产程的进展情况，认真解答产妇及家属提出的问题。

3. 有条件时可让爱人陪伴，以缓解产妇的恐惧心理。共同合作，安全度过分娩。

4. 进行剖宫产术前，要向产妇及时进行术前宣教，以期术中能够积极配合。

（五）预防产后出血及感染

分娩后遵医嘱准确、及时注射宫缩剂和使用抗生素。保持会阴部清洁，对有会阴侧切或留置导尿管的产妇，应每日冲（擦）洗会阴 2 次，使用消毒会阴垫。保持导尿管通畅，定期更换一次性引流袋（或橡胶管、接尿瓶），防止感染。

（六）新生儿的护理

分娩前应做好抢救新生儿窒息的准备。若胎头在产道压迫时间长或手术助产的新生儿，护理动作应轻柔，尽可能减少被动活动，遵医嘱使用预防颅内出血的药物；并严密观察有无颅内出血或其他损伤的症状。

【结果评价】

1. 胎儿宫内窘迫被及时发现与处理，新生儿 Apgar 评分＞ 7 分。

2. 出院时，产妇体温正常，无感染征象。

第三节 胎位及胎儿发育异常

分娩时枕前位（正常胎位）约占90%，其余为异常胎位约占10%。胎位异常是造成难产的常见因素之一。其中胎头位置异常居多，约占6%～7%，胎产式异常的臀先露占3%～4%，肩先露及复合先露极少见。

【胎位异常及临床表现】

（一）持续性枕横位（persistent occipito transverse position，POTP），持续性枕后位（persistent occipito posterior position，POPP）

在分娩过程中，胎头枕骨持续不能转向前方，直至分娩后期仍位于母体骨盆后方或侧方，致使分娩发生困难者，称为持续性枕后位或持续性枕横位。由于胎先露部不能紧贴子宫下段及宫颈内口，导致协调性宫缩乏力及宫口扩张缓慢。枕后位者，产妇自觉肛门坠胀及排便感，使宫口尚未开全就过早使用腹压，致宫颈前唇水肿、产妇疲劳，影响产程进展。持续性枕后位、枕横位者常致活跃期晚期及第二产程延长。

（二）高直位（sincipital presentation）

胎头呈不屈不仰姿势衔接于骨盆入口，其矢状缝与骨盆入口前后径相一致，称为胎头高直位。临产后，胎头迟迟不能衔接，致使胎头下降缓慢或停滞，宫口扩张也缓慢，造成产程延长。并会感到耻骨联合部位疼痛。高直后位时，由于胎头高浮易发生滞产、先兆子宫破裂或子宫破裂。

（三）面先露（face presentation）

多于临产后发现。胎头枕部与背部接触，胎头呈极度仰伸的姿势通过产道，以面部为先露时称为面先露。临床表现为潜伏期延长、活跃期延长或阻滞，胎头不能入盆。经产妇多于初产妇。

（四）臀先露（breech presentation）

是最常见的异常胎位，因胎臀比胎头小，分娩时后出胎头无法变形，往往娩出困难；脐带脱垂较多见，使围生儿死亡率较头位分娩者明显增高。孕妇常感肋下有圆而硬的胎头；临产后由于胎臀不能紧贴子宫下段及宫颈内口，导致宫缩乏力，宫口扩张缓慢，使产程延长。同时臀先露的并发症也较多，如早产、脐带脱垂、胎儿窘迫和新生儿损伤等。

（五）其他

1. 肩先露　发病率 0.1% ～ 0.25%，是对母儿最不利的胎位，常出现宫缩乏力和胎膜早破，可伴脐带和上肢脱垂等导致胎儿窘迫甚至死亡。如不及时处理，容易造成子宫破裂威胁母儿生命。

2. 复合先露　较少见，胎头或胎臀伴有肢体同时进入骨盆。若上肢或下肢和胎头同时入盆，可致梗阻性难产。胎儿可因脐带脱垂或因产程延长，缺氧造成死亡。

【胎儿发育异常及临床表现】

（一）巨大胎儿

指胎儿体重达到或超过4000g者，称巨大胎儿。表现为腹部明显膨隆。由于胎儿大，手术助产机会增加。常出现头盆不称，软产道损伤、新生儿产伤等。

（二）脑积水

是指胎头颅腔内、脑室内外有大量脑脊液潴留（500～3000ml），致颅缝明显变宽，头颅体积增大，囟门显著增大，压迫正常脑组织。可致梗阻性难产、子宫破裂、生殖道瘘等，对母亲有严重危害。

（三）联体双胎

极少见。单卵双胎在孕早期发育过程中，机体不能完全分裂成两部分，形成不同形式的联体双胎，可导致梗阻性难产。产前诊断依靠B型超声检查确定。

【对母儿的影响】

1. 对产妇的影响　胎位异常及胎儿发育异常均可导致继发性宫缩乏力，使产程延长，常需手术助产；且容易发生软产道损伤，严重者可造成宫颈撕裂、子宫破裂，增加产后出血及感染的机会；若胎头长时间压迫软产道可形成生殖道瘘。

2. 对胎儿和新生儿的影响　由于产程延长、手术助产机会增多，常引起胎儿窘迫和新生儿窒息，使围生儿死亡率高；面先露者，胎儿娩出后面部受压变形，口唇青紫肿胀影响吸吮；臀先露、巨大胎儿可发生新生儿臂丛神经损伤及颅内出血；巨大胎儿出生后易发生低血糖、红细胞增多症等。

【处理原则】

1. 孕期须定期产前检查，对于胎位异常者，要根据不同情况给予矫治。临产前胎位异常者要提前一周住院待产观察，根据情况综合分析，决定阴道分娩或手术助产。胎儿发育异常者，及早发现，及早治疗或终止妊娠。

2. 胎儿先天畸形者确诊后，经孕妇和家属同意在宫口开大3cm时行颅内穿刺放液，缩小胎头经阴道娩出胎儿。

【护理评估】

（一）病史

了解产妇既往分娩史，有无头盆不称、糖尿病史；有无分娩巨大胎儿、畸形儿等家族史。

（二）身心状况

1. 了解产妇的一般情况，如身高、骨盆测量值；评估胎方位、胎儿大小、有无羊水过多等。

2. 评估产程进展、胎头下降情况。产妇及家属往往因产程时间长，身体疲乏而产生急躁情绪；因产妇及胎儿的生命受到威胁而焦灼不安。

（三）诊断检查

1. 胎位异常　可通过腹部检查、肛门及阴道检查、B型超声检查明确诊断，如表9-1。

2. 巨大胎儿　孕妇有巨大胎儿分娩史、糖尿病史等；根据宫底高度及腹围估计胎儿体重；B型超声检查可见胎体大，胎头双顶径＞10cm。

3. 脑积水　在耻骨联合上方可触到宽大、有弹性的胎头。且大于胎体并高浮，跨耻征阳性。阴道检查盆腔空虚，颅骨软而薄，囟门大且紧张，胎头如乒乓球的感觉。

表 9-1 胎位异常的检查诊断项目及内容

	持续性枕后位、枕横位	胎头高直位	面先露	臀先露
腹部检查	胎背偏向母体后方或侧方，胎心在脐下一侧偏外最响亮。枕后位时胎心在胎儿肢体侧也能听到	胎背靠近腹前壁，胎心位置稍高，在近腹中线最清	宫底位置高，腹前壁易扪及胎儿肢体，胎心在胎儿肢体侧的下腹部清楚	宫底部触到圆而硬、按压有浮球感的胎头，胎心在脐左（右）上方最清楚
肛门或阴道检查	肛查胎头矢状缝位于骨盆斜径上或位于骨盆横径上。阴道查胎儿耳廓朝向骨盆后方或骨盆侧方	阴道检查胎头矢状缝与骨盆入口前后径一致	可触到高低不平、软硬不均的颜面部	可能触及胎背或胎足、胎膝
B 型超声波检查	根据胎头颜面及枕部位置探清胎头位置	探清胎头双顶径与骨盆入口横径一致，胎头矢状缝与骨盆入口前后径一致	可看到过度仰伸的胎头，确定胎头枕部及眼眶的位置	能准确探清臀先露

【可能的护理诊断】

有新生儿受伤的危险：与胎位异常分娩困难有关

恐惧：与难产及胎儿发育异常有关

【预期目标】

1. 产妇及家属能正视现实，配合处理方案。
2. 孕产妇健康。

【护理措施】

1. 心理护理　产妇因胎位异常或胎儿发育异常易产生恐惧，因产程时间延长身体疲乏而急躁，并担心自身及胎儿的安危，护士须及时与产妇及家属沟通。提供产妇减少紧张、增加舒适感的护理措施，多给予关心和照顾，鼓励产妇增强信心与医护积极配合，安全度过分娩。

2. 保持产妇的营养及体力　指导产妇合理用力，不要过早屏气用力，防止宫颈水肿及体力消耗。

3. 加强护理，防止胎膜早破　待产过程中应尽量卧床，少做肛查，禁止灌肠。如胎膜早破，要抬高床尾。并注意胎心变化，发现脐带脱垂立即报告医生并协助处理。

4. 配合医师做好阴道助产及抢救新生儿的准备。分娩后注意观察新生儿有无损伤，胎盘胎膜是否完整，产道的损伤情况。医嘱行剖宫产术时及时做好术前及抢救新生儿准备。

5. 遵医嘱及时、准确地应用宫缩剂与抗生素，预防产后出血和感染。

【结果评价】

1. 产妇及家属能积极配合、接受处理方案。
2. 分娩经过顺利，母子平安。

（杜艳英）

第10章

分娩期并发症妇女的护理

学习目标

在完成本章内容的学习后，学生应能：

1. 翻译并解释概念：premature rupture of membranes，prolapse of cord，postpartum hemorrhage，rupture of uterus，pathologic retraction ring，amniotic fluid embolism。
2. 描述导致分娩期各种常见并发症的原因。
3. 列举预防分娩期各种常见并发症的措施。
4. 为分娩期各种常见并发症的产妇提供健康指导。

第一节　胎膜早破

胎膜早破（premature rupture of membranes，PROM）是指在临产前胎膜破裂，是常见的分娩期并发症之一。早产伴发胎膜早破称为早产胎膜早破（preterm premature rupture of membranes，PPROM），其发生率约为足月产的2.5～3倍。胎膜早破对妊娠和分娩均造成不利影响，可导致早产及增加围生儿死亡率，增加孕产妇宫内感染率和产褥感染率。

【病因及发病机制】

一般认为胎膜早破与以下因素有关：宫颈内口松弛、机械性刺激如创伤或妊娠后期性交，增加了绒毛、羊膜感染的机会，引起胎膜炎；或者下生殖道细菌、病毒或弓形体感染等引起胎膜破裂。胎膜发育不良可致胎膜菲薄脆弱；多胎妊娠、羊水过多等致羊膜腔内压力升高；另外，营养因素如孕妇缺乏锌、铜等微量元素，也可使胎膜张力下降而破裂；或者胎先露部高浮、头盆不称、胎位异常可使胎膜受压不均导致破裂。

【临床表现】

临产前孕妇突感有较多液体自阴道流出，继而少量间断性排出，液体内可混有胎粪或胎脂。当咳嗽、打喷嚏、负重等腹压增加时，羊水即流出。胎膜早破可致脐带脱出于胎先露部的前方，甚至经宫颈进入阴道或显露于外阴部，形成脐带脱垂（prolapse of cord）图10-1。

【处理原则】

以住院待产，预防感染和脐带脱垂，卧床休息为主，并依据孕龄和是否有临产先兆作出相应处理。如孕龄已达37周者，可适时终止妊娠；孕龄不足37周者，力争延长孕龄，同时

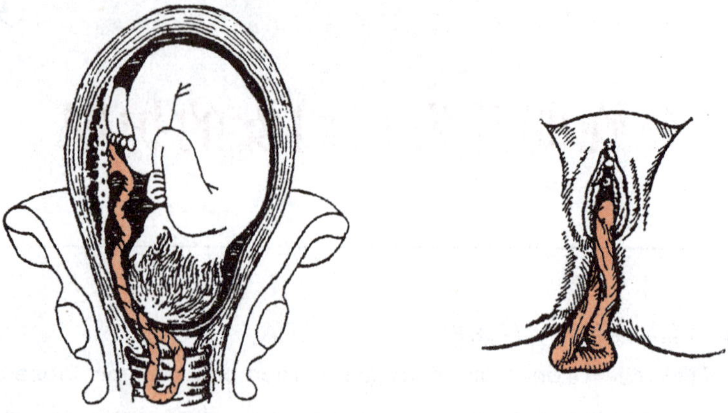

图 10-1 脐带脱垂

A. 脐带脱垂于阴道；B. 脐带脱垂于会阴

严格控制感染，监测胎儿宫内安危。

【护理评估】

（一）病史

详细询问病史，了解诱发胎膜早破的原因，确定胎膜破裂的时间、妊娠周数，是否有宫缩及感染的征象发生。

（二）身心状况

观察孕妇阴道液体流出的情况，是否有增加腹压动作时流出液体。由于孕妇突发阴道流液，可能紧张不安，担心影响胎儿及自身健康，有些孕妇可能想象到胎膜早破的发生以及带来的种种不良结局，甚至产生恐惧心理。

（三）诊断性检查

1. 肛诊　行肛诊检查，触不到羊膜囊，上推胎儿先露部可见流液量增多，则可明确诊断。有时可见到脱垂的脐带。

2. 阴道液酸碱度检查　正常阴道液的 pH 约为 4.5 ~ 5.5，而羊水的 pH 为 7.0 ~ 7.5。若用 pH 试纸检查流出液 pH ≥ 6.5 时，视为阳性，胎膜早破的可能性极大。

3. 阴道液涂片检查　阴道液干燥片检查见羊齿植物叶状结晶为羊水。

4. 羊膜镜检查　可直视胎先露部，看不到前羊膜囊，即可确诊为胎膜早破。

【可能的护理诊断】

有感染的危险：与胎膜破裂后，下生殖道内病原体上行感染有关

有胎儿受伤的危险：与脐带脱垂或早产儿肺部不成熟有关

【预期目标】

1. 孕产妇无感染发生。
2. 胎儿无并发症发生。

【护理措施】

（一）严密监测胎儿情况

密切观察胎心率的变化，监测胎儿宫内安危。定时观察羊水性状、颜色、气味等，积极给孕妇吸氧等处理。若孕龄＜ 37 周，已临产，或孕龄达 37 周，在破膜 12 ～ 18 小时后尚未临产者，或发生脐带脱垂者，均应采取措施，尽快结束分娩。

（二）预防脐带脱垂

嘱胎膜早破的住院待产妇胎先露部未衔接者应绝对卧床，采取左侧卧位，注意抬高臀部防止脐带脱垂造成胎儿缺氧或宫内窘迫。护理时注意监测胎心变化，进行阴道检查确定有无隐性脐带脱垂，如有脐带先露或脐带脱垂，应在数分钟内结束分娩。

（三）积极预防感染

保持孕妇外阴清洁，放置吸水性好的消毒会阴垫，勤更换。严密观察产妇的生命体征，白细胞计数，必要时遵医嘱给予抗生素。一般于胎膜破裂后 12 小时即给抗生素预防感染发生。嘱病人采取侧卧位或平卧位，垫高臀部，以防脐带脱垂造成胎儿缺氧或宫内窘迫。

（四）健康教育

讲解胎膜早破的影响，分析孕妇目前的状况，使孕妇积极配合，主动参与护理。加强产前检查，增加孕妇对妊娠期卫生保健的重视程度；妊娠后期禁止性交；避免负重及腹部受碰撞；宫颈内口松弛者，应卧床休息，并于妊娠14周左右行宫颈环扎术，环扎部位应尽量靠近宫颈内口水平。同时指导生育妇女补充足量的锌、铜等微量元素。

【结果评价】

1. 住院期间，孕妇积极参与护理过程，对胎膜早破的处理感到满意。
2. 母儿生命安全，未发生宫腔感染。

第二节　产后出血

胎儿娩出后 24 小时内出血量超过 500ml 者为产后出血（postpartum hemorrhage）。产后出血是分娩期的严重并发症，是产妇死亡的重要原因之一，居目前我国产妇死亡原因的首位，几乎占总死亡原因的半数。其发生率约为分娩总数的2% ～ 3%，80% 以上发生在产后2小时之内。产后出血的预后随失血量、失血速度及产妇体质不同而异。短时间内大量失血可迅速发生失血性休克，严重者危及产妇生命，休克时间过长可引起脑垂体缺血坏死，继发严重的腺垂体功能减退——席汉综合征（Sheehan syndrome）。

【病因及发病机制】

引起产后出血的原因主要有子宫收缩乏力、胎盘因素、软产道裂伤和凝血功能障碍等。其中子宫收缩乏力是最主要原因，占产后出血总数的70%～80%。产后出血的发生可由单一因素所致，也可能各种因素并存。

1. 子宫收缩乏力　可以由产妇的全身因素或子宫局部因素所致。全身因素如产妇精神过度紧张；产程时间过长或难产，造成产妇体力过度消耗；临产后过多使用镇静剂或麻醉剂；产妇合并有急、慢性的全身性疾病等。局部因素如多胎妊娠、巨大胎儿、羊水过多等致子宫肌纤维过度伸展失去弹性；妊高征或严重贫血致子宫肌水肿；子宫肌纤维本身发育不良或子宫肌壁损伤；胎盘早剥致子宫胎盘卒中，以及前置胎盘等均可引起产后出血。

2. 胎盘因素　根据胎盘剥离情况，导致产后出血的胎盘因素有胎盘剥离不全、胎盘剥离后滞留、胎盘嵌顿、胎盘粘连或植入、胎盘胎膜部分残留等，从而影响子宫正常收缩。

3. 软产道裂伤　常因急产、子宫收缩过强、产程进展过快等，软产道未经充分的扩张；或胎儿过大、保护会阴不当、助产手术操作不当、未做会阴侧切或因会阴侧切口过小、软产道组织弹性差等胎儿娩出时可致软产道撕裂。软产道裂伤常见会阴、阴道、宫颈裂伤，严重者裂伤可达子宫下段，甚至盆壁，形成腹膜后血肿、阔韧带内血肿而致大量出血。

4. 凝血功能障碍　包括两种情况，其一为妊娠合并凝血功能障碍性疾病如血小板减少症、白血病、再生障碍性贫血、重症肝炎等；其二为妊娠并发症导致凝血功能障碍如重度妊高征、重型胎盘早剥、羊水栓塞、死胎滞留过久等。这两种情况均可影响凝血功能，发生弥散性血管内凝血。凝血功能障碍所致的产后出血常为难以控制的大量出血。

【临床表现】

产后出血的主要临床表现为阴道流血量过多。产妇主诉出汗、口渴、心慌、头晕，尤其是子宫出血潴留于宫腔及阴道内时，产妇表情淡漠，呼吸急促，懒言或者烦躁不安，很快转入昏迷状态。软产道损伤造成阴道壁血肿的产妇会有尿频或肛门坠胀感，且有排尿疼痛。

【处理原则】

针对原因迅速止血、补充血容量、纠正休克及防治感染是产后出血的处理原则。对子宫收缩乏力性产后出血，加强宫缩是最有效的方法；对软产道损伤性产后出血，及时准确地修补、缝合裂伤可有效止血；对胎盘因素或凝血功能障碍所致的出血应迅速采取相应措施，控制出血。

【护理评估】

（一）病史

护士除收集一般病史外，尤其要注意收集与诱发产后出血有关的病史，即病因中各方面的资料。

（二）身心状况

评估产后出血量，同时评估由于产后出血所导致症状和体征的严重程度。一般情况下，出血的开始阶段产妇有代偿功能，失血体征不明显，一旦出现失代偿状况则很快进入休克，同时容易发生感染。当产妇全身状况较差或合并有内科疾病时，即使出血量不多，也可能发生休克。一旦产后出血发生后，产妇会表现出异常惊慌、恐惧、手足无措，担心自己的生命安危，甚至有些产妇很快进入休克状态。

（三）诊断性检查

1. 评估产后出血量　注意观察阴道出血是否凝固，同时估计出血量。临床上常用有刻度的器皿收集阴道出血，可简便地了解出血量。同时也可采用称重法，把使用后的纱布、卫生巾等称总重，用其差值除以1.05（血液比重）即为实际出血量。目测失血量往往只有实际出血量的一半。

2. 腹部检查　因宫缩乏力或胎盘因素导致的产后出血，子宫软，轮廓不清，按摩子宫时变硬，阴道有大量出血，停止按摩又变软。软产道裂伤或凝血功能障碍性出血者，检查腹部子宫收缩良好，轮廓清楚。

3. 软产道检查　检查会阴、阴道穹窿部及宫颈有无裂伤或血肿。并对会阴裂伤程度进行区分。必要时肛查，了解血肿及裂伤程度。

4. 胎盘检查　检查胎盘及胎膜的完整性，检查胎盘边缘有无中断的血管，胎盘表面有无陈旧性血块附着，胎膜破裂口距胎盘边缘的距离等。

5. 实验室检查　检查产妇的血常规，出、凝血时间，凝血酶原时间及纤维蛋白原测定等结果。

【可能的护理诊断及合作性问题】

潜在并发症：出血性休克

有感染的危险：与失血后抵抗力降低及手术操作有关

【预期目标】

1. 产妇的血容量经住院处理 24 小时内得到恢复，血压、脉搏、尿量正常。

2. 住院期间产妇不出现感染征象，体温、白细胞计数正常，恶露、伤口无异常。

【护理措施】

（一）预防产后出血

妊娠期应定期接受产前检查，对高危妊娠者如妊娠高血压综合征、肝炎、贫血、血液病、多胎妊娠、羊水过多等孕妇应提前入院。分娩时第一产程中密切观察产程进展，防止产程延长，保证产妇基本需要；第二产程中指导产妇正确使用腹压，适时会阴侧切，胎头、胎肩娩出要慢，并于胎肩娩出后立即肌注或静脉滴注催产素；第三产程正确处理胎盘娩出和测量出血量。产后 2 小时内，产妇仍需留在产房接受监护，密切观察产妇的子宫收缩、阴道出血及会阴伤口情况，监测生命体征，并督促产妇及时排空膀胱，早期哺乳，可刺激子宫收缩，减少阴道出血量。

（二）针对原因止血、扩容和抗感染

针对不同的原因而采取相应的止血措施，同时注意预防感染的发生。

1. 产后子宫收缩乏力所致大出血，可以通过按摩子宫、使用宫缩剂、宫腔内填塞纱布条等方法达到止血目的。

（1）按摩子宫：主要是刺激子宫收缩。第一种方法：用一手置于产妇腹部，触摸子宫底部，拇指在子宫前壁，其余 4 指在子宫后壁，均匀而有节律地按摩子宫（图 10-2）。第二种方法：一手在产妇耻骨联合上缘按压下腹中部，另一手握住宫体，在子宫底部进行有节律地按摩子宫，同时间断地用力挤压子宫，使积存在子宫腔内的血块及时排出（图10-3）。第三种方法：一手在子宫体部按摩子宫体后壁，另一手戴无菌手套后握拳置于阴道穹窿压挤子宫前壁，两手相对紧压子宫并做按摩（图 10-4）。

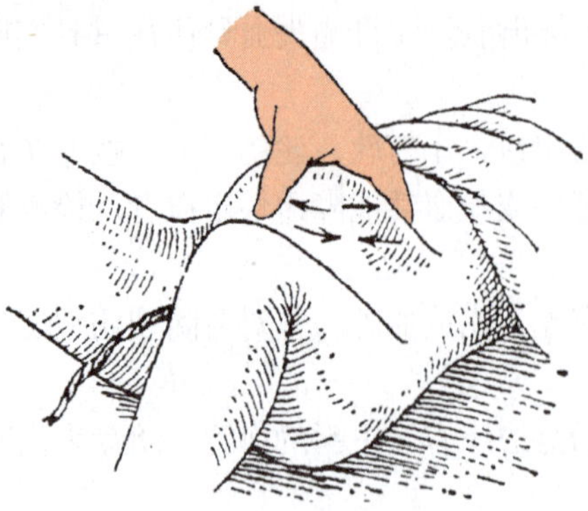

图 10-2 单手按摩子宫

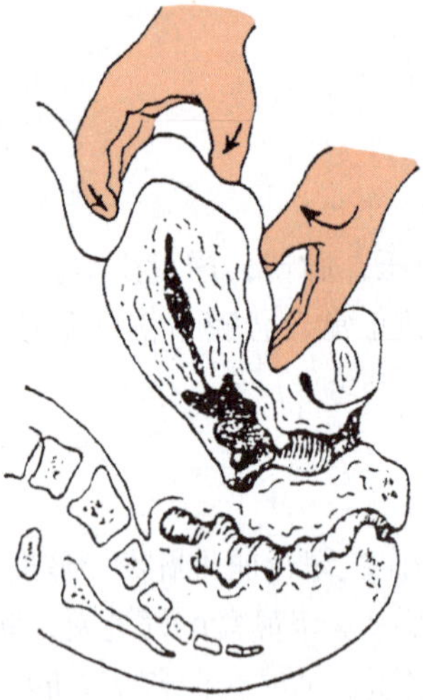

图 10-3 双手按摩子宫

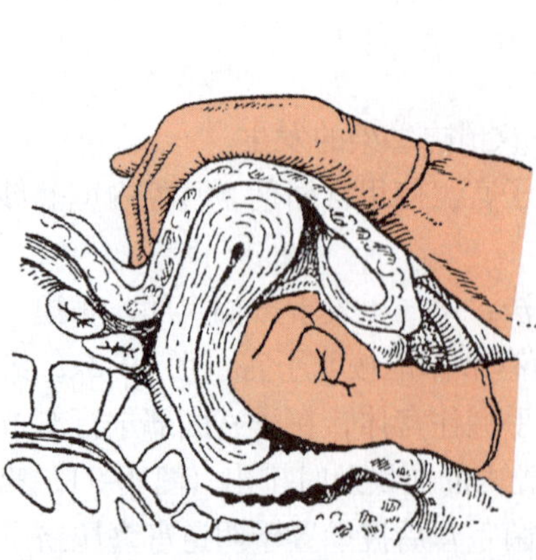

图 10-4 腹部－阴道双手按摩子宫法

(2) 使用宫缩剂：按医嘱肌肉注射催产素 10 单位或麦角新碱 0.2 ~ 0.4mg，或静脉滴注宫缩剂，也可宫体直接注射麦角新碱 0.2mg（心脏病、高血压患者禁用麦角新碱），以促进宫缩减少出血。

(3) 填塞宫腔：即选用无菌纱布条填塞宫腔，局部压迫止血。宫腔填塞纱布条后应密切观察生命体征及宫底高度和大小，警惕因填塞不紧，宫腔内继续出血而阴道不出血的止血假象。同时注意由于宫腔填塞纱布条可增加感染机会，只有在子宫全部松弛无力，缺乏血源，病情危急时考虑使用。

2. 软产道撕裂伤造成的大出血　止血的有效措施是及时准确地缝合修复。若为阴道血肿所致应切开血肿，清除血块，再缝合止血。

3. 胎盘因素导致的大出血　要及时将胎盘取出，并做好必要的手术准备。首先核对胎盘胎膜完整性，胎盘已剥离尚未娩出者，可协助产妇排空膀胱，然后牵拉脐带，按压宫底协助胎盘娩出；胎盘部分剥离者，可以徒手伸入宫腔，协助胎盘剥离完全后，取出胎盘；胎盘、胎膜部分残留者，徒手不能取出时，可用大刮匙刮取残留组织；胎盘植入者，应及时做好子宫切除的准备；若子宫狭窄环所致胎盘嵌顿，要配合麻醉待环松解后用手取出胎盘。

4. 凝血功能障碍者所致出血　应针对不同病因、合并疾病种类进行治疗和护理，达到迅速止血的目的。

5. 失血性休克的处理　及早开放静脉，在止血同时补充血容量。注意为患者提供安静的环境，保持平卧、吸氧、保暖；严密观察并详细记录患者的意识状态、生命体征及出入量；观察子宫收缩情况，记录恶露的量、色、气味；按医嘱给予抗生素防治感染。

(三) 心理护理及健康教育

大量失血后，产妇抵抗力低下，体质虚弱，生活自理有困难，医护人员应主动关心产妇，增加其安全感，教会产妇一些放松的方法，鼓励产妇说出内心的感受，指导产妇逐步增加活动量，以促进身体的康复过程。另外，做好出院指导也是心理支持的一个很好途径。指导产妇注意加强营养和活动，继续观察子宫复旧及恶露情况，明确产后复查的时间、目的和意义，使产妇能按时接受检查。

部分产妇分娩 24 小时后，于产褥期内发生子宫大量出血，被称为晚期产后出血（late postpartum hemorrhage），多于产后 1 ～ 2 周内发生，也可推迟至 6 ～ 8 周甚至于 10 周发生，应予以高度警惕，以免导致严重后果。

【效果评价】

1. 产后，产妇没有出现失血性休克，血压、血红蛋白正常，全身状况得以改善。
2. 出院时，产妇没有感染，体温正常，白细胞数正常，恶露正常，伤口愈合好。

第三节　子宫破裂

子宫破裂（rupture of uterus）是指子宫体部或子宫下段于妊娠期或分娩期发生破裂。是产科最严重的并发症，威胁母儿生命。此病多发生于经产妇，特别是多产妇。国内报道子宫破裂的发生率约为 0.14% ～ 0.55%。近年来，随着计划生育国策的贯彻实施和妇女保健工作的加强，子宫破裂的病例显著减少。

根据子宫破裂发生时间可分为妊娠期破裂和分娩期破裂；根据发生部位不同可分为子宫体部破裂和子宫下段破裂；根据发生程度不同可分为完全性破裂和不完全性破裂；根据破裂原因又可分为自然破裂和创伤性破裂。

【病因及发病机制】

1. 胎先露部下降受阻　当有骨盆狭窄、头盆不称、胎位异常、胎儿异常时，均可使胎先露部下降受阻，子宫上段为克服产道阻力而强烈收缩，使子宫下段拉长变薄超过最大限度，可引起子宫破裂。

2. 子宫本身病变　临产后子宫壁原有瘢痕因子宫收缩牵拉及宫腔内压力升高而发生断裂。如宫体部瘢痕常在妊娠晚期自发完全性破裂；子宫下段瘢痕破裂多发生于临产后，并且多为不完全性破裂。

3. 宫缩剂使用不当　未严格掌握宫缩剂的使用指征、用法和用量，或者有些妇女子宫肌对宫缩剂过于敏感，均可引起宫缩过强，加之先露下降受阻时，可发生子宫破裂。

4. 手术创伤或外伤　多发生于不适当或粗暴的阴道助产手术，常发生宫颈撕裂，严重时可波及子宫下段，发生子宫下段破裂。

【临床表现】

子宫破裂大多数发生在分娩过程中，也可发生在妊娠晚期尚未临产时。子宫破裂可分为先兆子宫破裂和子宫破裂两个阶段。症状与破裂的时间、部位、范围、内出血的量、胎儿及胎盘排出的情况以及子宫肌肉收缩的程度有关。

1. 先兆子宫破裂　在临产过程中，当胎儿下降受阻时，子宫收缩加强，产妇烦躁不安疼痛难忍，下腹部拒按，表情极其痛苦，呼吸急促，脉搏加快。同时可出现血尿和胎儿宫内窘迫。

2. 子宫破裂　产妇突然感觉到下腹部发生一阵撕裂样的剧痛之后腹部疼痛缓解，子宫收缩停止。此刻稍感舒适后即出现面色苍白，出冷汗，脉搏细数，呼吸急促，血压下降等休克征象。

【处理原则】

先兆子宫破裂应立即采取有效措施抑制子宫收缩，尽快做好剖宫产术准备，迅速结束分娩。子宫破裂阶段在抢救休克的同时，尽快做好剖宫产术前准备。手术方式应根据产妇的全身情况、破裂的部位及程度、发生破裂时间以及有无严重感染而决定。

【护理评估】

（一）病史

主要收集与子宫破裂相关的既往史与现病史，如曾有子宫手术瘢痕、剖宫产史；此次妊娠胎位不正、头盆不称；滥用催产素引产或催产史；阴道手术助产手术操作史等。

（二）身心状况

主要评估产妇的临床表现及情绪变化。评估产妇宫缩的强度、间歇时间的长短，腹部疼痛的程度、性质，产妇有无排尿困难，有无出现异常体征，监测胎心及胎动情况，了解有无胎儿宫内窘迫表现。产妇由于子宫的强制性收缩，疼痛难忍，有时出现烦躁不安、恐惧、焦虑情绪，担心母儿健康，盼望尽早结束分娩。

（三）诊断性检查

1. 腹部检查　先兆子宫破裂阶段，子宫呈强直性收缩，强有力的宫缩使子宫下段拉长变薄，而宫体更加增厚变短，两者间形成明显的环状凹陷，此凹陷逐渐上升达脐部或脐部以上，称为病理性缩复环（pathologic contraction ring）（图10-5）。子宫下段压痛明显，甚至出现血尿。胎心表现先加快后减慢或听不清。这种情况若不及时排除，子宫将很快在病理性缩复环处及其下方发生破裂。当病情进一步恶化进入子宫破裂阶段，患者全腹压痛、反跳痛；腹壁下可清楚扪及胎体，子宫缩小位于胎儿侧边，胎心、胎动消失。全腹压痛、反跳痛明显，阴道可能有鲜血流出，量多少不定。患者血压下降，处于休克状态。

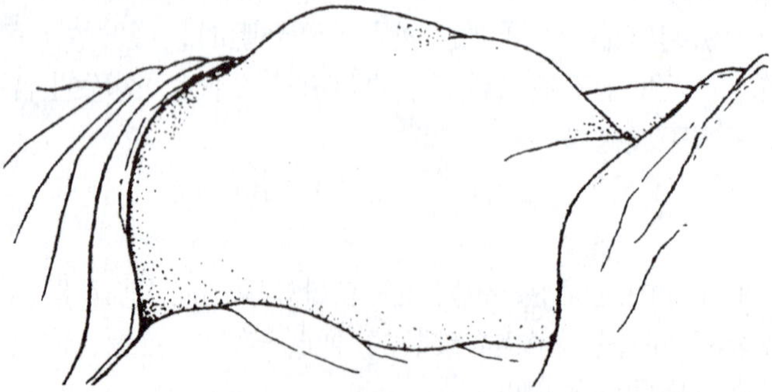

图 10-5　子宫先兆破裂－病理缩复环

2. 实验室检查　血常规显示血红蛋白值下降，白细胞计数增加，尿常规检查可见有红细胞或肉眼血尿。

【可能的护理诊断】

急性疼痛：与强直性子宫收缩，病理性缩复环或子宫破裂血液刺激腹膜有关

预感性悲哀：与子宫破裂及胎儿死亡有关

【预期目标】

1. 强直性子宫收缩得到抑制，产妇疼痛减轻。
2. 产妇情绪得到调整，哀伤程度减低。

【护理措施】

（一）预防子宫破裂

建立健全三级保健网，宣传孕妇保健知识，加强产前检查。对有剖宫产史或有子宫手术史的病人，应在预产期前 2 周住院待产。严格掌握子宫收缩剂的使用指征和方法。

（二）先兆子宫破裂阶段

密切观察产程进展，及时发现导致难产的诱因。在待产时出现宫缩过强产妇下腹部压痛，或腹部出现病理性缩复环，应立即停止使用宫缩剂及一切操作，同时测量产妇的生命体征，给予抑制宫缩、吸氧处理，做好剖宫产的术前准备，积极进行输液、输血准备。

（三）子宫破裂阶段

严格执行医嘱，在抢救休克同时，迅速做好术前准备。注意保暖、给氧，严密观察并记录生命体征和出入量。

（四）提供心理支持和健康指导

向产妇及家属解释子宫破裂的治疗计划和对再次妊娠的影响。为产妇及其家属提供舒适的环境，给予生活上的护理，提供产褥期的休养计划，帮助产妇尽快调整情绪，接受现实，以适应现实生活。对胎儿已死亡的产妇，要帮助其度过悲伤阶段，允许其表现悲伤情绪，甚至哭泣。

【结果评价】

1. 入院后，产妇的血容量及时得到补充，手术经过顺利。
2. 出院时产妇情绪较为稳定，饮食、睡眠基本恢复正常。

第四节　羊水栓塞

羊水栓塞（amniotic fluid embolism，AFE）是指在分娩过程中羊水突然进入母体血循环引起肺栓塞、休克和发生弥散性血管内凝血、肾功能衰竭等一系列病理改变的综合征。其发病急，病情凶险，是造成产妇死亡的重要原因之一，发生在足月分娩者死亡率可高达70%～80%。也可发生在妊娠早、中期的流产、引产或钳刮术中，但情况较缓和，极少造成产妇死亡。

【病因】

羊水栓塞是由羊水中的有形物质（胎儿毳毛、角化上皮、胎脂、胎粪）经子宫颈黏膜的静脉、胎盘附着处的静脉窦进入母体血液循环引起。通常原因是宫缩过强或强直性子宫收缩，胎膜破裂，胎膜与宫颈壁分离或宫颈口扩张引起宫颈黏膜损伤，静脉血窦开放羊水进入母体血液循环；宫颈撕伤、子宫破裂、前置胎盘、胎盘早剥或剖宫产术中羊水通过病理性开放的子宫血窦进入母体血循环；羊膜腔穿刺或钳刮术时子宫壁损伤处静脉窦开放，成为羊水进入母体通道。

【病理生理】

羊水进入母体血液循环后，通过阻塞肺小动脉引起过敏反应和凝血机制异常而导致机体发生一系列病理变化。

1. 肺动脉栓塞及肺动脉高压　由于羊水进入母体血循环后，其中有形成分如上皮细胞、胎脂、胎粪及毳毛在肺内形成栓子。羊水内含有大量激活凝血系统的物质，能使小血管内形成广泛的血栓，从而阻塞肺小血管，反射性引起迷走神经兴奋，使肺小血管痉挛加重。另一个重要原因是羊水内的抗原成分引起变态反应，很快使小支气管痉挛，支气管内分泌物增多，使肺通气和换气减少，反射性地引起肺内小血管痉挛。这种变态反应引起的肺动脉压升高有时起重要作用，肺动脉高压可引起急性右心衰竭，继而呼吸、循环功能衰竭。

2. 过敏性休克　羊水栓塞时，多数患者立即血压下降或消失，出现类似过敏性休克的表现，可能是羊水中的有形成分作为致敏源，作用于母体引起变态反应所致。主要表现为血压骤降，甚至消失及心肺功能衰竭。

3. 弥散性血管内凝血　妊娠时母血由于多种凝血因子及纤维蛋白原增加而成高凝状态，羊水中的大量促凝物质可激活凝血系统，在血管内产生大量的微血栓，消耗大量凝血因子及纤维蛋白原，致使 DIC 发生。同时羊水中也含有纤溶激活酶，当纤维蛋白原下降时，可激活纤溶系统，由于大量凝血物质的消耗和纤溶系统的激活，产妇血液由高凝状态转变为纤溶亢进，血液不凝固而发生产后出血及失血性休克。

4. 急性肾功能衰竭　由于休克和 DIC，肾急性缺血导致肾功能障碍和衰竭。

【临床表现】

羊水栓塞病人发病突然，一般在破膜后，产程后期或分娩刚结束时，极少数病人可以发生在临产前、妊娠中期手术时或产后 24 小时以后，以及剖宫产术过程中。病人突然出现烦躁不安、寒战、恶心、呕吐、气急等先兆症状，继而出现呛咳、呼吸困难、发绀，迅速出现循环衰竭，进入休克或昏迷状态。严重者发病急骤，可于数分钟内迅速死亡。不在短期内死亡者，可出现出血不止，甚至身体其他部位如皮肤、黏膜、胃肠道或肾出血，继之出现少尿、无尿等肾功能衰竭的表现。临床经过可分为急性休克期、出血期、急性肾功能衰竭期三个阶段。

【处理原则】

原则是及时处理过敏和急性肺动脉高压所致低氧血症及呼吸循环功能衰竭状况，并积极预防 DIC 及肾功能衰竭。

【护理评估】

1. 病史 评估与发生羊水栓塞有关的各种诱因，如胎膜早破或人工破膜；前置胎盘或胎盘早剥；宫缩过强或强直性宫缩；中期妊娠引产或钳刮术，羊膜腔穿刺术等。

2. 身心状况 急性休克期发生在产程中，多于第一产程末、第二产程宫缩较强时，或分娩前后的短时间内，尤其在刚破膜后不久，突发寒战、呛咳、气急、呕吐等前驱症状，继之出现呼吸困难、抽搐、发绀、昏迷，迅速进入休克状况。出血期表现为凝血功能障碍，有出血倾向，出现产后大出血、血不凝，伤口及针孔出血，皮肤、胃肠及肾出血等。急性肾功能衰竭期主要是由于羊水栓塞后所发生的急性心肺功能衰竭、DIC、低血容量、肾缺血等，时间较长引起肾组织损害而致。更有严重者，没有先兆症状，只见产妇窒息样惊叫一声或打一哈欠，即进入昏迷状态，血压下降或消失。由于疾病进展较快，病人尤其家属可表现为惊惶失措、恐惧等，甚至出现悲哀情绪。

3. 诊断检查

（1）身体检查：可以发现全身皮肤黏膜有出血点及瘀斑；阴道或切口渗血；心率增快，肺部听诊有湿性啰音等体征。

（2）实验室检查：痰液涂片可查到羊水内容物，下腔静脉取血离心沉淀，取上层物质涂片经特殊染色后，镜下可查出羊水中的有形物质。DIC 各项目血液检查指标呈阳性。

（3）心电图：提示右侧房室扩大。

（4）X线床边摄片：可见肺部双侧弥漫性点状、片状浸润影，沿肺门周围分布，伴轻度肺不张及心脏扩大。

【可能的护理诊断】

肾、外周组织灌注无效：与弥散性血管内凝血及失血有关

有胎儿窘迫的危险：与羊水栓塞，母体循环受阻有关

【预期目标】

1. 产妇能维持体液平衡；并维持最基本的生理功能。

2. 保护胎儿或新生儿安全。

【护理措施】

1. 羊水栓塞的预防 加强产前检查，如有前置胎盘、胎盘早剥等并发症时，应提高警惕，争取极早发现与诊断，及时抢救以减少栓塞的死亡率；严密观察产程进展，正确掌握催产素的使用方法，防止宫缩过强；严格掌握破膜时间，人工破膜宜在宫缩的间歇期，破口要小并注意控制羊水的流出速度；中期引产者，羊膜穿刺次数不应超过3次，针头要细，而且最好在 B 超监测下进行；钳刮时应先刺破胎膜，使羊水流净后再钳夹胎块。

2. 羊水栓塞病人的处理配合 一旦出现羊水栓塞的临床表现，应立即给予紧急处理。

（1）纠正呼吸、循环衰竭：主要是纠正缺氧、解除肺动脉高压、防止心力衰竭。

1）吸氧：取半卧位，加压给氧，昏迷病人可行气管插管或气管切开，保证供氧，减轻肺水肿，改善脑缺氧，必要时采用人工呼吸。

2）解除肺动脉高压：使用解痉药物缓解肺动脉高压和缺氧。遵医嘱使用药物，如阿托品：心率慢时应用1mg每10～20分钟静脉推注，直至患者面色潮红，微循环改善；罂粟碱：与阿托品合用扩张肺小动脉效果更佳。一般30～90mg加于5%～10%葡萄糖液中静脉滴注，能解除支气管平滑肌及血管平滑肌痉挛，扩张肺、脑血管及冠状动脉。另外还可用氨茶碱、酚妥拉明等药物及时处理。

3）防止心力衰竭：为保护心肌和预防心力衰竭，脉搏快者，在积极扩张冠状动脉的同时，使用强心剂，如毛花苷C 0.4mg加入50%葡萄糖液20ml中静脉推注，或加入输液小壶中滴注。

（2）抗过敏：及早使用大量抗过敏药物，如按医嘱立即静脉推注地塞米松20～40mg，以后依病情继续静脉滴注维持；也可用氢化可的松500mg静脉推注，以后静脉滴注500mg维持。

（3）抗休克：纠正休克可以在补充血容量的同时，考虑使用一些升压药和积极纠正酸中毒。如用低分子右旋糖酐补足血容量的同时，若血压仍不升，可用多巴胺20mg加于5%葡萄糖液250ml静脉滴注，从20滴/分开始，以后酌情调节滴速；同时结合使用5%碳酸氢钠250ml静脉滴注，早期及时应用能较快纠正休克和代谢失调。

（4）防治出血和继发性纤溶：DIC阶段应早期抗凝，补充凝血因子，应用肝素；晚期抗纤溶同时也补充凝血因子，防止大出血。

（5）防止肾功能衰竭：少尿或无尿阶段要及时应用利尿剂，预防与治疗肾功能衰竭。

羊水栓塞患者在经过抢救度过急性休克或出血期后，常会发生肾损害。如休克期后血压已经回升，循环血容量已补足后，仍出现少尿，可以考虑使用利尿剂，如速尿、甘露醇等，若尿量仍不增加，应及早按照肾功能衰竭处理，积极抢救病人生命。

3. 产科处理　原则上应先改善产妇呼吸、循环功能，纠正凝血功能障碍，待病情稳定后立即结束分娩。临产者监测产程进展、宫缩强度与胎儿情况。在第一产程发病者应立即考虑行剖宫产结束分娩以去除病因；在第二产程发病者可根据情况经阴道助产结束分娩；并密切观察出血量、血凝情况，如子宫出血不止，应及时报告医生做好子宫切除术的术前准备。中期妊娠钳刮术中或于羊膜腔穿刺时发生者应立即终止手术，进行抢救。发生羊水栓塞时如正在滴注催产素应立即停止。同时严密监测患者的生命体征变化，记录出入量。

4. 提供心理支持　如病人神志清醒，应给予鼓励，使其增强信心并相信自己的病情会得到控制。对于家属的恐惧情绪表示理解和安慰，适当的时候允许家属陪伴病人，向家属介绍患者病情的严重性，以取得配合。待患者病情稳定后共同制定康复计划，针对其具体情况提供健康教育与出院指导。

【结果评价】

1. 病人血压及尿量正常，阴道出血减少，全身皮肤、黏膜出血停止。
2. 胎儿或新生儿无生命危险，病人出院时无并发症。

（宫玉花）

第11章

产后并发症妇女的护理

学习目标

在完成本章内容的学习后，学生应能：

1. 准确复述产褥感染与产褥病率的定义。
2. 识别产褥感染主要的临床表现。
3. 叙述产褥感染与产后心理障碍的处理原则。
4. 按照护理程序为产褥感染病人与产后心理障碍病人提供整体护理。

第一节　产褥感染

产褥感染（puerperal infection）是指分娩时及产褥期生殖道受病原体侵袭，引起局部或全身的感染，又称产褥热，发病率约为6%。产褥感染与产科出血、妊娠合并心脏病、子痫仍是产妇死亡的四大原因。产褥病率（puerperal morbidity）与产褥感染的含义不同，它是指分娩24小时以后至10天内用每日测量4次口腔体温，有2次达到或超过38℃。产褥病率的原因以产褥感染为主，但还包括生殖道以外的其他感染，如泌尿系统感染、乳腺感染、上呼吸道感染、血栓性静脉炎等。

【病因及发病机制】

1. 诱因　任何削弱产妇生殖道和全身防御能力的因素均可成为产褥感染的诱因。如产妇体质虚弱、孕期贫血、产程延长、胎膜早破、胎盘残留、产道损伤、产后出血、手术分娩或器械助产等。

2. 感染来源　感染的来源有两种，一是内源性感染，正常孕产妇生殖道或其他部位寄生的病原体，当防御能力降低等感染诱因出现时可致病；二是外源性感染，由外界的病原体侵入生殖道而引起，常通过被污染的衣物、用具、各种手术诊疗器械等接触患者后造成感染。近些年的研究表明，内源性感染更为重要，孕妇生殖道内的病原体不但可导致产褥感染，还可间接感染胎儿，导致早产、流产、胎膜早破、胎儿生长受限等。

3. 病原体种类　孕产妇生殖道内有大量的病原体，以厌氧菌占优势，许多非致病菌在特定的环境下可以致病。产褥感染常见的病原体有：需氧性链球菌、厌氧性革兰阳性球菌、大肠杆菌属、葡萄球菌、厌氧类杆菌属、支原体和衣原体等。淋病奈瑟菌也可导致产褥感染。

【临床表现】

因感染的病原体种类、感染部位及严重程度不同而产生不同的症状。一般均有3～5天潜伏期，轻者表现为体温逐渐上升，达到38℃左右，持续数天，经治疗后好转；重者体温可突然升至39℃以上，产妇头痛、脉快、虚弱，全身中毒症状明显。

1. 急性外阴、阴道、宫颈炎　多由于分娩时会阴部损伤或手术产引起感染，会阴裂伤或会阴侧切伤口感染时，表现为会阴部的灼热、疼痛、下坠感，患者常因疼痛不能取坐位，排尿有烧灼感。局部可见伤口边缘红肿、裂开、有脓性分泌物流出。阴道、宫颈感染可表现为黏膜充血、溃疡、分泌物增多并呈脓性。产妇可有轻度发热，体温常低于38.3℃。

2. 急性子宫内膜炎、子宫肌炎　病原体经胎盘剥离面侵入到子宫蜕膜层称子宫内膜炎，感染深入至子宫肌层，可引起子宫肌炎，二者常伴发。由于子宫内膜充血、坏死，表现为恶露量多，混浊有臭味；若为子宫肌炎，则子宫复旧不佳，下腹有压痛、尤其是宫底部。重者表现为高热、头痛、寒战、心率增快、白细胞增多等全身中毒症状。有些产妇全身症状重，而局部症状和体征不明显，容易被误诊。

3. 急性盆腔结缔组织炎、急性输卵管炎　局部感染经淋巴或血液扩散到子宫周围组织，引起盆腔结缔组织炎，出现急性炎性反应而形成炎性包块，同时累及输卵管，可引起输卵管炎。患者出现持续高热，伴寒战、全身不适、子宫复旧差，单侧或双侧下腹部疼痛和压痛，严重者侵及整个盆腔形成“冰冻骨盆”。

4. 急性盆腔腹膜炎及弥漫性腹膜炎　感染进一步加重，炎症扩散至子宫浆膜，引起盆腔腹膜炎，继而发展成弥漫性腹膜炎。患者出现严重全身中毒症状，如高热、恶心、呕吐、腹胀，体检时下腹部有明显压痛、反跳痛，因产妇腹壁松弛，腹肌紧张多不明显。腹膜面分泌大量渗出液，纤维蛋白覆盖引起肠粘连，也可在子宫直肠凹陷处形成局限性脓肿，若脓肿波及肛管及膀胱可有腹泻、里急后重和排尿困难。

5. 血栓性静脉炎　来自胎盘剥离处的感染性血栓脱落，经血行播散引起血栓性静脉炎。患者多于产后1～2周出现反复发作的寒战、高热，持续数周。临床表现随静脉血栓形成的部位不同而有所不同，病变常为单侧性。下肢血栓性静脉炎，病变多在股静脉、腘静脉及大隐静脉，多继发于盆腔静脉炎，表现为弛张热，下肢持续性疼痛，局部静脉压痛或触之如硬索状，使血液回流受阻，出现下肢水肿、皮肤发白和疼痛，习称“股白肿”。小腿深静脉栓塞时可出现腓肠肌及足底部疼痛和压痛。病变轻时无明显阳性体征。

6. 脓毒血症及败血症　当感染血栓脱落进入血液循环可引起脓毒血症，出现肺、脑、肾脓肿或肺栓塞。当侵入血液循环的细菌大量繁殖引起败血症时，可出现严重全身症状及感染性休克症状，如寒战、高热、脉细数、血压下降、呼吸急促、尿量减少等，可危及生命。

【处理原则】

积极纠正全身情况，足量使用抗生素，有效控制感染。

1. 支持疗法　纠正贫血和水、电解质紊乱；增加蛋白质、维生素的摄入，增强全身抵抗力。

2. 清除宫腔残留物，对盆腔脓肿要切开排脓或穿刺引流。

3. 抗生素的应用　抗生素的选择要依据细菌培养和药敏试验结果，注意需氧菌与厌氧菌及耐药菌株的问题。感染严重者，首选广谱高效抗生素等综合治疗，必要时短期加用肾上腺糖皮质激素，以提高机体应激能力。

4. 对血栓性静脉炎患者，在应用抗生素同时可加用肝素，并口服双香豆素、阿司匹林等，也可用活血化瘀中药治疗。

5. 严重病例有感染性休克或肾功能衰竭者应积极进行抢救。

【护理评估】

（一）病史

评估产褥感染的诱发因素，了解产妇是否有贫血、营养不良或生殖道感染的病史，本次分娩是否有胎膜早破、产程延长、手术助产、软产道损伤、产后出血等异常情况，以及产妇平时的个人卫生习惯等。

（二）身心状况

不同病程的产妇会出现不同的症状和体征。多数患者有不同程度的体温升高，局部伤口或下腹部压痛，子宫复旧不佳，恶露的量、性状及气味异常。严重者出现典型的腹膜炎、败血症或中毒性休克症状。

由于自身疾病造成产妇的不适感增加，同时担心不能亲自照顾、哺育新生儿，病人可能会有不同程度的沮丧心理与焦虑情绪。

（三）诊断检查

1. 腹部检查　视诊腹部是否有过度膨隆，触诊腹部是否有压痛、反跳痛及其部位是否伴有肌紧张。

2. 妇科检查　外阴视诊了解伤口是否有红、肿、热、痛；双合诊检查发现，阴道温度较高，宫颈充血，分泌物有臭味；宫颈抬举痛（+）时，提示腹腔有一定量炎性渗出。子宫体软，轮廓不清，压痛明显，子宫一侧或双侧压痛或扪及增粗的输卵管或炎性包块。

3. 实验室检查

（1）血常规：白细胞计数增高，尤其是中性粒细胞升高明显；血沉加快。

（2）阴道拭子及宫颈拭子培养阳性，血液细菌培养显示致病菌。

4. 其他　根据病情需要，选择心电图、肝肾功能测定、B 超、CT 及核磁共振等检测手段，能对产褥感染形成的炎性包块、脓肿及静脉血栓作出定位及定性诊断。

【可能的护理诊断及合作性问题】

急性疼痛：与产褥感染有关（伤口疼痛、腹部疼痛、高热致头痛）

体温过高：与产褥感染有关

潜在并发症：中毒性休克

【预期目标】

1. 病人诉说疼痛减轻，舒适感增加。

2. 病人炎症得到控制，体温正常。

3. 病人无产褥感染的合并症发生。

【护理措施】

（一）一般护理

1. 保证产妇获得充足的休息和睡眠，必要时遵医嘱给予镇静剂。

2. 给予高蛋白、高热量、高维生素、易消化饮食；保证足够的液体摄入（3000ml/d），防止高热、出汗引起的脱水；若因呕吐、腹泻造成水、电解质失衡，则按医嘱给予静脉补液，并监测血清电解质情况，详细记录出入量。

3. 采取半卧位或抬高床头，促进恶露引流，炎症局限，防止感染扩散。

4. 提供心理支持，鼓励产妇表达自己的情绪，解除产妇及其家属的疑问，提供母婴接触的机会，减轻产妇的焦虑。

（二）缓解症状

1. 做好病情观察与记录，包括生命体征、恶露的颜色、性状与气味，子宫复旧情况，腹部体征及会阴伤口情况。正常恶露量应与经血量差不多，虽因人而异，但如果在 45 分钟内就浸湿一块会阴垫，则为异常增多，应引起注意。正常恶露不应含有血块，如有血块提示子宫收缩不好，需要治疗。正常情况下恶露应由红色转为浆液性恶露再转为白色恶露，顺序不应颠倒，若在浆液性、白色恶露之后又出现红色恶露，常提示子宫复旧不佳。正常恶露与经血气味一样，若有恶臭味，则为异常，提示有子宫内感染。

2. 鼓励和帮助产妇做好会阴部护理，保持外阴清洁，促进局部伤口愈合。指导产妇每日用 1∶5000 高锰酸钾溶液冲洗外阴两次，注意由前向后的冲洗顺序，避免来自肛门的污染，并且及时彻底洗净双手。分娩 7 天后可以温水坐浴，每日 2 ~ 3 次，每次 15 ~ 20 分钟，以促进伤口愈合。督促产妇及时更换会阴垫，注意更换时用手接触会阴垫反面，由前向后放置。产科病房应保证每位产妇有专用便盆及会阴清洁用品，烤灯等共用物品使用前后应清洗干净并消毒备用。协助产妇保持床单位及衣物清洁，污染的衣物、床单等应采取特殊处理，防止交叉感染。

3. 正确执行医嘱，注意抗生素使用间隔时间，维持血液有效浓度。配合做好脓肿引流术、清宫术、后穹窿穿刺术的准备及护理。

4. 对患者出现高热、疼痛、呕吐时按症状进行护理，解除或减轻患者的不适。

（三）健康教育

所有产后妇女都有学习、掌握卫生知识的需要，如自身生理变化、婴儿喂养及护理技术，因此应在健康教育中为产妇示教给婴儿换尿布、洗澡、喂奶、脐带护理等的方法，传授母乳喂养知识，育儿知识，预防疾病的知识及其具体做法。

1. 协助产妇了解产褥感染的知识，告知其并发症的症状及预防；解释正在实施的治疗、检查及护理操作的目的和意义，以减少病人焦虑紧张情绪，取得其主动配合。

2. 给予产妇有关产后休息、饮食、活动、服药的相关知识，提供产后性生活和有效避孕的具体指导，一般需通过产后检查全面评估，结果正常后方可恢复性生活。

3. 帮助产妇识别自身及新生儿的异常状况，以便及时报告医务人员。

4. 告知产妇产后随访、检查的时间；新生儿随访、预防接种的时间和机构；母乳喂养支持机构的联系方式。并提醒产妇任何时候出现不适及异常症状，需及时随诊。

【结果评价】

1. 产妇体温正常、疼痛减轻、舒适感增加。

2. 产褥感染症状消失，无并发症发生。

3. 产妇能采取预防感染的措施，进行自我护理。

第二节　产后心理障碍

产妇产后发生心理障碍，不仅影响家庭功能和产妇的亲子行为，严重者还可危及产妇和婴儿的健康与安全。其发病原因比较复杂，一般认为是由多方面因素造成的，因此要从生理、心理、社会诸方面给予防治与护理。

【病因及发病机制】

1. 内分泌因素　临产前胎盘类固醇的释放达最高值，分娩后胎盘类固醇分泌突然减少，胎盘分泌的绒毛膜促性腺激素（HCG）、胎盘生乳素（HPL）、孕激素（P）、雌激素（E）含量急剧下降，以及体内雌、孕激素的不平衡对产后心理障碍的发生均起着一定的作用。

2. 分娩因素　产时、产后的并发症，难产，滞产，手术产均给产妇带来紧张与恐惧，导致生理和心理上的应激增强，造成心理不平衡。

3. 心理因素　最主要的是产妇的个性特征，敏感（神经质）、情绪不稳定、社交能力不良、内向性格等个性特点的人群容易发生产后心理障碍；另外由于产妇对婴儿的期待，对即将承担母亲角色的不适应，对各种生活难题心理准备不充分，均可对产妇造成心理压力，导致情绪紊乱、抑郁、焦虑、人际关系敏感，形成心理障碍。

4. 社会因素　孕期发生不良生活事件越多，患产后心理障碍的可能性越大，如失业、夫妻分离、亲人病丧、家庭不和睦、家庭经济条件差、居住环境低劣、缺少家庭和社会的支持与帮助，特别是来自丈夫与长辈的帮助，均是产后心理障碍发生的危险因素。

5. 遗传因素　是产后心理障碍的潜在因素，有精神病家族史特别是有家族抑郁症病史的产妇，产后心理障碍的发病率高。

【临床表现】

产后心理障碍包括：产后沮丧、产后抑郁。

1. 产后沮丧　产后沮丧也就是短暂的抑郁，其发病率约为 50% ～ 70%。产妇主要表现为情绪不稳定、易哭、情绪低落、感觉孤独、焦虑、疲劳、易忘、失眠等。这种状态可持续数小时、数天至 2 ～ 3 周，可发生在产后任何时间，但通常在产后 3 ～ 4 天出现，产后 5 ～ 14 天为高峰期。

2. 产后抑郁　产后抑郁是一类非精神病性的抑郁状态，发生率占分娩妇女的5%～25%。产后抑郁的症状比产后沮丧持续时间长，可持续数周，一般发生在分娩后的数周或数日。妇女表现为疲劳、易激惹、注意力不集中、失眠、乏力、对事物缺乏兴趣、社会退缩行为、自责、自罪、担心自己或婴儿受到伤害，甚至可有伤害婴儿或自我伤害的行为。重者发展成为产褥期抑郁症（postpartum depression）。

产褥期抑郁症至今尚无统一的诊断标准，美国精神学会（1994）在《精神疾病的诊断与统计手册》一书中，制定了以下产褥期抑郁症的诊断标准（见表 11-1）：

表 11-1 产褥期抑郁症的诊断标准

1. 在产后 2 周内出现下列 5 条或 5 条以上的症状，必须具备①②两条
① 情绪抑郁
② 对全部或多数活动明显缺乏兴趣或愉悦
③ 体重显著下降或增加
④ 失眠或睡眠过度
⑤ 精神运动性兴奋或阻滞
⑥ 疲劳或乏力
⑦ 遇事皆感无意义或自罪感
⑧ 思维能力减退或注意力溃散
⑨ 反复出现死亡想法
2. 在产后 4 周内发病

【处理原则】

1. 避免不良精神刺激，减少心理压力。
2. 对产后沮丧者给予心理卫生保健指导与护理；重症产后抑郁患者需住院给予治疗。
3. 定期家访提供心理咨询。

【护理评估】

（一）病史

病史包括抑郁症、精神病的个人史和家族史；有无重大精神创伤史；本次妊娠期心理状态及分娩情况；婴儿健康状况；婚姻家庭关系及社会支持因素等。

（二）身心状况

评估产妇的情绪变化与心理状态，是否有孤独、焦虑、恐惧感；观察产妇的日常活动和行为，如自我照顾能力与照顾婴儿的能力；观察母婴之间接触和交流的情况，了解产妇对婴儿的喜恶程度及对分娩的体验与感受；评估产妇的人际交往能力与社会支持系统，了解产妇的夫妻关系及与家庭其他成员的关系。

（三）诊断检查

采用行为监测、各种症状自评量表、产后抑郁量表等对产妇的心理状态进行评估。

【可能的护理诊断】

应对无效：与产妇的抑郁行为有关

父母不称职：与产妇的抑郁行为有关

有自伤的危险：与产后严重的心理障碍有关

【预期目标】

1. 产妇的生理、心理舒适感增加。
2. 产妇和婴儿健康安全。

3. 产妇的情绪稳定，能配合护理人员与家人采取有效应对措施。

【护理措施】

（一）一般护理

1. 倾听产妇诉说心理问题，找出并解除产妇致病的不良社会、心理因素，如婚姻关系紧张、想生男孩却生了女孩等。对产妇给予无微不至的关心和照顾，做好心理疏通工作，帮助其尽量调整好家庭关系，减轻心理负担和躯体症状。

2. 帮助和促进产妇适应母亲角色，指导产妇与婴儿进行交流、接触，为婴儿提供照顾，培养产妇的自信心。

（二）缓解症状

1. 对于有不良个性的产妇，给予相应的心理指导，减少或避免精神刺激，减轻生活中的应激压力。

2. 高度警惕产妇的伤害性行为，注意安全保护，避免危险因素。

3. 重症患者需要请心理医师或精神科医师给予治疗，遵医嘱给予抗抑郁药。

（三）健康指导

1. 对于有焦虑症状、手术产及存在抑郁症高危因素的产妇应给予足够的重视，提供更多的帮助。可利用孕妇学校等多种渠道普及有关妊娠、分娩知识，完善自我保健，在分娩过程中和分娩后对产妇多加关心爱护，减轻产妇的紧张、恐惧心理。

2. 做好出院指导与家庭随访工作，为产妇提供心理咨询的有效渠道。

【结果评价】

1. 接受治疗后，产妇的情绪稳定，症状缓解，精神愉快。

2. 出院时，产妇与婴儿健康安全。

3. 出院时，产妇心理健康程度较入院时有所提高。

（侯　睿）

第12章

妇科病史及检查

学习目标

在完成本章内容的学习后，学生应能：

1. 准确陈述妇科门诊病历采集内容及记录要求。
2. 正确复述妇科检查内容及手法。
3. 正确记录妇科检查结果。

病史采集和体格检查是妇科临床实践的基本技能。由于妇科病史涉及病人的隐私，有不同于其他各科的特点，常常会使病人感到羞怯和不适，因此要获得真实可靠详细的病史，首先要建立融洽的护患关系，并取得患者的信任，做到态度和蔼、语言亲切，耐心细致地询问病史和进行查体，尽可能地保护病人的隐私。

【病史内容】

（一）一般项目

包括患者的姓名、年龄、婚姻状况、籍贯、职业、民族、教育程度、宗教信仰、家庭住址、入院日期、入院方式、病史陈述者及记录时间等，若非患者本人陈述，应注明陈述者与患者的关系。

（二）主诉

简单明确地记录病人入院的主要问题、主要症状、出现的时间和病人的应对方式。主诉一般采用症状学名称，避免使用病名，妇科临床常见的症状有外阴瘙痒、白带异常、阴道流血、闭经、下腹痛、下腹部包块及不孕等。也有妇科普查发现问题，而患者本人无任何自觉不适，应据实写为：普查发现“×××”×日。如有两项主诉，可按发生的先后顺序列出。

（三）现病史

应围绕主诉详细描述发病全过程，包括发病时间、最初症状极其严重程度、发病诱因或原因；主要症状的性质、部位、程度、持续时间；有无伴随症状以及出现的时间、特点和演变过程，尤其需要了解与主要症状的关系；发病以后的诊治经过，以及发病以来患者的一般情况，如病人的心理反应、食欲、大小便、体重变化、活动能力、睡眠、自我感觉、角色关系、应激能力等。

（四）既往史

包括传染病史、预防接种史、手术外伤史、过敏史、重要药物应用史等。

（五）月经史

包括初潮年龄、月经周期、经期持续时间、经量多少及经期伴随症状。例如初潮年龄14岁，周期26～28天，持续5～6天，记录为$14\frac{5\sim6}{26\sim28}$天；经量多少应描述每日应用卫生巾数，有无血块；无论何种疾病均应询问末次月经时间（last menstrual period，LMP），若月经不规则还应了解前次月经（previous menstrual period，PMP）情况。绝经后患者应询问其绝经年龄、绝经后有无阴道出血、阴道分泌物异常或其他不适。

（六）婚育史

婚姻情况包括结婚年龄及配偶情况等。生育情况包括足月产、早产、流产（包含人工流产）次数及现存子女数（可用数字简写表达，依次为：足－早－流－存或孕x产x），同时包括分娩过程中有无异常、计划生育措施及其效果等。

（七）个人史

生活和居住情况、出生地和曾居住地区、特殊嗜好及自理程度等。

（八）家族史

患者直系亲属中有无患有与遗传有关疾病以及传染病等。

【体格检查】

体格检查常常在采集病史后进行，包括全身检查、腹部检查和盆腔检查。除急诊外，一般可按以下顺序进行检查：

（一）全身检查

常规测量体温、脉搏、呼吸、血压，必要时测量身高和体重；其他检查项目应按照全身各系统模式，从头到脚进行检查。

（二）腹部检查

是妇科体格检查的一个重要组成部分，应在盆腔检查前进行。视诊观察腹部形状（腹平、隆起或凹陷），腹壁有无妊娠纹、静脉曲张、手术瘢痕等。扪诊腹壁厚度，有无压痛、反跳痛及肌紧张，肝、脾、肾有无增大及压痛，有无包块，若有应记录其部位、大小（以cm为单位或用相当于妊娠子宫月份表示）、形状、质地、活动度、表面是否光滑及有无压痛。叩诊注意鼓音和浊音分布范围，有无移动性浊音。必要时听诊了解肠鸣音情况。

（三）盆腔检查

为妇科所特有的检查，故又称妇科检查。盆腔检查范围包括外阴、阴道、宫颈、宫体及两侧附件。物品准备包括无菌手套、阴道窥器、宫颈刮板、玻片、棉拭子、消毒液、石蜡油或肥皂水、生理盐水等。

1. 检查注意事项

（1）检查环境要求温度适宜，保护病人隐私，可用屏风遮挡。检查者应关心体贴病人，态度严肃，语言亲切，检查前向病人做好解释工作，检查时仔细认真，动作轻柔。

（2）检查前嘱病人解小便，必要时先导尿排空膀胱；若需做尿液检查，应先取尿液样本送化验室，然后再行盆腔检查；大便充盈者应先让其排便或给予灌肠。

（3）每检查一人即应更换臀下垫单（或塑料布、纸单）、无菌手套和检查器械，以免交叉感染。

（4）除尿瘘病人有时需取膝胸位外，一般均让病人取膀胱截石位。嘱病人将臀部置于检查床缘，两手平放身旁，使腹肌松弛。

（5）避免在月经期进行检查。但如为异常出血须检查者，应先消毒外阴，使用无菌手套及器械，以防感染。

(6) 对无性生活史者一般禁作双合诊和阴道窥器检查，而仅限于直肠－腹部诊。如必须检查时，应在其家属及本人同意后，方可将示指缓慢放入阴道进行扪诊。男性工作人员进行检查时，需有其他女性人员在场，以减轻病人的紧张心理和避免发生不必要的误会。

(7) 对怀疑有盆腔内病变的腹壁肥厚、高度紧张不合作者，盆腔检查不满意时，可行B型超声检查，必要时在骶管麻醉下进行盆腔检查，以期作出比较正确的判断。

2. 检查方法及步骤

(1) 外阴部检查：观察外阴发育、阴毛多少及分布情况，有无畸形、水肿、炎症、溃疡、赘生物或肿块，观察皮肤和黏膜的色泽、有无萎缩、增厚或变薄等。用右手拇指和食指分开小阴唇，暴露阴道前庭、阴道口和尿道口。注意处女膜是否完整。必要时让病人用力向下屏气，观察有无阴道前壁或后壁膨出、子宫脱垂及尿失禁等。

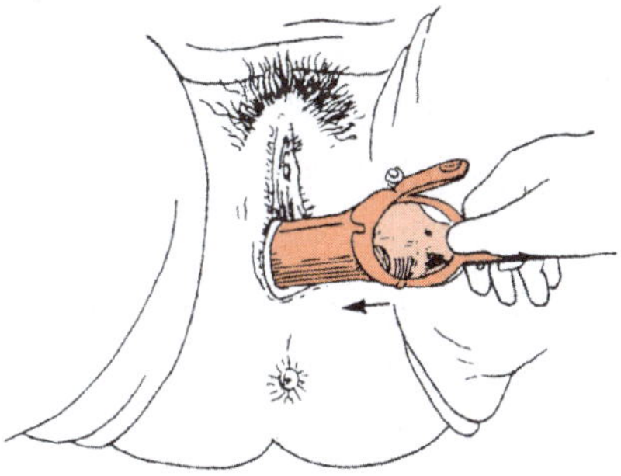

图 12-1 阴道窥器检查

(2) 阴道窥器检查：根据阴道口大小和阴道壁松弛程度，选用大小适当的阴道窥器。将阴道窥器两叶合拢，必要时用润滑剂润滑两叶前端，以减轻插入阴道口时的不适感。使用金属质地的窥器，在气温较低时可将前端置于40～45℃肥皂液中预先加温。如拟作宫颈刮片或阴道分泌物涂片细胞学检查，为避免影响检查结果，不宜使用润滑剂，可改用生理盐水润滑。放置窥器的时候，以左手食指和拇指将两侧小阴唇分开，暴露阴道口，右手持阴道窥器沿阴道后壁斜行缓慢插入阴道内，然后向上向后推进，边推进边将两叶转平，并逐渐张开两叶，直至完全暴露宫颈（图12-1和图12-2）。取出窥器时，应先将两叶合拢再取出。无论放入或取出过程中，注意必须避免小阴唇和阴道壁黏膜被夹入两叶侧壁间而引起患者剧痛或不适。

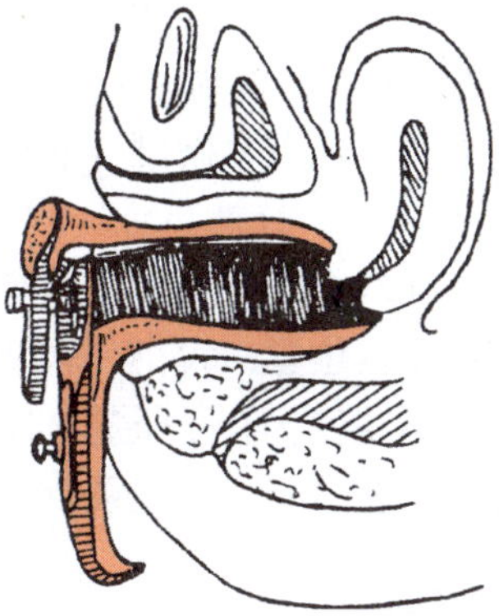

图 12-2 暴露宫颈

1）检查阴道：观察阴道壁黏膜色泽、皱襞多少，是否有阴道隔或双阴道等先天畸形，有无溃疡、赘生物或囊肿等。注意阴道分泌物的量、性状、色泽，有无臭味。白带异常者应进行涂片检查或培养找滴虫、念珠菌、淋菌等。旋转窥器，观察阴道四壁情况，以免漏诊。

2）检查宫颈：暴露宫颈后，观察宫颈大小、颜色、外口形状，有无出血、糜烂、撕裂、外翻、腺囊肿、损伤、息肉、赘生物、畸形，宫颈管内有无出血或分泌物。此时可以采集宫颈外口鳞状上皮和柱状上皮交界处细胞或宫颈管分泌物进行涂片和培养标本。

（3）双合诊和三合诊：双合诊是盆腔检查中最重要的项目。检查者一手食指和中指涂擦润滑剂后放入阴道内，另一手放在腹部配合检查，称为双合诊。其主要目的是检查阴道、宫颈、子宫、输卵管、卵巢及宫旁结缔组织和韧带，以及盆腔内其他器官和组织是否有异常情况（图 12-3 和图 12-4）。

三合诊即经腹部、阴道、直肠联合检查，是双合诊的补充检查（图12-5）。检查内容除双合诊内容外，还可了解后倾或后屈子宫的大小，检查盆腔后壁的情况，以及扪诊阴道直肠膈、骶骨前方及直肠内有无病变等。

（4）直肠－腹部诊：检查者一手食指伸入直肠，另一手在腹部配合的检查，适用于未婚、阴道闭锁或其他原因不宜做阴道检查的患者。

3. 记录　盆腔检查结束后按照解剖部位先后顺序记录检查结果：

外阴：发育情况，婚产式（未婚、已婚未产或经产式），如有异常应详细记录。

阴道：是否通畅，黏膜情况，分泌物的量、色、性状及有无臭味。

宫颈：大小、硬度，有无糜烂、撕裂、息肉、腺囊肿，是否有接触性出血、举痛等。

宫体：大小、位置、硬度、活动度、是否有压痛等。

附件：有无块物、增厚或压痛等。如扪及块物，应记录其位置、大小、软硬度、表面是否光滑、活动度、有无压痛，以及与子宫及盆壁关系。左右应分别记录。

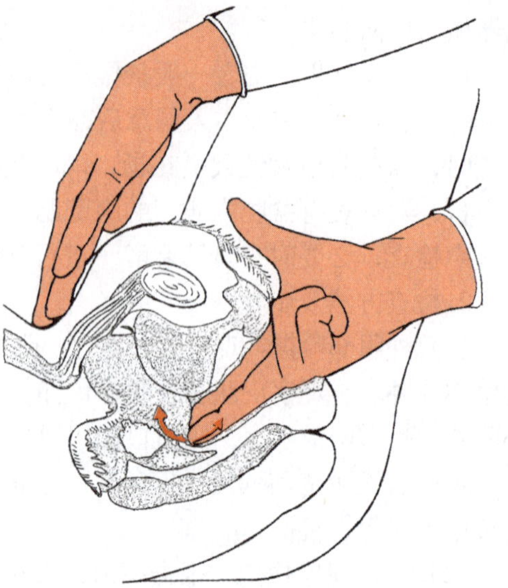
图 12-3　双合诊检查

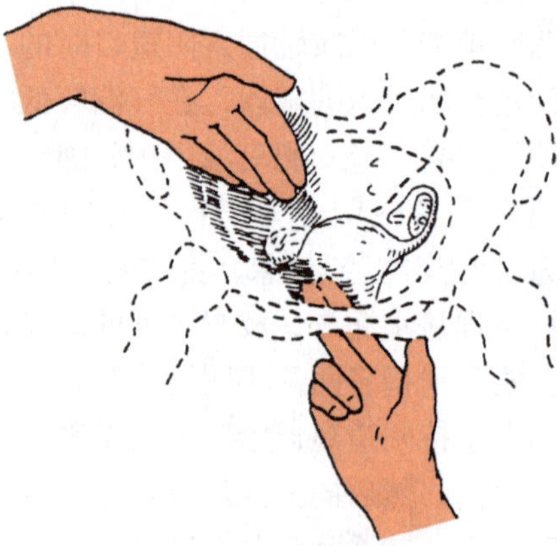
图 12-4　双合诊检查子宫旁附件

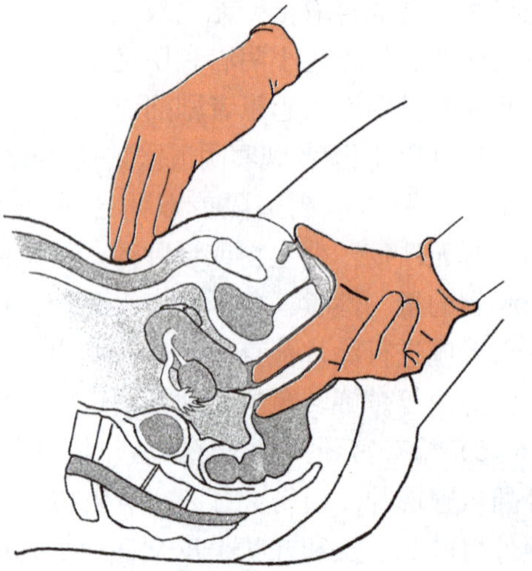
图 12-5　三合诊检查

【心理社会评估】

心理社会评估是护理评估必不可少的一部分，与其他病人一样，妇产科病人也可能会有各种不同的心理社会问题，但是，由于妇科疾病具有涉及隐私的内容，病人容易产生羞愧、害羞、焦虑或恐惧的情绪，应给予重视。一般评估的内容应包括：

1. 精神状态　评估患者的外貌、行为举

止、情绪、言语、思维过程、定向能力、判断力等。

2. 对目前健康问题的理解　评估病人对自己目前所患疾病的性质和程度的理解程度。

3. 应激水平和应对方式　评估患者面对压力和应激常用的应对方式，以及对本次疾病所采取的应对方式。

4. 个性特征　即个性类型，如内向或外向性格，主动或被动，独立或依赖等。

5. 其他心理社会状况　如动机、价值观、信仰、生活方式、家庭状况、经济状况等。

（朱　秀）

第13章

女性生殖系统炎症病人的护理

学习目标

在完成本章内容的学习后，学生应能：

1. 系统陈述女性生殖系统的自然防御功能。
2. 叙述常见女性生殖系统炎症的病因、预防及处理原则。
3. 识别常见女性生殖系统炎症个案，提供自我保健咨询指导，并执行相应的护理措施。

第一节 概 述

女性生殖系统炎症是妇产科的常见病，各年龄组均可发病。炎症可发生于下生殖道，如外阴、阴道及宫颈；也可侵袭上生殖道，如子宫及其周围结缔组织、输卵管、卵巢及盆腔腹膜。

女性生殖系统内经输卵管通腹腔，外与尿道、肛门相邻，局部潮湿，易受污染；且外阴和阴道又是性交、分娩及各种宫腔操作的必经之道，容易受到损伤和各种外界病原体的感染。但由于女性生殖系统的解剖，生理、生化及免疫学特点，使健康妇女具有比较完善的自然防御功能，一般不引起炎症。所以，保护自然防御功能的完整性、控制感染途径，是预防和治疗女性生殖系统炎症的重要方面。

【女性生殖系统的自然防御功能】

女性生殖系统的自然防御功能主要有以下几个方面：

1. 两侧大阴唇左右自然合拢，遮掩阴道口及尿道口。
2. 由于盆底肌的紧张性，一般情况下阴道口闭合，阴道前后壁紧贴。经产妇的阴道松弛，这种防御功能较差。
3. 阴道具有自净作用。阴道上皮在卵巢分泌的雌激素影响下增生变厚，使得抵抗病原体侵入的能力增加；同时上皮细胞中含有丰富糖原，在阴道杆菌作用下，分解成乳酸，使阴道内环境呈弱酸性（pH在4～5之间），这种酸性环境使嗜碱性病原体的活动和繁殖受到抑制。
4. 子宫颈内口紧闭，宫颈内膜所分泌的黏液形成碱性的“黏液栓”，堵塞子宫颈管，阻止病原体侵入并抑制嗜酸性病原体的活动和繁殖。
5. 育龄妇女子宫内膜周期性剥脱，可使宫腔内感染及时清除。
6. 输卵管黏膜上皮细胞的纤毛向子宫腔方向摆动，以及输卵管向子宫腔的单向性蠕动，有利于阻止病原体的进一步侵入。

7. 生殖道的免疫系统　生殖道黏膜聚集有不同数量的淋巴组织以及散在的淋巴细胞，包括T细胞和B细胞。此外，局部的中性粒细胞、巨噬细胞及一些细胞因子均有重要的免疫作用。

【病原体】

正常阴道内有各种病原体寄居形成阴道正常菌群，阴道与这些菌群之间形成生态平衡，正常情况下并不致病。当阴道生态平衡一旦被打破或有外源病原体侵入，即可导致炎症发生。引起女性生殖系统炎症的病原体主要有：

1. 细菌　多为化脓菌如葡萄球菌、链球菌、大肠杆菌、厌氧菌、变形杆菌、淋病奈瑟菌、结核杆菌等。

2. 原虫　以阴道毛滴虫最为多见，其次为阿米巴原虫。

3. 真菌　以假丝酵母菌为主。

4. 病毒　以疱疹病毒、人乳头瘤病毒为多见。

5. 螺旋体　多为苍白密螺旋体。

6. 衣原体　常为沙眼衣原体，感染症状不明显，但常可导致严重的输卵管黏膜结构及功能破坏，并可引起盆腔广泛粘连。

7. 支原体　属阴道正常菌群的一种，在一定条件下可引起生殖道炎症。

【传染途径】

1. 上行蔓延　病原体侵入外阴、阴道后，沿黏膜表面上行经宫颈、子宫内膜、输卵管黏膜达卵巢及腹腔。葡萄球菌、淋病奈瑟菌及沙眼衣原体多以此方式扩散。

2. 血行播散　病原体先侵入或感染其他系统，再经过血液循环传播到生殖器官。结核杆菌主要以此途径感染生殖系统。

3. 淋巴扩散　病原体由外阴、阴道、宫颈及子宫体的创伤处侵入，通过这些部位丰富的淋巴管侵入盆腔结缔组织、输卵管、卵巢或腹膜。产褥感染、流产后感染及放置宫内节育器后感染主要以此途径扩散，多见于链球菌、大肠杆菌及厌氧菌感染。

4. 直接蔓延　腹腔其他脏器感染后，病原体直接蔓延到邻近的内生殖器。如阑尾炎、腹膜炎引起的输卵管炎。

【炎症的发展与转归】

1. 痊愈　当病人抵抗力强、机体防御功能占优势，病原体致病力稍弱或得到及时、有效的治疗时，病原体可被完全消灭，炎症很快得到控制，炎性渗出物完全被吸收，称为痊愈。痊愈后组织结构、功能一般都可以恢复正常，不留痕迹。但如果坏死组织、炎性渗出物机化形成瘢痕或粘连，则组织结构和功能不能完全恢复。

2. 转为慢性　如果炎症治疗不彻底、不及时或病原体对抗生素不敏感，身体防御功能与病原体的作用处于相持状态时，炎症可以长期存在。少数病人没有明显急性炎症的表现，直接表现为慢性炎症。当机体抵抗力增强或治疗方法得当时，慢性炎症可被控制并逐渐好转；一旦机体抵抗力变弱，慢性炎症可急性发作。

3. 扩散与蔓延　当机体的防御功能降低或者遭到破坏、病人抵抗力低下，或病原体致病力很强、或突然大量侵入，又没有得到及时有效的治疗时，炎症可很快经淋巴或血行扩散或蔓延到邻近器官，严重时可形成腹膜炎、败血症。由于现今抗生素应用的快速发展，这种情况已不多见。

【临床表现】

白带异常是生殖道炎症常见的临床表现，由于炎症的部位、病因及发病机制不同，分泌物的特点、性质、量、气味也不同。另外还可能发生外阴瘙痒、疼痛等。

【处理原则】

（一）控制炎症

1. 针对病因治疗　积极寻找病因，针对病因选用敏感抗生素，及时、足量使用，必要时加用辅助药物以提高疗效。

2. 物理或手术治疗　物理治疗有微波、短波、超短波、激光、冷冻、离子透入（可加入各种药物）等，也可指导病人进行坐浴、冲洗、热敷等，以促进局部血液循环，改善组织营养状态，提高新陈代谢，利于炎症吸收和消退。手术治疗可根据情况选择经阴道、经腹部手术或腹腔镜手术，手术以切除病灶、彻底治愈为原则，避免遗留病灶有再复发的机会。

（二）加强预防

注意个人卫生习惯，切断感染途径，增强机体抵抗能力。

【护理评估】

（一）病史

询问病人的年龄，追问月经、婚育史，了解生殖系统手术史、性生活史、肺结核病史及糖尿病病史，有无吸毒史、输血史，有无接受大剂量雌激素治疗或长期应用抗生素治疗病史，识别疾病可能的诱因。采用的避孕或节育措施，个人卫生及月经期卫生保健情况。发病后有无发热、寒战、腹痛、阴道分泌物增多、阴道分泌物颜色和性质改变，有无排尿、排便改变，外阴有无痒、痛、肿胀、灼热感等，此次疾病的治疗经过和效果等。

（二）身心状况

主要评估病人的体征和心理反应。注意病人的全身状况，测量生命体征，观察局部是否有红、肿、热、痛。由于病因不同，局部分泌物的性状和量也有所不同，应仔细观察分泌物的颜色、性质、量及气味。

由于个人的病程、症状和体征不同，对其工作、生活产生的影响也不同，病人可出现不同的心理问题。通过与病人接触、交谈，观察其行为变化，以了解病人的精神心理状况。多数病人在出现典型的临床症状后，出于无奈而被迫就医。尤其一些未婚或未育女性，常因害羞、焦虑、担心遭人耻笑等原因而未能及时到医院就诊，或自行寻找非正规部门、个人处理，导致延误病情。

（三）诊断检查

1. 妇科检查

仔细观察生殖系统的局部变化，外阴有无充血、肿胀、糜烂、溃疡、乳头状疣，有无抓痕、压痛，皮肤增厚或粗糙等情况，分泌物的量及性状；阴道黏膜炎性改变情况，阴道后穹窿分泌物量及性状；宫颈充血、水肿、糜烂、肥大的程度，有无息肉、宫颈腺囊肿；双合诊和三合诊检查宫体大小、位置、质地、活动及有无压痛、抬举痛情况；附件有无肿块、增粗、压痛等。

2. 实验室检查

(1) 阴道分泌物检查：在阴道分泌物中寻找病原体，如滴虫、假丝酵母菌、细菌、支原体、衣原体等，必要时可做血培养、阴道拭子或宫腔内容物拭子培养及药物敏感试验。

(2) 宫颈刮片或分段诊刮术：对有接触性出血或血性白带者，应与子宫恶性肿瘤相鉴别，需行宫颈细胞学刮片，必要时行分段诊断性刮宫术。

(3) 聚合酶链反应（PCR）：此方法快速、灵敏度高，特异性强，可检测并确诊人乳头瘤病毒感染、淋病奈瑟菌感染等。

3. 其他　阴道镜检查，局部组织活检，腹腔镜，B 型超声等。

【可能的护理诊断】

有皮肤完整性受损的危险：与炎性分泌物刺激引起局部瘙痒搔抓有关

急性疼痛：与局部炎性刺激有关

焦虑：与治疗效果不理想有关

【预期目标】

1. 病人感觉瘙痒症状减轻，不搔抓外阴。
2. 病人诉说感到疼痛的程度减轻，疼痛的次数减少。
3. 病人情绪稳定，接受医务人员指导，能积极配合治疗和护理。

【护理措施】

(一) 一般护理

嘱病人多休息，避免劳累，急性炎症期如急性盆腔炎、腹膜炎时，应卧床休息。指导病人增加营养，进高热量、高蛋白、高维生素饮食，发热时多饮水。

由于炎症部位处于病人的隐私处，病人往往有害羞心理，不愿及时就医，护理人员应耐心向病人进行解释，告之及时就医的重要性，并鼓励坚持治疗和随访。对待慢性病人要及时了解其心理问题，尊重病人，耐心倾听其诉说，主动向病人解释各种诊疗的目的、作用、方法、副反应和注意事项，与病人及家属共同讨论治疗、护理方案，减轻病人的恐惧和焦虑，争取家人的理解和支持，必要时提供直接帮助。

(二) 缓解症状

1. 保持清洁，促进舒适　指导病人保持会阴清洁，勤换内裤，定时更换消毒会阴垫，定时擦洗会阴。便后冲洗及会阴擦洗时遵循由前向后、从尿道到阴道，最后肛门的原则，以保持会阴部清洁。炎症急性期，嘱病人采取半卧位姿势，以利于分泌物积聚于子宫直肠陷凹而使炎症局限或便于引流。为发热病人做好物理降温并及时为其更换衣服、床单。疼痛症状明显者或局部奇痒难忍时，按照医嘱给予止痛剂或止痒药膏，并嘱病人避免搔抓。

2. 病情观察，做好记录　认真对待病人的主诉，注意观察生命体征、分泌物的量和性状、用药反应等客观情况，详细记录，如有异常情况及时与医师取得联系。

3. 执行医嘱，配合治疗　帮助病人接受妇科诊疗时的体位、方法及各种治疗措施，尽可能陪伴病人并为其提供有助于保护隐私的环境，解除病人不安、恐惧的情绪。尽量使用通俗易懂的语言与病人及家属沟通，认真回答其问题，准确执行医嘱。及时、正确收集各种送检标本，协助医师完成诊疗过程。

（三）健康教育

1. 指导妇女穿用棉织品内裤，以减少局部刺激。治疗期间勿去公共浴池、游泳池，浴盆、浴巾等用具应消毒，并禁止性生活。注意经期、孕期、分娩期和产褥期的卫生，解释夫妻双方同时接受治疗的必要性以及坚持治疗的重要性。

2. 生殖器炎症常需局部用药，如阴道用药及坐浴，要耐心教会病人自己用药的方法及注意事项，向病人讲解有关药物的作用、副反应，使病人明确各种不同剂型药物的用药途径，以保证疗效。

3. 向病人及家属讲解常见妇科炎症的病因、发病机制、诱发因素及预防措施，并与病人及家人共同讨论适用于个人、家庭的防治措施。

4. 加强预防，提高个人机体抵抗力。积极开展普查普治，指导病人定期进行妇科检查，及早发现异常，并积极治疗。

【结果评价】

1. 病人诉说外阴瘙痒症状减轻，不再搔抓外阴。
2. 病人运用减轻疼痛的技巧缓解疼痛，减少了止痛药物的使用。
3. 病人能够主动诉说自己的焦虑，接受医护人员的指导，焦虑缓解或消失。

第二节　外阴部炎症

外阴炎

外阴炎（vulvitis）指外阴部皮肤与黏膜发生的炎症，以大、小阴唇最为多见。由于外阴部暴露于外，又与尿道、阴道、肛门相邻，因此易发生炎症。

【病因及发病机制】

外阴经常受到经血、阴道分泌物、尿液、粪便的刺激，如果不注意皮肤清洁容易引起外阴炎；其次，糖尿病患者受糖尿的刺激，粪、尿瘘患者受粪、尿的刺激等也可引起外阴炎；此外，穿紧身化纤内裤，以及经期卫生巾的刺激，导致局部潮湿，通透性差，亦可引起外阴炎。

【临床表现】

外阴皮肤黏膜瘙痒，疼痛，烧灼感，尤以性交、活动、排尿及排便时加重。病情严重时可因形成外阴溃疡而行走不便。检查可见局部充血、肿胀、糜烂，常有抓痕，严重者形成溃疡或湿疹。慢性炎症者，外阴局部皮肤或黏膜增厚、粗糙、皲裂，甚至苔藓样变。

【处理原则】

寻找并消除致病原因，保持局部清洁、干燥，局部应用抗生素。

（一）局部治疗

可用 1∶5000 高锰酸钾溶液或其他外阴消毒洗液坐浴，坐浴后涂抗生素软膏或紫草油。急性期还可选用微波或红外线局部物理治疗。

（二）病因治疗

积极寻找病因，以消除刺激的来源。由糖尿病的尿液刺激引起的外阴炎，应及时治疗糖尿病，若有尿瘘、粪瘘应及时行修补术。

【护理要点】

（一）治疗指导

教会病人坐浴的方法，包括溶液的配置、温度、坐浴的时间及注意事项。取高锰酸钾结晶加温开水配成肉眼观为淡玫瑰红色溶液（浓度约为1∶5000），温度以40℃左右为宜，每次坐浴 20 分钟，每天 2 次，坐浴时要使会阴部浸没于溶液中。注意溶液浓度不宜太浓，以防灼伤皮肤，月经期应停止坐浴。

（二）健康教育

指导病人勤换内衣裤，穿纯棉内裤，保持外阴清洁、干燥，经期、孕期、分娩期及产褥期应更加注意个人卫生。勿饮酒，少进辛辣食物。严禁搔抓，勿用刺激性药物或肥皂擦洗外阴。外阴溃破者要使用柔软无菌会阴垫，减少摩擦和混合感染。

前庭大腺炎

致病菌侵入前庭大腺管口引起腺管炎症称为前庭大腺炎（Bartholinitis）。如果炎性渗出物阻塞管口，脓液积聚不能外流，积存而形成脓肿则称前庭大腺脓肿（abscess of Bartholin gland）。当急性炎症消退后，前庭大腺管开口部阻塞，分泌物积聚于腺腔，脓液逐渐转为清液而形成前庭大腺囊肿（Bartholin cyst）。

【病因及发病机制】

因前庭大腺解剖位置的特点，其位于两侧大阴唇后 1/3 深部，腺管开口于处女膜与小阴唇之间，在性交、流产、分娩或其他情况污染外阴部时，病原体容易侵入而引起炎症，因此发病以育龄妇女多见，幼女及绝经后妇女少见。

主要病原体为葡萄球菌、链球菌、大肠杆菌、肠球菌等。随着性传播疾病发病率的增加，淋病奈瑟菌及沙眼衣原体也成为常见病原体。

【临床表现】

炎症多发生于一侧。初起时局部肿胀、疼痛、灼烧感，行走不便，有时致大小便困难。病人出现发热等全身症状。检查见局部皮肤红肿、发热、压痛明显，患侧前庭大腺开口处有时可见白色小点。当脓肿形成时疼痛加剧，表面皮肤发红、变薄，脓肿直径可达 3 ~ 6cm，肿块如鸡蛋大小，触及有波动感，患者可出现发热等全身症状。

慢性期则形成囊肿，大小不等，可持续数年不增大，一般不超过 6cm 大小，于大阴唇外侧明显隆起。若囊肿小且无感染，患者可无自觉症状；若囊肿大，外阴有坠胀感或性交不适。

【处理原则】

急性炎症发作时，需卧床休息，局部保持清洁。可取前庭大腺开口处分泌物做细菌培养，确定病原体。根据病原体选用口服或肌内注射抗生素，并选用清热、解毒中药局部热敷或坐浴。

脓肿形成后或囊肿较大时需行切开引流及造口术，并放置引流条。

【护理要点】

1. 急性期嘱病人卧床休息，局部热敷或坐浴。

2. 遵医嘱给予抗生素及止痛剂。

3. 脓肿或囊肿切开造口术后，局部用引流条引流，引流条需每日更换。外阴用 1∶5000 氯己定（洗必泰）棉球擦洗，每日 2 次。伤口愈合后，改用 1∶8000 呋喃西林溶液坐浴，每日 2 次。

第三节　阴道炎症

滴虫阴道炎

滴虫阴道炎（trichomonal vaginitis）是由阴道毛滴虫引起的常见的阴道炎，其主要传染途径有：经性交直接传播，由于男性感染滴虫后常无症状，易成为感染源；经公共浴池、浴盆、浴巾、游泳池、坐式便器、衣物、污染的器械及敷料等间接传播。

【病因及发病机制】

滴虫呈梨形，体积约为多核白细胞的 2 ～ 3 倍，其顶端有 4 根鞭毛，体侧有波动膜，鞭毛随波动膜的活动而活动。后端尖并有轴柱凸出，无色透明如水滴（图13-1）。阴道毛滴虫在温度 25 ～ 40℃、pH 5.2 ～ 6.6 的潮湿环境中适宜生长，在 pH 为 5.0 以下或 7.5 以上的环境中则不生长。滴虫的生活史简单，只有滋养体而无包囊期，滋养体生活力较强，能在 3 ～ 5℃生存 21 天，在 46℃生存 20 ～ 60分钟，在半干燥环境中生存约10小时，在普通肥皂水中也能生存 45 ～ 120 分钟。

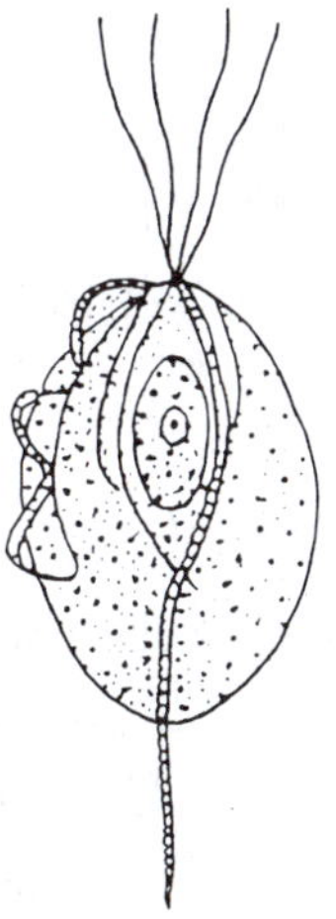

图 13-1　阴道毛滴虫

月经前后阴道酸度降低，月经后接近中性，故隐藏在腺体和阴道皱襞中的滴虫在月经前后易繁殖，常引起炎症发作。滴虫能消耗或吞噬阴道上皮细胞内的糖原，阻碍乳酸生成，以降低阴道酸度而有利于繁殖。滴虫阴道炎病人的阴道 pH 一般在 5.0 ～ 6.6，多数大于 6.0。滴虫不仅寄生于阴道，还常侵入尿道或尿道旁腺，甚至膀胱、肾盂以及男方的包皮皱褶、尿道或前列腺中。

【临床表现】

潜伏期为 4 ~ 28 天，约 25% ~ 50% 的患者感染初期无症状。典型症状是阴道分泌物增多，呈稀薄的泡沫状，伴有外阴瘙痒。瘙痒部位主要为阴道口及外阴，间或有灼热、疼痛、性交痛等。若尿道口有感染，可有尿频、尿痛，有时可见血尿。阴道毛滴虫能吞噬精子，影响精子在阴道内存活，可致不孕。

妇科检查时见阴道黏膜充血，严重者有散在出血点，宫颈甚至有出血斑点，形成“草莓样”宫颈。后穹窿处有大量白带，呈灰黄色、黄白色稀薄液体或黄绿色脓性分泌物，常为泡沫状，有臭味。分泌物呈脓性是因为其中含有白细胞，若合并其他感染则呈黄绿色；呈泡沫状，有臭味是由于滴虫无氧酵解碳水化合物，产生腐臭气体。少数病人阴道内有滴虫存在而无炎症反应，称为带虫者。带虫者阴道黏膜常无异常表现。

【处理原则】

切断传染途径，杀灭阴道毛滴虫，恢复阴道正常 pH 值，保持阴道自净功能。

（一）全身用药

初次治疗可选用甲硝唑（灭滴灵）2g，单次口服；或甲硝唑 400mg，每日 2 ~ 3 次，连服7天。口服药物治愈率约为90% ~ 95%，吸收好，疗效高，毒性小，应用方便，便于性伴侣同时治疗。

（二）局部用药

不能耐受口服药物或不适宜全身用药者，可选择阴道局部用药。单独局部用药疗效不如全身用药。甲硝唑阴道泡腾片 200mg，每晚 1 次，连用 7 天。局部用药前可先用 1% 乳酸或 0.1% ~ 0.5% 醋酸溶液冲洗阴道，改善阴道内环境，以提高疗效。

【护理要点】

（一）配合检查

拟作分泌物培养者，告知病人在取分泌物前 24 ~ 48 小时内避免性交、阴道灌洗或局部用药，取分泌物时窥器不涂润滑剂。分泌物取出后要及时送检并注意保暖，否则滴虫活动力减弱，造成辨认困难。

（二）指导用药

告知病人各种剂型的阴道用药方法，以及用酸性药液冲洗阴道后再塞药的原则。在月经期间应暂停坐浴、阴道冲洗及阴道用药等措施。对全身用药者，告知病人甲硝唑口服后偶有胃肠道反应，如食欲减退、恶心、呕吐，此外，偶见头痛、皮疹、白细胞减少等，一旦出现应报告医师并停药，另外，由于甲硝唑抑制酒精在体内氧化而产生有毒的中间代谢产物，故用药期间应禁酒。还应告知病人，甲硝唑可透过胎盘到达胎儿体内，亦可从乳汁中排泄，故妊娠 20 周前禁用，用药期间及用药后 24 小时内不宜哺乳。

（三）健康教育

教育病人注意个人卫生，勤换内裤，保持外阴部清洁、干燥，尽量避免搔抓外阴部致皮肤破损。治疗期间禁止性生活。内裤、坐浴及洗涤用物应煮沸消毒 5 ~ 10 分钟以消灭病原体，避免交叉和重复感染的机会。治愈前避免去游泳池、浴池等公共场所。

向病人解释坚持按照医嘱正规治疗的重要性，告知治疗后滴虫检查为阴性时，仍应于下次月经干净后继续治疗一疗程，以巩固疗效。由于滴虫阴道炎常于月经后复发，故每次月经干净后复查白带，若经连续 3 次检查均阴性，方可称为治愈。已婚者还应检查男方是否有生殖器滴虫病，前列腺液有无滴虫，若为阳性，应同时治疗，才能达到理想效果。

外阴阴道假丝酵母菌病

外阴阴道假丝酵母菌病（vulvovaginal candidiasis）是一种常见的外阴、阴道炎，也叫做外阴阴道念珠菌病。国外资料显示，约有 75% 的妇女一生中至少患过一次外阴阴道假丝酵母菌病。其主要病原体为白假丝酵母菌，主要通过口腔、肠道、阴道三个部位自身传染，少部分病人可通过性交直接传染或接触感染的衣物间接传染。

【病因及发病机制】

白假丝酵母菌属真菌，呈卵圆形，有芽孢及假菌丝，宜在酸性环境中生长，有假丝酵母菌感染的阴道 pH 多为 4.0 ~ 4.7，一般小于 4.5。白假丝酵母菌对热的抵抗力不强，加热至 60℃ 1 小时即可死亡，但对于干燥、日光、紫外线及化学制剂的抵抗力较强。

白假丝酵母菌为条件致病菌，约 10% ~ 20% 非孕妇女和 30% 孕妇阴道中有此菌寄生，但菌量极少，并不引起症状。当阴道内糖原增加、酸度增高、全身或阴道局部细胞免疫力下降时，假丝酵母菌大量繁殖而引起炎症表现，故多见于孕妇、糖尿病病人及接受大量雌激素治疗者。此外，长期应用抗生素导致阴道内微生物之间的相互制约关系受到破坏者、大量服用免疫抑制剂如皮质类固醇激素者或免疫缺陷综合征使机体的抵抗力降低者、穿紧身化纤内裤、肥胖、会阴局部的温度及湿度增加者，假丝酵母菌也易繁殖而引起感染症状。

【临床表现】

主要是外阴瘙痒、灼痛，严重时坐卧不宁，还可伴有尿频、尿痛及性交痛。急性期阴道分泌物增多，分泌物特征为白色稠厚呈凝乳或豆渣样。检查可见外阴皮肤有红斑、水肿，常伴抓痕，小阴唇内侧及阴道黏膜附着白色膜状物，擦除后可露出红肿黏膜面，急性期还可见到糜烂及浅表溃疡。

【处理原则】

消除诱发因素，局部及全身用药相结合。

（一）消除诱因

积极治疗糖尿病，及时停用广谱抗生素、雌激素及皮质类固醇激素。

（二）局部用药

可用 2% ~ 4% 碳酸氢钠溶液冲洗阴道，改变阴道酸碱度，再选用咪康唑栓剂、克霉唑栓剂、制霉菌素栓剂等药物放入阴道深处。

（三）全身用药

对不能耐受局部用药者、未婚妇女以及不愿采用局部用药者可选用口服药物。常用药物有：氟康唑、伊曲康唑等。

【护理要点】

基本同滴虫阴道炎。告诉病人积极消除诱因的意义。鼓励病人坚持用药，不要随意中断疗程，治疗期间定期复查监测疗效及药物副作用。指导病人选用 2% ~ 4% 碳酸氢钠溶液阴道冲洗或坐浴以提高疗效。对于妊娠期合并感染者，为避免新生儿感染，宜坚持局部治疗为主，禁止口服唑类药物。切断传染途径，病人用过的内裤、盆、毛巾均应用开水烫洗。对有症状的性伴侣也应进行假丝酵母菌的检查和治疗，预防女性重复感染。

老年性阴道炎

老年性阴道炎（senile vaginitis）常见于绝经后妇女。主要表现为阴道分泌物增多及外阴瘙痒、灼热感。

【病因及发病机制】

绝经后妇女卵巢功能衰退，雌激素水平降低，阴道壁萎缩，黏膜变薄，上皮细胞内糖原含量减少，阴道内 pH 值增高，常接近中性，局部抵抗力降低，致病菌容易入侵繁殖引起炎症。此外，手术切除双侧卵巢、卵巢功能早衰、盆腔放疗后、长期闭经、长期哺乳等均可引起本病发生。

【临床表现】

阴道分泌物稀薄，呈淡黄色，严重者呈血样脓性白带。妇科检查见阴道呈老年性改变，上皮皱襞萎缩、消失，上皮平滑、菲薄。阴道黏膜充血，常伴有散状小出血点或点状出血斑，严重者可出现浅表小溃疡。溃疡面可与对侧粘连，严重时造成狭窄甚至闭锁，炎性分泌物引流不畅，形成阴道积脓和宫腔积脓。

【处理原则】

（一）抑制细菌生长

可用1%乳酸或0.5%醋酸冲洗阴道，每天1次，增加阴道酸度，抑制细菌生长繁殖。冲洗后应用抗生素如甲硝唑或诺氟沙星栓剂，放于阴道深处。

（二）增加阴道抵抗力

针对病因给予雌激素治疗，可局部或全身给药。用己烯雌酚0.125 ~ 0.25mg，每晚放入阴道深处，7天为一疗程。或用0.5%已烯雌酚软膏局部涂抹，每日2次。全身用药可口服尼尔雌醇，首次 4mg，以后每 2 ~ 4 周一次，每次 2mg，维持 2 ~ 3 个月。乳腺癌或子宫内膜癌患者慎用雌激素制剂。

【护理要点】

告知局部用药方法，用药前要注意洗净双手及会阴，以减少感染的机会。自己用药有困难者，指导其家属协助用药或由医务人员帮助使用。加强健康教育，告诉病人注意保持会阴部清洁，勤换内裤。

第四节　子宫颈炎症

子宫颈炎症（cervicitis）是妇科最常见的疾病之一，有急性和慢性两种类型。正常情况下，宫颈具有多种防御功能，但是，容易受到分娩、宫腔操作的损伤，加之宫颈管单层柱状上皮抗感染能力较差，宫颈管黏膜皱襞多，一旦发生感染，不易将病原体彻底清除，久而导致慢性宫颈炎症。本节仅叙述慢性子宫颈炎。

【病因及发病机制】

慢性宫颈炎（chronic cervicitis）多由急性宫颈炎转变而来，常因急性宫颈炎治疗不彻底，病原体隐藏于宫颈黏膜内形成慢性炎症，多见于分娩、流产或手术损伤宫颈后，病原体侵入而引起感染。也有患者无急性过程的表现，直接发生慢性宫颈炎。病原体主要为葡萄球菌、链球菌、大肠杆菌及厌氧菌。目前，沙眼衣原体及淋病奈瑟菌感染引起的慢性宫颈炎亦日益增多。

【病理】

（一）宫颈糜烂

是慢性宫颈炎最常见的一种病理改变。宫颈外口处的宫颈阴道部呈细颗粒状的红色区，是由于宫颈阴道部的鳞状上皮因炎症刺激而脱落，由柱状上皮覆盖所致。因为柱状上皮菲薄，其下间质透出呈红色，并非真性糜烂。由于宫颈管柱状上皮抵抗力低，病原体易侵入发生炎症。

1. 宫颈糜烂根据其糜烂深浅程度分为 3 型：

（1）单纯性糜烂：糜烂面仅为单层柱状上皮所覆盖，表面平坦。

（2）颗粒型糜烂：由于腺上皮过度增生并伴有间质增生，糜烂面凹凸不平呈颗粒状。

（3）乳头型糜烂：柱状上皮和间质增生显著，表面高低不平呈乳突状。

2. 根据糜烂面积大小可将宫颈糜烂分为3度　糜烂面积小于整个宫颈面积的1/3为轻度（Ⅰ度），糜烂面占整个宫颈面积的 1/3 ~ 2/3 为中度（Ⅱ度），糜烂面占整个宫颈面积的 2/3 以上为重度（Ⅲ度）（图13-2）。描述宫颈糜烂应同时说明糜烂的面积和深浅，如重度糜烂、乳突型。

（二）宫颈肥大

由于慢性炎症的长期刺激，宫颈组织充血、水肿，腺体和间质增生，还可能在腺体深部有黏液潴留形成囊肿，使宫颈呈不同程度的肥大，但表面多光滑。由于纤维结缔组织增生，

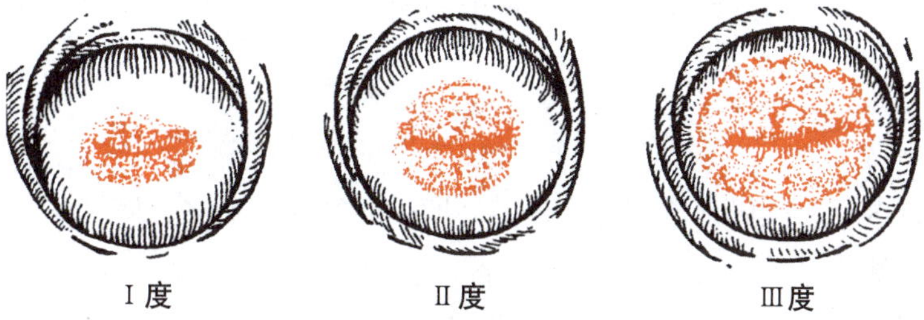

图 13-2　宫颈糜烂分度

宫颈硬度增加。

（三）宫颈息肉

慢性炎症长期刺激使宫颈管黏膜增生，使增生的黏膜逐渐自基底部向宫颈外口突出而形成息肉（图13-3）。息肉可为一个或多个，大小不等，色红、呈舌形、质软而脆，易出血，蒂细长。由于炎症存在，息肉除去后仍可复发，但恶变率极低。

（四）宫颈腺囊肿

在宫颈糜烂愈合过程中，新生的鳞状上皮覆盖宫颈管口或伸入腺管，将腺管口阻塞。也可因为腺管周围的结缔组织增生或瘢痕形成压迫腺管，使腺管变窄甚至阻塞，腺体分泌物引流受阻、潴留形成囊肿。宫颈表面呈现数个半透明状小囊泡，内含无色黏液，若伴感染囊泡呈白色或淡黄色（图 13-4）。

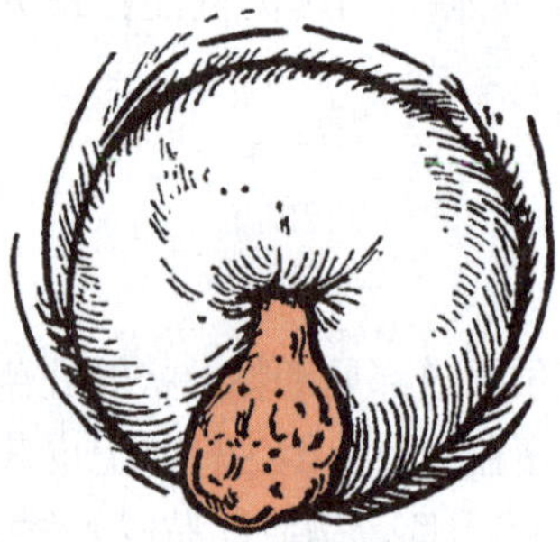

图 13-3 宫颈息肉

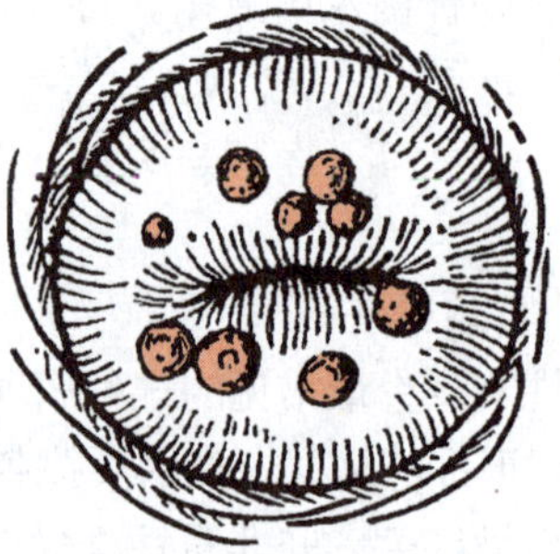

图 13-4 宫颈腺囊肿

（五）宫颈管炎

病变局限于宫颈管黏膜及黏膜下组织，宫颈阴道部外观很光滑，仅见宫颈外口有脓性分泌物堵塞，有时宫颈管黏膜增生向外口突出，可见宫颈口充血发红。

【临床表现】

主要症状是阴道分泌物增多，分泌物的性状因病原体的种类、炎症的范围和程度不同而各异，大多为乳白色黏液状，有时呈淡黄色脓性，可有血性白带或接触性出血。当炎症涉及膀胱下结缔组织时，可出现尿急、尿频。若炎症沿宫骶韧带扩散到盆腔，可有腰骶部疼痛、盆腔部下坠痛及痛经等。因黏稠脓性分泌物不利于精子穿过，可造成不孕。

检查时可见宫颈有不同程度糜烂、肥大，有时质较硬，有时可见息肉、裂伤、外翻及宫颈腺囊肿。

【处理原则】

排除早期宫颈癌后，以局部治疗为主，破坏糜烂面的柱状上皮，使之坏死、脱落，由新生的鳞状上皮重新覆盖。

（一）物理治疗

是最常用的有效治疗方法。物理治疗为期约 3 ~ 4 周，病变较深者需 6 ~ 8 周，宫颈外观恢复光滑。过去常用电熨法，近年有激光治疗，冷冻治疗，红外线凝结疗法及微波疗法等。

（二）药物治疗

局部药物治疗适用于糜烂面积小和炎症浸润较浅的病人，过去局部涂硝酸银或铬酸等腐蚀剂的方法，现已少用。目前临床多用康妇特栓剂，每天放入阴道一枚，连续治疗 7～10天。中医有一些验方、配方，临床应用也有一定疗效。但是若为宫颈管炎，局部用药疗效差，需行全身治疗，根据分泌物培养和药敏试验结果，选用抗感染药物。

（三）手术治疗

有宫颈息肉者需行息肉摘除术，术后将息肉送病理组织学检查。对宫颈肥大、糜烂面较深广且累及宫颈管者，可考虑做宫颈锥切术。由于物理治疗的疗效已经比较肯定，故手术治疗已很少用。

【护理要点】

1. 指导病人物理治疗应选择月经干净后 3 ～ 7 天内进行，治疗前要常规行宫颈刮片细胞学检查，以除外癌变可能。有急性生殖器炎症者，要先治疗急性生殖器炎症。告诉病人术后阴道分泌物会增多，甚至有大量黄水流出，在术后 1 ～ 2 周脱痂时可能有少量血水或少许流血，属正常现象，但如出血量多需及时就诊。术后应每日清洗外阴 2 次，保持外阴清洁，禁止性交、盆浴及阴道冲洗直至创面完全愈合（4 ～ 8 周）。指导病人于两次月经干净后 3 ～ 7 天复查，未痊愈者可择期再做第二次治疗。复查时应注意有无宫颈管狭窄。

2. 避免分娩时或器械损伤宫颈，产后发现宫颈裂伤应及时缝合，预防宫颈炎症。

3. 指导妇女定期作妇科检查，发现宫颈炎症要及时、积极治疗。

第五节　盆腔炎症

女性内生殖器及其周围的结缔组织、盆腔腹膜发生炎症时称为盆腔炎（pelvic inflammatory disease, PID），为妇科常见疾病。炎症可局限于一个部位，也可同时累及几个部位，主要包括子宫内膜炎、输卵管炎、输卵管卵巢脓肿、盆腔腹膜炎。盆腔炎多发生在性活跃期、有月经的妇女，初潮前、绝经后或未婚者很少发生。根据其发病过程和临床表现可分为急性盆腔炎和慢性盆腔炎。

急性盆腔炎

急性盆腔炎（acute pelvic inflammatory disease）发展可引起弥漫性腹膜炎、败血症、感染性休克，严重者可危及生命。

【病因及发病机制】

急性盆腔炎多见于产后或流产后感染，分娩后或流产后产道损伤、组织残留于宫腔内，或无菌操作不严格，均可发生急性盆腔炎。其次为宫腔内手术操作后感染、经期卫生不良、感染性传播疾病、邻近器官炎症蔓延、慢性盆腔炎急性发作等均可引起急性盆腔炎的发生。女性生殖系统有较完整的自然防御功能，但当机体免疫力下降、内分泌发生变化或外源性致病菌侵入，即可导致炎症的发生。

【临床表现】

症状因炎症轻重及范围大小而不同。开始为下腹痛伴发热，重者可有寒战、高热、头痛、食欲不振。病人呈急性病容，体温升高，心率加快。腹部检查可见下腹部有压痛、反跳痛及肌紧张，肠鸣音减弱或消失。妇科检查可见阴道充血，并有大量脓性分泌物从宫颈口外流；穹窿触痛，宫颈充血、水肿，并有抬举痛；宫体略大，有压痛，活动受限；子宫两侧压痛明显，若有脓肿形成则可触及局部包块且压痛明显。三合诊常能协助进一步了解盆腔情况。

【处理原则】

采用支持疗法、药物治疗和手术治疗等措施控制炎症、消除病灶。根据药物敏感试验结果选择有效的抗生素，一般通过静脉给药，兼顾厌氧菌与需氧菌的控制。如脓肿形成、经药物治疗无效、输卵管脓肿或输卵管卵巢脓肿不消失且已局限化、脓肿破裂时均应手术治疗，排除脓肿或脓液。

【护理要点】

（一）一般护理

提供良好的环境，嘱病人卧床休息，取半卧位以利于脓液积聚于直肠子宫陷窝而使炎症局限。鼓励进食，给予高热量、高蛋白、高维生素流食或半流食，补充液体，纠正电解质紊乱和酸碱失衡状态；有高热者，采用物理降温；出汗多时，及时更衣、更换床单，保持会阴部清洁，如会阴部有伤口要定时用消毒液擦洗；有腹胀者行胃肠减压；尽量避免不必要的妇科检查，以免引起炎症扩散。

通过与病人交流建立良好的护患关系，稳定病人情绪，并争取家属的支持与帮助，减轻病人的恐惧与焦虑。

（二）缓解症状

1. 消毒隔离　病人的会阴垫、便盆、被褥等用后立即消毒，出院病人做好终末消毒。

2. 正确收集化验标本　遵医嘱做好各种血、尿、分泌物检查标本的收集工作。

3. 用药护理　在抗生素的选择上多采用联合用药，抗生素使用要足量，并根据药敏试验结果与临床治疗反应，随时予以调整。用药过程中，要注意观察病情及用药反应。给药途径以静脉滴注效果快，但要注意输液反应，做好输液的护理，并准确及时给药。

（三）健康教育

做好经期、孕期及产褥期的卫生宣教；指导性生活卫生，减少性传播疾病，经期禁止性交；治疗急性盆腔炎时，应做到及时治疗、彻底治愈，防止转为慢性盆腔炎；做好产科、妇科手术的术前准备，术时注意无菌操作，术后做好护理，预防感染。

慢性盆腔炎

慢性盆腔炎（chronic pelvic inflammatory disease）常为急性盆腔炎未能彻底治疗，或患者体质较差病程迁延所致。但有的盆腔炎可无急性病史。慢性盆腔炎病情较顽固，往往经久不愈，当机体抵抗力较差时，可有急性发作。

【病理】

1. 慢性输卵管炎与输卵管积水　慢性输卵管炎双侧居多，输卵管呈轻度或中度肿大，伞端可部分或完全闭锁，并与周围组织粘连。若输卵管伞端及峡部因炎症粘连闭锁，浆液性渗出物积聚形成输卵管积水；有时输卵管积脓中的脓液逐渐被吸收，浆液性液体继续从管壁渗出充满管腔，也可形成输卵管积水。积水输卵管表面光滑，管壁较薄，由于输卵管系膜不能随囊壁的增长而相应延长，故积水输卵管向系膜侧弯曲，形似腊肠或呈曲颈的蒸馏瓶状，可游离或与周围组织有膜样粘连。

2. 输卵管卵巢炎及输卵管卵巢囊肿　输卵管发炎时波及卵巢，输卵管与卵巢相互粘连形成炎性肿块，或输卵管伞端与卵巢粘连并贯通，液体渗出形成输卵管卵巢囊肿，也可由输卵管卵巢脓肿的脓液被吸收后由渗出物替代而形成。

3. 慢性盆腔结缔组织炎　多由慢性宫颈炎发展而来，由于宫颈的淋巴管与宫旁结缔组织相通，炎症可蔓延至宫骶韧带处，使纤维组织增生、变硬。若蔓延范围广泛，可使子宫固定，宫颈旁组织也增厚变硬，形成“冰冻骨盆”。

【临床表现】

全身症状多不明显，有时出现低热、乏力。由于病程时间较长，部分病人可有神经衰弱症状，如精神不振、周身不适、失眠等。当病人抵抗力下降时，易有急性或亚急性发作。炎症形成的瘢痕粘连以及盆腔充血，常引起下腹部坠胀、隐痛及腰骶部酸痛。盆腔淤血病人可出现经量增多；卵巢功能损害时可致月经失调；输卵管粘连堵塞时可致不孕。

子宫常呈后倾后屈，活动受限或粘连固定。输卵管炎症者在其子宫一侧或两侧可触及呈索条状的增粗输卵管，伴有轻度压痛。输卵管积水或输卵管卵巢囊肿时，在盆腔一侧或两侧可触及囊性肿物，活动受限。发生盆腔结缔组织炎时，子宫一侧或两侧可有片状增厚、压痛，宫骶韧带常增粗、变硬，有触痛。

【处理原则】

采用综合性方案控制炎症，包括物理疗法、中西医结合治疗、手术治疗，同时注意增强局部和全身的抵抗力。物理疗法常用短波、超短波、离子透入等，其原理主要是利用温热促进盆腔局部血液循环，改善组织营养状态，提高新陈代谢，利于炎症吸收和消退。中医以清热利湿、活血化瘀为主。西医治疗主要是应用抗生素和松解粘连的药物。手术治疗以彻底治愈为原则，避免遗留病灶再次复发，根据患者年龄、病变轻重以及有无生育要求决定手术范围，行单侧附件切除术或全子宫切除术加双侧附件切除术，年轻患者尽量保留卵巢。

【护理要点】

（一）心理护理

慢性盆腔炎由于病程长，患者思想压力大，在护理中应耐心倾听病人诉说，帮助其解除思想顾虑，增强治疗的信心。

（二）缓解症状

按医嘱给予镇静止痛药物以缓解病人的不适；为接受手术者提供手术前后常规护理。

（三）健康教育

指导病人注意个人卫生，锻炼身体，增强体质，及时彻底治疗急性盆腔炎，坚持按医嘱执行治疗方案。

第六节 尖锐湿疣

尖锐湿疣（condyloma acuminate）是由人乳头瘤病毒（human papilloma virus，HPV）感染引起的鳞状上皮增生性疣状病变。主要经性交直接传播，在性传播疾病（sexually transmitted disease，STD）的发病率中仅次于淋病。有不洁性生活史、多个性伴侣者最易感染；其次是通过污染的衣物、器械间接传播；孕妇患尖锐湿疣，有垂直传播的危险，胎儿宫内感染较罕见，绝大多数是通过软产道感染，在幼儿期有发生喉乳头瘤的可能。

【病因及发病机制】

HPV 主要感染鳞状上皮，温暖、潮湿的外阴皮肤易于 HPV 的生长。妊娠、糖尿病、影响细胞免疫功能的全身疾病时，尖锐湿疣生长迅速，且不易控制。少部分病人的尖锐湿疣可自行消退，但机制不明。HPV 除可引起生殖道的尖锐湿疣外，还可能与生殖道肿瘤的癌前病变有关。

【临床表现】

病人多见于 20 ~ 30 岁女性，好发于舟状窝附近、大小阴唇、肛门周围、阴道前庭、尿道口，也可累及阴道和宫颈。潜伏期为 2 周 ~ 8 个月，平均 3 个月。症状常不明显，部分病人有外阴瘙痒、烧灼痛或性交后疼痛。典型体征是初起为微小散在的乳头状疣，柔软，其上有细小的指样突起，或为小而尖的丘疹，质地稍硬，孤立、散在或呈簇状，粉色或白色。病灶逐渐增大、增多，互相融合成鸡冠状或菜花状，顶端可有角化或感染溃烂。

【处理原则】

去除外生疣体，改善症状和体征。小病灶选用 1% 酞丁胺软膏、33% ~ 50% 三氯醋酸、5% 5- 氟尿嘧啶或争光霉素等药物进行局部治疗，也可进行电灼、冷冻、激光等物理治疗。大病灶或多次复发者宜采用手术方法切除病灶。

【护理要点】

（一）心理护理

耐心、热情、诚恳的态度对待病人，解除其思想顾虑，使病人患病后能够及早接受正规诊断和治疗。

（二）健康教育

保持外阴清洁卫生，避免不洁性生活，贯彻预防为主的重要性。被污染的衣裤、生活用品要及时消毒。

（三）患病孕妇护理

由于分娩后病灶有可能消退，故主张孕期可暂不处理。如果病灶大，影响阴道分娩者应选择剖宫产术，并为其提供相应的手术护理。

第七节　淋 病

淋病（gonorrhea）由革兰阴性的淋病奈瑟菌（简称淋菌）感染引起，是我国发病率最高的一种性传播疾病，以侵袭生殖、泌尿系统黏膜的柱状上皮和移行上皮为特点。可见于不同年龄组妇女，以 20 ~ 30 岁有性交史的妇女为多见。可分为急性和慢性两种，急性淋病以排尿烧灼样痛，伴尿频、白带增多，呈脓性或黏液脓性为特征；慢性淋病以腰骶部或下腹部隐痛，伴有不孕不育等为基本特征。

妊娠早期淋菌性宫颈管炎，可导致感染性流产与人工流产后感染。妊娠晚期易因淋菌性宫颈管炎使胎膜脆性增加，极易发生胎膜早破，使孕妇发生羊膜腔感染综合征，导致滞产。对胎儿的威胁则是早产和胎儿宫内感染。胎儿感染易发生胎儿窘迫、胎儿宫内发育迟缓，甚至导致死胎、死产。产后常发生产褥感染。经阴道分娩的新生儿可发生淋菌结膜炎、肺炎，甚至出现淋菌败血症，使围生儿死亡率明显增加。

【病因及发病机制】

淋菌喜潮湿，怕干燥，在微湿的衣裤、毛巾、被褥中可生存 10 ~ 17 小时，离体后在完全干燥的情况下 1 ~ 2 小时死亡，对一般消毒剂或肥皂液敏感。成人淋病 99% ~ 100% 为性传播，幼女可通过间接途径如接触染菌衣物、毛巾、床单、浴盆等物品及消毒不彻底的检查器械等感染外阴和阴道。

【临床表现】

好发部位为尿道旁腺、前庭大腺、宫颈管、输卵管等处。此病的潜伏期 3 ~ 7 天，大多数病人感染后并无症状，如有症状，初期病变局限于下生殖道、泌尿道，随病情发展可累及上生殖道。按病理过程分为急性和慢性两种。

（一）急性淋病

病人有尿频、尿急、尿痛等急性尿道炎的症状，白带增多呈黄色、脓性，外阴部红肿、有烧灼样痛。继而出现前庭大腺炎、急性宫颈炎的表现。如病程发展至上生殖道时，可发生急性盆腔炎、盆腔脓肿及弥漫性腹膜炎，甚至中毒性休克。病人出现发热、寒战、恶心、呕吐、下腹两侧疼痛等症状。

（二）慢性淋病

急性淋病未经治疗或治疗不彻底者可逐渐转为慢性淋病。病人可出现慢性尿道炎、尿道旁腺炎、前庭大腺炎、慢性宫颈炎、慢性输卵管炎、输卵管积水等相应症状。淋菌可长期潜伏在尿道旁腺、前庭大腺或宫颈黏膜腺体深处，作为病灶可引起反复急性发作。

【处理原则】

应尽早彻底治疗。急性淋病以药物治疗为主，首选头孢曲松钠，加用红霉素，遵循及时、足量、规则用药的原则，大剂量一次彻底治愈，并采用夫妻同时治疗的方法。慢性淋病患者单纯药物治疗的效果差，需采用综合治疗方案。

【护理要点】

（一）一般护理

1. 在淋病急性期时嘱病人卧床休息，做好严密的床边隔离。将病人接触过的生活用品进行严格的消毒灭菌，污染的手需经消毒液浸泡消毒等，防止交叉感染。

2. 为病人提供心理支持　尊重病人，给予适当的关心、安慰，解除病人求医的顾虑。

（二）用药护理

根据医嘱正确及时给药，并注意有无药物过敏。向病人强调急性期及时、彻底治疗的重要性和必要性，解释大剂量一次彻底治愈，并采用夫妻同治方法的必要性，首选药物头孢曲松钠的原因以及药物的作用和效果。

（三）健康教育

治疗期间严禁性交，指导病人治疗后 7 天复查分泌物，以后每月查 1 次，连续 3 次阴性，方能确定治愈。因为淋病病人有同时感染滴虫和梅毒的可能，所以随访期应同时监测阴道滴虫、梅毒血清反应。还要教会病人自行消毒隔离的方法，指导病人将内裤、浴盆、毛巾煮沸消毒 5 ～ 10 分钟，所接触的物品及器具宜用 1% 石炭酸溶液浸泡。

在淋病高发地区，孕妇应在产前常规筛查淋菌，可于妊娠早、中、晚期各做一次宫颈分泌物涂片镜检淋菌，或做淋菌培养，以便尽早确诊和治疗。淋病产妇娩出的新生儿，可预防性使用抗生素。

第八节　梅　毒

梅毒（syphilis）是一种由苍白密螺旋体引起的慢性全身性的性传播疾病，早期主要表现为皮肤黏膜损害，晚期则累及心血管、神经系统等重要器官，甚至引起死亡。

患早期梅毒的孕妇传染性极强，若未经治疗，几乎 100% 会传给胎儿，苍白密螺旋体在胎儿体内大量繁殖，可引起妊娠 6 周后的流产、早产、死胎、死产。未治疗的晚期梅毒孕妇传染给胎儿的可能性约为 30%。即使潜伏期的梅毒孕妇性接触无传染性，仍有可能感染胎儿。通常先天梅毒儿约占死胎的 30%，即使幸存，病情也较重。早期可表现为皮疹、鼻炎、肝脾肿大等，晚期表现为楔状齿、鞍鼻、间质性角膜炎、骨膜炎、神经性耳聋等，病死率和致残率均显著升高。

【病因及发病机制】

病原体为苍白密螺旋体，传染源是梅毒病人，最主要的传播途径是性交时经过黏膜擦伤处传播。患早期梅毒的孕妇可垂直传播给胎儿，若产妇软产道有梅毒病灶，也可发生产道感染。此外，还可通过密切接触、哺乳、输血、污染衣物等间接传播，但机会极少。

【临床表现】

梅毒的潜伏期约为 2 ～ 4 周，根据其症状、体征发展经过，一般分为三期：

（一）一期梅毒

又称硬下疳，大多数发生在生殖器部位，如男性的阴茎、冠状沟、包皮、龟头等处，女性的大小阴唇、阴蒂、子宫颈。3 ～ 8 周后硬下疳常会自行愈合。

（二）二期梅毒

一期梅毒自然愈合后 1 ～ 3 个月，出现皮肤黏膜的广泛性病变，即梅毒疹及全身多处病灶，还可引起内脏、骨骼、心血管以及神经系统的症状。

（三）三期梅毒

早期梅毒未经治疗或治疗不充分，经过一段时间的隐匿期，约有 1/3 会发展成为三期梅毒。三期梅毒可分为两类：一类是良性晚期梅毒，发生于皮肤、黏膜、骨骼，但不危及生命；一类是恶性晚期梅毒，累及心血管系统及中枢神经系统等重要器官，可造成劳动力丧失甚至死亡，预后不良。

【处理原则】

早期明确诊断，及时治疗；足量用药，疗程规则。

【护理要点】

（一）心理护理

正确对待病人，不歧视和议论病人隐私，帮助其建立治疗信心。

（二）健康教育

治疗期间禁止性生活，性伴侣应同时接受检查和治疗。治疗后应进行随访，告知病人复查时间：第 1 年每 3 个月复查一次，以后每半年复查一次，连续 2 ～ 3 年。如发现血清复发（血清由阴性转为阳性或滴度升高 4 倍）或症状复发，应加倍药量复治。

（三）患病孕妇护理

高危妇女妊娠前应常规筛查梅毒，已确诊梅毒的孕妇首选青霉素疗法，若青霉素过敏可选用红霉素，禁用四环素类药物。

第九节　获得性免疫缺陷综合征

获得性免疫缺陷综合征（acquired immunodeficiency syndrome，AIDS，简称艾滋病）是由人类免疫缺陷病毒（human immunodeficiency virus，HIV）引起的一种以严重损害人体免疫功能为临床特征的高度传染性疾病。患者机体完全丧失对各种微生物侵袭的抵抗能力，极易遭受各种机会性感染和患多种罕见肿瘤，病死率高，确诊后 1 年的病死率约为 50%。

HIV 可引起流产、早产、低体重儿、死胎等。妊娠期垂直传播率约为 15% ～ 35%。妊娠 20 ～ 40 周、分娩过程中、母乳喂养期是垂直传播的三个危险阶段。

【病因及发病机制】

人类免疫缺陷病毒主要存在于病人的血液、体液、精液、眼泪、唾液、阴道分泌物以及乳汁中，其主要的传播途径有：通过性交直接传播；通过被HIV污染的血制品或注射器传播；母婴垂直传播，分娩时经产道传播和出生后经母乳传播。

【临床表现】

艾滋病潜伏期长短不等，可从6个月到5年甚至更长，相对来讲儿童最短，成年女性潜伏期最长。早期常无明显异常表现，部分病人可有原因不明的淋巴结肿大，在颈部和腋窝最为明显。一旦发病后，表现为全身性、进行性病变。主要有以下几个方面：

（一）机会性感染

感染的范围广，发生率高。病原体多为正常宿主中较为罕见的、对生命威胁大的病原体。常见的有卡氏肺囊虫、弓形体、巨细胞病毒、疱疹病毒等。起病缓慢，全身表现为不明原因的发热、疲乏、消瘦等；中枢神经系统表现为头痛、意识障碍、人格改变、局限性感觉障碍和运动神经障碍；呼吸系统表现为咳嗽、胸痛、呼吸困难等；消化系统表现为慢性腹泻、食欲不振、体重减轻，严重者发生水电解质紊乱，甚至死亡。

（二）恶性肿瘤

卡氏肉瘤最为常见，呈多灶性，除皮肤广泛受损外，常累及口腔、直肠和淋巴。

（三）皮肤黏膜表现

口腔、咽喉、食管、腹股沟、肛周等部位广泛感染，且经久不愈。

【处理原则】

目前尚无特效药物，多为对症治疗，以攻击、破坏HIV以及改善患者自身免疫缺陷为目标。常用药物有抗病毒药、干扰素、免疫刺激剂以及针对感染的特异性治疗。

【护理要点】

（一）心理护理

正确认识和面对艾滋病，避免对艾滋病的盲目恐慌和对病人的歧视，帮助艾滋病人以正常的心态面对现实，以积极的态度配合治疗。

（二）健康教育

积极宣传艾滋病的防治知识，帮助高危人群建立健康的生活方式；谨慎使用血制品，对供血者进行HIV抗体检测，抗体阳性者禁止供血；做好消毒隔离，医护人员在工作中注意避免意外锐器损伤，杜绝艾滋病的三大传染途径。

（三）指导新生儿哺乳

若母亲已患艾滋病，应劝其尽可能放弃母乳喂养，而采用其他方式替代，防止通过母乳喂养发生的感染。

（侯　睿）

第14章

月经失调病人的护理

学习目标

在完成本章内容的学习后，学生应能：

1. 复述下列定义：功能失调性子宫出血；原发性闭经；继发性闭经；痛经；经前期综合征；围绝经期综合征的定义。
2. 讲解功能失调性子宫出血、围绝经期综合征的病因及临床表现。
3. 陈述功能失调性子宫出血和围绝经期综合征的处理原则。
4. 为接受性激素治疗的病人提供用药护理。
5. 为月经失调病人提供自我保健指导。

第一节　功能失调性子宫出血

功能失调性子宫出血（dysfunctional uterine bleeding，DUB ）简称功血，是妇科的常见病之一。系由于调节生殖的神经内分泌机制失常引起的异常子宫出血，其与全身及内外生殖器本身的各种器质性病变无关。常表现为月经周期长短不一、经期延长、经量过多或不规则阴道流血。功血可分为无排卵型功血（anovulatory dysfunctional uterine bleeding，anovulatory DUB）和有排卵型功血（ovulatory dysfunctional uterine bleeding，ovulatory DUB）两类，约85%的病人属于无排卵型功血。功血病人可发生于月经初潮至绝经间的任何年龄，约50%的病人发生于绝经前期，30% 发生于育龄期，20% 发生于青春期。

【病因及发病机制】

（一）无排卵型功能失调性子宫出血

机体内外诸多因素均可通过大脑皮层和中枢神经系统影响下丘脑－垂体－卵巢轴的功能，营养不良、贫血等也影响机体的激素合成、转运等过程而致月经失调。各种原因引起的无排卵均可导致子宫内膜受单一雌激素刺激且无孕酮对抗的出血，包括雌激素突破性出血（breakthrough bleeding）和雌激素撤退性出血（withdrawal bleeding）。

雌激素突破性出血有两种类型：①体内低水平雌激素维持在阈值水平或以下，因雌激素水平低、子宫内膜修复慢，表现为间断性少量长时间出血；②高水平雌激素较长时间维持在有效生理浓度，使子宫内膜增生、增厚，引起或长或短时间的闭经，因无孕激素的参与，内膜增厚且不牢固，易发生急性突破性出血，血量多。

卵泡在发育过程中产生雌激素，在单一雌激素的持久刺激下，子宫内膜增生过长，此时可因一批卵泡闭锁，或大量雌激素对 FSH 的负反馈作用，使雌激素水平突然下降，子宫内膜因失去雌激素的支持而剥脱，发生雌激素撤退性出血。

无排卵型功血多见于青春期和围绝经期妇女，但二者的发病机制不同。在青春期少女主要由于下丘脑－垂体－卵巢轴调节功能尚未健全，月经中期无 LH 高峰形成，卵巢中虽有大量卵泡生长，却无排卵，卵泡发育到一定程度即发生退行性变，形成闭锁卵泡。围绝经期妇女，则因卵巢功能衰退，卵泡近于耗竭，剩余卵泡对垂体促性腺激素的反应低下，故雌激素分泌量锐减，对垂体的负反馈变弱，体内促性腺激素水平升高，其中 FSH 升高较 LH 更显著，病人不排卵，发生无排卵型功血。育龄期妇女可因劳累、应激、肥胖、多囊卵巢综合征、高催乳素血症等发生无排卵型功血。

（二）有排卵型功能失调性子宫出血

多发生于育龄期妇女，如产后或流产等内分泌变动的情况。病人虽有排卵，但因黄体功能异常引起。根据黄体功能异常情况不同，分为黄体功能不足（luteal phase defect，LPD）和子宫内膜不规则脱落（irregular shedding of endometrium）两种类型。前者的原因在于神经内分泌调节功能紊乱，卵泡期缺乏 FSH，LH 峰值不高，使黄体发育不全，致黄体期孕激素分泌不足或黄体过早衰退，导致子宫内膜分泌反应不良。此外，生理性因素如初潮、分娩后及绝经前，也可因下丘脑－垂体－卵巢轴功能紊乱，导致黄体功能不足。

子宫内膜不规则脱落者，在月经周期中，病人有排卵，黄体发育良好，但因萎缩过程延长，导致子宫内膜持续受孕激素影响，不能如期完整脱落，表现为子宫内膜不规则脱落。

【临床表现】

（一）无排卵型功血

常见的症状是不规则子宫出血，特点是月经周期紊乱，经期长短不一，出血量时多时少，多为停经数周或数月后大量出血，可持续 2 ~ 3 周甚至更长时间，不易自止。也有表现为长时间少量出血，淋漓不断。少数表现为类似正常月经的周期性出血，但量较多。出血期不伴有下腹疼痛或其他不适，出血多或时间长者可伴贫血。

（二）有排卵型功血

1. 黄体功能不足者表现为月经前期少量阴道流血，称“经前淋漓”现象。病人的月经周期缩短，月经频发。有时月经周期虽在正常范围内，但因卵泡期延长，黄体期缩短，故不孕或早孕期流产发生率高。

2. 子宫内膜不规则脱落者，表现为月经周期正常，但经期延长、经量增多，经期可长达 9 ~ 10 天，出血量多少不一。也有表现为月经后持续少量出血的“经后淋漓”现象。

【处理原则】

青春期和生育期无排卵型功血者以止血、调整月经周期、促进排卵为主；绝经过渡期的功血病人则以止血、调整周期、减少经量，防止子宫内膜病变为原则。同时注意去除发病的诱因，并改善病人的全身状况。

【护理评估】

（一）病史

询问病人年龄、月经与婚育史、避孕措施、既往史、有无慢性疾病（如肝病、血液病、高血压、代谢性疾病等），了解病人发病前有无应激事件、过度劳累及环境改变等引起月经紊乱的诱发因素，回顾发病及诊治经过如发病时间、流血情况、所用激素名称和剂量、效果、诊刮的病理结果等，初步推测功血类型。

（二）身心状况

不同类型的功血病人会有上述的临床表现，出血多者呈贫血体征，并伴有心慌、气短、乏力、食欲不振、头晕、恶心等。病人尤其是年轻病人常因害羞或其他顾虑而不及时就诊，随着病程延长并发感染或止血效果不佳，大量出血更容易使其产生恐惧和焦虑心理，影响身心健康和工作学习。围绝经期妇女常常担心疾病严重程度，疑有恶性肿瘤而焦虑不安。育龄妇女会因流产或不孕的事件，造成极大精神负担和心理障碍。

（三）诊断检查

1. 妇科检查　通过盆腔检查排除器质性病灶，故常无异常发现。

2. 诊断性刮宫（diagnostic dilatation and curettage，D&C）　简称诊刮，可以起到迅速止血和明确诊断的作用。通常于月经前 3 ~ 7 天或月经来潮 12 小时内刮宫，以确定排卵或黄体功能。为确定是否为子宫内膜不规则脱落的排卵型功血者，则应在月经期第 5 ~ 6 天进行诊刮。不规则流血者可随时进行刮宫，并将刮出的内膜全部送病理检查。未婚的青春期病人一般不行诊刮，而采用药物性刮宫止血，按医嘱给黄体酮 10 ~ 20mg，肌内注射，每日一次共 5 天，停药 1 ~ 5 天后会发生撤退性出血，故不适用于贫血较重的病人。

3. 宫腔镜检查　可直接观察子宫内膜情况，表面是否光滑，有无组织突起及充血。在宫腔镜直视下选择病变区进行活检，可提高早期病变的诊断率。

4. 基础体温测定　是测定排卵的简易可行方法。无排卵型功血者基础体温呈单相曲线（图14-1），提示无排卵。有排卵型功血者则表现为双相，黄体功能不足者排卵后体温上升缓慢，上升幅度偏低，升高时间仅维持 9 ~ 10 天即下降（图 14-2）。若黄体萎缩不全致子宫内膜脱落不全者，则基础体温呈双相，但下降缓慢（图 14-3）。

5. 宫颈黏液结晶检查　经前检查，出现羊齿植物叶状结晶者提示无排卵。

6. 阴道脱落细胞涂片检查　根据细胞涂片所表现的各层鳞状上皮细胞成分及数量不同，可以判断体内雌激素水平，以间接反映卵巢功能。

7. 激素测定　测定血清孕酮或尿孕二酮水平可确定有无排卵。

【可能的护理诊断】

疲乏：与子宫异常出血导致的继发性贫血有关

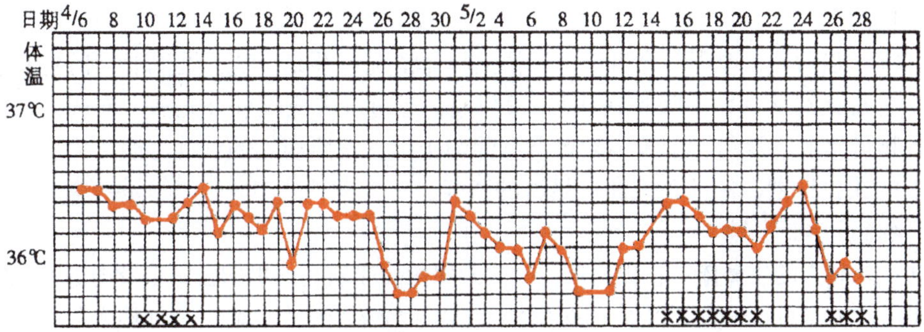

图 14-1　基础体温单相型（无排卵性功血）

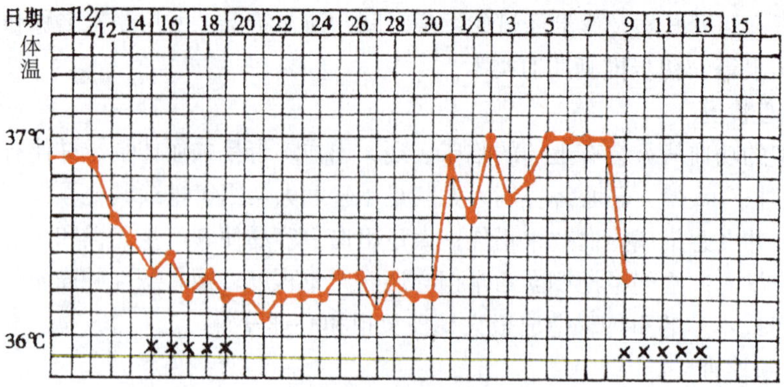

图14-2 基础体温双相型（黄体期短）

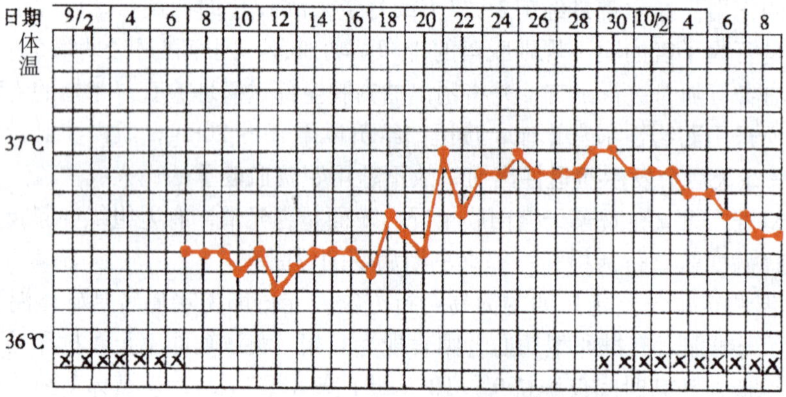

图 14-3 基础体温双相型（黄体萎缩不全）

有感染的危险：与子宫不规则出血、出血量多导致严重贫血，机体抵抗力下降有关

【护理目标】

1. 病人接受处理方案后，出血及相关症状明显减轻。
2. 病人住院期间不发生感染。

【护理措施】

（一）补充营养

指导病人加强营养，改善其全身情况，根据具体情况可补充铁剂、维生素C和蛋白质等。行经期妇女，每天约从食物中吸收铁 0.7 ~ 2.0mg，经量多者应额外补充铁。向病人推荐含铁较多的食物如猪肝、豆角、蛋黄、胡萝卜、葡萄干等。按照病人的饮食习惯，为病人制订适合于个人的饮食计划，保证病人获得足够的营养。

（二）维持正常血容量

观察并记录病人的生命体征、出入量，嘱病人保留出血期间使用的会阴垫及内裤，以便准确估计出血量。出血量较多者，督促其卧床休息，以减轻盆腔充血状态。指导病人避免过度疲劳和剧烈活动，提供满意的生活护理。必要时及时做好刮宫术前准备，配合医生完成手术过程。

贫血严重者，遵医嘱做好配血、输血、止血措施，正确执行治疗方案以维持病人正常血容量。

（三）预防感染

严密观察与感染有关的征象，如体温、脉搏、子宫体压痛等情况，监测白细胞计数与分类，同时做好会阴部护理保持局部清洁。如有感染征象，及时与医师联系并遵医嘱进行抗生素治疗。

（四）遵医嘱正确使用性激素

1. 按时按量服用性激素，保持药物在血中的稳定浓度，不得随意停服和漏服。

2. 必须遵医嘱按规定在血止后才能开始药物减量，通常每3天减量一次，每次减量不得超过原剂量的 1/3，直至维持量。

3. 维持量持续时间，通常按停药后发生撤退性出血的时间，与病人上一次行经时间相应考虑。

4. 指导病人在治疗期间，如出现不规则阴道流血等情况，应及时就诊。

（五）加强心理支持

1. 鼓励病人表达内心感受，耐心倾听病人的诉说，了解病人的疑虑，使用护理技巧稳定其情绪。

2. 向病人解释病情并提供相关信息，帮助病人澄清问题，解除思想顾虑，摆脱焦虑。也可交替使用放松技术，如看电视、听广播、看书等分散病人的注意力。使其配合治疗，建立信心。

（六）健康教育

1. 选择健康的生活方式，保持良好心态，增强机体适应能力。

2. 指导病人配合遵守预定的“诊刮”日期。

3. 治疗无效时，应再次鉴别有无器质性病变。必要时采用中医中药配合治疗，可以收到良好的效果。

【结果评价】

1. 住院期间，病人未发生感染，表现为体温正常，血白细胞计数及分类正常。

2. 出院时，病人能自理日常生活。

第二节　闭　经

闭经（amenorrhea）是妇科疾病的常见症状，表现为无月经或月经停止。通常将闭经分为原发性和继发性两类。年龄超过 16 岁，第二性征已发育，或年龄超过 14 岁，第二性征尚未发育，且无月经来潮者称为原发性闭经（primary amenorrhea）。以往曾建立正常月经，此后因某种病理性原因致月经停止 6 个月以上者，或按自身以往建立的月经周期计算停经 3 个周期以上者称为继发性闭经（secondary amenorrhea）。青春期前、妊娠期、哺乳期及绝经后的无月经来潮均属生理现象，本节不讨论。

【病因及发病机制】

正常月经周期有赖于下丘脑－垂体－卵巢轴的神经内分泌调节，以及靶器官子宫内膜对性激素的周期性反应和下生殖道的通畅性，其中任何一个环节发生障碍就会导致闭经。常见原因有精神、神经因素，如过度紧张、环境改变及精神创伤等；此外营养缺乏、药物性因素、颅咽管瘤及其他内分泌功能异常也会引起闭经。根据其病变部位可分为下列四种：

（一）下生殖道和子宫性闭经

病人的月经调节功能正常，体内性激素有正常的周期变化，第二性征发育正常，但因下生殖道闭锁、子宫内膜受到破坏或对卵巢激素不能产生正常的反应，而造成的闭经，称为下生殖道和子宫性闭经。如处女膜闭锁（imperforate hymen）、先天性无阴道（congenital absence of vagina）、子宫未发育或发育不全、子宫内膜损伤、子宫切除后或子宫腔内放射治疗后。

（二）卵巢性闭经

由于卵巢功能异常，不能对促性腺激素产生反应并合成性激素，导致卵巢性激素水平低落，不能引起子宫内膜正常的周期性变化而导致闭经。如先天性卵巢发育不全或缺如、卵巢早衰（premature ovarian failure，POF）、卵巢功能性肿瘤和多囊卵巢综合征等。

（三）垂体性闭经

因垂体前叶器质性病变或功能失调影响了促性腺激素的分泌，继而影响卵巢的内分泌功能而引起闭经。如垂体肿瘤、垂体前叶功能减退（Sheehan综合征）、垂体梗死、原发性垂体促性腺功能低下等。

（四）中枢神经系统及下丘脑性闭经

下丘脑是调节生殖系统的重要器官，在接受中枢神经系统对其神经细胞的刺激，调节促垂体激素分泌的同时，受垂体分泌的激素的反馈调节。因此，精神紧张、剧烈运动、过度的恐慌、忧郁、神经性厌食症、长期应用某些甾体类避孕药及利血平等药物、下丘脑肿瘤等均可造成促性腺激素释放激素（GnRH）分泌发生器的抑制，导致不排卵及低促性腺激素性闭经。所以，下丘脑功能失调可影响垂体及卵巢的内分泌功能而引起闭经。

【处理原则】

纠正全身健康情况，明确病因并针对病因进行治疗。

【护理评估】

（一）病史

全面详细了解病人的生长发育史、月经史、婚育史及家族遗传病史，识别导致闭经的先天性缺陷或其他疾病与用药情况。包括初潮年龄、月经周期、经期、经量；分娩及产褥过程；闭经时间、闭经诱因、伴随症状等情况。

（二）身心状况

评估病人的精神状态、营养、全身发育状况、身高、体重、智力水平、躯干和四肢的比例，观察有无多毛，注意病人第二性征发育情况，如音调、乳房发育、阴毛及腋毛情况、骨盆及是否具有女性体态。并检查双乳，观察有无乳汁分泌情况等。

闭经是病人就医的主要症状，闭经对病人的自我概念有较大的影响。病人担心闭经对自己的健康、性生活及生育能力的影响，当病程过长或反复治疗效果不佳时则会加重病人和家属的心理压力，表现为情绪低落，对治疗和护理丧失信心，反过来又会影响治疗效果。

（三）诊断检查

项目比较多，根据需要进行选择。

1. 身体检查　评估精神状态，检查全身发育状况及第二性征发育情况。妇科检查内、外生殖器的发育情况，注意有无畸形及器质性病变。同时注意检查甲状腺是否肿大；有无溢乳。育龄妇女首先应排除妊娠。

2. 子宫功能检查　主要了解子宫、子宫内膜状态及功能。

（1）诊断性刮宫：适用于已婚妇女。用以了解子宫颈管及宫腔情况，刮取子宫内膜作病理学检查，除了解有无排卵及黄体功能外，还可了解有无子宫内膜结核。

（2）子宫输卵管碘油造影：了解宫腔形态、大小及输卵管情况，用以诊断生殖系统发育不良、畸形、结核及宫腔粘连等病变。

（3）宫腔镜检查：在直视下观察子宫腔及内膜情况，常规取材送病理学检查。

3. 药物撤退试验　常用孕激素试验和雌、孕激素序贯试验。①孕激素试验用以评估内源性雌激素水平。服用孕激素（黄体酮或安宫黄体酮）5 天，停药 3 ～ 7 天后出现撤药性出血（阳性反应），提示病人的子宫内膜已受一定水平的雌激素影响，但无排卵；如孕激素试验无撤药性出血（阴性反应），说明病人体内雌激素水平低下，对孕激素无反应，应进一步做雌、孕激素序贯试验。②雌、孕激素序贯试验的方法是：每天服用雌激素共20天，最后5天加用孕激素，停药后 3 ～ 7 天发生撤药性出血为阳性，提示子宫内膜功能正常，对甾体激素有反应，闭经是由于病人体内雌激素水平低落所致，病因不在子宫，应进一步寻找原因。若无撤药性出血为阴性反应，可再重复试验一次，若两次试验均阴性，提示病人的子宫内膜有缺陷或被破坏，可诊断为子宫性闭经。

4. 卵巢功能检查

（1）基础体温测定：在正常月经周期中基础体温显示双相型，即月经周期后半期的基础体温较前半期上升 0.3 ～ 0.6°C，提示卵巢功能正常，有排卵或黄体形成。

（2）阴道脱落细胞检查：涂片见有正常周期性变化，提示闭经原因在子宫。观察涂片中表、中、底三层细胞的百分比，表层细胞的百分率越高反映雌激素水平也越高。涂片呈现表层细胞极少或无，且无周期性变化，FSH升高者，提示病变在卵巢。涂片表现不同程度雌激素低落，或持续轻度影响，若 FSH、LH 均低，提示垂体或以上中枢功能低下引起的闭经。

（3）宫颈黏液检查：羊齿状结晶越明显，提示雌激素作用越显著。若涂片呈现成排的椭圆体，提示在雌激素作用的基础上已受孕激素影响。

（4）血甾体激素测定：包括雌二醇、孕酮及睾酮的放射免疫测定。若雌、孕激素浓度低，提示卵巢功能不正常或衰竭；若睾酮值高，提示有多囊卵巢综合征、卵巢男性化肿瘤或睾丸女性化等疾病的可能。

（5）B 型超声监测：从月经周期第 10 天开始用 B 型超声动态监测卵泡发育及排卵情况。卵泡直径达 18 ～ 20mm 时为成熟卵泡，估计约在 72 小时内排卵。

（6）卵巢兴奋试验：又称尿促性素（HMG）刺激试验。用 HMG 连续肌内注射4天，了解卵巢是否产生雌激素。若卵巢对垂体激素无反应，提示病变在卵巢；若卵巢有反应，则病变在垂体或垂体以上部位。

5. 垂体功能检查　雌激素试验阳性提示病人体内雌激素水平低落，为确定原发病因所在部位，需做以下检查：

（1）血PRL、FSH、LH放射免疫测定：PRL ＞ 25μg/L 时称高催乳激素血症，PRL升高时应进一步做头颅X线摄片或CT检查，以排除垂体肿瘤；FSH > 40U/L提示卵巢功能衰竭；LH > 25U/L高度怀疑多囊卵巢；FSH、LH均 < 5U/L者，提示垂体功能减退，病变可能在垂体或下丘脑。

（2）垂体兴奋试验：又称GnRH刺激试验，用以了解垂体功能减退起因于垂体或下丘脑。静脉注射LHRH 15～60分钟后LH值较注射前高2～4倍以上，说明垂体功能正常，病变在下丘脑；若经多次重复试验，LH值仍无升高或增高不显著，提示病变在垂体。

（3）影像学检查：疑有垂体肿瘤时应作蝶鞍X线摄片，阴性时需再作CT或磁共振显像（magnetic resonance imaging，MRI）检查。疑有子宫畸形、多囊卵巢、肾上腺皮质增生或肿瘤时可作B型超声检查。

（4）其他检查：疑有先天性畸形者，应做染色体核型分析及分带检查。考虑闭经与甲状腺功能异常有关者需测定血T_3、T_4、TSH。闭经与肾上腺功能有关时可作尿17-酮、17-羟类固醇或血皮质醇测定等。

【可能的护理诊断】

自尊紊乱：与长期闭经及治疗效果不明显有关

焦虑：与担心疾病对健康、性生活、生育的影响有关

【护理目标】

1. 病人能够接受闭经的事实，客观地评价自己。
2. 病人能够主动诉说病情及担心。

【护理措施】

1. 加强心理支持　注意建立良好的护－患关系，鼓励病人表达自己的感情，对健康问题、治疗和预后提出问题。向病人提供诊疗信息，帮助其澄清一些观念，解除病人担心疾病及其影响的心理压力，促使其建立信心并积极配合诊疗过程。

2. 促进病人与社会的交往　在诊治过程中，鼓励病人与同伴、亲人交往，参与力所能及的社会活动，保持心情舒畅，正确对待疾病。

3. 指导合理用药　说明性激素的作用、副反应、剂量、具体用药方法、时间等问题，使病人正确配合。

4. 健康教育　讲解闭经常见的相关因素，帮助护理对象识别导致闭经的高危因素，指导配合治疗方案。为病人提供足够的营养，鼓励其加强锻炼，维持标准体重，增强体质。

【结果评价】

1. 治疗期间，病人能主动与他人交流病情及治疗的感受。
2. 病人能以积极的态度评价自我，主动遵循正规的治疗方案。
3. 病人能主动寻求他人的支持和帮助。

第三节　痛　经

凡在行经前后或月经期发生下腹疼痛、坠胀、腰酸或合并头痛、乏力、头晕、恶心等其他不适，程度严重影响生活和工作质量者称为痛经（dysmenorrhea）。痛经可分为原发性痛经（primary dysmenorrhea）和继发性痛经（secondary dysmenorrhea）两类，前者指生殖器官无器质性病变的痛经，后者指由于盆腔器质性疾病如子宫内膜异位症、盆腔炎或宫颈狭窄等引起的痛经。本节重点讨论原发性痛经。

【病因及发病机制】

原发性痛经的发生与月经期子宫内膜释放前列腺素（prostaglandin，PG）异常有关。临床发现痛经病人子宫内膜和月经血中PG含量尤其$PGF_{2\alpha}$和PGE_2较正常妇女明显升高，前列腺素诱发子宫平滑肌收缩，产生分娩样下腹痉挛性绞痛。子宫平滑肌过度收缩致使子宫腔压力升高，造成子宫供血不足引起子宫缺血，结果刺激子宫自主神经疼痛纤维而发生痛经。痛经病人子宫的基础张力较正常妇女高，收缩强度及频率亦增加，且收缩不协调或呈非节律性。异常的子宫收缩使子宫缺血缺氧，引起疼痛。无排卵型病人的子宫内膜因无孕酮刺激，所含PG浓度低，一般不发生痛经。原发性痛经的发生还受内分泌因素、遗传因素、免疫因素、精神、神经因素等的影响。

【临床表现】

原发性痛经的病人多见于青少年，初潮后6～12个月开始，30岁后发生率下降。月经期下腹痛是原发性痛经的主要症状，疼痛多位于下腹部也可发射至腰骶部、外阴与肛门。疼痛常于经前数小时开始，月经第1天疼痛达高峰，多呈痉挛性，持续2～3天后缓解。痛经者可伴发恶心、呕吐、腹泻、头晕、乏力等症状，严重者出现面色苍白、四肢厥冷、出冷汗等症状。

【处理原则】

重视病人精神心理治疗，避免诱因，对症处理。

【护理评估】

（一）病史

了解病人的年龄、月经与婚育史，详细询问疼痛与月经的关系，疼痛发生的时间、部位、性质、程度及伴随的症状，用药情况及治疗效果，识别诱发痛经的相关因素，评估个案有效缓解疼痛的方法。

（二）身心状况

一般妇女对月经期出现的不适都能耐受，因为那是正常的生理反应。由于疼痛的主观感受与个体的痛阈有关，因此，经期不适的反应也因人而异。有些人疼痛阈低，对疼痛较为敏感，反应强烈，因此伴随痛经还可产生一些其他的身体不适。

痛经症状的出现会使病人有意识或无意识地怨恨自己是女性，认为来月经是“倒霉”、

“痛苦”，甚至出现神经质的性格。周期性出现痛经症状，可以加重病人经前恐惧痛经的心理。

（三）诊断检查

妇科检查无阳性体征（注意经期无特殊需要不行妇科检查）。为排除盆腔病变，可做超声、腹腔镜、子宫输卵管造影、宫腔镜等检查，用于排除子宫内膜异位、子宫腺肌病、盆腔炎等疾病引起的继发性痛经。

【可能的护理诊断】

疼痛：与月经期子宫痉挛性收缩有关

恐惧：与痛经症状造成的精神紧张有关

【护理目标】

1. 病人的痛经症状缓解。
2. 病人月经来潮前及经期无恐惧感。

【护理措施】

1. 缓解症状

（1）指导病人卧床休息，热敷腹部并可喝热的饮料如热汤或热茶等，有助于缓解疼痛。

（2）药物治疗：按医嘱给予药物治疗，有两种药物可以有效地治疗原发性痛经，即口服避孕药和前列腺素合成酶抑制剂。避孕药适用于要求避孕的痛经妇女，由于孕酮是子宫内膜生物合成 PG 所必需的物质，避孕药抑制了排卵，使黄体缺乏，无内源性孕酮产生，从而使月经血的 PG 浓度降低，达到治疗痛经的效果。前列腺素合成酶抑制剂，通过阻断环氧化酶通路抑制 PG 合成，达到止痛目的。于月经来潮、出现痛经后开始服药，连服 2 ～ 3 天。常用的有吲哚美辛、布洛芬、氟灭酸等。根据需要，选择中医中药治疗也有显效。

（3）应用生物反馈法：增加病人的自我控制感，使身体放松，以解除痛经症状。

2. 健康教育

（1）月经期保健指导：指导病人经期忌食生冷、河蚌等寒凉食物，注意保暖，避免焦虑、精神紧张和过度劳累。经期保持清洁卫生、禁止性生活，加强经期保护，预防感冒。饮食宜清淡，加强营养，保证充足睡眠。

（2）提供精神心理支持：关心并理解病人的不适和恐惧心理，首先向护理对象说明，月经是正常的生理现象，经期不适是正常人可以承受的生理反应。疼痛不能忍受时可以采用非麻醉性镇痛治疗，适当使用镇痛、镇静、解痉药可以缓解痛经症状，不必恐惧。

【结果评价】

1. 病人诉说痛经症状减轻，并能够列举减轻疼痛的应对措施。
2. 病人在月经期能参与正常工作和社交活动。
3. 病人能寻求有效的帮助。

第四节　经前期综合征

经前期综合征（premenstrual syndrome，PMS）是指妇女反复于月经周期的黄体期出现影响日常生活和工作的躯体、精神以及行为方面改变的症候群。月经来潮后，症状可自然消失。发病率约为 30% ～ 40%，严重者占 5% ～ 10%。

【病因及发病机制】

目前病因不明，可能和中枢神经递质与卵巢激素的相互作用及前列腺素水平的变化有关。临床资料表明，病人的精神神经因素在 PMS 的发病中具有重要意义，并与其严重程度相关。研究发现，尿中孕酮的代谢产物孕烷二醇葡萄糖醛酸与 PMS 的症状有关，提示孕激素的代谢异常可能是 PMS 的病因之一。此外，雌、孕激素均有促进内源性阿片肽的作用，在月经周期的增殖晚期和黄体早中期，内源性阿片肽的活性增加，病人在黄体晚期阿片肽的浓度异常下降，造成内源性阿片肽的快速撤退反应，可引起症状：表现为疲劳、紧张、焦虑、易激动及攻击行为等。5 - 羟色胺是一种重要的神经递质，当中枢神经系统5 - 羟色胺水平下降时，机体对外界应激刺激的敏感性增加，易激惹，出现行为和精神方面的症状，可能与 PMS 发病相关。

【临床表现】

症状常出现于月经前 1 ～ 2 周，月经来潮后症状明显减轻至消失。多见于 25 ～ 45 岁妇女，有周期性和自止性的特点。主要症状有 3 类：

1. 精神症状　可表现为精神紧张、情绪不稳定、易怒，琐事就可引起感情冲动、争吵哭闹等焦虑症状；也可表现为无精打采，情绪淡漠，忧愁不乐，失眠，健忘，注意力不集中，判断力减弱，有时精神错乱，偏执妄想等抑郁症状。

2. 躯体症状　表现为头痛、乳房胀痛、腹部胀满、肢体浮肿、体重增加等，包括：①水钠潴留症状：手、足、颜面浮肿，体重增加，腹部胀满。②疼痛：乳房胀痛，头痛可伴恶心、呕吐或腹泻，腰骶部痛，盆腔痛或全身各处疼痛。③其他：疲乏，食欲增加，喜食甜食或咸食。

3. 行为改变　表现为思想不集中，工作效率低，意外事故倾向，易有犯罪行为或自杀意图。

【处理原则】

轻者提供心理支持；症状明显者对症治疗。

【护理评估】

（一）病史

了解出现典型症状的特点，评估病人生理、心理方面的疾病史，既往妇科、产科等病史，识别诱发症状的相关因素，排除精神病及心、肝、肾等疾病引起的浮肿症状。

（二）身心状况

病人在月经来潮前 7 ～ 14 天，出现一种周期性的身体、精神、行为症状，月经来潮后症状迅速减轻直至消失。病人在发病期间通常表现为紧张、焦虑、沮丧、不安、情绪波动，严重者产生自杀意图、出现叛逆性或虐待儿童的行为。症状还可干扰其正常的工作、日常生活或人际关系。

美国精神病协会（American Psychiatric Association，APA）对该病的诊断标准为：暂时性的与月经周期有关的症状，开始于月经周期的最后一周，月经来潮后消失。确诊至少需要下列症状中的5个以及前4个症状中的一个：①情感失常，如突然爆发的悲伤、哭泣、愤怒等；②持续而显著的愤怒和易激惹；③显著的焦虑或紧张；④显著的抑郁，对日常活动没有兴趣，对生活失去信心；⑤易疲劳或明显的体力不足；⑥主观感觉精力难以集中；⑦食欲明显改变，过食或食欲极强；⑧嗜睡或失眠；⑨身体不适如头痛、乳房触痛、关节肌肉痛、水肿、体重增加；⑩症状干扰了正常的工作、日常生活或人际关系。

（三）诊断检查

全身检查可能有浮肿体征，但妇科检查常无异常。必要时可借助相关检查与轻度精神病及心、肝、肾等疾病引起的浮肿相鉴别。

【可能的护理诊断】

焦虑：与周期性经前期出现不适症状有关

知识缺乏：缺乏缓解症状的相关知识

疲乏：与经前期出现的症候群有关

【护理目标】

1. 病人在月经来潮前两周及月经期能够缓解焦虑症状。

2. 病人能够叙述经前期综合征的促成因素，并能列举缓解症状的方法。

【护理措施】

1. 指导合理饮食　饮食均衡，有水肿者限制盐、糖、咖啡因、酒精，多摄取富含维生素 B_6 的食物，如猪肉、牛奶、蛋黄和豆类食物。加强营养，避免辛辣食品的刺激。

2. 加强锻炼增强体质　坚持有氧运动如舞蹈、慢跑、游泳等对肌肉张力具有镇定的作用。

3. 传授缓解压力的技巧　如腹式呼吸、生物反馈训练、渐进性肌肉松弛。

4. 指导使用药物　指导病人按医嘱正确服用前列腺素抑制剂，可以缓解头痛、痛经；使用抗焦虑剂、抗抑郁药可使 PMS 病人的精神症状得到缓解；服用维生素 B_6 或激素替代治疗，也可有效缓解 PMS 病人的多种症状。

5. 健康教育　帮助病人认识月经来潮前的一些症状属于自然现象，应保持乐观的精神状态，调整生活状态，建立应对不适症状的信心。向病人和家属讲解可能造成经前期综合征的原因和目前处理措施，帮助病人获得家人和病友团体的支持，增强女性自我控制的能力。

【结果评价】

1. 病人消除焦虑感，正确对待经期不适，没有出现干扰正常生活的严重症状。

2. 病人能理解出现症状的原因，并能列举缓解不适症状的有效措施。

第五节　围绝经期综合征

围绝经期（perimenopausal period）指从接近绝经出现与绝经有关的内分泌学、生物学和临床特征起至绝经一年内的期间，即绝经过渡期至最后一次月经后 1 年（该时期与绝经重叠1年时间）。绝经（menopause）指连续 12 个月月经不来潮，分为自然绝经（natural menopause）和人工绝经（induced menopause）。前者指卵巢内卵泡生理性耗竭，引起月经永久停止；后者是指双侧卵巢经手术或受放射线等损害所导致的绝经。我国城市妇女的平均绝经年龄为49.5岁，农村妇女为 47.5 岁。绝经过渡期（menopausal transition）是指从月经周期发生明显变化到绝经的一段时期，月经失调是此期常见的症状，约 90% 的妇女在绝经前 4 年出现各种类型的月经失调。约 1/3 围绝经期妇女能通过神经内分泌的自我调节达到新的平衡而无自觉症状，2/3 妇女在绝经前后出现一系列因性激素减少所致的躯体及精神心理症状，称为围绝经期综合征，人工绝经者更容易发生围绝经期综合征。

【病因及发病机制】

卵巢功能衰退、雌激素减少是导致围绝经期综合征的主要原因。最早的变化是卵巢功能衰退，表现为卵泡对 FSH 敏感性下降，对促性腺激素刺激的抵抗性逐渐增加，最后才表现为下丘脑和垂体功能退化。因为卵巢功能衰退，排卵次数减少，雌激素分泌减少，对垂体和丘脑下部反馈调节作用减弱，导致机体内分泌功能失调、代谢障碍以及植物神经功能紊乱等一系列围绝经期综合症状。雌激素分泌减少还干扰了中枢神经递质的代谢和分泌，表现出情绪不稳定、易激动等一系列精神症状。

【临床表现】

1. 月经紊乱　绝经前半数以上妇女出现 2 ~ 8 年无排卵性月经紊乱，常表现为月经周期不规则、持续时间长及经量增多或月经稀少等。多数妇女经历不同类型和时期的月经改变后，逐渐进入闭经，少数妇女可能突然闭经。

2. 全身症状

(1) 潮热、出汗：是围绝经期或绝经后妇女特有的症状，表现为潮热（hot flush）、出汗。发生率约占围绝经期妇女的 75% ~ 85%，严重者占 10% ~ 20%。潮热是一种无诱因情况下发生的，病人时感自胸部向颈、面部和上肢扩散的阵阵上涌的热浪，同时上述部位皮肤有弥散性或片状发红，伴有出汗，汗后又有畏寒。潮热可持续数秒到数十分钟不等，一过性，易反复发生。10%的病人为每日发作或每日频繁发作，可达十余次或更多。一般潮红与潮热同时出现，多在凌晨乍醒时、黄昏或夜间，活动进食、穿衣、盖被过多等热量增加的情况下或情绪激动时容易发作，影响情绪、工作、睡眠，50%病人感到异常苦恼。此种血管舒缩功能不稳定的症状历时 1 年以上者约占 50% ~ 75%，持续 5 年者约 25% ~ 50%，随着停经时间的延长，症状可减轻或自然消失，约 10% ~ 15% 的妇女持续 10 ~ 15 年或更长时间。自然绝经者潮热发生率超过 50%，人工绝经者的发生率更高。

(2) 精神、神经症状：主要包括情绪、记忆及认知功能症状。主要的精神症状是忧郁、焦虑、多疑等，可有兴奋型和抑郁型两种。前者表现为情绪烦躁、易激动、失眠、注意力不集中、多言多语、大声哭闹等神经质样症状。抑郁型多烦躁、焦虑、内心不安，甚至惊慌恐惧，记忆力减退、缺乏自信、行动迟缓，严重者对外界冷淡，丧失情绪反应，甚至发展成严重的抑郁性神经官能症。近来研究发现雌激素缺乏对妇女发生 Alzheimer 痴呆症可能有潜在危险，表现为老年痴呆，记忆丧失，失语失认，定向计算判断障碍，及性格行为情绪改变。

3. 心血管症状　约25%的围绝经期妇女有心悸、心前区不适的主诉，尤其在潮热发生时更为显著。心悸时可伴心动过速或过缓称为“假性心绞痛”。绝经后妇女易发生冠状动脉及脑血管病变，包括动脉粥样硬化、心肌缺血、心肌梗死、高血压和脑卒中等。绝经后妇女冠心病发生率及并发心肌梗死的死亡率也随年龄而增加。

4. 泌尿、生殖道症状　主要出现泌尿生殖道萎缩的症状，表现为阴道分泌物减少，性交困难及反复发生的阴道炎。由于盆底组织及尿道括约肌松弛易出现尿失禁，膀胱黏膜变薄易反复发作膀胱炎。

5. 骨质疏松　1993年WHO将骨质疏松定义为：是全身性的骨量减少，伴随骨质的微结构改变，导致骨脆性增加，因而骨折危险性增加的一种疾病。绝经后妇女骨质吸收速度快于骨质生成，促使骨质丢失变为疏松，围绝经期过程中约25%的妇女患有骨质疏松症，其发生与性激素水平下降有关，妇女的性激素包括雌激素、孕激素及雄激素，经实验方法证明，雌激素对骨代谢的作用最为显著。妇女骨质疏松主要是骨小梁减少，最后可能引起骨骼压缩使体格变小，严重者导致骨折，桡骨远端、股骨颈、椎体等部位易发生，骨折将引起一系列问题如疼痛、残障等。

6. 皮肤和毛发的变化　皮肤皱纹增多加深；皮肤变薄、干燥甚至皲裂；皮肤色素沉着，出现斑点；皮肤营养障碍易发生围绝经期皮炎、瘙痒、多汗、浮肿及烧灼痛；暴露区皮肤经常受到日光刺激易发生皮肤癌。绝经后大多数妇女出现毛发的分布改变，通常是口唇上方毫毛消失，代之以恒久毛，形成轻度胡须，阴毛、腋毛有不同程度丧失；躯体和四肢毛发增多或减少，偶有轻度脱发。

7. 其他　绝经后视力下降，眼睛干、反复出现干性眼炎。还可以有体重增加，脂肪呈现向心性分布倾向、性欲改变等症状。

【处理原则】

根据个案具体情况选择心理治疗配合对症治疗或激素替代治疗（hormone replacement therapy，HRT），以控制围绝经期症状。

【护理评估】

（一）病史

对40岁以上的妇女，出现月经紊乱或不规则阴道流血，评估伴随的症状，详细询问并记录相关病史，包括月经和婚育史、肝病、高血压、其他内分泌腺体疾病等，同时了解治疗经过及效果。

（二）身心状况

围绝经期综合征病人有以下 3 个方面的症状：

1. 卵巢功能减退及雌激素不足引起的临床症状。

2. 由于家庭因素和社会环境因素的变化诱发的一系列症状。妇女进入绝经期以后，由于家庭和社会环境的变化可加重身体与精神的负担，包括子女长大离家自立、父母年老或去世、丈夫工作地位的改变、自己社会角色、健康与容貌的改变、工作责任的加重等均可引起心情不愉快、忧虑、多疑、孤独等。

3. 个性特点与精神因素引起的症状。妇女在绝经期以前曾有过精神状态不稳定，绝经期以后则往往较易发生失眠、多虑、抑郁、易激动等。一些妇女在心理上难以适应停经的现实，出现身体意象紊乱、情境性自尊低下、性功能障碍等护理问题，需要帮助调适。也有一些妇女认为绝经后解脱了妇女生理上的烦恼，反而可以焕发出青春的活力。

（三）诊断检查

1. 妇科检查　可见外阴萎缩，大、小阴唇变薄。阴道萎缩、黏膜苍白、皱襞减少，如合并感染，阴道分泌物增多，味臭。子宫颈及子宫萎缩变小，尿道口萎缩部分黏膜外翻。

2. 辅助检查

（1）血液检查：通过血 FSH 值测定，了解卵巢功能状况。进行血常规、血小板计数、出凝血时间等检查，以了解贫血程度及有无出血倾向。血脂检查，了解胆固醇增高情况，主要是 β 脂蛋白。

（2）尿常规、细菌学检查、膀胱镜检查：以排除泌尿系病变。

（3）宫颈刮片：进行防癌涂片检查。

（4）分段诊断性刮宫：可以排除子宫内膜恶性病变，同时是围绝经期异常阴道流血病人首选的治疗方法。

（5）其他：根据需要可选择骨矿含量（BMC）或骨密度（BMD）测定、阴道脱落细胞、心电图、X 线、B 型超声、腹腔镜等检查。

【可能的护理诊断】

身体意象紊乱：与月经紊乱、停经、出现精神和神经症状等围绝经期综合征症状有关

焦虑：与围绝经期内分泌改变、家庭和社会环境改变、个性特点、精神因素等有关

【护理目标】

1. 病人能够积极参与社会活动，正确评价自己。
2. 病人能够描述自己的焦虑心态和应对方法。

【护理措施】

（一）心理精神支持与鼓励

1. 与围绝经期妇女交流时，注意通过语言、表情、态度、行为等去影响对方的认识、情绪和行为，使护理人员和病人双方发挥积极性，相互配合，达到缓解症状的目的。必要时可提供适量的镇静药以助睡眠，或抗焦虑、抑郁药以缓解症状。

2. 使其家人了解围绝经期妇女可能出现的症状及诱发因素，并给予理解、提供安慰、鼓励和支持。

（二）指导用药

目前多数学者认为，激素替代治疗（hormone replacement therapy，HRT）的有益作用超过其潜在的有害作用，只要合理使用激素替代治疗并定期监测，可将雌激素对机体的有害作

用降至最低限度。护士需要帮助病人了解用药目的、用药途径、药物剂量、适应证、禁忌证、用药时可能出现的反应等。督促长期使用性激素者接受定期随访，出现异常情况应该随时就诊。一般在用药过程中，每0.5 ~ 1年随访一次；每1 ~ 2年重复1次用药前检查的项目。指导病人用药期间注意观察识别异常现象，若子宫不规则出血，应作妇科检查并进行诊断性刮宫，刮出物送病理检查以排除子宫内膜病变。雌激素剂量过大时可引起乳房胀痛、白带多、阴道流血、头疼、水肿或色素沉着等。孕激素副作用包括抑郁、易怒、乳腺痛和浮肿。雄激素有发生高血脂、动脉粥样硬化、血栓栓塞性疾病危险，大量应用可能出现体重增加、多毛及痤疮。根据需要配合中医中药治疗，也可有效缓解症状。

（三）健康教育

1. 向围绝经期妇女及其家属介绍绝经是一个生理过程，讲解绝经发生的原因及绝经前后身体将发生的变化，帮助病人消除因绝经变化产生的恐惧心理，并对将发生的变化做好心理准备。

2. 介绍绝经前后减轻症状的方法，以及预防围绝经期综合征的措施。如适当地摄取钙质和维生素D，将减少因雌激素降低导致的骨质疏松；维持室外活动习惯，规律的运动如散步、骑自行车等可以促进血液循环，维持肌肉良好的张力，延缓老化的速度，还可以刺激骨细胞的活动，延缓骨质疏松症的发生；提供针对性指导，维持正常性生活等。

3. 设立围绝经期妇女咨询服务机构，以便咨询、指导和加强护理。具体咨询内容包括：

（1）帮助护理对象理解围绝经期是正常生理过程。消除无谓的恐惧和焦虑，以乐观积极的态度对待老年期的到来，并帮助缓解因各种心理矛盾、情绪障碍、心理冲突等问题带来的苦恼。

（2）耐心解答病人提出的问题，建立护患合作和相互信任的关系，共同发挥防治作用。

（3）指导妇女主动参与防癌检查，重点是女性生殖道和乳腺肿瘤。

（4）积极进行建立合理饮食习惯和科学运动方式的健康教育，有助于防治围绝经期妇女常见病、多发病，如糖尿病、高血压、冠心病、肿瘤和骨质疏松症等。同时注意宣传建立良好卫生习惯的重要性，以便防治围绝经期妇女常见、多发的妇女病，如阴道炎症、绝经后出血、子宫脱垂、尿失禁等。并对围绝经期妇女的性要求和性生活等方面给予关心和指导。

（5）宣传雌激素补充疗法的相关知识。

1）适应证：主要包括因雌激素缺乏所致的老年性阴道炎、泌尿道感染、潮红、潮热及精神症状，预防存在高危因素的骨质疏松症等，并排除禁忌证。

2）禁忌证：包括：①绝对禁忌证有妊娠、原因不明的子宫出血、血栓性静脉炎、严重肝肾功能不全者。②相对禁忌证有乳癌病史、复发性血栓性静脉炎病史或血栓、血栓栓塞性疾病者。③慎用者有子宫肌瘤、子宫内膜异位症、严重高血压、糖尿病、癫痫等病人。

3）制剂及剂量：尽量选用天然性激素，以雌三醇和雌二醇间日给药最为安全有效。注意剂量个体化，以取最小有效量为佳。我国应用最多的是国产尼尔雌醇，可有效地控制潮热、多汗、阴道干燥和尿路感染。国外常用的有妊马雌酮、微粒化17-β雌二醇和7-甲异炔诺酮。

4）用药途径：选择不同制剂经不同途径使用。口服用药的优点是血药浓度稳定，雌激素有助于调整血脂构成，增加对心血管系统有益的高密度脂蛋白，降低对心血管系统不利的低密度脂蛋白。由于口服用药方便，是目前主要的 HRT 途径，以片剂为主。经皮肤吸收的有皮贴、皮埋片、凝胶等方式，使雌激素通过皮肤吸收入血。由于其避免了肝对激素的降解作用，所以用药剂量是口服途径的 1/10 或更少；也由于其释放恒定，用药后使血雌激素水平稳定。经阴道给药有霜、片、栓、硅胶环等制剂，局部作用强，能迅速改善老年性阴道炎症状，也有利于预防老年妇女泌尿系反复感染的情况。若所用的药物被局部吸收入血，则可改善潮热等症状。经阴道、皮肤或皮下埋植等胃肠道外途径给药，能解除潮热，防止骨质疏松，但尚未证明是否能降低心血管疾病发生率。

5）用药方案：目前提倡雌、孕激素联合用药。

6）用药时间：根据治疗目的而不同。短期用药的病人，一般持续 HRT 5 年以内，主要目的是为了缓解围绝经期症状，通常用药 1 个月起效，4 个月达到稳定效果，建议用药 1 ~ 3 年。长期用药的目的在于防治骨质疏松症，HRT 至少持续 3 ~ 5 年，有人主张绝经后终身用药，才能达到满意的效果。

【结果评价】

1. 病人认识到绝经是女性正常生理过程，能以乐观、积极的态度对待自己，参与集体活动。
2. 病人能介绍自我缓解围绝经期症状的有效方法，并与病友分享。

（郑修霞）

第15章

妊娠滋养细胞疾病病人的护理

学习目标

在完成本章内容的学习后，学生应能：

1. 比较葡萄胎、侵蚀性葡萄胎、绒毛膜癌的诊断要点；临床表现及处理原则。
2. 参与讨论滋养细胞疾病病人的随访意义及内容。
3. 识别滋养细胞疾病的个案，并提供个体化护理。

妊娠滋养细胞疾病（gestational trophoblastic disease）是一组来源于胎盘绒毛滋养细胞的疾病，根据滋养细胞的增生程度、侵蚀组织的能力及病理特点，将其分为葡萄胎、侵蚀性葡萄胎、绒毛膜癌及胎盘部位滋养细胞肿瘤，其中除葡萄胎外，后三者统称为妊娠滋养细胞肿瘤（gestational trophoblastic tumor，GTT）。滋养细胞肿瘤绝大多数继发于妊娠，极少数来源于卵巢或睾丸生殖细胞，称为非妊娠性绒毛膜癌。

胎盘部位滋养细胞肿瘤临床罕见，多呈良性过程，手术是其首选的治疗方法。本章主要讨论葡萄胎、侵蚀性葡萄胎和绒毛膜癌。

第一节　葡萄胎

葡萄胎亦称水泡状胎块（hydatidiform mole，HM），是一种良性的滋养细胞疾病。是妊娠后组成胎盘的绒毛滋养细胞增生，绒毛间质水肿，形成大小不一的水泡，水泡间有细蒂相连成串，形如葡萄而得名。葡萄胎分为完全性和部分性两类，大部分为完全性葡萄胎，且有较高恶变率；少数为部分性葡萄胎，罕见恶变。

【病因及发病机制】

葡萄胎的真正发病原因不明。临床资料发现葡萄胎的发生与个体的营养状况、社会经济、年龄、异常受精、孕卵异常、细胞遗传异常等有关。细胞遗传学的研究资料提示：完全性葡萄胎系由父源单倍体精子复制而来，可能是受精时母体卵核因某种原因失去生物活性，由一个空卵与一个单倍体精子（23，X）受精，经自身复制成为二倍体（46，XX），称为空卵受精（fertilization of an empty egg）。少数核型为46，XY，可能是两个染色体不同的精子（23，X及23，Y）同时使空卵受精。部分性葡萄胎则以三倍体为主，主要来自正常卵子的双精子受精（dispermy）或是受精于一个双倍体精子。流行病学调查资料表明，葡萄胎发生率有明显的地区差异，东南亚国家或地区的发病率比欧美国家高。葡萄胎病变局限于子宫腔内，不侵入肌层，也不发生远处转移。显微镜下见滋养细胞呈不同程度的增生，绒毛间质水肿呈水泡样，间质内血管稀少或消失。这些变化在部分性葡萄胎呈局灶性改变；而在完全性葡萄胎则呈弥漫性变化，因病变的绒毛失去吸收营养的作用，致使胚胎早期死亡。部分性葡萄胎尚存部分正常绒毛，故胚胎可能存活。滋养细胞过度增生的结果，产生大量的绒毛膜促性腺激素（HCG），刺激卵巢导致过度黄素化反应，形成黄素囊肿。黄素囊肿多为双侧性，在葡萄胎排出数周或数月后自然消失。

【临床表现】

1. 停经后阴道流血　为最常见的症状，多数病人在停经 1 ～ 2 个月，迟至 2 ～ 3 个月时出现不规则反复阴道流血，时断时续，开始量少，呈咖啡色黏液或暗红色血，以后逐渐增多，至葡萄胎自行排出前，常可发生大量出血。反复大量出血可造成贫血及继发感染，有时在血中可发现水泡状物。

2. 妊娠期高血压疾病征象　葡萄胎病人妊娠呕吐症状的出现较正常妊娠者为早，持续时间较长，且症状严重。病人可在妊娠 20 周前出现蛋白尿、水肿、高血压等症状及相应体征，严重者可发展为先兆子痫和子痫。

3. 子宫异常增大、变软　由于滋养细胞增生及水泡状变化，或因宫腔内积血，约半数以上病人的子宫大于正常妊娠相应月份，质地极软，无自觉胎动，不能扪及胎体。少数病人因水泡状物及血块的排出、绒毛水泡退行性变或稽留流产的缘故，其子宫大小可能与正常妊娠月份相符或较小。

4. 卵巢黄素化囊肿　由于大量 HCG 刺激卵巢卵泡内膜细胞发生黄素化而形成的囊肿。妇科检查可发现病人的单侧或双侧卵巢囊性增大，囊壁薄，表面光滑、活动度好。黄素囊肿随 HCG 水平的下降而自趋消退，常在病灶清除后 2 ～ 4 个月自行消退。

5. 腹痛　表现为阵发性下腹隐痛。一般发生在阴道流血前，是葡萄胎流产的表现。葡萄胎增长迅速、子宫急速膨大时可引起下腹胀痛。如是黄素化囊肿急性扭转时则为急腹痛。

部分性葡萄胎患者可有完全性葡萄胎患者的上述大多数症状，但程度轻。

【处理原则】

一旦确诊应迅速清除子宫腔内容物并将刮出物送病理检查；必要时采用预防性化疗。如黄素化囊肿并发扭转则应手术处理。

【护理评估】

（一）病史

询问病人及其家族的既往史，包括滋养细胞疾病史；病人的月经、婚育史，此次妊娠的经过，有无阴道流血及处理的经过情况等。如有阴道流血，应询问阴道流血发生的时间、血量以及是否有水泡状物排出等。

（二）身心状况

病人往往主诉停经后出现不规则阴道流血、腹痛、无胎动感，检查子宫大于停经月份，扪不到胎体。典型的病人可以出现上述其他的临床症状，有些病人可伴有妊娠期高血压疾病征象，或由于反复不规则阴道流血而表现为不同程度的贫血症状等。

一旦被确诊，病人及家属表现为极大不安，担心妊娠的结局以及对今后生育的影响，同时表现出对清宫手术的恐惧心理。

（三）诊断检查

1. 产科检查　子宫大于停经月份，腹部检查扪不到胎体，听不到胎心。

2. 绒毛膜促性腺激素（HCG）测定　用尿 β-HCG 酶联免疫吸附试验及血 β-HCG 放射免疫测定法。病人的血、尿 HCG 处于高值范围且持续不降或超出正常妊娠水平，而且在停经 12 周以后，随子宫增大 HCG 值继续上升。

3. 超声检查　多普勒超声检查听不到胎心音，未见正常的胎体影像。B 超可见增大的子宫区充满不均质密集状或短条状回声，呈“落雪状”，水泡较大者可形成大小不等的回声区，则呈“蜂窝状”。

【可能的护理诊断】

恐惧：与真实或想象的葡萄胎对健康的威胁或将要接受清宫手术有关

知识缺乏：缺乏疾病的信息及葡萄胎随访的知识

【预期目标】

1. 病人能列举减轻恐惧的技能，积极配合刮宫手术。

2. 病人能陈述随访的重要性和具体方法。

【护理措施】

1. 提供心理护理　详细评估病人对疾病的心理承受能力，确定主要的心理问题，同时评估病人接受治疗方案的心理准备情况。通过护理活动与病人建立良好的护患关系，鼓励病人表达不能得到良好妊娠结局的悲伤。为病人讲解葡萄胎疾病的相关知识和清宫手术的过程，纠正错误认识，解除其顾虑和恐惧，增强信心并取得配合。

2. 严密观察病情　观察病人的腹痛及阴道流血情况，检查阴道排出物内有无水泡状组织并保留消毒纸垫，以评估出血量及流出物的性质。流血过多时，密切观察血压、脉搏、呼吸等生命体征。

3. 做好治疗配合　在病人情况稳定后，应及时清除宫腔内容物。刮宫前配血备用，建立静脉通路，并准备好催产素和抢救药品及物品，以防治大出血造成的休克。术后将刮出物送病理检查，并注意挑选较小的及靠近宫壁的葡萄状组织送检以提高阳性检出率。子宫小于妊娠12周者可一次刮净，子宫大于妊娠 12 周或术中感觉到一次吸刮干净有困难者，可于 1 周后再次刮宫。对合并妊娠期高血压疾病者做好相应的治疗配合及护理。

4. 健康教育及随访指导　告知病人摄取高蛋白、高维生素、易消化的食物，适当活动，保证睡眠充足；正确留置尿标本（清晨第一次尿）；保持外阴清洁，以防感染；每次刮宫手术后禁止性生活 1 个月。在正常情况下，葡萄胎排空后，病人血清 HCG 稳定下降，首次降至正常的时间约为 8 周，最长不超过 14 周，如果出现异常，应及时报告医护人员。葡萄胎的恶变率约 10% ~ 15%，为此需重视刮宫术后的定期随访，一般为第 1 次葡萄胎刮宫术后 3 个月内每周随访 1 次血、尿 HCG。3 个月内如一直阴性改为每半月检查 1 次，共 3 个月，如连续阴性，改为每月检查1次持续半年，第 2 年起每半年 1 次，共随访 2 年。在随访血、尿HCG 的同时应注意有无阴道异常流血、咳嗽、咯血及其他转移灶症状，定时做妇科检查、盆腔 B

超及X线胸片检查。在葡萄胎随访期间必须严格避孕一年，首选阴茎套避孕，也可选择不含有雌激素的口服避孕药。

【结果评价】

1. 病人在执行诊疗方案期间，能按护理人员指导作出积极行为。
2. 出院时，病人能正确陈述随访的意义及具体过程。

第二节 侵蚀性葡萄胎

侵蚀性葡萄胎（invasive mole）指葡萄胎组织侵入子宫肌层或转移至子宫以外者。其具有恶性行为，肌层内的葡萄样组织继续发展可以穿破子宫壁，引起腹腔内大出血，也可侵入阔韧带内形成宫旁肿物。并可转移至阴道、肺，甚至脑部。

【病因及发病机制】

侵蚀性葡萄胎均由良性葡萄胎发展而来，多数发生在葡萄胎清除后半年内。其病理特点是显微镜下可见绒毛结构或退化绒毛影子，滋养细胞呈过度增生及程度不等的不典型增生，具有过度的侵蚀能力。多数仅造成局部侵犯，约有 4% 的病人并发远处转移，预后较好。

【临床表现】

1. 原发灶症状　最常见的症状是不规则阴道流血。病人可以在葡萄胎清除后一直有不规则阴道流血，也可以发生在葡萄胎清除后几个月或恢复正常月经后又出现不规则流血，量多少不定。子宫不能如期复原，黄素化囊肿持续存在。如浸润的滋养细胞穿破子宫则有腹腔内出血及腹痛症状。

2. 转移灶症状　视转移部位而出现相应的症状和体征。其中较常见也为较早的转移部位是肺，其次是阴道及子宫旁组织，脑转移较少，但致死率高。肺转移病人的常见症状为咳嗽、血痰或反复咯血、胸痛等。发生阴道、宫颈转移的病人，局部可见紫蓝色结节，其溃破后可大量出血。脑转移者则出现神经系统的相应症状和体征，如头痛、呕吐、抽搐、偏瘫及昏迷。膀胱有侵蚀者可出现血尿。

【处理原则】

以化疗为主；病灶在子宫的病人，化疗无效时可考虑切除子宫，并酌情保留正常卵巢。

【护理评估】

（一）病史

采集个人及家属的既往史，包括滋养细胞疾病史、药物使用及药物过敏史；采集葡萄胎第一次刮宫的详细资料，包括时间、水泡大小、量等；刮宫次数及刮宫后阴道流血的量、质、时间；清宫术后的子宫复旧情况；注意收集血、尿 HCG 随访的资料；询问有关原发病灶及转移灶相关症状的主诉；肺 X 线检查结果等。

（二）身心状况

病人有不规则阴道流血，当滋养细胞穿破子宫时则有腹腔内出血及腹痛；阴道宫颈转移灶溃破时可有大量出血。肺转移病人也会出现相应的临床症状。脑转移病人可出现一过性跌倒、失语、失明、头痛、呕吐、偏瘫及昏迷等症状。

病人因葡萄胎治疗后再度出现不规则阴道流血等症状，表现为不同程度的焦虑或恐惧感。病人及其家属害怕化疗、担心疾病的预后。

（三）诊断检查

1. 血和尿的绒毛膜促性腺激素（HCG）测定　病人在葡萄胎清除后 HCG 稳定下降，平均在清宫后 8 周降至正常水平，最长不超过 14 周。侵蚀性葡萄胎病人往往于葡萄胎排空后 9 周以上，血、尿 HCG 持续高水平或一度下降后又上升。

2. 胸部 X 线摄片　有结节状阴影是肺部转移体征。

3. 妇科检查　子宫大于正常，质软，发生阴道宫颈转移时局部可见紫蓝色结节。

4. 其他　出现神经系统症状时，可作脑部 CT 显示转移灶。如没有显示可进一步测定脑脊液及血浆 HCG 含量（血清：脑脊液 β-HCG < 20 : 1 时，有脑转移可能）。此外，通过病理标本切片的组织学诊断有助于临床确诊。

【可能的护理诊断】

恐惧：与恶性疾病及接受化学治疗有关

角色紊乱：与较长时间住院及化疗有关

【预期目标】

1. 住院后，病人恐惧感减轻或消失。
2. 治疗过程中，病人适应角色的变化。

【护理措施】

1. 提供心理支持　评估病人及家属对疾病的心理反应，了解病人既往面对应激情况的反应方式并指导正确的应对方式。对住院病人做好环境、病友及医护人员的介绍，减轻病人的陌生感。提供疾病及护理信息，帮助病人和家属树立信心。让病人诉说心理痛苦及失落感，接受现实。提供有关化学药物治疗及其护理的信息，以减少恐惧及无助感。主动听取病人、家属的意见，以了解对有关治疗进展和预后的真实想法。

2. 严密观察病情　严密观察腹痛及阴道流血情况，记录出血量，流血多时除密切观察病人的神志、血压、脉搏、呼吸外，及时做好手术准备。认真观察转移灶症状，发现异常，及时与医师联系配合处理。

3. 做好治疗配合　接受化疗的病人按化疗护理内容。手术治疗者按妇科手术前后护理常规实施护理。

4. 有转移灶者，提供相应的症状护理：

（1）肺转移病人的护理

1）卧床休息，减轻病人消耗，有呼吸困难者给予半卧位并吸氧。

2）治疗配合：按医嘱给予镇静剂及化疗药物。镇静剂能保证病人安静休息，减轻症状。

因肺部接受药物比较直接，局部药物浓度最大，故用药效果比较好。

3）大量咯血者有窒息、休克甚至死亡的危险，如发现应立即通知医生，同时给予头低侧卧位并保持呼吸道的通畅，轻击背部，排除积血。

（2）阴道转移病人的护理

1）限制病人走动，密切观察其阴道有无破溃出血，禁作不必要的检查和窥阴器检查。

2）准备好各种抢救器械和物品（输血、输液用物、长纱条、止血药物、照明灯及氧气等）。

3）如发生病灶溃破大出血时，应立即通知医生并配合抢救。用消毒长纱条填塞阴道局部压迫止血，填塞的纱条必须于24～48小时内取出，必要时再用无菌纱条重新填塞，取出纱条未见继续出血者仍应严密观察阴道流血情况及生命体征。同时按医嘱给予输血、输液及抗生素。严密观察病情变化情况，及时发现感染及休克征象。

（3）脑转移病人的护理

1）严密观察病情：观察生命体征、饮入量及排出量，警惕水电解质紊乱的症状，并做好观察记录。

2）治疗配合：按医嘱给予静脉补液、止血剂、脱水剂、吸氧、化疗药物等。

3）预防并发症：采取必要的护理措施预防病人发生跌倒、咬伤、吸入性肺炎、角膜炎、褥疮等。

4）配合检查：正确留置样本，做好HCG测定、腰穿、CT等项目的检查配合。

5）对昏迷、偏瘫者按相应的护理常规实施护理。

5. 卫生健康指导　为病人提供高蛋白、高维生素、易消化的饮食，鼓励病人进食，以增强机体的抵抗力。注意休息，防止过度疲劳，阴道转移者应卧床休息、以免引起溃破大出血。注意保持外阴清洁，以防感染。指导病人出院后接受严密随访：第1年内每月随访1次，1年后每3个月1次，持续3年，再每年1次至5年，此后每两年1次。随访期间，应采取合理的避孕措施。随访内容及避孕方法同葡萄胎病人。

【结果评价】

1. 住院期间病人能与医护人员讨论化疗方案，获得一定有关化疗的自我护理知识、技能，并表现出积极的行为。
2. 病人能安心住院，正视现实，配合治疗过程。
3. 病人在出院前，能复述出院后康复计划和随访过程。

第三节　绒毛膜癌

绒毛膜癌（choriocarcinoma）简称绒癌，是一种高度恶性的滋养细胞肿瘤。早期就可通过血行转移至全身，破坏组织或器官。

【病因及发病机制】

是一种继发于正常或异常妊娠之后的滋养细胞肿瘤。病人多为育龄妇女，其中50%继发于葡萄胎清除后，且多发生在清宫术后1年以上者；25%发生于流产后，22.5%发生于足月妊娠之后，2.5%发生于异位妊娠后。绒毛膜癌也可发生于绝经后的妇女，这是因为滋养细胞具有可隐匿多年的特性。癌肿在宫壁形成单个或多个肿瘤，呈深红、紫或棕褐色；它可突入宫腔或穿破宫壁而至阔韧带或腹腔。因没有间质，癌肿质脆，极易出血，宫旁静脉中往往发现癌栓。病人卵巢的卵泡内膜细胞因受大量 HCG 刺激的结果也可形成黄素化囊肿。

镜下表现为滋养细胞极度不规则增生，分化不良并侵入肌层及血管，周围大片出血、坏死，绒毛结构消失。

【临床表现】

1. 阴道流血　为最主要症状。表现为产后、流产后，尤其在葡萄胎被清除后，病人出现不规则阴道流血，持续性或间歇性，量多少不定；也可以由于子宫病灶侵蚀血管或阴道转移结节破溃引起大量出血。如果子宫的原发灶消失而仅有转移灶存在者，可以无阴道流血症状。由于肿瘤分泌 HCG 及雌、孕激素的作用，部分病人可能出现闭经及假孕症状。

2. 盆腔包块　因增大子宫或阔韧带内血肿形成或增大的黄素化囊肿，病人往往有下腹包块；也可因原发灶消失而子宫不增大，黄素化囊肿也不如葡萄胎时明显。

3. 腹痛　因癌组织侵蚀子宫壁或子宫腔积血所致。也可因癌组织穿破子宫或转移灶破裂致急性腹痛、腹腔内出血导致失血性休克。

4. 转移灶表现　基本与侵蚀性葡萄胎相同，但症状更严重，破坏性更强。肺部最多发（80%），阴道次之（30%），脑转移（10%）常继发于肺转移之后，是死亡的主要原因。

【处理原则】

以化疗为主，手术和放疗为辅的综合治疗。需手术治疗者一般也主张先化疗，待病情基本控制后再手术。

【护理评估】

（一）病史

采集阴道不规则流血的病史，如是葡萄胎的病人，注意采集葡萄胎的刮宫病史，血、尿 HCG 测定的结果等。询问转移灶相应症状的主诉，详细了解接受化疗的经过，包括化疗的时间、药物名称、剂量、疗效及用药后机体的反应情况，以及随访期间的相关资料等。

（二）身心状况

大多数病人有不规则阴道流血的症状，或血、尿 HCG 值的不正常（正常情况下：流产后 25 天左右、足月分娩后约 9 ~ 12 天、异位妊娠后 8 ~ 9 天，HCG 降为正常，超过上述时间，HCG 仍持续高值或有上升者，应高度怀疑绒癌）。有病灶转移的病人，同时出现相应的症状。由于被浸润的组织变脆，容易被穿破造成局部大出血且止血困难的情况，病人发生出血性休克。

病人被确诊为绒癌后，会感到悲哀，不能接受现实，对目前状况产生无助感。由于需要多次化疗而产生经济困难，表现出焦虑不安的情绪。病人会因手术切除子宫产生心理压力，年轻病人或因失去生育功能而绝望，迫切希望得到丈夫和家人的理解。

（三）诊断检查

1. 组织学诊断　在送检标本中，仅见大量分化不良的细胞滋养细胞和合体滋养细胞伴出血及坏死，没有绒毛结构。

2. 血、尿HCG测定　在葡萄胎清宫、人工流产、自然流产、异位妊娠清除或足月妊娠分娩后血HCG值在规定时间内未能降达正常水平而持续在高值并有上升。

3. 其他　出现肺部、脑部转移症状时，应作B超、CT等相应的检查。

【可能的护理诊断及合作性问题】

潜在并发症：肺转移

潜在并发症：阴道转移

潜在并发症：脑转移

有围手术期体位性损伤的危险：与接受手术有关

无能为力感：与病程长、无法控制和影响结局有关

【预期目标】

1. 治疗期间，病人避免了不该有的并发症。
2. 住院期间，病人没有手术期受伤情况。
3. 治疗期间，病人积极获取信息，并主动配合治疗过程。

【护理措施】

1. 提供信息，增强信心　护理人员为服务对象提供正确的疾病治疗知识及相关信息赢得病人的信任；运用沟通技巧，让病人表达其悲哀，给予同情。为病人提供交流和活动机会，参加一些娱乐活动，增强其信心，认识自身价值。帮助病人分析可利用的支持系统，纠正消极的应对方式。

2. 病情观察　严密观察并记录病人腹痛及阴道流血情况，出血多时注意病人的神志和生命体征变化情况。病人出现阴道大量出血或剧烈腹痛时，常提示伴有内出血情况，可能为癌肿穿破子宫，应立即通知医生，并做好手术准备。

3. 缓解不适　对出现疼痛、化疗副反应等症状的病人，应积极采取措施，减轻症状，尽可能满足护理对象的合理要求。

4. 做好治疗配合　对于接受化疗、手术者以及出现转移灶症状者，耐心讲解治疗方案，取得病人主动配合，并提供相应护理，缓解症状，满足个体的需要。有关转移灶病人的护理内容，参见侵蚀性葡萄胎病人护理的相应措施。

5. 健康教育　提供病人喜欢的食谱，经常变换口味鼓励其进食。同时，嘱病人卧床休息，待病情缓解后再适当活动。指导出院后的病人，节制性生活并落实避孕措施，有阴道转移者严禁性生活。出院后随访内容及避孕方法指导同侵蚀性葡萄胎病人。

【结果评价】

1. 住院期间，病人没有出现因护理不当引起的并发症。
2. 手术经过顺利，病人不存在手术期受伤的情况。
3. 治疗期间，病人能与医护人员讨论病情，与病友友好相处，关心周围发生的事件，参与治疗和护理过程。

（郑修霞）

第16章

腹部手术病人的护理

学习目标

在完成本章内容的学习后，学生应能：

1. 介绍妇产科腹部手术的常见类型和手术适应证。
2. 描述妇产科腹部手术病人的护理内容，包括：术前准备，术前一日护理，手术当天护理及术后护理内容。
3. 描述腹部手术病人常见的术后并发症及护理措施。
4. 介绍腹部急诊手术病人的护理特点。
5. 分别描述子宫颈癌、子宫肌瘤、子宫内膜癌、卵巢肿瘤病人的临床表现及处理原则。
6. 复述子宫颈脱落细胞学检查的临床意义。
7. 讲解分段诊断性刮宫的临床意义及操作方法。
8. 比较卵巢良、恶性肿瘤的临床特点及鉴别方法。
9. 按照护理程序为妇产科手术病人提供整体化护理措施。

第一节　腹部手术病人的一般护理

腹部手术是妇科疾病常用的一种治疗手段。手术既是治疗过程，同时也产生创伤。要保证手术的顺利进行和患者术后的如期康复，则需要充分的术前准备和术后的精心护理。

【妇科腹部手术种类】

妇科腹部手术按范围主要有剖腹探查术、全子宫切除术、次全子宫切除术、附件切除术、全子宫及附件切除术、次全子宫及附件切除术、子宫根治术、肿瘤细胞减灭术、剖宫产术等，妇科微创手术如宫腔镜、腹腔镜手术等。按手术急缓程度分为择期手术、限期手术和急诊手术三种。

【手术适应证】

子宫及附件病变，或因附件病变需切除子宫者；性质不明的盆腔或下腹部肿物；妇科急腹症。难产或阴道分娩困难者。

【手术前护理】

（一）心理护理

当确定有手术必要时，病人会产生很多的心理问题 。担心住院后生活方式改变不适应；手术会引起疼痛；恐惧手术对生命的威胁；会担心手术的过度裸露；更顾虑手术会丧失女性重要的功能，尤其是一些病人错误地认为切除子宫会引起早衰以致影响夫妻感情和家庭生活。宫腔镜、腹腔镜手术是近几年在妇科广泛开展的微创手术，有些病人对术式不了解，甚至还存在很多的疑虑，针对这些情况，护士应充分利用术前健康指导的机会与病人进行沟通，用通俗易懂的语言为病人提供相关的医学信息，耐心解答病人的疑问，提供有关的资料等，使她们在术前做好充分的思想准备，以积极的态度和轻松的心情配合手术，顺利度过手术期。部分病人会因为丧失生育功能而产生失落感，护士应协助病人渡过哀伤过程。

（二）术前护理

与外科手术病人一样，术前需对病人进行全面评估，同时提供针对性的术前指导。提供安静、没有干扰的环境，如床边、示教室；根据病人的习惯和喜欢的方式选择单独讲授或集中宣教，进行术前的健康指导。

1. 提供信息

（1）用通俗易懂的语言介绍疾病相关知识，术前使病人了解到子宫全切后不再来月经，卵巢切除的病人会出现停经、潮热、阴道分泌物减少等症状。卵巢切除一侧保留另一侧不会影响女性激素的分泌，但会因术中卵巢血运受影响，暂时性引起性激素水平波动，出现月经不调。必要时可以在医生的指导下接受雌激素治疗缓解症状。

（2）说明手术的重要性和必要性，讲解手术的程序，麻醉的方式，手术者资质，手术成功的病例，减轻病人对手术的恐惧，相信在医院设备齐全的条件下会得到最好的治疗和护理。

（3）介绍术前准备的内容、目的、配合的方法、需要的时间，可能存在的不适及应对措施，使病人主动配合各项检查和术前准备。

2. 术前护理

（1）向受术者解释术前准备的内容及各项准备工作所需要的时间，必要的检查程序等，包括将如何接受检查，可能有什么样的不舒服感觉。使病人了解她术后所处的环境状况，当她自手术室来到恢复室时，可能需要继续静脉输液，必要时需吸氧、留置引流管或身体周围有监护设施等。同时让家属及病人了解，经常地观察记录病情是护理常规，目的是及早发现异常情况，不必紧张。

（2）让病人了解早离床活动的优点是能促进血液循环，防止静脉血栓的发生；促进胃蠕动的恢复增进食欲；防止腹胀和肠粘连；利于膀胱功能的恢复防止尿潴留；增加肺活量减少肺部并发症。一般术后 24 小时可下床活动，病重者适当延迟，活动量根据病情、病人体质采取渐进式，必要时在家属或医护人员帮助下完成。若是产妇则指导产后活动、母乳喂养。

（3）教会病人转移注意力的方法如默默数数、缓慢的深呼吸、全身肌肉放松、听音乐等。教会病人深呼吸、咳痰的方法：由鼻子慢慢吸气，使腹部扩张，然后用嘴慢慢吐气；用双手横置伤口部位，学会咳嗽时用手支托伤口，做深呼吸，用力咳痰，重复练习。指导病人学会在床上使用便器，并反复练习直至掌握。

（4）积极纠正受术者的身心状况，如纠正贫血、治疗支气管炎等。指导病人在家属或医护人员协助下翻身、活动肢体，预防术后并发症的发生。

（5）术前营养状况会直接影响术后病人康复过程，护士要指导病人摄取高蛋白、高热量、高维生素及低脂肪的全营养饮食。尤其是老年人，常因牙齿缺失、松动、咀嚼困难而影响消化及营养摄入，需与营养师共同协商调整饮食结构，安排合理的食谱，以保证机体处于术前最佳的营养状况。

(6) 老年病人各重要脏器趋于老化，修复能力降低，耐受性差。术前需全面详尽评估，进行充分的术前准备，为手术创造条件。

研究资料表明，术前接受过指导，并有充分的心理准备、表现镇静的受术者，更能耐受麻醉的诱导，而且较少出现术后恶心、呕吐及其他并发症。

【手术前一日护理】

手术前一日，护士应认真核对医嘱，并取得患者或家属正式签字的手术同意书。目的是为保护病人，避免接受不恰当的手术。当手术时间已排定，护士应开始准备，并重复核实以下内容。

1. 皮肤准备　术前一天完成修剪指甲、沐浴更衣等个人卫生后进行手术区域皮肤的准备。以顺毛、短刮的方式进行手术区剃毛备皮，其范围是上自剑突下，两侧至腋中线，下达大腿上 1/3 处及外阴处的皮肤。注意手术野有无瘢痕、疹子、脓疮等。腹腔镜手术因第一穿刺点位于脐缘，所以尤应注意脐窝部的清洁，用棉签蘸石蜡油清洁脐部污垢，勿损伤脐窝。备皮完毕用清水洗净、拭干。可以选择性应用无损伤性剃毛刀、脱毛剂或剪毛器等备皮，注意勿损伤皮肤以免增加感染机会。

2. 胃肠道准备　目的是防止术中应用麻醉剂使肛门括约肌松弛，大便污染手术台；为减轻术中、术后肠胀气，使术中更清晰地暴露手术野；同时对涉及到肠道手术做好准备。一般的手术，术前一日晚餐减半，进易消化的软食，术前8小时禁止从口进食，术前 4 小时严格禁水，手术日晨禁食；手术前一天用肥皂水或灌肠液灌肠 2 次或口服番泻叶水代替，病人能排大便 3 次以上即可。可能涉及到肠道的手术如卵巢癌肿瘤细胞减灭术，肠道准备应从术前 3 天开始。术前 3 天进食无渣半流饮食，按医嘱口服肠道抑菌药物。术前一日或术日晨行清洁灌肠，直至排出的灌肠液无大便残渣为止，体质虚弱者避免虚脱。若怀疑异位妊娠者禁止灌肠。

3. 阴道准备　拟行子宫全切或根治术的病人，一般于术前 3 天进行阴道准备。每天一次用 1：5000 高锰酸钾或 1：1000 的苯扎溴胺（新洁而灭）冲洗或擦洗阴道。

4. 镇静剂　为缓解受术者的焦虑程度，并保证其获得充分的睡眠，在完成术前准备后，可按医嘱给病人适量的镇静剂，如阿米妥、地西泮（安定）等。手术前一日晚间需经常巡视受术者，注意动作轻柔、说话轻声，避免影响其休息。

5. 其他　手术前一天护士应认真核对医嘱，将手术通知单及麻醉通知单送交手术室，协助医生向病人家属交代术中、术后可能出现的并发症，以得到家属的理解、支持和配合，并签署手术同意书，以起到保护医患双方，避免发生医疗纠纷的作用。手术前日要核实交叉配血情况并和血库联系好血源，做好需要的各种药物敏感试验并在病历上记录结果，全面复习各项辅助检查和实验室检查报告，如有异常及时与医生联系，确保病人在术前身心处在最佳状态。

【手术当日护理】

1. 手术日晨，护士应核查受术者的生命体征，如发现有发热、血压升高或月经来潮者，或发现过度恐惧焦虑的病人要及时向医生汇报；需重新确定手术日期者，应向病人及家属说明原因，做好解释，以得到理解与配合。

2. 拟行全子宫切除术者，手术日晨用2.5%碘酒、75%酒精相继进行阴道、宫颈消毒，尤其注意宫颈和穹窿部，消毒后用干棉球蘸干，涂 1% 甲紫（龙胆紫）。

3. 术前取下病人的首饰、发卡、可活动的义齿等贵重物品交给家属或护士长登记保管，更换清洁衣裤用布帽将头发罩好，以免术中弄乱头发或被呕吐物污染。

4. 膀胱准备　术前需常规留置导尿管，以免术中损伤膀胱或出现术后尿潴留，近年逐渐实行在手术室待病人麻醉后导尿，此时病人全身松弛，便于操作，且病人无痛苦。

5. 为了缓解病人的紧张情绪和减少唾液腺的分泌，防止支气管的痉挛等因麻醉引起的副交感神经过度兴奋的症状，根据麻醉医师的医嘱在术前 30 分钟可注射基础麻醉药常用苯巴比妥、阿托品或地西泮、山莨菪碱等。

6. 病房护士和手术室护士在病人床旁要认真详细的核对受术者的姓名、年龄、床号、住院号、手术名称等病历资料，并携带病历、术中所需材料和药品将病人送至手术室，双方核对无误后签字。

7. 病房护士根据受术者手术种类和麻醉方式，准备好麻醉床，床旁监护仪、吸氧、吸痰、输液、引流装置及各种急救用品等。

【手术后护理】

妇产科护士要充分认识到术后护理的恰当与否，直接关系到手术的效果和机体的恢复。手术后可针对病人的具体情况，可以 Orem 理论为指导，运用护理程序的科学管理方法，为病人分别提供全补偿系统、部分补偿系统或辅助教育系统的护理活动。努力使病人尽早摆脱“病人”角色，通过护理活动由病人自己满足自理的需要。在术后观察、护理过程中，发现任何病情变化都应及时与医生联系，以便及时采取相应措施。

手术后 24 小时病人一般在恢复室或监护室，要求室内环境安静，温度、湿度适宜，空气清新，监护设备齐全。生命体征平稳回到病房后，同样应为病人提供温馨、舒适并利于术后休养的环境。

（一）在恢复室

1. 床旁交接　手术完毕病人被送回恢复室时，值班护士应与麻醉医师、手术室护士进行详细的床旁交班，了解病人术中的情况，包括麻醉类型、手术范围，有无特殊护理注意事项。及时为病人测血压、脉搏、呼吸；检查病人的输液情况、腹部伤口、阴道流血情况、背部麻醉管是否拔除及引流管是否通畅等，认真做好床旁交接班，详尽记录观察情况。

2. 体位　按手术及麻醉方式决定术后体位。采用全麻方式的病人，在尚未完全清醒前应有专人守护，去枕平卧，头侧向一旁，稍垫高一侧肩胸，以免呕吐物、分泌物呛入气管引起窒息。蛛网膜下腔麻醉者去枕平卧12小时；硬膜外麻醉者去枕平卧6～8小时。腰麻病人术后宜多平卧一段时间，以防头痛。病情稳定的受术者，术后次日晨可采取半卧位。这样有助于腹部肌肉松弛，降低腹部切口张力，减轻疼痛；有利于深呼吸，增加肺活量，减少肺不张；同时，有利于腹腔引流，减少渗出液对膈肌和脏器的刺激。

护士要经常巡视病人，保持床单清洁平整，协助病人维持正确的平卧姿势。鼓励病人活动四肢，每 15 分钟进行一次腿部运动，防止下肢静脉血栓形成。每 2 小时翻身、咳嗽、做深呼吸一次，有助于改善循环和促进良好的呼吸功能。老年病人的卧床时间、活动方式和活动量需根据具体情况进行调整。注意防止老年人因体位变化引起的血压不稳定，突然起床时发生跌到的情况。

3. 生命体征　一般手术后 15 ~ 30 分钟观察一次血压、脉搏、呼吸并记录，直至平稳后改为 4 小时观察一次，持续 24 小时后，如病情平稳可改为 4 次 / 天观察血压、脉搏、呼吸，持续 3 天后无异常可改为 2 次 / 天。术后由于机体对手术创伤作出的炎症性反应，术后的 1 ~ 3 天体温稍有升高，但一般不会超过 38℃，不需处理。

4. 观察尿量　输尿管位于宫颈外侧 2cm 处，在子宫动脉下方与之交叉。子宫切除手术中有可能伤及输尿管，另外，术中分离粘连时牵拉膀胱或输尿管，可能会影响到术后排尿功能。因此，术后应注意保持留置尿管的通畅，并认真观察尿量及性状。术后病人每小时尿量不少于50ml。妇科手术后尿管一般保留24 ~ 48小时。如每小时尿量少于30ml，伴血压逐渐下降、脉搏细数、病人烦躁不安、腰背疼痛、肛门有坠胀感等，应考虑有腹腔内出血，及时通报医生。留置尿管期间，应擦洗外阴，保持局部清洁，防止发生泌尿系感染。

5. 缓解疼痛　妇科手术多为下腹部手术，术后疼痛并不十分严重，腹腔镜手术创伤轻微，病人往往无明显疼痛感。术后疼痛和不适多集中在切口处，病人还可能诉有背部和肩部不适，常因手术中的体位所致。病人在麻醉作用消失后，会感到伤口疼痛，通常术后 24 小时内最明显。持续而剧烈的疼痛会使病人产生焦虑、不安、失眠，甚至保持被动体位，拒绝翻身、检查和护理。护士应牢记：病人只有在不痛的情况下才能主动配合护理活动，进行深呼吸、咳嗽和翻身。可根据病人具体情况，及时给予止痛处理。根据医嘱术后 24 小时可用哌替啶（杜冷丁）等药物止痛，如配有止痛泵则根据病人痛感及医嘱调节泵速，保证病人舒适并得到充分休息。腹腔镜术后残留的 CO_2 气体常使患者感到肩部疼痛及腹胀不适，一般需 2 ~ 3 天的恢复时间，不需特殊处理。

（二）在病房

病人由恢复室回病房前，护士要做好全面准备。病房护士应了解病人在手术室和恢复室的情况，并重新全面评估病人，继续执行恢复室的观察和护理。逐渐增加病人的活动量，为促进病人尽早康复、预防并发症、增强自理能力制定护理计划。

1. 切口情况　根据术式腹部切口有纵切口和横切口之分，腹腔镜切口在脐孔周围及两侧下腹小切口约 0.5 ~ 1.0cm。术后注意观察切口有无渗血、渗液，应用腹带包扎腹部，用约 1 ~ 2kg 沙袋压迫腹部伤口 6 ~ 8 小时，可以减轻切口的疼痛，防止出血。术后 48 小时切口疼痛逐渐减轻，若切口持续疼痛则提示有血肿、感染等异常情况，需报告医生及时处理。

2. 留置管的观察　根据病情部分病人术后需要在腹腔或盆腔留置引流管，妇科手术后引流管可经腹部或经阴道放置，术后注意固定引流管。一般 24 小时内引流液不超过 200ml，性状应为淡血性或浆液性，引流量逐渐减少，根据引流量，引流管一般术后 2 ~ 3 天拔除；妇科手术后留置尿管约24 ~ 48小时，在此期间护士应观察并记录尿量、颜色、性质，并保持尿管通畅。若为宫颈癌根治术加盆腔淋巴结清扫术病人，术后留置尿管一般保留7 ~ 14天，期间应指导病人做盆底肌肉锻炼，拔管前 3 天定期开放尿管，每3 ~ 4小时放尿一次，锻炼膀胱功能，防止尿潴留。尿管拔出后4 ~ 6小时应督促协助病人自行排尿，以免发生尿潴留。

3. 阴道情况　子宫全切病人阴道残端有伤口，应注意观察阴道分泌物的性质、量、颜色，以便判断阴道伤口的愈合情况。由于受阴道残端缝线反应的影响，术后阴道有少许浆液性分泌物属正常现象。

【手术后并发症的护理】

1. 腹胀　术后腹胀多因术中肠管受到刺激使肠蠕动减弱所致。病人术后呻吟、抽泣、憋气等可咽入大量不易被肠黏膜吸收的气体，加重腹胀。通常术后 48 小时恢复正常肠蠕动，一经排气，腹胀即可缓解。如果术后 48 小时肠蠕动仍未恢复，应首先排除麻痹性肠梗阻、机械性肠梗阻的可能。刺激肠蠕动、缓解腹胀的措施很多，可采用生理盐水低位灌肠，“1、2、3”灌肠，热敷下腹部等。若肠蠕动已恢复但仍未排气，可针刺足三里，肛管排气，或按医嘱皮下注射新斯的明（0.5mg）等。术后早期下床活动可改善胃肠功能，预防或减轻腹胀。注意电解质紊乱如低钾也可引起肠蠕动减弱或肠麻痹。

2. 尿潴留　是术后常见的并发症，多由于全身麻醉或蛛网膜下腔麻醉后排尿反射受抑制，或不习惯卧床排尿而引起。术后留置尿管的机械性刺激，过多地使用止痛剂使膀胱肌麻痹等也是发生术后尿潴留的主要原因。对尿潴留的病人可采取以下措施：①因为紧张、焦虑会加重尿道括约肌的痉挛，所以首先要稳定病人的情绪，增加信心，取得病人的合作。②如病情允许可协助病人离床或蹲位排尿。③帮助建立排尿反射，如听流水声，下腹部热敷，按摩等。④拔出尿管前定期开放尿管训练膀胱功能。⑤如以上措施无效，必要时采取导尿术解除尿潴留。一次导尿量不要超过1000ml，以免病人因腹压突然下降引起虚脱，可以暂时保留导尿管，并每 3 ~ 4 小时定期开放，逐渐恢复膀胱功能。

3. 切口血肿、感染　妇产科手术切口多为清洁封闭伤口，能迅速愈合。如切口渗血较多、明显压痛、肿胀并有波动感，应考虑切口有血肿。血肿极易感染。遇感染伤口，需配合医生进行清创，定期换药。少数病人，尤其是年老体弱或过度肥胖者，可出现切口裂开的严重情况，病人自觉切口轻度疼痛，有渗液自切口流出；更有甚者，腹部敷料下可见大网膜、肠管脱出。护士在通知医生的同时，应立即用无菌敷料覆盖包扎，协助护送病人到手术室进一步处理。遇此情况，护士切忌慌张失态，避免混乱，为病人提供安全感。

【出院准备和指导】

缩短住院时间、尽早出院已成为一种趋势。出院前详细地向病人介绍出院计划，给予必要的健康教育是整体护理的重要环节。住院伊始即应协助病人和家属做好出院计划，并在出院前准备就绪。出院时对病人出院后的照顾能力进行评估，包括家属的照顾能力和程度、病人自理能力等，制定出针对个案的健康教育计划和出院指导。健康教育计划包括自我照顾技巧、家庭护理技巧、生活形态改变后的适应、环境调整等；还包括出院后的饮食、用药、休息、运动、性生活恢复的时间、随访时间、可能的并发症及疾病转归等。以子宫全切术病人的出院指导为例：

1. 指导术后病人增强腹部肌肉运动。

2. 术后2个月内避免提举重物，因肌肉正值愈合期，应防止腹部肌肉用力，并应逐渐加强腹部肌肉的力量。

3. 不宜久站、跳舞等，因易致盆腔充血而影响盆腔组织愈合。

4. 未经医生同意，不得阴道冲洗和性生活，否则影响阴道伤口愈合。

5. 出现阴道出血、异常分泌物时应及时与医生联系。

6. 定期随诊。
7. 及时进行沟通，解答病人及家属相关问题。

【急诊手术病人的护理要点】

急诊病人手术，要求护士动作敏捷，在最短时间内扼要、重点地了解病史，问清医生准备实施的手术类型，与医生密切配合，使工作有条不紊。

1. 提供安全环境　在病人对自己病情一无所知的情况下，护士通过实施娴熟的技术，使病人确信自己处于被救治中。配合医生向家属耐心解说病情，解答提问，告知相关注意事项，并让家属了解目前正在进行的术前准备工作。尽量消除病人对新环境的孤独感。

2. 迅速完成术前准备　急诊病人通常病情危重，处于极度痛苦、衰竭，甚至休克状态。病人入院后，护士立即观察病情，记录体温、血压、脉搏、呼吸等生命体征。遇失血性休克病人，手术前准备力求快捷，快速建立静脉通路、备血、备皮、可不必灌肠；如病情允许，刚进食者手术可推迟 2 ~ 3 小时进行；阴道准备与其他手术准备同时进行；麻醉前也不必常规给药。

在手术准备过程中，注重心理护理，让病人在救治过程中有心理安全感。医护人员要以熟练的专业技术，在最短的时间内完成腹部手术准备，并取得病人和家属的信任，使病人确信自己在接受最佳的救治，这里的医护人员具备相当的经验，病痛由此得到一定的缓解，并积极配合治疗。

第二节　子宫颈癌

子宫颈癌（cervical cancer）是女性生殖器官最常见的恶性肿瘤之一，严重威胁女性健康。由于宫颈癌有较长的癌前病变阶段，因此宫颈细胞学筛查可使宫颈癌得到早期诊断与治疗。近 40 年来，随着普查、普治工作的广泛开展，宫颈癌的发病率和死亡率已逐年下降。

【病因及发病机制】

宫颈癌的确切病因至今尚未明确。根据国内外大量临床和流行病学资料，认为其发病与性生活紊乱、早婚、早育、多产、经济状况低下、种族和地理环境等因素有关。近年来发现通过性行为感染的某些病毒如人乳头瘤病毒（human papilloma virus，HPV）、人巨细胞病毒（human cytomegalovirus，HCMV）等可能与宫颈癌的发病有关。分子生物学研究结果显示90%以上的宫颈癌病人伴有 HPV 感染，主要为 16、18 亚型。

宫颈上皮是由宫颈阴道部的鳞状上皮和阴道上部宫颈管的柱状上皮组成。原始鳞－柱交界部（squamo-columnar junction，SCJ）位于宫颈外口，但此交界并非固定不变，大量雌激素可使其外移，如新生儿期受母体雌激素影响、妊娠期体内雌激素水平增多等，柱状上皮向外扩展，形成生理性鳞－柱交界。体内雌激素水平恢复或降低后，鳞－柱交界又再度移至宫颈管。在原始鳞－柱交界部和生理性鳞－柱交界部之间所形成的区域称为移行带区（transformation zone）。

大多数宫颈癌起源于宫颈移行带区。在移行带形成过程中，未成熟的化生鳞状细胞类似鳞状上皮旁基底细胞，代谢活跃，在病毒、精液蛋白等刺激下，可发生细胞分化不良，排列紊乱，细胞核异常，有丝分裂增加，形成宫颈上皮内瘤变（cervical intraepithelial neoplasia，CIN）。随着 CIN 继续发展，突破基底膜，浸润间质，则形成宫颈浸润癌（图 16-1）。

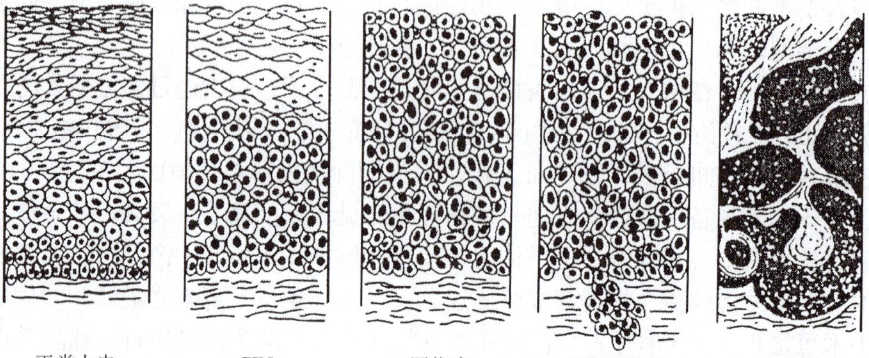

图 16-1 宫颈正常上皮－上皮内瘤变－浸润癌

【病理】

子宫颈癌的病理类型有鳞状细胞癌、腺癌和腺鳞癌。以鳞状细胞癌为主，占80%～85%，多发生于宫颈鳞状上皮与柱状上皮交界处，常呈外生型生长。腺癌约占 15%，来自宫颈管腺上皮，常呈内生型生长。腺鳞癌较少见，约占 3%，来源于宫颈黏膜柱状上皮下细胞，是储备细胞同时向腺细胞和鳞状细胞分化发展而来。按宫颈病变的发生和发展过程可分为宫颈上皮内瘤变（CIN）和宫颈浸润癌。

（一）宫颈上皮内瘤变

宫颈上皮内瘤变（CIN）分 3 级，CIN 为宫颈浸润癌的癌前病变。

Ⅰ级：即轻度不典型增生。上皮下 1/3 层细胞核增大，核染色稍加深，核分裂象少，细胞极性保存。

Ⅱ级：即中度不典型增生。上皮下 1/3 ～ 2/3 层细胞明显增大，核质比例增大，核深染，核分裂象较多，细胞极性尚存在。

Ⅲ级：即重度不典型增生和原位癌（carcinoma in situ，CIS）。病变细胞大于上皮下 2/3 或占据上皮全层，细胞核增大，核形不规则，核质比例显著增大，染色质深，核分裂象增多，细胞排列紊乱，极性消失。

（二）宫颈浸润癌

癌细胞进一步增殖穿破基底膜，浸润至间质，呈网状或团块状。

【转移途径】

（一）直接蔓延

最常见，向下侵犯阴道，向上可蔓延至子宫下段及宫体，向两侧可扩散至子宫颈旁及阴道旁组织，甚至延伸至骨盆壁，向前后可累及膀胱和直肠。

（二）淋巴转移

癌组织局部浸润后，侵入淋巴管，形成瘤栓，随淋巴液到达局部淋巴结，并在淋巴管内扩散。淋巴结转移的发生率与临床分期有关。最初受累的淋巴结有宫颈旁、闭孔、髂内、髂外淋巴结；继而累及骶前、髂总、腹主动脉旁和腹股沟深浅淋巴结。晚期可出现左锁骨上淋巴结转移。

（三）血行转移

很少见，多发生在晚期。可转移至肺、肾或脊柱等。

【临床分期】

采用国际妇产科联盟（FIGO，2000 年）修订的临床分期（图 16-2）。

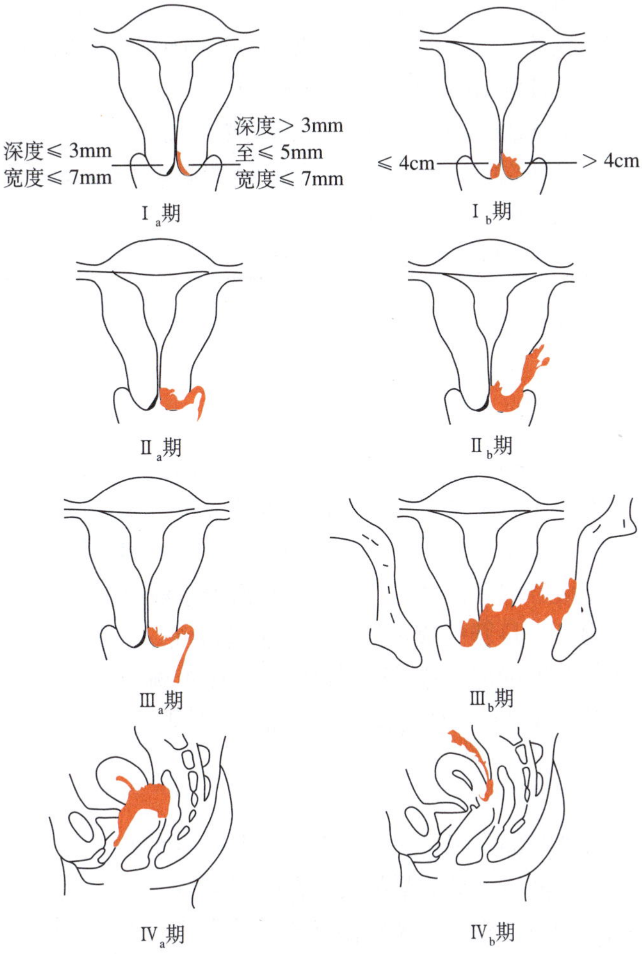

图 16-2　子宫颈癌临床分期示意图

表 16-1 宫颈癌的临床分期（FIGO，2000 年）

分期	肿瘤范围
0 期：	原位癌（浸润前癌）
Ⅰ期：	癌灶局限在宫颈（包括累及腺体）
$Ⅰ_a$	肉眼未见癌灶，仅在显微镜下可见浸润癌
$Ⅰ_{a1}$	间质浸润深度≤ 3mm，宽度≤ 7mm
$Ⅰ_{a2}$	间质浸润深度>3mm 至≤ 5mm，宽度≤ 7mm
$Ⅰ_b$	临床可见癌灶局限于宫颈，或显微镜下病变> $Ⅰ_{a2}$
$Ⅰ_{b1}$	临床可见癌灶最大直径≤ 4cm
$Ⅰ_{b2}$	临床可见癌灶最大直径 > 4cm
Ⅱ期：	癌灶已超过宫颈，但未达盆壁。癌灶累及阴道，但未达阴道下 1/3
$Ⅱ_a$	无宫旁浸润
$Ⅱ_b$	有宫旁浸润
Ⅲ期：	癌灶扩散至盆壁和（或）累及阴道下 1/3，导致肾盂积水或肾无功能
$Ⅲ_a$	癌灶累及阴道下 1/3，但未达盆壁
$Ⅲ_b$	癌灶已达盆壁，或有肾盂积水或肾无功能
Ⅳ期：	癌播散超出真骨盆，或癌浸润膀胱黏膜及直肠黏膜
$Ⅳ_a$	癌灶浸润膀胱或直肠黏膜
$Ⅳ_b$	癌扩散超出真骨盆，有远处转移

【临床表现】

（一）症状

1. 阴道出血　早期宫颈癌病人常表现为接触性出血，出血量少，发生在性交后或妇科检查后。老年病人常表现为绝经后出血。年轻的宫颈癌病人也可有不规则的阴道出血，经量增多、经期延长。晚期病人出血量较大，侵蚀大血管可引起致命性大出血。

2. 阴道排液　阴道排液量增多，白色或血性，稀薄如水或米泔状，伴腥臭味；晚期癌组织坏死继发感染时，可出现大量脓性或米汤样恶臭阴道排液。

3. 疼痛　为晚期症状，表示宫颈旁已有明显浸润。由于病变累及盆壁、压迫输尿管、闭孔神经、腰骶神经等部位，可出现持续的腰骶部疼痛和坐骨神经痛。严重时出现输尿管梗阻、肾盂积水，甚至尿毒症。

（二）体征

镜下早期浸润癌，宫颈局部无明显病灶，表面光滑或轻度糜烂状。随着病变的发展，外生型见宫颈肿瘤向外生长，呈结节状或菜花状，表面不规则，质脆易出血。内生型见宫颈肥大、质硬，膨大如桶状。妇科检查可扪及宫旁增厚，晚期可浸润达盆壁，形成冰冻骨盆。

【处理原则】

根据临床分期、病人身体状况、年龄等决定。常用的方法有手术、放疗、化疗等。

（一）手术治疗

1. CIN Ⅱ－Ⅲ级：可行宫颈锥形切除术。

2. 原位癌、Ⅰ$_{a1}$ 期：行全子宫切除术，年轻病人、卵巢正常者可保留。

3. Ⅰ$_{a2}$－Ⅱ$_{b}$期：广泛性子宫切除加盆腔淋巴结清扫术，年轻病人、卵巢正常者可保留。

（二）放射治疗

放射治疗适用于各期病人。放射治疗包括腔内及体外照射。腔内照射多用后装治疗机，放射源为 ^{137}铯（^{137}Cs）、^{192}铱（^{192}Ir）等，体外照射多用直线加速器、^{60}钴（^{60}Co）等。早期病人多主张以腔内放疗为主，体外放疗为辅。晚期病人则以体外放疗为主，辅以腔内放疗。放疗并发症主要有放射性直肠炎和膀胱炎。

（三）手术及放射综合治疗

适用于宫颈局部病灶较大，术前先行放疗，待癌灶缩小后再手术。或术后病理证实淋巴结或宫旁组织有转移或切除残端有癌细胞，放疗作为术后的补充治疗。

（四）化疗

主要用于晚期和复发转移的病人。近年也有采用化疗作为手术或放疗的辅助治疗。常用的化疗药物有顺铂、卡铂、环磷酰胺、氟尿嘧啶、长春新碱等。一般采用联合化疗。化疗途径可选用静脉化疗或动脉灌注化疗（介入治疗）。

【护理评估】

子宫颈癌的预后与临床分期、病理类型及治疗方法有关。宫颈癌在发生浸润之前即CIN阶段，治愈率可达100%。因此在全面评估基础上，力争早期发现、早期诊断、早期治疗，这是提高病人 5 年存活率的关键。

（一）病史

由于行为因素与宫颈癌的发病关系密切，故应详细询问，了解病人的婚育史、性生活史、与高危男子性接触史，注意收集有无慢性宫颈炎未治愈的病史。了解月经情况，有无异常阴道流血、排液，尤其是绝经后异常阴道出血情况，重视病人的早期症状如接触性出血、白带增多或血性白带。

（二）身心状况

早期患者一般无自觉症状，接触性阴道流血是宫颈癌较早的症状。了解病人有无月经异常，如月经周期的缩短、经期延长、经量增多，有无性交后或做妇科检查后的接触性出血，有无绝经后阴道出血等。评估阴道流血的性质、颜色、量。阴道排液的气味、性状，有无组织脱落。晚期宫颈癌常伴有疼痛、转移病灶的继发性症状和全身衰竭等。应评估疼痛的性质、程度、持续的时间，伴发症状如贫血、乏力、消瘦等恶病质情况。妇科检查了解有无宫颈糜烂、宫颈赘生物、菜花状结节等，是否触之出血。是否宫颈肥大、质硬、呈桶状等。

早期宫颈癌患者在普查中发现宫颈脱落细胞学报告异常时，都会感到震惊、恐惧，甚至会有害怕被遗弃和死亡的感觉。常表现为发呆，或有一些令人费解的自发行为。当诊断确定后，与其他恶性肿瘤病人一样，会经历否认、愤怒、妥协、忧郁和接受期的心理反应阶段。

（三）诊断检查

1. 子宫颈脱落细胞学检查　是辅助诊断宫颈癌的最常用的方法。凡婚后或有性生活史的女性均应定期作宫颈脱落细胞学检查。应注意从宫颈癌的好发部位——移行带区取材，涂片要均匀，仔细镜检，必要时重复涂片。宫颈脱落细胞用巴氏染色，结果分5级。Ⅰ级为正常；Ⅱ级炎症；Ⅲ级可疑；Ⅳ可疑阳性；Ⅴ级阳性。Ⅲ级及以上者必须作进一步检查，明确诊断。

近年来，对宫颈脱落细胞学采用更为严谨的TBS分类法，对TBS分类鳞状上皮细胞异常者，须作阴道镜和组织病理学检查，进一步明确诊断。

2. 碘试验　将碘溶液直接涂于宫颈和阴道壁，观察碘着色情况。正常的宫颈上皮和阴道黏膜富含糖原，涂碘后变成棕色；若涂碘后不着色为阳性。宫颈的糜烂、瘢痕、溃疡、CIN和宫颈癌等，因上皮不含或缺乏糖原，涂碘后均不着色。在不着色区取活检可提高宫颈癌的检出率。

3. 阴道镜检查　巴氏Ⅲ级及以上、TBS分类鳞状上皮细胞异常者，应在阴道镜下观察宫颈表面有无异型上皮、异常血管等，并选择病变部位进行活检，以提高诊断的正确率。

4. 宫颈和宫颈管的活组织检查　是确诊宫颈癌的最可靠的方法。选择鳞－柱交界部的3、6、9、12点处4点活检，或在碘试验、阴道镜指导下活检作病理学检查。若宫颈活检为阴性时，需用小刮匙搔刮宫颈管，将刮出物送病理检查。

【可能的护理诊断】

焦虑：与确诊子宫颈癌引起的心理应激有关

知识缺乏：缺乏子宫颈癌治疗的相关知识

排尿障碍：与子宫颈癌根治术后影响正常的膀胱功能有关

【护理目标】

1. 病人焦虑感减轻。
2. 病人了解到有关子宫颈癌发生、发展的相关知识，并能配合治疗。
3. 出院时，病人排尿功能恢复良好。

【护理措施】

（一）一般护理

护士应该向病人介绍诊治过程可能出现的不适及有效的应对措施，让其了解各项操作的目的、需要的时间、可能的感受等；介绍长时间留置导尿管的必要性及膀胱功能恢复后尽早拔除尿管的重要性，讲解术后的生理变化，熟练地掌握预防术后并发症的技巧，使病人以最佳的心态接受手术治疗。

护士要注意多与病人沟通，了解不同病人所处不同时期的心理特点，耐心听取病人的倾诉，针对病人的心理特点寻找引起不良心理反应的原因，提供个体化的心理支持。向病人及其家属介绍宫颈癌发生、发展过程及预后情况，尤其强调早发现、早治疗的重要性，鼓励病人以积极的态度接受各种诊治方案，增强战胜疾病的信心。家属在疾病的诊断、治疗和康复的过程中起着重要作用，医护人员应与家属配合，使病人感受到别人的支持和帮助，建立战胜疾病的信心。

护士还要根据病人的个体状况、饮食习惯，协助制定营养食谱，鼓励进高蛋白、高能量、营养素全面的食物，满足机体的需要。

（二）术前准备

由于病人阴道排液的症状，术前需为其每天阴道冲洗2次，因宫颈癌组织很脆易引起阴道大出血，所以做术前阴道准备时，动作应轻柔，避免损伤。肠道按清洁灌肠准备。

（三）术后护理

宫颈癌根治术手术范围广，创面大，术后反应也较大，尤其是做腹膜后淋巴结清扫术者。护士应为病人术后 0.5 ～ 1 小时观察一次体温、脉搏、呼吸、血压和液体出入量并记录，平稳后改为4小时观察一次。注意保持导尿管、引流管的通畅，认真观察引流液的性状、颜色和量，引流管一般术后 2 ～ 3 天拔除。护士还应注意观察病人双侧腹股沟区有无淋巴囊肿，如出现淋巴囊肿则报告医生并协助处理。每日用新洁而灭擦洗外阴部及尿道口，保持外阴部清洁。协助卧床病人进行肢体活动，预防并发症发生。

宫颈癌根治术后的病人，一般留置尿管 7 ～ 14 天，拔除尿管前 3 天开始夹闭尿管，每 2 ～ 3 小时开放 1 次，以训练膀胱功能的恢复，拔除尿管后 2 ～ 3 小时协助病人自行排尿；测定残余尿，如每次不超过100毫升，连续 3 次，表明膀胱功能已恢复。术后第 2 天病人可开始做盆底肌肉的练习。护士应指导并协助病人做盆底肌肉的训练，进行肛门、阴道肌肉的缩紧和舒张练习。术后需接受放、化疗的病人按有关章节的内容进行护理。

（四）健康教育

护士有责任积极宣传与宫颈癌发病有关的高危因素，积极治疗宫颈炎，早期诊治 CIN，阻断宫颈癌的发生。30 岁以上的妇女定期防癌普查，一般1～2年普查一次，常规做宫颈刮片，有异常者进一步作阴道镜和病理学检查。尤其重视接触性阴道流血和绝经前后异常阴道出血者，警惕生殖道癌的可能，广泛宣传早期发现、早期诊断、早期治疗的重要性。

护士还要在出院前与病人及家属商讨制定出院后的康复计划，以保证出院计划的可行性。护士协助病人调整自我，重新评价自我能力，保持乐观的生活态度，鼓励参加社交活动，恢复日常工作。有淋巴转移者需接受放疗，以提高5年生存率。向出院病人说明随访的重要性，嘱定期复查，并核实通信地址。随访时间一般每月 1 次，连续3 次后，可以改为每 3 个月 1 次，1 年后 3 ～ 6 个月一次，第 3 ～ 5 年 6 个月复查一次，第 6 年开始 1 年复查 1 次。嘱病人术后避免重体力劳动，性生活恢复需依据术后复查结果而定。同时，指导病人出现症状及时就诊。

【结果评价】

1. 住院治疗期间能正确对待疾病，积极配合各项诊疗护理工作。
2. 病人能讲述出院后康复计划的内容。
3. 病人术后没有发生尿潴留等并发症。

第三节　子宫肌瘤

子宫肌瘤（myoma of uterus）是女性生殖器官中最常见的良性肿瘤。主要由平滑肌细胞增生而成，其间有少量纤维结缔组织。多见于育龄妇女，以30～50岁最多见，20岁以下少见。35 岁以上妇女子宫肌瘤发病率约为 20%。

【病因及发病机制】

子宫肌瘤确切的病因尚不清楚，一般认为子宫肌瘤的发生和发展与雌激素的长期刺激有关，雌激素可使子宫平滑肌细胞增生肥大，孕激素对子宫肌瘤的生长也有促进作用，故子宫肌瘤多见于育龄妇女，绝经后肌瘤生长停止，甚至萎缩。

肌瘤的血运来自肿瘤的假包膜，当肿瘤生长快时血运不足，发生中心性缺血，造成肌瘤的变性。常见的变性有玻璃样变、囊性变、红色变性、肉瘤变及钙化。

【分类】

肌瘤多为球形实性肿瘤，表面光滑，周围有肌纤维束和结缔组织形成的假包膜，界线明显。肌瘤切面呈漩涡状结构，白色、质硬。按肌瘤生长部位分为宫体肌瘤（占92%）和宫颈肌瘤（占 8%）。根据肌瘤与子宫肌层的关系分 3 类（图 16-3）。

1. 肌壁间肌瘤（intramural myoma） 肌瘤位于子宫肌层内，周围均被肌层包绕，为最常见的类型，占 60% ～ 70%。

2. 浆膜下肌瘤（subserous myoma） 肌瘤向子宫浆膜面生长，突出于子宫表面，约占 20%。浆膜下肌瘤继续向浆膜表面生长，基底部形成细蒂与子宫相连，成为带蒂的浆膜下肌瘤；若肌瘤向宫旁生长，突入阔韧带两叶之间称阔韧带肌瘤。

3. 黏膜下肌瘤（submucous myoma） 肌瘤向子宫黏膜方向生长，突出于宫腔，表面由黏膜覆盖，称黏膜下肌瘤，约占 10% ～ 15%。

子宫肌瘤常为多个，各种类型的肌瘤可发生在同一子宫，称多发性子宫肌瘤。

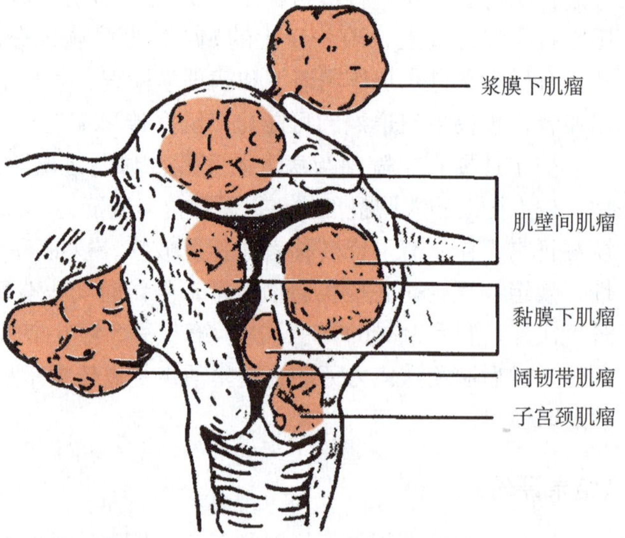

图 16-3 各种类型子宫肌瘤

【临床表现】

（一）症状

1. 月经改变 浆膜下肌瘤、肌壁间小肌瘤常无月经改变；大的肌壁间肌瘤可致宫腔及内膜面积增大，子宫收缩不良或子宫内膜增生过长等，致使月经周期缩短，经期延长，经量增多，不规则阴道出血等。黏膜下肌瘤常表现为月经量过多，随肌瘤逐渐增大可致经期延长。肌瘤一旦发生坏死、溃疡、感染时，则有持续性或不规则阴道流血或脓血性排液等。

2. 腹部肿块 患者常自诉下腹饱胀感，于下腹正中扪及块状物，尤其膀胱充盈将子宫推向上方时更易扪及。

3. 白带增多 肌壁间肌瘤使宫腔及内膜面积增大，内膜腺体分泌增加，并伴盆腔充血致白带增多。脱出于阴道内的黏膜下肌瘤，其表面极易感染、坏死，可产生大量脓血性分泌物，并有腐肉样组织排除，伴臭味。

4. 腹痛、腰酸、下腹坠胀　患者通常无腹痛，浆膜下肌瘤蒂扭转者可出现急性腹痛。肌瘤红色变性时腹痛剧烈，伴发热、恶心。常有下腹坠胀、腰背酸痛等症状，经期加重。

5. 压迫症状　肌瘤可压迫膀胱出现尿频、排尿障碍、尿潴留等。压迫输尿管可致肾盂积水。肌瘤压迫直肠时可致排便困难等。

6. 不孕不育　肌瘤压迫输卵管使其扭曲，可影响精子进入；受压的宫腔变形，子宫内膜充血等可妨碍受精卵着床，造成不孕或流产。

7. 贫血　长期月经量过多可引起不同程度的贫血。

（二）体征

与肌瘤的大小、位置、数目及有无变性有关。较大的浆膜下肌瘤可于腹部扪及，盆腔检查发现子宫为不规则或均匀增大，表面呈结节状，质硬，无压痛。黏膜下肌瘤突于宫颈口或阴道内，呈红色，表面光滑，伴有感染时表面则有渗出液覆盖，或形成溃疡。

【处理原则】

根据患者年龄、症状、肌瘤大小、数目、生长部位及对生育功能的要求等情况综合分析后选择处理方案。

（一）保守治疗

1. 随访观察　肌瘤小、症状不明显，或接近绝经期的妇女，可每 3 ～ 6 个月定期复查，加强随访，必要时再考虑进一步治疗方案。

2. 药物治疗　肌瘤小于妊娠两个月大小，症状不明显或较轻，近绝经年龄及全身状况差不能耐受手术者，可给予药物对症治疗。常用雄激素对抗雌激素，促使子宫内膜萎缩；直接作用于平滑肌使其收缩减少出血。如甲睾酮（甲基睾丸素）5mg 舌下含服，每天 2 次，每月用药 20 天；丙酸睾酮注射液 25mg 肌注，每 5 天 1 次，每月总量不宜超过 300mg，以免男性化。也可用拮抗孕激素药物米非司酮，每天 12.5 ～ 25mg 口服，连续服用 3 个月。米非司酮不宜长期服用，以防其拮抗糖皮质激素的副作用。

促性腺激素释放激素类似物（GnRH-a）可抑制垂体和卵巢功能，降低雌激素水平，临床用于治疗小肌瘤、经量增多或周期缩短、近绝经期患者。其副反应有潮热、出汗、阴道干燥等围绝经期综合征反应，GnRH-a不宜长期持续使用，若长期应用可使雌激素缺乏导致骨质疏松。

（二）手术治疗

1. 肌瘤切除术（myomectomy）　适用于35岁以下，希望保留生育功能的患者。经腹或腹腔镜下切除肌瘤；黏膜下肌瘤可经宫腔镜下行肌瘤切除术；脱出于宫颈口或阴道内的黏膜下肌瘤可经阴道行肌瘤切除术。

2. 子宫切除术（hysterectomy）　肌瘤大于妊娠子宫10周大小，或临床症状明显的患者，或经保守治疗效果不明显且无须保留生育功能的患者，可行子宫切除术。年龄50岁以下，卵巢外观正常者可保留卵巢。

【护理评估】

（一）病史

询问病人月经史、生育史，是否有不孕、流产史，应详细询问月经的经期、周期、月经量的改变。是否有长期使用雌激素的病史，曾接受的治疗，所用药物的名称、剂量、用法、疗效及用药后的机体反应。同时注意询问因肌瘤压迫所伴随的症状。并注意排除因妊娠、内分泌紊乱及生殖器官恶性肿瘤所致的异常子宫出血。当肌瘤增长较快或停经后仍有症状者，应警惕其恶变的可能。

（二）身心状况

病人的症状和体征与肌瘤的大小、数目、尤其是生长部位关系密切，多数病人没有自觉症状，仅在偶尔做盆腔检查或B超普查时发现。经量明显增多可致贫血，病人表现面色苍白、乏力、心悸、气短等。评估病人阴道分泌物的性质，颜色、量及有无并发症状如腹痛、下腹坠胀及肌瘤压迫引起的大小便异常等。肌瘤体积较大时，尤其是浆膜下肌瘤者可以在腹部扪到包块。

子宫肌瘤病人症状轻微或体积小时，往往易被忽视，当肌瘤增长迅速、临床出现典型的月经改变甚至伴发继发性贫血的全身性症状时，病人会焦虑、害怕，担心肌瘤癌变，尤其是担心手术后对生活方式的改变。注意评估病人对疾病心理反应的程度，对治疗方案是否存在应对无助，了解其家庭成员的顾虑，丈夫的支持效应等情况。

（三）诊断检查

1. 妇科检查　视诊外阴一般无异常，如伴有肌瘤感染，尤其是黏膜下肌瘤脱出于宫颈口，表面有渗出或溃疡时，可有阴道排液，伴有恶臭味。双合诊或三合诊检查发现肌壁间肌瘤或浆膜下肌瘤子宫呈均匀性或不规则增大，表面光滑。多发肌瘤者的子宫表面多凸凹不平，呈不规则增大。带蒂的浆膜下肌瘤可扪及质硬球状物与子宫相连。黏膜下肌瘤患者的子宫多呈均匀性增大。

2. 辅助检查　可借助B型超声、探针探测宫腔深度和方向、宫腔镜、腹腔镜、子宫输卵管造影等检查，协助明确诊断。

【可能的护理诊断及合作性问题】

知识缺乏：缺乏子宫肌瘤发生、发展和治疗相关的知识

焦虑：与担心肌瘤恶变及手术后影响生活方式有关

潜在并发症：贫血

【护理目标】

1. 病人获得有关子宫肌瘤的健康保健知识。
2. 病人焦虑减轻，情绪稳定。
3. 病人贫血症状得到及时纠正。

【护理措施】

（一）一般护理

评估病人对疾病的认知程度，尊重病人，耐心解答病人提出的问题，告知病人和家属子宫肌瘤是妇科最常见的良性肿瘤，手术或药物治疗都不会影响今后日常生活和工作，让病人

消除顾虑，纠正错误认识，配合治疗。

（二）缓解症状

对出血多需住院的病人，护士应严密观察并记录其生命体征变化情况，协助医生完成血常规及凝血功能检查、备血、查验血型、交叉配血等。注意收集会阴垫，评估出血量。按医嘱给予止血药和子宫收缩剂，必要时输血、补液、抗感染或刮宫止血。巨大子宫肌瘤者常出现局部压迫症状，如排尿不畅者应予以导尿；便秘者可用缓泻剂缓解不适症状。带蒂的浆膜下肌瘤发生扭转或肌瘤红色变性时应评估腹痛的程度、部位、性质，有无恶心、呕吐、体温升高征象，需剖腹探查时，护士应迅速做好急诊手术前准备和术中术后护理。保持病人的外阴清洁干燥，如黏膜下肌瘤脱出宫颈口者，应保持其局部清洁，预防感染，为经阴道摘取肌瘤者做好术前准备。

经腹或腹腔镜下行肌瘤切除或子宫切除术的病人按腹部手术病人的一般护理，并要特别注意观察术后阴道流血情况。经阴道黏膜下肌瘤摘除术常在蒂部留置止血钳 24 ～ 48 小时，取出止血钳后需继续观察阴道流血情况，按阴道手术病人进行护理。

（三）健康教育

保守治疗的病人需定期随访，护士要告知病人随访的目的、意义和随访时间。应 3 ～ 6 个月定期复查，期间监测肌瘤生长状况、了解病人症状的变化，如有异常及时和医生联系，修正治疗方案。对应用激素治疗的病人，护士要向病人讲解用药的相关知识，使病人了解药物的治疗作用、使用剂量、服用时间、方法、副作用及应对措施，避免擅自停药和服药过量引起撤退性出血和男性化。

指导手术后的病人出院后1个月回门诊复查，了解病人术后康复情况，并给予术后性生活、自我保健、日常工作恢复等健康指导。任何时候出现不适或异常症状，需及时随诊。

【结果评价】

1. 病人能叙述子宫全切术后自我保健知识和性生活应对措施。
2. 住院期间，病人主动配合各项诊疗和护理活动。
3. 出院时，病人面色红润，血液检测在正常范围。
4. 出院时，病人分泌物无异味，体温正常。

第四节　子宫内膜癌

子宫内膜癌（carcinoma of endometrium）是指子宫体内膜发生的癌，以腺癌为主，又称宫体癌。子宫内膜癌是女性生殖器官常见三大恶性肿瘤之一，多见于老年妇女，高发年龄58～61 岁。近年来发病率有上升的趋势。

【病因及发病机制】

子宫内膜癌的确切病因不清楚，可能与长期持续的雌激素刺激且无孕激素拮抗下，发生子宫内膜增生症、甚至癌变有关。另外，未婚、未育少育，肥胖、高血压、糖尿病、绝经延迟及其他心血管疾病患者发生子宫内膜癌的比例增加。当前，遗传因素日趋受到关注，约20%

的内膜癌患者有家族史。

【病理】

（一）巨检

病变多发生于宫底部内膜，以双侧子宫角附近为多见，其次为子宫后壁。病变依形态和范围分为：①弥漫型：子宫内膜大部分或全部为癌组织侵犯，癌灶常呈菜花状从内膜表层生长并向宫腔突出，充满宫腔甚至脱出于宫口外。癌组织灰白色或淡黄色，表面有出血、坏死，有时形成溃疡。癌组织虽广泛累及内膜，但较少浸润肌层。晚期可侵犯肌壁全层并扩展至宫颈管，一旦阻塞颈管可致宫腔积脓。②局限型：病灶局限于宫腔的某一部位，多见于宫底部或宫角部，呈息肉状或小菜花状，表面有溃疡，易出血。极早期病灶很小，诊断性刮宫时可能将病灶刮净。局灶型易侵犯肌层，晚期可扩散至整个宫腔。

（二）显微镜检

常见的有 4 种病理类型：

1. 内膜样腺癌　约占80%，镜下见内膜腺体异常增生，上皮复层，形成筛孔状结构。癌细胞大小不一，排列紊乱，核大深染、核分裂活跃。分化差的腺癌腺体少，腺体结构消失，成实性癌块。国际妇产科联盟（FIGO，1988）提出内膜样腺癌组织3级分类法：Ⅰ级（高分化）：非鳞状或桑葚状实性生长区域≤5%；Ⅱ级（中分化腺癌）：非鳞状或桑葚状实性生长区域占 6% ~ 50%；Ⅲ级（低分化腺癌）：非鳞状或桑葚状实性生长区域＞50%。

2. 腺癌伴鳞状上皮分化　腺癌组织中含有鳞状上皮成分，良性者称腺角化癌（adenoacanthoma）；恶性者称为鳞腺癌（adeno-squamous carcinoma）；介于两者之间称腺癌伴鳞状上皮不典型增生。

3. 浆液性腺癌　约占 10%，复杂的乳头样结构，裂隙样腺体，明显细胞复层和芽状结构形成，核异型性明显，部分病人伴有砂粒体。易广泛累及肌层、脉管和发生腹膜播散，恶性程度很高。

4. 透明细胞癌　约占 4%，癌细胞呈实性片状、腺管状或乳头状排列，或由鞋钉状细胞组成，恶性程度很高，易早期转移。

【转移途径】

子宫内膜癌生长缓慢，局限在内膜时间较长。主要转移途径有 3 种。

1. 直接蔓延　病灶沿子宫内膜蔓延生长，向上经宫角至输卵管，向下至宫颈管、阴道；也可向肌层浸润至子宫浆膜层，进而延至输卵管、卵巢，并可广泛种植于盆腔腹膜、子宫直肠陷凹及大网膜。

2. 淋巴转移　是子宫内膜癌的主要转移途径。当癌组织侵犯至深肌层或扩散至宫颈管，或癌组织分化不良时，易发生淋巴转移。淋巴转移途径与癌灶生长部位有关，宫底部癌灶沿阔韧带上部经骨盆漏斗韧带至卵巢，向上至腹主动脉旁淋巴结。宫角部癌灶沿圆韧带至腹股沟淋巴结。子宫下段及宫颈管癌灶与宫颈癌淋巴转移途径相同，可至宫旁、髂内、髂外、髂总淋巴结。也可通过淋巴逆流至阴道及尿道周围淋巴结。

3. 血行转移　较少见。晚期经血行转移至肺、肝、骨等处。

【临床分期】

临床分期采用国际妇产科联盟（FIGO，1982）的标准（表16-2），手术病人采用手术－病理分期（略）。

表 16-2 子宫内膜癌临床分期（FIGO, 1982）

分期	肿瘤范围
0 期	腺瘤样增生或原位癌
Ⅰ期	癌局限于宫体
$Ⅰ_a$期	宫腔长度≤ 8cm
$Ⅰ_b$期	宫腔长度＞ 8cm
根据组织学分类，$Ⅰ_a$、$Ⅰ_b$期又分为 4 个亚期：G_1：高分化腺癌；G_2：中分化腺癌；G_3：未分化癌；G_4：未定级	
Ⅱ期	癌已侵犯宫颈
Ⅲ期	癌扩散至子宫以外，但未超出真骨盆
Ⅳ期	癌超出真骨盆或侵犯膀胱、直肠黏膜，或有盆腔以外的播散
$Ⅳ_a$期	癌侵犯附近器官，如直肠、膀胱
$Ⅳ_b$期	癌有远处转移

【临床表现】

（一）症状

1. 阴道流血　主要表现为绝经后阴道不规则流血，量一般不多。未绝经者常表现为经量增多、经期延长或经间期出血。

2. 阴道排液　部分病人在病变早期可有水样或血性白带，晚期合并感染时则出现恶臭脓血性白带。

3. 疼痛　晚期病人因癌组织扩散侵犯周围组织或压迫神经时可出现下腹及腰骶部疼痛，并向下肢及足部放射。当宫颈管被癌组织堵塞致宫腔积脓时，可表现为下腹部胀痛及痉挛性宫缩痛。

（二）体征

早期病人妇科检查无明显异常。当病变发展或宫腔积脓者，妇科检查发现子宫增大、变软。癌组织向周围浸润时，子宫可固定或在宫旁及盆腔内扪及不规则结节状肿块。

【处理原则】

根据病情及病人具体情况决定治疗方案。治疗方法包括手术、放射治疗和药物治疗，可单一或综合治疗。

1. 手术治疗　为首选方案，尤其是早期病例。根据病情选择子宫全切及双侧附件切除术，或行广泛子宫切除术及双侧盆腔淋巴结及腹主动脉旁淋巴结清扫术。

2. 手术加放疗　适用于已有转移或可疑淋巴结转移者，可于术前或术后加用放射治疗，以提高疗效。

3. 放射治疗　适用于老年患者，或有严重合并症不能耐受手术及晚期病人不宜手术的病例。

4. 药物治疗

（1）孕激素治疗：对晚期或复发患者不能手术切除，或年轻、早期、要求保留生育功能者，可考虑用大剂量孕激素治疗，具有一定的疗效。常用药物有甲羟孕酮、已酸孕酮等。

（2）抗雌激素制剂治疗：他莫昔芬（tamoxifen，TMX）是一种非甾体类抗雌激素药物，并有微弱雌激素作用，适应证与孕激素治疗相同。可与孕激素配合使用，或两药同时使用可增加疗效。

（3）化疗：晚期不能手术或治疗后复发者。常用药物有顺铂（PDD）、阿霉素（ADM）、5氟尿嘧啶（5-FU）、环磷酰胺（CTX）、丝裂霉素（MMC）等。可单药化疗，或联合药物化疗。

【护理评估】

子宫内膜癌病人的早期症状不明显，病程较长，发生转移较晚。早期病人的疗效好。护士在全面评估的基础上，应加强对高危人群的指导和管理，力争及早发现，以提高患者的生存机会。

（一）病史

询问病史时应重视子宫内膜癌的高危因素，如老年、高血压、糖尿病、肥胖、绝经后延、不育、少育等，了解停经后是否接受过雌激素替代治疗，其药物名称、剂量、用法、效果等。同时询问有无肿瘤家族史。

（二）身心状况

了解子宫内膜癌的典型症状，如主要表现为绝经后不规则的阴道流血、阴道排液、疼痛等，评估阴道流血、排液的性状，颜色、量、气味。早期病人全身症状不明显，晚期可伴有发热、贫血、消瘦及全身衰竭等，应注意全面评估。

子宫内膜癌多发生于绝经期前后的妇女，此年龄组病人面临退休前后，其心理、精神已有强烈的失落感。或因未婚、不孕或少育，尤其子女不在身边时更易充满孤独感。当出现症状或需要进一步检查时几乎都有心理障碍，充满了恐惧和焦虑等负性情绪，担心身体健康状况。确诊子宫内膜癌病人和宫颈癌患者一样，不同的性格、文化修养、家庭背景及社会经济地位，也会出现不同的心理反应。

（三）诊断检查

1. 妇科检查　早期患者妇科检查时无明显异常。随着病程进展，盆腔检查发现子宫增大、变软。晚期病例偶见癌组织自宫颈口脱出，质脆，触之易出血。合并宫腔积脓时子宫明显增大，极软。晚期病灶向周围浸润时子宫固定，宫旁或盆腔内可扪及不规则结节状肿物。

2. 分段诊断性刮宫　是确诊子宫内膜癌最常用、最可靠的方法。先用小刮匙环刮宫颈管，再进宫腔搔刮内膜，刮取物分瓶标记送病理检查。分段诊刮操作应小心，以免穿孔，尤其当刮出物量多且呈豆腐渣状时，只要刮出物够送病理检查，即应停止操作。

3. B 型超声检查　典型的子宫内膜癌声像图表现为子宫增大或大于绝经年龄，宫腔内见实性不均质的回声区，形态不规则，宫腔线消失。有时见肌层内有不规则回声紊乱区，边界不清，提示肌层浸润的程度。

4. 细胞学检查　采用特制的宫腔吸管或宫腔刷放入宫腔，吸取分泌物做细胞学检查，常用于筛选检查用。

5. 宫腔镜检查　可直接观察子宫内膜病灶的部位、范围等生长情况，并在直视下取可疑组织送病理检查。

【可能的护理诊断】

焦虑：与住院及接受诊治有关

知识缺乏：缺乏子宫内膜癌诊断、治疗的相关知识

睡眠型态改变：与住院后生活环境改变有关

有感染的危险：与阴道反复流血、排液、手术、机体抵抗力下降有关

【护理目标】

1. 病人焦虑减轻。
2. 病人能叙述子宫内膜癌相关的知识。
3. 病人能够得到充足的休息。
4. 病人身体如期恢复。

【护理措施】

（一）一般护理

提供温馨、整洁、安静的病室环境，集中医疗护理操作，减少夜间医源性干扰，为病人创造舒适的睡眠环境。尊重病人睡眠习惯，积极提供帮助，指导病人应用放松等技巧促进睡眠。必要时遵医嘱应用小剂量的镇静剂保证每天 7 ～ 8 小时的睡眠。鼓励病人多进高蛋白、高热量、高维生素、微量元素全面的饮食，必要时静脉补充营养，提高机体抵抗力。指导病人多卧床休息，排液多时，取半卧位，每天用 0.1% 苯扎溴铵（新洁而灭）或 0.02% 碘伏溶液擦洗外阴 1 ～ 2 次，保持外阴清洁干燥，预防感染。

通过观察和了解患者的心理反应及需求，制定个性化的护理方案。提供疾病相关知识与信息，使病人认识到子宫内膜癌虽是恶性肿瘤，但转移晚，预后较好，关键是要配合好各项治疗。向病人详细介绍疾病的治疗方法及效果，增强战胜疾病的信心。同时引导病人之间相互关心，经常沟通，鼓励家人多陪伴，增加亲情关爱，减轻紧张和焦虑的心理状态。指导病人通过听音乐、看书、看报和医护人员多聊天等应对方式转移注意力，减缓不适。

（二）手术前后护理

子宫内膜癌首选手术治疗，认真做好术前准备，协助病人完成术后各项护理活动。执行妇科腹部手术、阴道手术病人的一般护理。术后 6 ~ 7 天阴道残端羊肠线吸收或感染时可致残端出血，需严密观察并记录出血情况，指导病人在此期间减少活动。

（三）辅助治疗的护理

对术前或术后接受放射治疗的病人，要讲解放疗的目的、作用、方法、副反应及应对措施。接受腔内放疗者，之前要灌肠、留置导尿管，使直肠、膀胱空虚，避免放射性损伤。腔内置入放射源期间，指导病人绝对卧床，学会在床上运动的方法，避免发生长期卧床的并发

症，取出放射源后，渐进性增加活动量，逐渐完成生活自理。目前采用的腔内后装放疗，病人无需长期卧床，可方便护理并减少并发症的发生。

对采用孕激素治疗的病人，应解释此类药应用剂量大，时间长，需 8 ~ 12 周才能评价疗效，病人需要耐心的配合。常用的药物有甲羟孕酮、己酸孕酮等。病人在治疗期间出现的钠水滞留、药物性肝炎等副反应停药后会缓解，不必紧张。采用抗雌激素制剂如他莫西芬（TMX）治疗时，病人可能出现类似围绝经期综合征的症状，如潮热、畏寒、急躁等或轻度的白细胞、血小板计数下降，恶心、呕吐、闭经及不规则阴道流血等药物副反应。

（四）化疗病人的护理参见第 18 章。

（五）健康教育

普及防癌知识，定期防癌普查，大力宣传定期普查的重要性，30岁以上妇女每年接受一次妇科检查。对生育期，绝经期后有不规则阴道流血的高危妇女，合并内科高血压、糖尿病、肥胖的妇女增加检查次数。对应用雌激素替代治疗的患者应加强监护和随访管理。围绝经期月经紊乱或绝经后阴道不规则流血者，尽早做宫颈和子宫内膜分段诊刮，以便早发现、早诊断和早治疗。

完成治疗后定时随访，了解有无异常情况。确定恢复性生活的时间和体力活动的程度。随访时间：术后2年内，每3 ~ 6个月1次；术后3 ~ 5年，每6 ~ 12个月1次。随访内容：盆腔检查、阴道细胞学检查和胸片。接受化疗或激素治疗的病人，要定期查血象和肝功能。

【结果评价】

1. 住院期间，病人积极配合各项治疗护理活动，情绪稳定。
2. 住院期间，病人能应用促进睡眠的技巧，睡眠良好，得到充足的休息保证。
3. 出院前，病人能说出子宫内膜癌治疗康复计划。
4. 出院时病人体温正常，无感染征象。

第五节　卵巢肿瘤

卵巢肿瘤（ovarian tumor）为常见的妇科肿瘤，是女性生殖器官三大恶性肿瘤之一，可发生于任何年龄。卵巢肿瘤形态各异，性质不同，单一型或混合型，一侧或双侧，囊性、囊实性或实性，良性、交界恶性或恶性。卵巢癌的发病可能与高胆固醇饮食、持续排卵和内分泌因素有关。约 20% ~ 25% 的卵巢恶性肿瘤患者有家族史。近几十年来，卵巢恶性肿瘤的发病率呈逐渐上升趋势。由于卵巢位于盆腔内，无法直接窥视，而且早期病变无明显症状，目前尚无理想的早期发现和早期诊断的方法，首诊时晚期病人占70%，且疗效不佳，5年存活率徘徊在25%~30%，其死亡率居妇科恶性肿瘤之首。随着子宫颈癌和子宫内膜癌诊断和治疗的进展，卵巢癌已成为当前妇科肿瘤中对女性威胁最大的疾病。

【组织学分类】

分类方法很多，目前普遍采用世界卫生组织（WHO，1973）制定的卵巢肿瘤组织学分类法（表 16-3）。

表 16-3 卵巢肿瘤组织学分类（WHO，1973）

- 一、上皮性肿瘤（良性、交界性、恶性）
  - （一）浆液性肿瘤
  - （二）黏液性肿瘤
  - （三）子宫内膜样肿瘤
  - （四）透明细胞中肾瘤
  - （五）纤维上皮瘤（勃勒钠瘤）
  - （六）混合性上皮瘤
  - （七）未分化癌
- 二、性索间质肿瘤
  - （一）颗粒细胞瘤
    - 1. 颗粒细胞瘤
    - 2. 卵泡膜细胞瘤－纤维瘤
      - （1）卵泡膜细胞瘤
      - （2）纤维瘤
  - （二）支持细胞－间质细胞肿瘤（睾丸母细胞瘤）
  - （三）两性母细胞瘤
- 三、生殖细胞肿瘤
  - （一）无性细胞瘤
  - （二）内胚窦瘤
  - （三）胚胎癌
  - （四）多胚癌
  - （五）绒毛膜癌
  - （六）畸胎瘤
    - 1. 未成熟型
    - 2. 成熟型
      - （1）实性
      - （2）囊性
        - ①皮样囊肿（成熟畸胎瘤）
        - ②皮样囊肿恶变
    - 3. 单胚性和高度特异性
      - （1）卵巢甲状腺肿
      - （2）类癌
  - （七）混合型
- 四、转移性肿瘤

【常见的卵巢肿瘤及病理特点】

（一）卵巢上皮性肿瘤（epithelial ovarian tumor）

有良性、交界恶性和恶性之分。

1. 浆液性囊腺瘤（serous cystadenoma） 约占卵巢良性肿瘤的 25%。多为单侧，圆形、大小不等，表面光滑，囊内充满淡黄色清澈浆液。分单纯型和乳头型，单纯型壁光滑，多为单房；乳头型有乳头状物向囊内突出，常为多房，恶变率较高。

2. 交界性浆液性囊腺瘤（borderline serous cystadenoma） 中等大小，多为双侧，囊内多有乳头，并向囊外生长。镜下见上皮复层不超过3层，细胞核轻度异型，无间质浸润。5年存活率达 90% 以上。

3. 浆液性囊腺癌（serous cystadenocarcinoma） 是常见的卵巢恶性肿瘤，约占 40% ～ 50%。多为双侧，体积较大，囊实性，囊壁有乳头生长，囊液浑浊，有时呈血性。镜下见囊壁上皮明显增生，复层排列。癌细胞为立方形或柱状，细胞明显异型，并向间质浸润。肿瘤生长快，预后差，5 年存活率仅 20% ～ 30%。

4. 黏液性囊腺瘤（mucinous cystadenoma） 约占卵巢良性肿瘤的 20%。多为单侧，圆形多房，体积较大或巨大，肿瘤表面光滑，灰白色，囊液呈胶冻状。囊壁可自行破裂，黏液性上皮种植在腹膜上可继续生长，并分泌黏液，形成腹膜黏液瘤（myxoma peritonei）。瘤细胞呈良性，很少见细胞异形和核分裂，分泌旺盛。

5. 交界性黏液性囊腺瘤（borderline mucinous cystadenoma） 体积较大，部分为双侧，表面光滑，常为多房。切面见囊壁增厚，有乳头。镜下见上皮不超过 3 层，细胞轻度异型，细胞核大深染，少量核分裂，无间质浸润。预后较好。

6. 黏液性囊腺癌（mucinous cystadenocarcinoma） 约占卵巢恶性肿瘤的 10%。多为单侧，肿瘤体积较大，囊壁可见乳头或实质区，囊液浑浊或血性。镜下见腺体密集，间质较少，腺上皮超过 3 层，细胞明显异型，并有间质浸润。5 年存活率 40% ～ 50%。

（二）卵巢生殖细胞肿瘤（ovarian term cell tumor）

好发于儿童和青少年，青春期前发病者占 60% ～ 90%，绝经后仅占 4%。生殖细胞肿瘤中仅成熟畸胎瘤为良性，其他类型均属恶性。

1. 畸胎瘤（teratoma） 由多胚层组织构成，偶见含一个胚层成分。肿瘤组织多数成熟，少数未成熟。质地多为囊性，少数为实性。肿瘤的良、恶性及恶性程度取决于组织的分化程度。

成熟畸胎瘤（mature teratoma） 又称皮样囊肿（dermoid cyst），是最常见的卵巢良性肿瘤。多为单侧、单房，中等大小，表面光滑，壁厚，腔内充满油脂和毛发，有时可见牙齿和骨质。任何一种组织成分均可恶变而形成各种恶性肿瘤。恶变率2%～4%，多发生于绝经后妇女。

未成熟畸胎瘤（immature teratoma） 属恶性肿瘤。肿瘤由分化程度不同的未成熟胚胎组织构成，主要为原始神经组织。好发于青少年。肿瘤多为实性、体积较大，复发和转移率均高。但复发后再次手术时，可见肿瘤组织有自未成熟向成熟转移的特点，即恶性程度的逆转现象。5 年存活率仅 20%。

2. 无性细胞瘤（dysgerminoma） 为中等恶性的实性肿瘤，好发于青春期及生育年龄的妇女。多为单侧，右侧多于左侧，中等大小，包膜光滑。镜下见圆形或多角形大细胞，核大，胞浆丰富，瘤细胞呈片状或索条状排列，间质中常有淋巴细胞浸润。对放疗特别敏感。5 年存活率可达 90%。

3. 内胚窦瘤（endodermal sinus tumor） 又名卵黄囊瘤（yolk sac tumor），较罕见，恶性程度高。多见于儿童及年轻妇女。多为单侧，体积较大，组织脆，易发生破裂。镜下见疏松网状和内胚窦样结构。细胞扁平、立方、柱状或多角形，能产生甲胎蛋白（AFP），故测定患者血清中的 AFP 含量，可作为诊断和治疗效果监测的重要肿瘤标志物。内胚窦瘤生长迅速，易早期转移，预后差。既往平均生存时间仅1年，现经手术及联合化疗后，预后有较大改善。

（三）卵巢性索间质肿瘤（ovarian gonadal sex cord stromal tumor）

占卵巢肿瘤的 5%。此类肿瘤常有内分泌功能，故又称功能性卵巢肿瘤。

1. 颗粒细胞瘤（granulosa cell tumor） 是最常见的功能性肿瘤，45 ～ 55 岁为发病高峰，属低度恶性肿瘤。肿瘤能分泌雌激素，故有女性化作用，青春期前可出现假性性早熟；生育年龄出现月经紊乱；绝经后患者则有不规则阴道流血。病人常合并子宫内膜增生症，甚至子宫内膜腺癌。肿瘤表面光滑，圆形或椭圆形，多为单侧性，大小不一。镜下见瘤细胞呈小多边形，偶呈圆形或椭圆形，胞浆嗜酸性或中性，细胞膜界线不清，核圆，核膜清楚。预后良好，5 年存活率达 80% 以上。

2. 卵泡膜细胞瘤（theca cell tumor） 属良性肿瘤，多为单侧，大小不一，质硬，表面光滑。由于肿瘤可分泌雌激素，故有女性化作用，并常于颗粒细胞合并存在。镜下见瘤细胞呈短梭形，胞浆富含脂质，细胞交错排列呈旋涡状。恶性卵泡膜细胞瘤较少见。

3. 纤维瘤（fibroma） 为较常见的卵巢良性肿瘤。多见于中年妇女。肿瘤多为单侧，中等大小，表面光滑或结节状，切面灰白色，实性、质坚硬。镜下见由胶原纤维的梭形瘤细胞组成，排列呈编织状。偶见纤维瘤患者伴有腹水或胸腔积液，称梅格斯综合征（Meigs syndrome），手术切除肿瘤后，胸腹水自行消失。

4. 支持细胞－间质细胞瘤（sertoli leydig cell tumor） 又称睾丸母细胞瘤（androblastoma），多发生于40岁以下妇女，罕见。多为良性，单侧，体积较小，实性，表面光滑。镜下见由不同分化程度的支持细胞及间质细胞组成。肿瘤分泌雄激素具有男性化作用。有10%～30%呈恶性行为，5 年存活率为 70% ～ 90%。

（四）卵巢转移性肿瘤

占卵巢肿瘤的5% ～ 10%。身体内任何部位原发性癌均可能转移到卵巢。常见的原发性癌有乳腺、胃肠道和泌尿生殖器官。库肯勃瘤（Krukenberg tumor）是一种特殊的转移性腺癌，原发部位为胃肠道，肿瘤为双侧，中等大小，实性，肾形或椭圆形，多伴有腹水。镜下见典型的印戒细胞，能产生黏液，周围是结缔组织或黏液瘤性间质。恶性度很高，预后极差。

【卵巢瘤样病变】

属于卵巢非赘生性肿瘤，是卵巢增大的常见原因。一般追踪观察 1 ～ 2 个月，无需特殊处理，囊肿会自行消失。常见有以下几种。

1. 卵泡囊肿 卵泡在发育过程中，因停滞发育而不成熟，或成熟而不排卵，以致卵泡液潴留而形成。囊壁薄，卵泡液清。囊肿直径常小于 5cm。

2. 黄体囊肿 因黄体持续存在所致，较少见。直径 5cm 左右，可使月经后延。

3. 黄素囊肿 常在滋养细胞疾病中出现。由于滋养细胞显著增生，产生大量 HCG 刺激卵巢卵泡内膜细胞，使之过度黄素化所致，直径 10cm 左右，常为双侧性，表面光滑，活动度好，切面为多房，囊液清亮。黄素囊肿常在葡萄胎清除后 2 ～ 4 个月消失。

4. 多囊卵巢 与内分泌功能紊乱、丘脑下部－垂体平衡失调有关。双侧卵巢呈均匀性增大，约为正常卵巢的2 ～ 5倍，表面光滑，色灰白，包膜厚，切面见卵巢白膜下多个囊状卵泡，直径<1cm。患者常有月经不调、多毛、肥胖、不孕等表现，称多囊卵巢综合征（polycystic ovarian syndrome，PCOS）。

5. 卵巢子宫内膜异位囊肿 又称卵巢巧克力囊肿。因卵巢组织内存在异位的子宫内膜并具有活性，致周期性出血形成单个或多个囊肿，直径5 ～ 6cm 以下，往往与周围组织发生粘连，囊液为暗褐色、糊状的陈旧性血液。

【卵巢恶性肿瘤的临床分期】

目前采用的是 FIGO 制定的统一标准，2000 年修订的临床分期见表 16-4。

表 16-4 原发性卵巢恶性肿瘤的分期（FIGO，2000）

分期	肿瘤范围
Ⅰ期	病变局限于一侧卵巢
$Ⅰ_a$	肿瘤局限于一侧卵巢，包膜完整，表面无肿瘤，腹水或腹腔冲洗液中不含恶性细胞
$Ⅰ_b$	肿瘤局限于双侧卵巢，包膜完整，表面无肿瘤，腹水或腹腔冲洗液中不含恶性细胞
$Ⅰ_c$	$Ⅰ_a$或$Ⅰ_b$期伴以下任何一种情况：包膜破裂，卵巢表面有肿瘤，腹水或腹腔冲洗液中含恶性细胞
Ⅱ期	病变累及一侧或双侧卵巢，伴盆腔内扩散
$Ⅱ_a$	蔓延和（或）转移到子宫和（或）卵巢
$Ⅱ_b$	蔓延到其他盆腔组织
$Ⅱ_c$	$Ⅱ_a$或$Ⅱ_b$期，腹水或腹腔冲洗液中找到癌细胞
Ⅲ期	病变累及一侧或双侧卵巢，伴显微镜下证实的盆腔外的腹腔转移和（或）区域淋巴结转移。肝表面转移为Ⅲ期
$Ⅲ_a$	显微镜下证实的盆腔外的腹腔转移
$Ⅲ_b$	腹腔转移灶直径≤ 2cm
$Ⅲ_c$	腹腔转移灶直径>2cm，和（或）区域淋巴结转移
Ⅳ期	远处转移，除外腹腔转移。（胸水有癌细胞，肝实质转移）

【临床表现】

（一）症状

卵巢良性肿瘤发展缓慢。早期肿瘤较小，多无症状，腹部无法扪及，往往在妇科检查时偶然发现。当肿瘤增长至中等大小时，病人常感腹胀，或扪及肿块。较大的肿瘤可以占满盆腔，并出现压迫症状，如尿频、便秘、气急、心悸等。

卵巢恶性肿瘤早期多无自觉症状，出现症状时往往病情已属晚期。由于肿瘤生长迅速，短期内可有腹胀，腹部肿块和腹水。症状轻重取决于肿瘤大小、位置、邻近器官受浸润程度、肿瘤的组织学类型、有无并发症等。若肿瘤向周围组织浸润或压迫神经，则引起腹痛、腰痛或下腹疼痛；压迫盆腔静脉者可出现下肢浮肿。晚期患者呈现明显消瘦、贫血等恶病质现象。

（二）体征

早期肿瘤小，不易被发现。当肿瘤增长到中等大小或出现明显症状时，盆腔检查扪及子宫旁或一侧或双侧囊性或实性包块；表面光滑或凸凹不平；活动或固定不动。

【卵巢肿瘤的并发症】

1. 蒂扭转　为妇科常见的急腹症。蒂扭转好发于瘤蒂长、活动度大、中等大小、重心偏于一侧的肿瘤，如皮样囊肿。患者体位突然改变或向同一方向连续转动、妊娠期或产褥期由于子宫位置的改变易促发蒂扭转。卵巢肿瘤的蒂由骨盆漏斗韧带、卵巢固有韧带和输卵管组成（图 16-4）。急性蒂扭转的典型症状为突然发生一侧下腹剧痛，常伴有恶心、呕吐甚至休克。盆腔检查可触及张力较大的肿块，有压痛，以瘤蒂部最明显，并有肌紧张。有时扭转可自然复位，腹痛也随之缓解。蒂扭转一经确诊，应尽快行剖腹探查术。

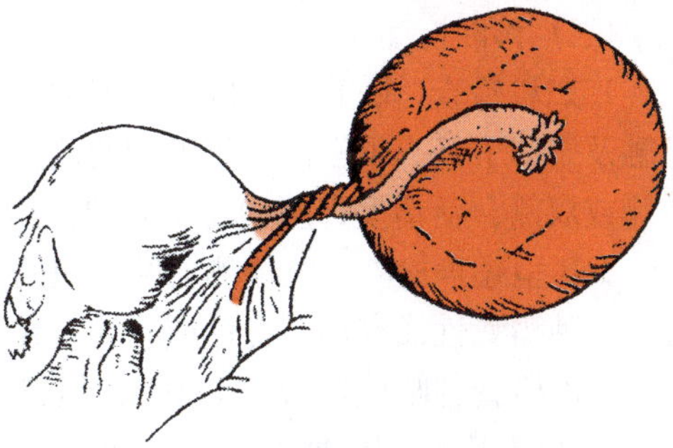
图 16-4　卵巢肿瘤蒂扭转

2. 破裂　卵巢肿瘤破裂有外伤性和自发性两种。外伤性破裂可由于挤压、性交、穿刺、盆腔检查等所致；自发性破裂则因肿瘤过速生长所致，多数为恶性肿瘤浸润性生长穿破囊壁引起。症状轻重取决于肿瘤的性质及流入腹腔的囊液量。轻者仅感轻度腹痛，重者腹痛剧烈、恶性、呕吐，以致腹膜炎甚至休克。疑有肿瘤破裂应立即剖腹探查。切除标本送病理学检查，有条件医院尽量术中做快速病理检查。

3. 感染　较少见，多因肿瘤扭转或破裂后引起，也可来自邻近器官的感染如阑尾脓肿扩散。临床表现为高热、腹痛、肿块、腹部压痛、腹肌紧张及白细胞升高等。治疗应控制感染后手术，若短期内不能控制感染，宜尽快手术。

4. 恶变　卵巢良性肿瘤可恶变，恶变早期无症状，不易发现。若发现肿瘤生长迅速，尤其双侧性，应高度怀疑恶变。因此，确诊为卵巢肿瘤者应尽快手术。

【处理原则】

怀疑卵巢瘤样病变者，囊肿直径小于 5cm，可进行随访并密切观察。原则上卵巢肿瘤一经确诊，即应手术治疗。术中应鉴别卵巢肿瘤的良恶性，必要时术中作快速冰冻切片的组织学检查，以确定手术范围。恶性肿瘤还需辅以化疗、放疗等综合治疗。手术范围取决于肿瘤的性质、分期、病变范围、患者年龄、身体状况以及对手术的耐受能力等。卵巢肿瘤并发症属急腹症，一经确诊应立即手术。

【护理评估】

（一）病史

早期病史无特殊，常于妇科普查时偶尔发现。卵巢肿瘤可发生于任何年龄。良性肿瘤生长缓慢，病程长；恶性肿瘤短期内生长迅速，症状和体征明显。根据患者年龄、病程长短、及局部体征等初步判断是否为卵巢肿瘤，并鉴别其良恶性。

（二）身心状况

卵巢良性肿瘤早期无症状，常因妇科检查而就医；恶性肿瘤常伴有腹胀、腹水、压迫症状及贫血、消瘦等恶病质表现。妇科检查盆腔可触到囊性或实性的肿块。根据病人年龄、病程长短、局部体征、B 超进行综合评估，注意良、恶性肿瘤的鉴别。

当体检发现卵巢肿瘤，等待判断肿瘤性质阶段，是病人及家属一段艰难恐惧的时期，迫切需要医护人员提供相关信息，并渴望早日拿到确诊结果。一旦确诊为恶性肿瘤，往往表现出悲观、绝望等不良情绪反应，护士需要了解病人的焦虑程度，评估家庭的经济状况及社会支持系统状况。

（三）诊断检查

1. 妇科检查　随着卵巢肿瘤的增大，通过双合诊或三合诊检查可发现阴道穹窿部饱满，可触及瘤体下极，子宫体位于肿瘤的侧方或前后方。同时注意评估卵巢肿瘤的质地、大小、单侧或双侧、活动度，肿瘤与子宫周围组织的关系，初步判断良恶性。

2. B 型超声检查　能检测盆腔肿块的部位、大小、形态及性质，对肿瘤来源作出判断，可提示肿瘤囊性或实性、良性或恶性，并能对卵巢肿瘤、腹水和结核性包裹积液进行鉴别。B 型超声检查的临床符合率 >90%，但直径 <1cm 的实性肿瘤不易测出。彩色多普勒超声扫描，能测定卵巢及其肿瘤组织血流变化，有助于诊断。

3. 肿瘤标志物（tumor marker，TM）　通过免疫或生化的方法来测定卵巢肿瘤分泌或代谢的产物，包括抗原标志物、激素和酶类等。CA_{125} 的变化与卵巢上皮性癌，尤其是浆液性囊腺癌的关系密切，具有很高的特异性，90%的病人 CA_{125} 升高。AFP 对卵巢内胚窦瘤有特异性诊断价值。HCG 对原发性卵巢绒癌具有特异性。

4. 细胞学检查　通过腹水或腹腔冲洗液查找癌细胞，可帮助判断临床分期和确定治疗方案。

5. 腹腔镜检查　可直视盆腔，了解肿瘤部位、大小、表面情况、有无种植转移等，对可疑部位进行活检。

6. 放射学检查　卵巢畸胎瘤内的牙齿、骨骼，可行腹部X线平片检查呈透明阴影。CT、MRI 可清晰显示肿瘤图像，尤其是肝、肺结节及腹膜后淋巴结增大者。

【护理诊断】

焦虑：与发现盆腔肿块，担心肿瘤性质、预后有关

疼痛：与卵巢肿瘤压迫、卵巢肿瘤并发症、手术组织损伤有关

营养失调：低于机体的需要量，与恶性肿瘤恶病质、化疗药物有关

【护理目标】

1. 病人能叙述减缓焦虑的方法。
2. 病人疼痛减轻或消失。
3. 病人营养失调得到纠正。
4. 病人树立战胜疾病的信心。

【护理措施】

（一）一般护理

建立良好的护患关系，引导病人说出内心的焦虑和顾虑，详细介绍疾病相关知识，使病人认识到手术是卵巢肿瘤首选的治疗方式，了解化疗的方法、作用，可能出现的身体反应及应对措施，解除病人对化疗的恐惧，尤其是向病人介绍成功病例，使其积极配合各项治疗、护理，增强战胜疾病的信心。为病人提供安静舒适的休养环境；指导进高蛋白，高维生素饮食。监测并记录病人的进食量、每周测体重，和病人及家属一起制定饮食计划，包括进食次数、环境、对食物的喜恶，为病人提供色、香、味全的食物。全身营养差伴有恶心、呕吐者遵医嘱静脉补充营养。

（二）围手术期护理

向病人及家属介绍将经历的手术过程、可能实行的各种检查，取得配合。协助医生完成各种诊断性检查。如需放腹水者，备好腹水穿刺用品，协助医生操作。在放腹水过程中，严密观察病人有无不良反应，一次放腹水不易超过 3000ml，速度缓慢，放后用腹带包扎腹部。术前与病理科联系术中快速病理学检查事宜。病人的手术范围根据肿瘤的性质、临床分期，病人年龄、对生育的要求、及全身状况综合考虑。术前术后护理按腹部手术一般护理进行。对巨大卵巢肿瘤者，需准备好沙袋，用于术后压迫腹部，以免腹压骤降出现休克。

卵巢恶性肿瘤对化疗比较敏感，因此，化疗是主要的辅助治疗手段。化疗分全身化疗和腹腔化疗。腹腔化疗需将化疗药物稀释后注入腹腔，根据病人情况协助其翻身，采取头低足高位以利于化疗药在腹腔内的分布。注意化疗药物不同，其化疗反应各异。如顺铂主要为肾毒性，阿霉素的心脏毒性、紫杉醇的超敏感性等。

放射治疗护理同一般放疗病人。

（三）健康教育

大力开展高危因素的预防，鼓励摄取高蛋白、富含维生素A食物，避免高胆固醇的饮食。高危妇女口服避孕药可预防卵巢癌的发生；30岁以上的妇女每年进行一次妇科检查，高危人群无论年龄大小每半年检查一次，同时配合 B 超，肿瘤标志物检测，发现异常者需随访；卵巢实性肿瘤或肿瘤直径 >5cm 者，应及时手术切除；诊断不清或治疗无效的盆腔肿块者，宜及早行腹腔镜检查或剖腹探查。

卵巢非赘生性肿瘤直径＜5cm者，应 3～6个月定期复查，并注意有无变化。良性肿瘤病人术后1个月常规复查。恶性肿瘤病人术后根据组织分类制定不同的化疗方案，晚期病例需6～8个疗程，要督促病人完成化疗计划。卵巢癌易复发，需长期随访和监测。随访时间一般术后 1 年内每月 1 次；术后第二年每 3 个月 1 次；术后第三年每 6 个月 1 次；3 年以上则每年 1 次。

【结果评价】

1. 病人自述焦虑减轻或消失。
2. 住院期间，病人积极主动配合各项治疗护理。
3. 出院时，病人恢复生活自理能力。

【附】子宫内膜异位症和子宫腺肌病

子宫内膜异位症（endometriosis）和子宫腺肌病（adenomyosis）同为异位子宫内膜引起的疾病，临床上两者可并存，但发病机制及组织发生学不尽相同，临床表现亦有差异。

【病因及发病机制】

子宫内膜组织（腺体和间质）出现在子宫体以外的部位，称子宫内膜异位症（简称内异症）。异位内膜最常见的种植部位主要是盆腔，常见于卵巢，其次是宫骶韧带、子宫直肠陷凹、子宫后壁下段等，也可出现在切口、外阴、脐、脾、肌肉、肺部等少见部位。目前，内异症的发病呈上升趋势，在生育年龄妇女约3%～10%患有此病。不孕患者中则高达25%～40%。本病主要发生于生育年龄，绝经后和双侧卵巢切除后异位内膜可逐渐萎缩吸收。

子宫内膜异位症发病机制尚不很清楚，目前主要有以下几种学说。

1. 子宫内膜种植学说 经血逆流进入盆腔，子宫内膜种植于卵巢和腹膜，并在此处生长、且具有活性。临床上先天性阴道闭锁或宫颈狭窄等致经血逆流者，常发生内异症。剖宫取胎术后继发腹壁切口内异症及阴道分娩后会阴切口出现内异症，也支持术时将子宫内膜带至切口直接种植所致。有学者提出子宫内膜经淋巴及静脉播散，远离盆腔部位的器官如肺、肌肉、皮肤等部位的内异症可能是通过此途径播散的结果。

2. 体腔上皮化生学说 盆腔腹膜或卵巢生发上皮都是由具有高度化生潜能的体腔上皮分化而来的，在炎症或卵巢激素的持续刺激下，腹膜或卵巢的生发上皮可转化为子宫内膜。

3. 诱导及免疫学说 未分化的腹膜组织在内源性生物因素诱导下可发展成为子宫内膜组织。内异症的发生和发展可能和患者免疫力低下、清除盆腔活性子宫内膜细胞能力减低有关。内异症患者的自然杀伤细胞（NK 细胞）、巨噬细胞活性降低，对自体同源子宫内膜细胞的细胞毒性也降低。内异症的发生也可能与免疫耐受有关。

子宫腺肌病患者子宫肌层中的内膜病灶与宫腔面的子宫内膜有部分直接相连，因此，认为多次妊娠和分娩时子宫壁创伤和慢性子宫内膜炎可能是导致此病的主要原因。

【病理】

异位子宫内膜在卵巢激素作用下，发生周期性出血和其周围组织纤维化，在病变部位形成紫褐色斑点或小泡，甚至发展成为大小不等的紫蓝色结节或实质性包块。病变可因部位、程度不同而有所差异。

卵巢的子宫内膜异位症最为常见，约 50% 的患者是双侧卵巢受累。因异位的子宫内膜有周期性出血使卵巢增大而形成单个或多个囊肿，称为卵巢子宫内膜异位囊肿。因囊肿内含暗褐色黏稠的陈旧性血，状似巧克力，故又称卵巢巧克力囊肿。囊肿一般 5 ~ 6cm，由于反复出血，囊腔内压力增高，囊壁周围渗出，周围组织发生纤维化，形成卵巢与周围组织常紧密粘连。内异症位于直肠凹腹膜，因出血所致的纤维增生，使子宫与周围器官发生粘连。

子宫腺肌病可见在子宫肌层子宫内膜呈弥漫性生长，使子宫呈均匀性增大，肌层增厚，尤其是后壁为甚。切面可见散在的紫褐色斑点和小腔。子宫内膜在肌层呈局灶性生长形成结节或团块，称子宫腺肌瘤。

【临床表现】

（一）症状

1. 痛经 约半数病人以痛经为主要症状，其特点为继发性和渐进性加重。痛经的部位多在下腹正中，亦可在下腹一侧或双侧。直肠子宫陷凹处的子宫内膜异位症，可引起腰骶部疼痛、性交痛或肛门坠痛。痛经常于经前 1 ~ 2 天开始，经期第一天最重，至月经净后逐渐减轻，以至消失。

2. 月经失调 卵巢的子宫内膜异位症，可影响卵巢的内分泌功能而引起月经紊乱，出现经量增多或经期延长等。

3. 不孕 因盆腔粘连、子宫后倾、输卵管粘连闭锁或蠕动减弱、卵巢功能紊乱等原因，不孕率可高达 25% ~ 40%。

4. 其他 脐部、腹壁切口的瘢痕等处的内异症，可在月经期明显增大，并有周期性局部疼痛。肺部、肠道、膀胱等内异症，可发生周期性咯血、便血及血尿等。

（二）体征

盆腔子宫内膜异位症可因盆腔粘连使子宫后倾，活动受限甚至固定。子宫正常大小或略大饱满并有轻压痛；一侧或双侧附件区可触及与子宫相连的囊性包块，有轻压痛，子宫骶韧带、子宫后壁或直肠子宫陷凹可触及质硬的触痛结节。阴道或宫颈部位的子宫内膜异位症，可在阴道后穹窿或宫颈看到突出的紫蓝色或暗红色小结节。

子宫腺肌病主要表现为经量增多，经期延长及逐渐加重的进行性痛经。妇科检查子宫呈均匀性增大或局部结节状突起，质硬有压痛，经期压痛尤为明显。

【处理原则】

子宫内膜异位症的治疗依据病人年龄、症状轻重、病变部位和范围，以及对生育的要求等综合考虑。病变轻微、无症状或症状轻者，可定期随访。也可予以前列腺素合成酶抑制剂如吲哚美辛、布洛芬或双氯芬酸钠等对症治疗。有生育要求的患者，应积极做相关检查和治疗，促使尽早怀孕。

（一）药物治疗

性激素治疗的主要目的是抑制雌激素合成，使异位种植的子宫内膜萎缩或切断下丘脑－垂体－卵巢轴的刺激和周期性出血。

1. 口服避孕药　避孕药为低剂量高效孕激素和炔雌醇的复合片。长期连续服用避孕药 9 个月造成类似妊娠的人工闭经，可使子宫内膜和异位内膜萎缩，缓解痛经和减少经量，称假孕疗法。

2. 孕激素　孕激素可使子宫内膜脱落和萎缩。常用药物有甲羟孕酮每日口服 30mg；甲地孕酮每日口服 40mg。

3. 孕三烯酮　19- 去甲睾酮甾类药物，具有抗孕激素、抗雌激素和抗性腺效应。每次 2.5mg，每周 2 次，于月经第一天开始服药，连用 6 个月。

4. 达那唑（danazol）　为合成的 17α- 乙炔睾酮衍生物，可抑制 Gn-RH 的分泌，直接抑制甾体激素的合成，增加雌二醇和孕激素的代谢，直接抑制和竞争子宫内膜的雌、孕激素受体。达那唑的多重效应形成了高雄激素和低雌激素的环境，不利于异位内膜的生长。一般为 200mg，每日 2 ～ 3 次口服，月经第一天开始，连用 6 个月。常见的副作用有恶心、体重增加、痤疮、多毛、潮热、性欲减退、情绪不稳定等，停药后多可恢复。该药在肝脏代谢，肝功能受损者不宜使用。

5. 促性腺激素释放激素激动剂（Gn-RHa）　Gn-RHa为人工合成的十肽类化合物，其作用与天然的 Gn-RH 相同，能促进垂体细胞释放 LH 和 FSH，且活性较天然的 Gn-RH 高数十倍至百倍。若长期应用 Gn-RHa，垂体 Gn-RH 被耗尽，则导致卵巢分泌的激素显著下降，出现暂时性闭经，又称此疗法为“药物性卵巢切除”。副作用主要为雌激素过低所引起的潮热、阴道干燥、性欲减退及骨质丢失等。如连续用药3个月以上，注意反向添加雌激素，防止骨质丢失。

（二）手术治疗

手术治疗适用于药物治疗后症状不缓解，局部病变加重或未能怀孕者，以及卵巢子宫内膜异位囊肿直径 >5 ～ 6cm。手术方式有保留生育功能手术、保留卵巢功能手术和根治性手术。腹腔镜手术是目前治疗内异症的主要手段。保留生育功能手术适用年轻患者，手术切除病灶，保留子宫、一侧或双侧卵巢，该术式的术后复发率达40%，术后补充药物治疗可减少复发。保留卵巢功能手术即切除病灶及子宫，至少保留一侧卵巢或部分卵巢，适用于年龄45岁以下患者，术后复发率约5%。根治性手术即切除子宫、双侧附件及所有病灶。适用于45岁以上的重症患者，术后几乎不复发。

子宫腺肌病的治疗方法主要是手术切除子宫，卵巢的保留与否根据病人的年龄和病变程度而定。雄激素和达那唑有一定的减少经量、缓解痛经的作用，孕激素和假孕疗法一般无效。

【护理评估】

（一）病史

询问病人月经史、不孕史，应详细询问月经周期、月经量的改变，是否有继发性痛经呈渐进性加重，痛经是否伴随腰骶部坠痛。注意询问病人特殊部位内异症的情况，如切口部位的周期性疼痛结节，经期剧痛、月经净后缓解。是否有周期性血尿，周期性腹痛、便血等。

子宫腺肌病患者应详细询问病人宫腔操作经历，如人工流产史、分娩史等。

（二）身心状况

盆腔子宫内膜异位症病人主要症状和体征是痛经，表现为继发性痛经、进行性加重。不孕是病人就诊的主要原因。内异症病人腹部检查无明显异常。盆腔检查子宫后倾，子宫骶韧带、子宫后壁或直肠子宫陷凹可触及质硬的触痛结节，一侧或双侧附件区可触及与子宫相连的囊性包块。

子宫内膜异位症病人症状轻微或不影响生育时，往往易被忽视。当出现痛经、月经改变或造成不孕时患者会出现焦虑、害怕，担心自己的生育能力，尤其是对药物治疗或手术治疗的效果不了解。评估病人对疾病心理反应的程度，对治疗方案是否存在应对无助，并了解家庭成员有无顾虑、丈夫的支持效应。

（三）诊断检查

1. 妇科检查　视诊外阴一般无异常，盆腔子宫内膜异位症可因盆腔粘连使子宫后倾，活动受限甚至固定。子宫正常大小或略大饱满并有轻压痛；一侧或双侧附件区可触及与子宫相连的囊性包块，有轻压痛，子宫骶韧带、子宫后壁或直肠子宫陷凹可触及质硬的触痛结节。

子宫腺肌病患者妇科检查发现子宫呈均匀性增大或局部结节状突起，质硬有压痛，经期压痛尤为明显。

2. 辅助检查　可借助B型超声、腹腔镜、子宫输卵管造影等检查协助明确诊断。重症内异症病人血清CA_{125}可升高。

【护理诊断】

焦虑：　与发现子宫内膜异位症，担心生育能力和治疗效果有关

疼痛：　与痛经有关

【护理目标】

1. 病人能叙述减缓焦虑的方法。
2. 病人疼痛症状减轻或消失。

3. 病人树立战胜疾病的信心。

【护理措施】

（一）一般护理

评估病人对疾病的认知程度，尊重病人，耐心解答病人提出的问题，告知病人和家属子宫内膜异位症是良性病变，手术或药物治疗都不会影响健康，并且对缓解痛经、治疗不孕有明显作用。让病人消除顾虑，积极配合治疗。

（二）手术病人护理

对需要手术治疗的病人，应配合医生积极做好术前准备。内异症病人的诊断和治疗目前大多采用腹腔镜技术，除按腹部手术病人做好术前准备外，还应详细向病人讲解腹腔镜手术的特点、消除病人因知识缺乏而产生的顾虑。经腹腔镜手术的病人按腹部手术病人的一般护理，特别要注意观察血氧情况、有无皮下气肿，术中举宫协助手术的病人要注意阴道流血情况。

（三）健康教育

药物治疗或术后需补充药物治疗的病人，需在门诊定期随访，告知病人随访的目的、意义和随访时间。治疗内异症的药物种类很多，不同的药物作用机制不同，副作用亦各异，应定期复查，监测治疗期间病人症状的变化、月经的改变、有无因雌激素低落而引起的身体改变。如有异常及时和医生联系，修正治疗方案。对应用激素治疗的病人，讲解药理知识，使病人了解药物的药理作用、使用剂量、服用时间、方法、副作用及应对措施。

手术病人出院后1个月回门诊复查，了解术后康复情况，并给予妊娠指导、自我保健和健康指导。任何时候出现不适或异常症状，需及时随诊。

【结果评价】

1. 病人能叙述内异症药物或手术治疗的应对措施。
2. 病人主动配合各项诊疗和护理。
3. 病人痛经症状改善。

（韩　萍）

第17章

外阴、阴道手术病人的护理

学习目标

在完成本章内容的学习后，学生应能：

1. 描述外阴、阴道手术病人的护理特点。
2. 叙述外阴、阴道创伤的处理原则。
3. 描述预防外阴癌的措施。
4. 判断子宫脱垂的分度。
5. 叙述子宫脱垂及尿瘘的病因、临床表现、处理原则和预防措施。
6. 讲解放置子宫托的注意事项。
7. 为接受外阴、阴道手术的病人制定并执行护理计划。

第一节　外阴、阴道手术病人的一般护理

外阴手术包括会阴部手术以及部分尿道手术，主要有外阴癌根治术、前庭大腺切开引流术、处女膜切开术等；阴道手术则包括阴道局部手术及途经阴道的手术，如阴道成形术、阴道前后壁修补术、后穹窿切开术、尿瘘修补术、阴式子宫切除术等。外阴、阴道手术与腹部手术不同之处在于手术区域血管、神经丰富，组织松软，前方有尿道，后面近肛门的组织学及解剖学特点，导致病人易出现疼痛、出血、感染等相关的护理问题；由于手术暴露部位涉及身体特别隐私处，病人在心理上常具有身体意象紊乱、自尊低下等护理问题。手术病人的护理内容大部分与腹部手术病人一样。基于外阴、阴道解剖及组织学等特征，手术病人除按腹部手术常规护理外，应特别重视以下内容：

【手术前准备】

（一）心理支持

在了解妇科腹部手术病人的心理特点的基础上，理解外阴、阴道手术病人的心理特点，如外阴切除手术病人，可能会担心损伤其身体的完整性、手术的切口瘢痕导致将来性生活的不协调以及由于隐私部位的裸露所致的羞怯等。护士应为病人提供讨论病情和发问的场所及时间，以亲切和蔼的语言与病人交流，在取得病人信任的基础上，让病人表达自己的感受；针对病人的心理特征，与病人一起讨论缓解心理应激的方法，鼓励病人选择积极的应对措施；进行术前准备、检查、手术时注意使用屏风等遮挡，避免多余人员旁观，尽量减少暴露部位。同时，应做好家属的工作，特别是病人的丈夫，帮助其理解病人，配合治疗及护理过程。

（二）提供相关信息

1. 根据病人的具体情况，向其介绍相关手术的名称、术前准备的目的、方法及主动配合的技巧等；讲解疾病的相关知识，术后保持外阴阴道清洁的重要性、方法及拆线时间等。

2. 外阴、阴道手术病人通常卧床时间较腹部手术病人长，床上使用便器的机会多。为此，应让病人术前练习，习惯床上解便。

3. 向病人讲解外阴、阴道手术过程常用的体位及术后维持相应体位的重要性，以便病人在护理人员指导下保持必要的体位，促进伤口的愈合。同时，教会病人床上肢体锻炼的方法，以预防术后并发症。

（三）皮肤准备

常在术前一天进行，其范围上至耻骨联合上10cm，下包括外阴部、肛门周围、臀部及大腿内侧上 1/3。

（四）肠道准备

按腹部肠道手术准备，肠道准备从术前 3 天开始。术前 3 天进无渣半流饮食，并按医嘱给肠道抗生素，常用新霉素 1g 每日 4 次，或庆大霉素 8 万 U，每日 3 次。术前 1 天进流质饮食，并行清洁灌肠，直至排出的灌肠液中无大便残渣为止。常以口服番泻叶水或蓖麻油、甘露醇等替代多次灌肠。

（五）阴道准备

术前 5 天用 1：5000 的高锰酸钾溶液坐浴，术前 3 天开始进行阴道冲洗，每日 2 次，常用1：5000的高锰酸钾溶液、0.2‰的碘伏或1：1000苯扎溴铵（新洁尔灭）溶液等。术日晨用消毒液行阴道局部消毒，消毒时应特别注意擦净小阴唇之间的黏膜皱襞和阴道前、后、侧穹窿，消毒后用大棉签蘸干，必要时涂美蓝以做手术标记。

（六）特殊用物准备

根据不同的手术做好各种用物的准备，外阴、阴道手术多采取膀胱截石位，为避免腘窝处的血管、神经受压导致的血液循环障碍，手术室应准备软垫；有的手术采取膝胸卧位，应为这些病人准备支托等；根据手术需要准备阴道模型、丁字带、绷带等。

【手术后护理】

术后护理措施与腹部手术病人相似，以预防感染和减少疼痛为目标，但应特别注意：

（一）体位

根据不同手术需要采取相应的体位。处女膜闭锁及有子宫的先天性无阴道病人，术后应采取半卧位，有利于经血的流出；而因外阴癌行外阴根治术后的病人则应采取平卧位，双腿外展屈膝，膝下垫软枕头，以减少腹股沟及外阴部的张力，有利于伤口的愈合；行阴道前后壁修补或盆底修补术后的病人应以平卧位为宜，禁止半卧位，术后 5 ~ 7 天方可起床活动，以防伤口裂开或出血。

（二）切口的观察

外阴阴道肌肉组织少、张力大，切口不易愈合，而有些外阴部手术需加压包扎或阴道内留置纱条压迫止血，外阴包扎或阴道内纱条一般在术后 12 ~ 24 小时内取出。在观察伤口有无渗血、红肿热痛等炎性反应的同时，应注意观察局部皮肤的颜色、温度、湿度，有无皮肤或皮下组织坏死等。并注意阴道分泌物的量、性质、颜色及有无异常气味。伤口分泌物过多时应随时消毒、更换敷料。为患者腹股沟伤口换药的器械及敷料应与会阴伤口换药物品分开。

（三）保持外阴清洁干燥

每天行外阴擦洗2次，勤换内衣内裤，并保持床单的清洁干燥。术后3天后外阴部可行烤灯，保持伤口干燥，促进血液循环，有利于伤口的愈合。

（四）保持大小便通畅

外阴、阴道手术后保留尿管时间较长，根据手术范围和病情尿管留置2～14天不等。应特别注意保持尿管的通畅，并做好保留尿管病人的护理；拔除尿管以后，应注意观察病人自解小便情况。为防止大便对伤口的污染及解便时对伤口的牵拉，一般以控制手术5天以后大便为宜。按医嘱常用鸦片酊5ml，加水至100ml口服，每日3次，每次10ml，以抑制肠蠕动。通常于术后第5天开始服用液体石蜡油30ml，每晚1次，使大便软化，避免排便困难。

（五）避免增加腹压的动作

向病人讲解腹部压力增加对伤口的影响，告诉病人避免增加腹压的动作，如蹲、用力大便等，以免增加局部伤口的张力，从而影响切口的愈合。

（六）积极止痛

外阴神经末梢丰富，对疼痛尤为敏感。麻醉药物的作用消失后，在正确评估病人疼痛的基础上，及时给予止痛处理，保证病人的休息。可针对病人的个体差异，采取不同缓解疼痛的方法，如更换体位减轻伤口的张力、自控镇痛泵的应用、按医嘱及时给予止痛剂等。同时，应注意观察用药后的止痛效果。

（七）出院指导

外阴部手术术后病人伤口局部愈合较腹部手术慢，外阴部伤口常需间断拆线，回家以后应保持外阴部的清洁；病人一般休息3个月，注意逐渐增加活动量，避免重体力劳动；出院1个月后应及时到门诊检查术后恢复情况，并于术后3个月再次到门诊复查，经医生检查确定伤口完全愈合后方可恢复性生活；休息过程中，如有异常应及时就诊。

第二节　外阴、阴道创伤

外阴、阴道创伤多为分娩时导致外阴、阴道部位软组织受伤出血，非分娩因素的外伤也不少见。

【病因及发病机制】

分娩是导致外阴、阴道创伤的主要原因，此外如不慎跌倒或碰撞，外阴骤然触于有棱角的硬物上，创伤可伤及阴道，或穿过阴道损伤尿道、膀胱或直肠。幼女受到强暴致软组织受伤；初次性交时可使处女膜破裂，绝大多数可自行愈合，偶见裂口延至小阴唇、阴道或伤及穹窿，引起大量阴道流血，甚至导致休克。

【临床表现】

由于创伤的部位、深浅、范围和就诊时间的不同，临床表现存在差异，主要有：

（一）疼痛

为主要症状，疼痛可轻可重，病人由于疼痛坐卧不安，行走困难。随着局部肿块的逐渐增大，疼痛逐渐加重，甚至出现疼痛性休克。

（二）局部肿胀

为水肿或血肿，是常见的表现。由于外阴部皮肤、黏膜下组织疏松，血管丰富，局部受伤后可导致组织液渗出，血管破裂，血液、组织液在疏松结缔组织中迅速蔓延，形成外阴或阴道血肿。检查可见外阴部有紫蓝色块状物突起，压痛明显。如处理不及时可向上扩展，形成巨大阴道盆腔血肿。

（三）外出血

由于局部组织损伤、血管破裂，少量或大量的鲜血自阴道流出。检查外阴可见处女膜裂伤、局部裂伤或血肿，外阴皮肤、皮下组织或阴道有明显裂口及活动性出血。

（四）其他

出血量多者，可有头晕、乏力、脉快、心慌、出汗等出血性休克或贫血的表现；合并感染时可有发热和局部红、肿、热、痛等。

【处理原则】

处理原则为止痛、止血、抗休克和抗感染。有活动性出血者应迅速缝合止血。对小于5cm的血肿，应立刻进行冷敷，使血管收缩，减少出血；也可用棉垫、丁字带加压包扎，防止血肿扩散。对大的外阴、阴道血肿应在抢救休克的情况下，切开血肿，找到出血点进行血管结扎及血肿清除术，然后加压包扎，术后加用大剂量抗生素。

【护理评估】

（一）病史

了解导致创伤的原因，以判断是因外伤或遭强暴所致，还是性交后阴道出血或分娩创伤未及时缝合而留下的创伤。

（二）身心状况

根据病人的临床表现，评估疼痛的程度、性质、相关因素；因轻伤或性交所致的外阴血肿，轻者自觉症状不明显，或尚能忍受；损伤范围较大、出血多者病人疼痛明显，常有休克表现及贫血；感染者有局部红、肿、热、痛等炎性反应及体温升高等。

由于意外事件，病人及家属表现出明显的忧虑和担心。护士需要评估病人及家属对损伤的反应，并识别其异常的心理反应。

（三）诊断检查

1. 妇科检查　可发现处女膜裂伤，了解外阴裂伤或血肿的部位和程度，观察外阴、阴道血肿的大小。伤口有无红、肿及脓性分泌物。此外，应注意局部创伤有无穿透膀胱、直肠，甚至腹腔等。如伤及膀胱、尿道，有尿液自阴道流出；伤及直肠，可见直肠黏膜外翻。

2. 实验室检查　出血多者红细胞计数及血红蛋白值下降；伤口有感染者，可见白细胞数目增高。

【可能的护理诊断及合作性问题】

恐惧：与突发创伤事件有关

急性疼痛：与外阴、阴道创伤有关

潜在并发症：失血性休克

【预期目标】

1. 手术前，病人恐惧程度减轻。
2. 住院期间，病人疼痛逐渐减轻。
3. 病人在治疗的24小时内，不出现休克的症状和体征。

【护理措施】

（一）一般护理

1. 密切观察，预防和纠正休克　密切观察病人血压、脉搏、呼吸等生命体征及尿量的变化，并准确记录。注意观察血肿的大小及其变化。对于外出血量多或较大血肿伴面色苍白者立即使病人平卧、吸氧，并做好血常规检查及配血；遵医嘱进行止血，并及时输液、输血，预防或抢救休克。

2. 心理护理　由于突然的创伤，导致病人恐惧、家属担忧，护士对病人的反应表示理解，使用亲切温和的语言安慰病人，鼓励病人面对现实，积极配合治疗，争取获得良好的结果。

（二）缓解症状

1. 保守治疗病人的护理　对血肿小采取保守治疗者，嘱咐病人采取正确的体位，避免血肿受压；保持外阴部的清洁、干燥，每天外阴冲洗3次，大便后及时清洁外阴；按医嘱及时给予止血、止痛药；24小时内冷敷，降低局部血流速度，也可降低局部神经敏感性，减轻病人疼痛及不舒适感；24小时后可以热敷或行外阴部烤灯，促进水肿或血肿的吸收。

2. 做好术前准备　外阴、阴道创伤多属急诊入院，病人有急诊手术的可能，应做好配血、皮肤准备，嘱病人暂时禁食，向病人及家属讲解手术的必要性、手术的过程及注意事项，取得配合，使病人及家属以良好的状态接受手术。

3. 术后护理　病人术后疼痛程度较腹部手术病人明显，应积极止痛；外阴、阴道创伤手术后阴道常填塞纱条或外阴加压包扎，阴道纱条按医嘱如数取出或外阴包扎松解后应密切观察阴道及外阴伤口有无出血，病人有无进行性疼痛加剧或阴道、肛门坠胀等再次血肿的症状；保持外阴部清洁、干燥。

【护理评价】

1. 手术24小时后，病人诉说疼痛明显减轻。
2. 病人在治疗24小时内，生命体征和血流动力学指标正常。
3. 住院期间病人心情平静，积极配合治疗护理。

第三节　外阴癌

外阴癌（carcinoma of vulva）包括许多不同组织结构的恶性肿瘤，占女性生殖系统肿瘤的3%～5%，多见于60岁以上妇女。以外阴鳞状细胞癌最为常见，约占80%～90%，其他还包括恶性黑色素瘤、基底细胞癌、前庭大腺癌等。绝大多数肿瘤生长在外阴皮肤表面，易被发现，但有很多患者未能获得早期诊断和治疗。其原因有患者不重视外阴症状，如灼痛、瘙痒、小赘生物等；也有医师未意识到外阴症状的重要性，给予了不适当的治疗而延误病情。

【病因及发病机制】

外阴癌的发病原因至今尚不明确。但外阴癌病人常并发外阴白色病变，其中约5%～10%伴不典型增生者可能发展成外阴癌。外阴尖锐湿疣、长期外阴瘙痒、慢性前庭大腺炎、慢性溃疡等慢性疾病的长期刺激也可能发展成外阴癌。外阴癌还可与阴道癌、宫颈癌合并存在。目前认为，外阴癌的发生与单纯疱疹病毒Ⅱ型、人乳头瘤病毒、巨细胞病毒等有关。

外阴癌的癌前病变称为外阴上皮内瘤样病变（vulvar intraepithelial neoplasia，VIN），包括外阴上皮不典型增生及原位癌。外阴上皮内瘤样变分为轻度外阴不典型增生（VIN Ⅰ级）、中度外阴不典型增生（VIN Ⅱ级）、重度外阴不典型增生及原位癌（VIN Ⅲ级）。

外阴癌具有转移早、发展快的特点，转移使外阴癌具有高度恶性，转移途径以淋巴转移、直接浸润为主，极少血运转移，血运转移常发生在晚期。外阴部淋巴管分布丰富，两侧淋巴管互相交通组成淋巴网。肿瘤一般向同侧淋巴结转移，最初转移到腹股沟浅淋巴结，然后至股深淋巴结，并经此进入盆腔内的髂总、髂内、髂外、闭孔淋巴结等，最后转移至腹主动脉旁淋巴结，可继续向上至锁骨上淋巴结。阴蒂部癌灶常向双侧淋巴结转移，并可绕过腹股沟浅淋巴结直接至深淋巴结。直接浸润时癌灶沿皮肤、黏膜向内侵及阴道和尿道，晚期时可累及肛门、直肠和膀胱等。

【临床分期】

目前采用国际妇产科联盟（FIGO）分期法。

表 17-1 外阴癌的临床分期（FIGO，2000 年）

分期	肿瘤范围
0 期	原位癌（浸润前癌）
Ⅰ期	肿瘤局限于外阴或外阴和会阴，肿瘤最大直径≤ 2cm
$Ⅰ_a$	肿瘤直径≤ 2cm 伴间质浸润≤ 1cm
$Ⅰ_b$	肿瘤直径≤ 2cm 伴间质浸润＞ 1cm
Ⅱ期	肿瘤局限于外阴或外阴和会阴，肿瘤直径＞ 2cm
Ⅲ期	肿瘤浸润尿道下段，或阴道，或肛门
$Ⅳ_a$	肿瘤浸润膀胱黏膜，或直肠黏膜，或尿道上段黏膜；或固定于骨骼
$Ⅳ_b$	任何远处转移，包括盆腔淋巴结转移

注：浸润深度是指肿瘤临近最表浅真皮乳头的表皮 - 间质连接处至浸润最深点。

【临床表现】

约2/3的外阴癌发生在大阴唇，其余的1/3发生在小阴唇、阴蒂、会阴、阴道等部位。病变初期常无特异性症状，病人可有外阴皮肤轻微的灼痛及久治不愈的瘙痒，搔抓后破溃、出血。稍晚期，癌肿向深部浸润，出现明显的疼痛。当血管被浸润时可有大出血的危险。肿瘤侵犯直肠或尿道时，产生尿频、尿急、尿痛、血尿、便秘、便血等症状。

早期发病时检查可见表皮出现突起的小结、丘疹、肿块或局部变白，呈菜花状。癌肿向深部浸润，致基底皮肤变硬。组织脆而易脱落、溃烂、感染，流出脓性或血性分泌物，继发感染后有红、肿、痛。淋巴转移时腹股沟淋巴结肿大、质硬。

【处理原则】

以手术治疗为主，辅以放射治疗与化学药物治疗。

（一）手术治疗

是治疗外阴癌的主要手段，手术的范围取决于临床分期、病变的部位、肿瘤细胞的分化程度、浸润的深度、病人的身体状况以及年龄等。一般采取外阴根治术及双侧腹股沟深浅淋巴结清扫术。如：I_b期病灶位于侧边，则行外阴根治术加病灶同侧腹股沟淋巴结清扫术；若病灶位于中线则行外阴根治术加双侧腹股沟淋巴结清扫术。

（二）放射治疗

适用于不能手术的病例；晚期病例或复发可能性大的病例，可采用体外放疗和组织间插植放疗。外阴癌虽然对放射线敏感，但外阴正常组织对放射线的耐受性差，使外阴癌灶接受剂量难以达到最佳放射剂量，由于放疗设备与技术的改进，放疗副反应已明显降低。

（三）化学药物治疗

可作为较晚期或复发癌的综合治疗手段。

【护理评估】

（一）病史

了解病人有无不明原因的外阴瘙痒史、外阴赘生物史等。外阴癌病人一般发生在60岁以上的老年人，该年龄组人群常伴有高血压、冠心病、糖尿病等，应仔细评估病人各系统的健康状况。

（二）身心状况

早期病人外阴部有瘙痒、烧灼感等局部刺激的症状。晚期主要是疼痛，疼痛的程度与病变的范围、深浅及发生部位有关。

外阴局部的症状、局部分泌物的增加，使病人烦躁；工作及参与活动能力下降，病人感到悲哀及被遗弃；外阴部手术致使身体完整性受到影响等原因常导致病人出现自尊低下、身体意象紊乱、恐惧等心理方面的护理问题。

（三）诊断检查

1. 妇科检查　外阴局部，特别是大阴唇处，有单个或多个融合或分散的灰白色、粉红色丘疹或斑点，也可能是硬结、溃疡或菜花样的赘生物。应注意评估肿块、溃疡的大小、深浅及其他外阴皮肤的特点。同时，应注意观察双侧腹股沟有无增大、质硬而固定的淋巴结。

2. 特殊检查　外阴活体组织检查可助于确诊，常采用 1% 甲苯胺蓝染色外阴病变皮肤，待干后再用 1% 醋酸液擦洗脱色，在蓝染部位作活检，或借助阴道镜作定位活检，以提高活检的阳性率。

【可能的护理诊断】

慢性疼痛：与晚期癌肿侵犯神经、血管和淋巴系统有关

身体意象紊乱 ：与外阴切除有关

有感染的危险：与病人年龄大，抵抗力低下、手术创面大及临近肛门、尿道等特殊位置有关

【预期目标】

1. 住院期间，病人疼痛程度逐渐减轻。
2. 手术后，病人有正确的自我认识。
3. 伤口愈合过程中，病人不发生创面感染。

【护理措施】

（一）心理护理

给病人讲解外阴癌的相关知识及手术的方式、介绍一些成功的病例等，使病人对手术充满信心；鼓励病人表达自己的不适，针对具体问题给予耐心的解释、帮助和支持；指导病人采取积极的应对方式，如乐观应对方式、寻求支持等；给家属讲解疾病的相关知识，得到家属的理解和支持，让病人体会到家庭的温暖；护理人员随时了解病人的心理感受、寻找引起心理应激的原因，与病人一起缓解心理应激。

（二）缓解症状

1. 术前准备　外阴癌病人多为老年人，常伴有高血压、冠心病、糖尿病等内科疾患，应协助病人作好检查，治疗内科疾病；指导病人练习深呼吸、咳嗽、床上翻身等，适应术后活动；给病人讲解预防术后便秘的方法；除按一般外阴、阴道手术病人准备以外，如外阴需植皮者，应在充分了解手术方式的基础上对植皮部位进行剃毛、消毒后用无菌治疗巾包裹，以备术中用；将病人术后用的棉垫、绷带、各种引流管（瓶）进行消毒备用。

2. 术后护理　①除按一般外阴、阴道手术病人护理以外，应在准确评估病人疼痛的基础上积极止痛；②术后取平卧外展屈膝体位，并在腘窝垫一软垫；③保持引流通畅，注意观察引流物的量、色、性状等；观察切口有无渗血，术后 3 天后严密观察伤口皮肤有无红、肿、热、痛等感染征象以及皮肤湿度、温度、颜色等移植皮瓣的愈合情况，外阴切口术后5天开始间断拆线，腹股沟切口术后 7 天拆线；④保留尿管 5 ～ 10 天，按医嘱给予抗生素预防感染，每日行会阴擦洗 2 次，保持局部清洁、干燥；⑤术后 2 天起，可直接暴露外阴伤口，同时行会阴部、腹股沟部的红外线照射，每日 2 次，每次 20 分钟，但要注意避免烫伤；⑤指导病人合理进食，鼓励病人上半身及上肢活动，预防褥疮；术后第5天，按医嘱给液体石蜡油 30ml，每日 1 次，连服 3 天，使粪便软化。

3. 放疗病人的护理　放射线在破坏癌细胞的同时也会损伤外阴部正常皮肤。治疗者常在照射后8～10天出现皮肤的反应。轻度者表现为皮肤红斑，然后转化为干性脱屑；中度表现为水泡、溃烂和组织皮层丧失；重度表现为局部皮肤溃疡。轻度放疗反应的患者可在保护皮肤的基础上继续照射，而出现中、重度放疗反应的患者应停止照射。护理人员应随时注意观察皮肤的颜色，避免局部刺激，避免搔抓、擦伤、热敷和粘贴胶布，保持局部清洁干燥。遇有皮肤破损面可涂 1% 甲紫、三磺粉或抗生素可的松软膏消炎止痛。

（三）出院指导

病人应于外阴根治术后3个月返医院复诊，在全面评估术后恢复情况的基础上，医生与

病人一起商讨治疗及随访计划。

外阴癌放疗以后2年内约80%的病人复发，5年内复发约占90%，故随访时间应在放疗后1、3、6个月各一次，以后每半年1次，2年以后每年1次，随访5年，以全面评价治疗效果。

【结果评价】

1. 住院期间，病人诉说疼痛可以忍受或活动逐渐增加。
2. 病人用语言表达或行为展示对外表的接受。
3. 治疗期间，病人伤口无红肿及渗血，体温正常，白细胞计数及分类维持在正常范围内。

第四节　处女膜闭锁

处女膜闭锁又称无孔处女膜（imperforate hymen），是常见的一种女性生殖道发育异常。一般很少在青春期前被发现，常是在青春期因原发性闭经、腹痛或婚后因性生活困难就医时被确诊。

【病因及发病机制】

在正常胎儿发育过程中，阴道板腔化成一孔道，下段有一层薄膜称处女膜，在胚胎7个月后贯穿使孔与阴道前庭相通，如在胚胎发育过程中受到某些内在或外来因素的干扰，导致发育异常，尿生殖窦上皮未能贯穿前庭部，则形成处女膜闭锁。

【临床表现】

在月经来潮前无症状。常在青春期表现为原发闭经，出现周期性下腹部坠胀，部分严重者可出现便秘、肛门坠胀、尿频、尿急等压迫症状。由于月经来潮时经血不能排出，沉积于阴道，导致肛门、阴道胀痛，疼痛可暂时缓解，但呈进行性加重。多个周期以后逐渐形成了宫腔积血，宫腔积血反流至输卵管可致输卵管粘连，造成输卵管血肿或腹腔积血（图17-1）。但输卵管伞端多因积血而粘连闭锁，故经血较少进入腹腔。

检查时可见处女膜向外膨隆，表面呈紫蓝色，无阴道开口。多次发作后病人下腹正中可扪及增大包块。

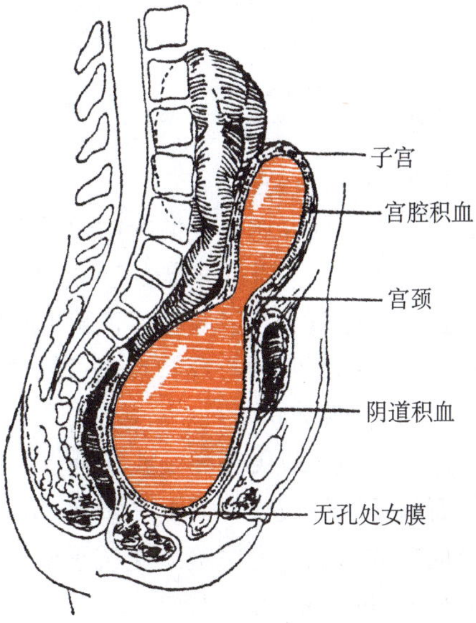

图17-1　处女膜闭锁并阴道、宫腔积血

【处理原则】

确诊后立即手术治疗。在处女膜最膨出处作十字切开，吸尽积血后剪去多余的处女膜瓣，使切口呈圆形，再用3-0可吸收缝线缝合切口边缘黏膜，以保持引流通畅和防止创缘粘连。

【护理评估】

（一）病史

评估病人的年龄，详细询问病人有无周期性下腹部疼痛，肛门、外阴胀痛等症状。

（二）身心状况

病人主诉有周期性下腹部疼痛或肛门、阴道胀痛症状。检查时应仔细观察外阴的发育，处女膜向外突出的形状、大小、颜色，检查时注意阴道积血的量，边界是否清楚，是否存在子宫腔淤血等。

处女膜闭锁者常为青春期的学生，情绪不稳定，出现下腹胀痛后除害怕、恐惧以外，因羞怯而不好意思对母亲及其他亲人述说，导致不能及时得到治疗。护理人员注意评估病人的紧张、羞怯心理及对处理方案的疑虑。

（三）诊断检查

1. 妇科检查　可见处女膜向外膨出，表面呈紫蓝色，无阴道开口。肛查可扪及阴道内有球状包块，积血较多时张力大，向直肠突出并有明显的触痛。

2. B 型超声　盆腔 B 型超声可发现子宫及阴道内有积液。

【可能的护理诊断】

慢性疼痛：与经血潴留有关

恐惧：与缺乏应对能力有关

焦虑：与害怕手术有关

【预期目标】

1. 住院期间病人疼痛逐渐减轻。
2. 住院以后病人恐惧感逐渐消失。
3. 病人以良好心境积极配合治疗。

【护理措施】

（一）心理支持

青春期的女性遇异常情况常通常表现为害怕、恐惧，家长一般也较为紧张。护士应和蔼对待病人及家属，通过健康教育书面资料、讲解、挂图等方式给病人和家属讲解疾病的发生、发展过程，让病人及家属理解，减少其紧张情绪。术后认真倾听病人的感受，肯定病人应对的能力，根据不同的心理特点进行护理。

（二）缓解症状

术后一般采取头高脚低或半卧位，便于积血排出；12 小时以后可指导病人下床活动。一般不置保留尿管或仅保留 1 ~ 2 天，每日行外阴擦洗 2 次直至积血排尽，并教会病人使用消毒会阴垫的方法。遵医嘱给予抗感染药物。

（三）健康教育

出院前，应教会病人保持外阴部清洁、干燥的方法；1 个月后到门诊复查伤口愈合情况；

嘱病人及家属注意下个周期月经来潮时经血是否通畅，如仍下腹部胀痛及肛门坠胀等症状，应及时就诊。

【结果评价】

1. 手术以后病人自述疼痛逐渐减轻或消失，下次月经来潮时经血通畅。
2. 住院期间，病人能说出自己的不适，积极配合治疗护理。
3. 住院期间病人能保持稳定情绪。

第五节　先天性无阴道

先天性无阴道（congenital absence of vagina）是因副中肾管未发育，或尾端发育停滞，未向下延伸所致。大部分病人合并无子宫或只有始基子宫，但卵巢一般正常。

【临床表现】

一般无症状，多数病人因青春期原发闭经或婚后性交困难而就诊。如有子宫者，经血来潮后因宫腔积血，病人出现下腹部疼痛。其外阴发育正常，无阴道口，或只有一浅窝。肛查可触及增大的子宫。

【处理原则】

一般行人工阴道成形术。有短浅阴道下段者可采用机械扩张法，逐渐加深阴道长度，直至能满足性生活需要为止。子宫发育正常者，月经来潮后，应尽快做人工阴道成形术，使宫腔积血引流通畅，保留子宫及生育能力，如子宫无法保留者应行子宫切除，对无子宫或只有始基子宫者应在婚前 6 ～ 12 个月行人工阴道成形术。主要有游离皮瓣阴道成形术、羊膜阴道成形术、腹膜阴道成形术、外阴阴道成形术、乙状结肠阴道成形术、顶压阴道成形术等手术方式。

【护理评估】

（一）病史

病人就诊时，详细了解病人的年龄、月经史，已婚者了解是否有性生活困难。

（二）身心状况

病人第二性征发育正常，常述下腹部周期性胀痛，无月经来潮，已婚者有性交困难。

青春期女性，由于原发性闭经或下腹部疼痛就诊，常出现紧张、恐惧的心理反应。一旦确诊后，因影响生育，病人可能对将来生活失去信心，家庭成员也为病人的将来担忧。护理人员应评估病人就诊时的心情、社会家庭支持状况等，准备结婚者要评估病人及丈夫对生育的态度。

（三）诊断检查

宫腔积血时，可扪及下腹部包块；外阴检查未见阴道口或在阴道外口处有一浅窝。

通过 B 超可检查盆腔内生殖器的情况，是否有子宫、卵巢及其发育情况，有无增大的子宫及阴道子宫积血等。

【可能的护理诊断】

慢性疼痛：与宫腔积血、更换阴道模型有关

身体意象紊乱：与先天性无阴道有关

知识缺乏：缺乏更换阴道模型的知识

【预期目标】

1. 手术以后病人疼痛减轻，并逐步消失。
2. 病人能正视目前问题，并表达对未来积极的期待。
3. 出院时，病人能正确消毒、更换阴道模型。

【护理措施】

（一）心理护理

护士应运用沟通技巧，与病人建立良好的护患关系，为其讲解患病的原因、治疗的方式与效果，与病人、家属一起商讨手术方式，让病人、家属了解有关知识，增强战胜疾病的信心。已婚女性因性生活困难就诊者，可能因无生育能力使病人、家属感到绝望，而家属的绝望心理常表现在对病人的言行上。所以，护士应与家属一起制订护理计划，让家属（特别是丈夫）了解疾病的发生、发展过程，积极面对现实，理解病人，并鼓励病人及家属参与手术方案的选择和制订过程。术后鼓励病人尽快恢复原来的学习和工作，积极参与集体活动，在工作和学习中实现自我。

（二）缓解症状

1. 术前特殊准备　根据病人的年龄选择适当型号的阴道模型，并为病人准备两个以上的阴道模型及丁字带，消毒后备用。对游离皮瓣阴道成形术者，应准备一侧大腿中部皮肤，皮肤进行剃毛及消毒后，用无菌治疗巾包裹，以备术中使用。

2. 教会病人更换阴道模型的方法　第一次更换阴道模型，因伤口未完全愈合，病人疼痛明显，常需在更换前半小时用止痛药，更换时护士应陪同在病人床旁，协助医生放置阴道模型，以丁字带固定；阴道模型应选择适当的型号，并在模型上涂抹润滑剂，以减轻疼痛；阴道模型应每日消毒并更换；出院前评估病人是否掌握阴道模型的放置方法。

（三）健康教育

鼓励病人出院以后坚持用阴道模型，并每日消毒更换，一般可以夜间放置，日间取出，以便于日间工作和生活；青春期女性应用阴道模型至结婚有性生活为止；需结婚者术后应到医院检查，阴道伤口完全愈合后方可有性生活。

【结果评价】

1. 手术 24 小时以后，病人自诉疼痛减轻。
2. 病人能正确认识疾病，积极面对现实。
3. 出院前一天，病人消毒阴道模型方法正确，成功更换阴道模型。

第六节 尿瘘

尿瘘（urinary fistula）指人体泌尿系统与其他系统之间有异常通道，使病人无法自主排尿，表现为尿液不断外流，多为泌尿生殖瘘。根据泌尿生殖瘘发生的部位分为膀胱阴道瘘、尿道阴道瘘、膀胱尿道阴道瘘、膀胱宫颈阴道瘘及输尿管阴道瘘等（图17-2）。临床上以膀胱阴道瘘最为常见。

【病因及发病机制】

1. 产伤　是引起尿瘘的主要原因，以往在我国农村常见，均因难产处理不当所致。根据病因分为坏死型和创伤型二类。坏死型尿瘘是由于骨盆狭窄或头盆不称所致分娩时产道软组织受压过久，使局部组织缺血坏死形成；创伤型是由于剖宫产手术或产科助产手术直接损伤所致。

2. 妇科手术创伤　目前妇科手术所致尿瘘的发生率有上升趋势。通常是经阴道或经腹的手术，因盆腔广泛粘连，解剖层次不清楚，操作不细致而误伤膀胱、尿道或输尿管，造成尿瘘。

3. 其他　生殖系统癌症，结核浸润膀胱、尿道；放射治疗、长期放置子宫托等也可导致生殖道瘘，但并不多见。

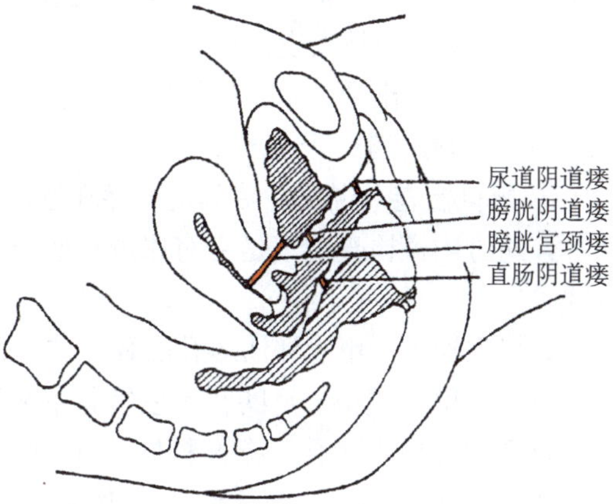

图 17-2　生殖道瘘

【临床表现】

1. 漏尿　病因不同出现漏尿时间也不一样。产道软组织压迫所致的坏死型尿瘘一般在产后3～7天坏死组织脱落后开始漏尿，手术直接损伤者术后立即出现漏尿。病人的漏尿特点因不同类型而异，膀胱阴道瘘者通常不能控制排尿，尿液经瘘孔从阴道流出，无自主排尿。一侧输尿管阴道瘘者，因健侧尿液仍可进入膀胱，因此病人在漏尿同时，可有自主排尿。

2. 外阴皮炎　由于长期尿液刺激，外阴部、臀部，甚至大腿内侧可见湿疹或皮炎，甚至表浅溃疡。病人感到外阴不适、瘙痒、灼痛、行走不便等。

3. 尿路感染　因泌尿道与生殖道相通，可带来泌尿道逆行感染，病人可有尿频、尿急、尿痛等。

4. 闭经　有的病人出现长期闭经或月经稀少，其原因尚不清楚，可能与精神创伤有关。

【处理原则】

以手术治疗为主。根据瘘孔的类型及部位选择经阴道或经腹或经阴道、腹部联合手术方式。一般膀胱、尿道瘘经阴道为宜，输尿管瘘经腹较好。如肿瘤、结核者应积极治疗原发疾病。由缺血坏死所致的产后或妇科手术后7天左右的漏尿者，一般采用较长时间留置尿管、变换体位等方法，部分瘘孔小的病人可自愈。年老体弱不能耐受手术者，考虑用尿收集器保守治疗。

【护理评估】

（一）病史

了解病人有无难产及盆腔手术史。通过询问病史，借阅以往病历，了解病人的既往史，尤其与肿瘤、结核、接受放射治疗等相关病史。详细了解病人漏尿的时间，评估病人目前存在的问题。

（二）身心状况

询问病人漏尿的症状，由于瘘孔的部位不同，其漏尿的表现形式不一，一般尿道阴道瘘在膀胱充盈时漏尿；膀胱内的小瘘孔则表现为患者取某种体位时漏尿。

由于漏尿，身体发出异常的气味，病人表现为不愿意出门、与他人接触交往减少，常伴有无助感，心理上出现自卑、失望等。了解病人及家属对漏尿的感受，有助于缓解负性的情感。

（三）诊断检查

1. 妇科检查　观察外阴部是否存在湿疹，并注意湿疹面积的大小、涉及的范围、有无溃疡等；通过阴道检查观察是否有尿液自阴道流出，并注意观察尿液自阴道流出的具体位置及方式。

2. 特殊检查　用于评估瘘孔的具体位置、性质、大小及数目。

（1）亚甲蓝试验：目的在于鉴别膀胱阴道瘘、膀胱宫颈瘘或输尿管阴道瘘，并可协助辨认位置不明的极小瘘孔。将稀释好的200ml亚甲蓝溶液经尿道注入膀胱，观察是否有蓝色尿液自阴道流出，如蓝色液体经阴道壁小孔溢出者为膀胱阴道瘘、自宫颈口溢出为膀胱宫颈瘘，如阴道内流出清亮液体者，说明流出的尿液来自肾脏，则疑输尿管阴道瘘。

（2）靛胭脂试验：用于亚甲蓝试验不能确诊者。将靛胭脂5ml注入静脉，约5～7分钟后如看见蓝色液体流入阴道，可确诊输尿管阴道瘘。

（3）其他：膀胱镜检可看见膀胱的瘘孔及辨别一侧输尿管瘘；肾图、排泄性尿路造影等也可帮助尿瘘的诊断。

【可能的护理诊断】

皮肤完整性受损：与长期尿液刺激有关

社交孤立：与长期漏尿，不愿与人交往有关

长期自尊低下：与长期漏尿，应对无效有关

【预期目标】

1. 住院期间，病人皮肤完整性得到恢复。
2. 病人逐渐恢复正常的人际交往。
3. 病人自尊增强。

【护理措施】

（一）一般护理

1. 心理护理　护士亲切的言语使病人体会到关爱，不能因异常的气味而疏远病人，应常与病人接触，了解病人的疾苦；护士与病人、家属一起讨论解除病人自卑心理的方法；告诉病人和家属通过手术能使该病痊愈，让病人和家属对治疗充满信心；指导家属如何关心、理解病人的感受，让病人感觉到她正与家属、医护人员一起战胜疾病。

2. 适当体位　对于产程中膀胱尿道长时间受压，局部水肿疑有损伤者或有些妇科手术后所致小瘘孔的尿瘘病人应及时留置尿管，维持膀胱空虚状态并保持正确的体位，使小瘘孔自行愈合。一般采取使瘘孔高于尿液面的卧位。

3. 强调饮水的重要性　由于漏尿，病人往往自己限制饮水量，甚至不饮水，造成酸性尿液对皮肤的刺激更大。护士应嘱咐病人不限制液体的饮入，一般每日饮水不少于3000ml，必要时按医嘱静脉输液，以保证液体入量，达到稀释尿液，膀胱自身冲洗的目的，同时也减少酸性尿液对皮肤的刺激，从而缓解病人的不适。

（二）缓解症状

1. 做好术前准备　术前3～5天用1∶5000的高锰酸钾或0.2‰的碘伏液坐浴；外阴部有湿疹者，可在坐浴后行红外线照射，然后涂氧化锌软膏，使局部干燥，病人舒适；按医嘱使用抗生素抗感染治疗；对老年妇女或闭经者按医嘱术前半月给含雌激素的药物，如倍美力，或阴道局部使用含雌激素的软膏等，促使术后阴道上皮生长，有利手术后伤口的愈合。

器械损伤所导致的新鲜清洁瘘孔一经发现应立即手术修补。坏死型尿瘘或瘘孔伴感染者则应等待3～6个月，待炎症消退，瘢痕软化，局部血供恢复正常后再行手术，以提高手术成功机会。月经定期来潮者，应在月经干净后3～7天内手术。

2. 术后护理　尿瘘修补术后病人的护理是手术成功的关键，除一般护理外，应根据病人瘘孔的位置决定体位，膀胱阴道瘘如瘘孔在膀胱后底部者，应取俯卧位；瘘孔在侧面者应健侧卧位，使瘘孔居于高位，减少尿液对修补伤口处的浸泡。保留尿管者，除按保留尿管病人的一般护理外，应注意避免尿管脱落，保持尿管的通畅，以免膀胱过度充盈影响伤口的愈合，尿管一般留置10～14天后拔除，拔管后协助病人每1～2小时排尿1次，然后逐步延长排尿时间。由于腹压增加可导致尿管脱落，影响伤口的愈合，故应积极预防咳嗽、便秘，并尽量避免下蹲等增加腹压的动作。

（三）健康教育

1. 出院指导　告知病人出院后按医嘱继续服用抗生素或雌激素药物；3个月内禁止性生活及重体力劳动；对尿瘘修补术后怀孕者应加强孕期检查；如手术失败者，应教会病人保持外阴清洁的方法，尽量避免外阴皮肤的刺激。同时，告之下次手术的时间，让病人有信心再次手术。

2. 预防　绝大多数尿瘘可以预防，预防产伤所致的尿瘘更为重要。应认真进行产前检查，仔细观察产程，正确处理异常分娩，防止第二产程延长和滞产。经阴道手术助产时先导尿，小心使用器械，术后常规检查生殖泌尿道有无损伤。对产程长、膀胱及阴道受压过久、疑有损伤者，产后留置导尿管持续开放10～14天。妇科手术时对盆腔内有广泛粘连者先充分暴露输尿管，明确解剖关系，避免误伤，若术中发现输尿管或膀胱损伤，立即修补。

【结果评价】

1. 出院时，病人外阴、臀部的皮疹消失。

2. 病人能与其他人进行正常的沟通与交流。

3. 病人自我肯定，积极安排术后生活计划。

第七节　子宫脱垂

子宫脱垂（uterine prolapse）是指子宫从正常位置沿阴道下降，宫颈外口达坐骨棘水平面以下，甚至子宫全部脱出于阴道口外。病人常伴有阴道前后壁膨出。

【病因及发病机制】

1. 分娩损伤　是最主要的发病原因。足月胎儿分娩通过软产道时压迫使子宫颈展平扩张，阴道、外阴均逐步扩大以便胎儿通过，如宫口未开全产妇过早屏气用力，特别是阴道助产或第二产程延长者，盆底肌、筋膜以及子宫韧带均过度延伸，张力降低，甚至撕伤，而分娩结束后未进行修补或修补不佳，导致支持子宫的筋膜及韧带不能恢复。

2. 产褥期早期体力劳动　分娩以后支持子宫的筋膜、韧带恢复要经过一定的过程，一般需要 42 天。如产后产妇过早参加体力劳动，尤其是重体力劳动，致使腹压增大，而未复旧的子宫轴与阴道轴相一致，过高的腹压将子宫推向阴道，出现脱垂。

3. 长期腹压增加　由于长期的慢性咳嗽，排便困难，经常超重负荷如举重、蹲位、肩挑等以及腹腔的巨大肿瘤、大量腹水等，使腹压增加或直接长期压力作用于子宫，使子宫下移，导致脱出。

4. 盆底组织松弛　子宫脱垂偶见于未产妇或处女，多系先天性盆底组织发育不良或营养不良所致，此类病人常伴有其他脏器的下垂。一些年老患者及长期哺乳的妇女，由于雌激素水平的下降导致盆底组织缺乏弹性，萎缩、退化也可导致子宫脱垂或使脱垂程度加重。

【临床表现】

以病人平卧用力向下屏气时子宫下降的程度，将子宫脱垂分为 3 度（图17-3，图17-4）。

Ⅰ度：轻型为宫颈外口距离处女膜缘小于 4cm，但未达处女膜缘；重型为宫颈已达处女

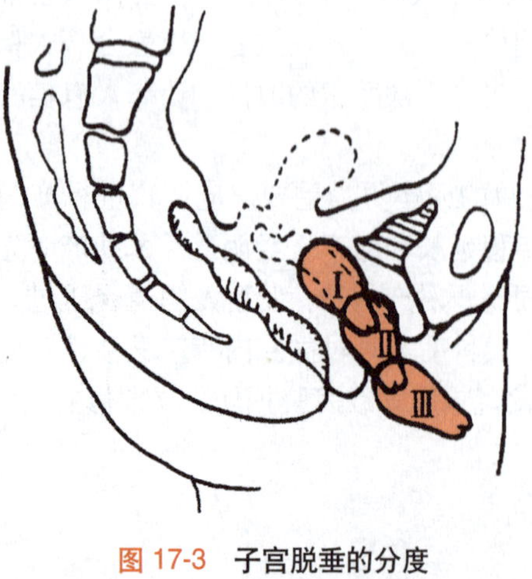

图 17-3　子宫脱垂的分度

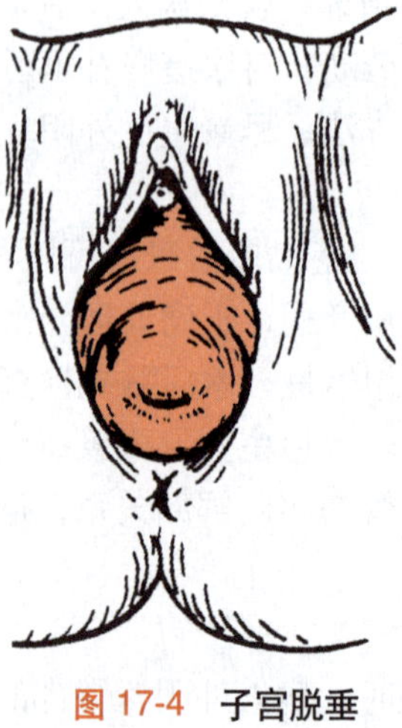

图 17-4　子宫脱垂

膜缘，但未超出，检查时在阴道口见到宫颈。

Ⅱ度：轻型为宫颈已脱出阴道口，但宫体仍在阴道内；重型为宫颈和部分宫体已脱出阴道口。

Ⅲ度：子宫颈和子宫体全部脱出至阴道口。

Ⅰ度无明显的临床表现，Ⅱ、Ⅲ度者主要有如下表现：

1. 下坠感及腰背酸痛　由于下垂子宫对韧带的牵拉，盆腔充血所致。常在久站、走路、蹲位、重体力劳动以后加重，卧床休息以后减轻。

2. 肿物自阴道脱出　常在走路、蹲、排便等用力时，阴道口有一肿物脱出。为Ⅱ度以上子宫脱垂病人的主要症状。脱出的子宫及阴道壁由于长期暴露摩擦，可见宫颈及阴道壁溃疡，有少量出血或脓性分泌物。

3. 排便异常　由于膀胱、尿道的膨出，出现排尿困难、尿潴留或尿失禁，常出现咳嗽时溢尿症状。病人还可继发泌尿道感染而出现的尿频、尿急、尿痛等。如合并有直肠膨出的病人可有便秘、排便困难。

【处理原则】

无症状的子宫脱垂患者不需治疗，有症状者可采用保守治疗或手术治疗，治疗方案应个体化，以安全、简单、有效为原则。

（一）保守治疗

用于轻度子宫脱垂患者、年老不能耐受手术或需生育的年轻患者。

1. 支持疗法　积极治疗便秘、慢性咳嗽及腹腔巨大肿瘤等增加腹压的疾病；加强营养，避免重体力劳动。

2. 子宫托治疗　子宫托是一种支持子宫和阴道壁并使其维持在阴道内而不脱出的工具，是一种古老而有效的治疗方法。常用的有喇叭形、球形和环形，适用于各度子宫脱垂及阴道前后壁膨出者。重度子宫脱垂伴盆底肌肉明显萎缩以及宫颈、阴道壁有炎症、溃疡者不宜使用。

（二）手术治疗

治疗目的是消除症状，修复缺陷的盆底支持组织。用于非手术治疗无效或Ⅱ、Ⅲ度子宫脱垂者，根据病人的年龄、全身状况及生育要求可分别采取阴道前后壁修补术、阴道前后壁修补术加主韧带缩短及宫颈部分切除术（Manchester手术）、阴道全子宫切除术及阴道前后壁修补术、阴道纵隔形成术等。

【护理评估】

（一）病史

了解病人分娩经过，有无产程过长、阴道助产及盆底组织撕伤等。同时，还应评估病人其他系统健康状况，如有无慢性咳嗽、盆腹腔肿瘤、便秘等。

（二）身心状况

了解病人下腹部坠胀、腰痛症状，是否有大、小便困难。是否在用力下蹲、增加腹压时上述症状加重，甚至出现尿失禁，但卧床休息后症状减轻。

由于长期的子宫脱出使病人行动不便，工作受到影响，导致其烦恼的心理反应；严重者性生活受到影响，病人常出现焦虑，情绪低落等。了解病人对子宫脱垂的感受、疾病造成的心理问题的程度及社会、家庭支持的方式及程度等。

（三）诊断检查

1．妇科检查　注意评估脱垂子宫的程度，宫颈、阴道壁有无溃疡及溃疡面的大小、深浅等。同时，应注意有无直肠膨出。

2．张力性尿失禁的检查　让病人先憋尿，在膀胱截石位下咳嗽，注意观察有无尿液溢出。如有，检查者用食、中两指分别置于尿道口两侧，稍加压再嘱病人咳嗽，如能控制尿液外溢，证明有张力性尿失禁（图 17-5）。

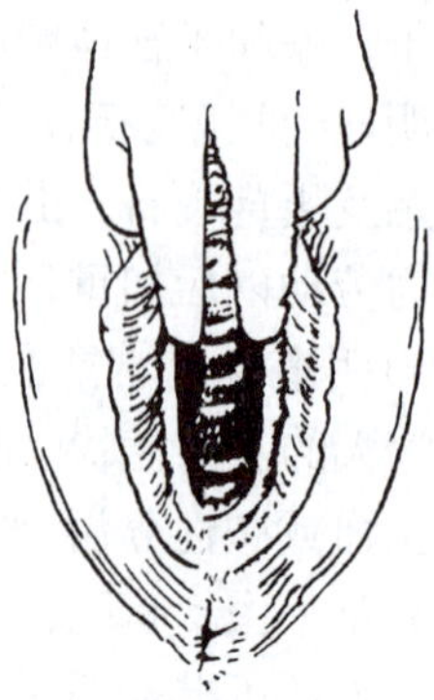

图 17-5　张力性尿失禁的检查方法

【可能的护理诊断】

焦虑：与长期的子宫脱出影响性生活有关

慢性疼痛：与子宫下垂牵拉韧带、宫颈，阴道壁溃疡有关

功能性尿失禁：与脱垂的子宫压迫膀胱颈部有关

【预期目标】

1. 住院以后，病人焦虑程度减轻。
2. 手术 3 天以后，病人疼痛减轻，出院以后消失。
3. 手术后，病人恢复正常的排尿方式。

【护理措施】

（一）一般护理

1. 改善病人一般情况　加强病人营养，卧床休息，并教会病人作盆底肌肉、肛门肌肉的运动锻炼，增强盆底肌肉、肛门括约肌的张力，每天3次，每次5～10分钟。同时，积极治疗原发疾病，如慢性咳嗽、便秘等。

2. 心理护理　子宫脱垂一般病程较长，病人往往有烦躁情绪，护士应亲切地对待病人，理解病人；鼓励病人说出自己的疾苦；讲解子宫脱垂的疾病知识和预后；做好家属的工作，让家属理解病人，协助病人早日康复。

（二）缓解症状

1. 教会病人子宫托的放取方法（图17-6）　以喇叭形子宫托为例，首先选择大小适宜的子宫托；放置前让病人排尽大小便，并洗净双手；病人蹲下，两腿分开，一手持托柄托盘呈倾斜位进入阴道，将托柄边向内推，边向阴道顶端旋转，直至托盘达子宫颈；然后将托柄弯度朝前，对正耻骨弓后面便可。取子宫托时，手指捏住子宫托的柄部，上、下、左、右轻轻摇动，等负压消失后向后外方牵拉，子宫托可自阴道滑出。另外，子宫托应每天早上放入阴道，睡前取出清洁后备用，避免放置过久压迫生殖道而致糜烂、溃疡，甚至坏死造成生殖道瘘。绝经后妇女一般在应用子宫托前4～6周开始应用阴道雌激素霜剂，并在放托的过程中长期使用。上托以后，第 1 个月、3 个月、6 个月各到医院检查 1 次，以后每 3 ～ 4 个月到医院检查 1 次。

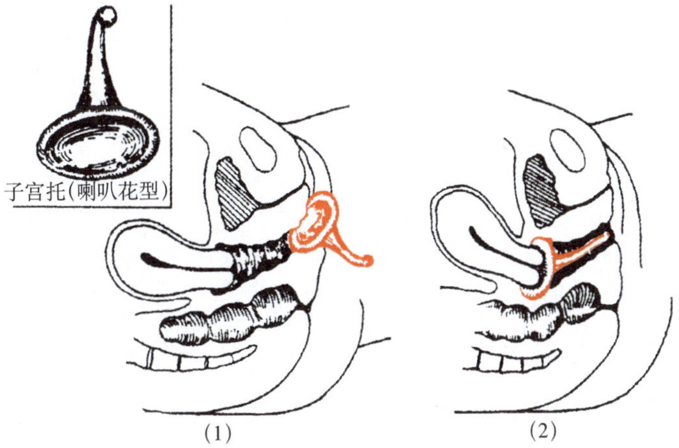

图 17-6 喇叭型子宫托及其放置

2. 做好术前准备 术前5天开始进行阴道准备，子宫脱垂病人应每日坐浴2次，一般采取1∶5000的高锰酸钾或0.2‰的碘伏液；对Ⅱ度、Ⅲ度子宫脱垂的病人，特别是有溃疡者，需阴道冲洗，应在冲洗以后局部涂40%紫草油或含抗生素的软膏，因子宫颈无感觉，易导致病人局部烫伤，所以应特别注意冲洗液的温度，一般在41～43℃为宜，冲洗后戴上无菌手套将脱垂的子宫还纳于阴道内，让病人平卧于床上半小时；积极治疗局部炎症，按医嘱使用抗生素及含雌激素的软膏。

3. 术后护理 术后病人除按一般外阴、阴道手术病人的护理外，应卧床休息7～10天；尿管留置10～14天；避免增加腹压的动作，如：蹲、咳嗽等；术后用缓泻剂预防便秘；每天行外阴冲洗3次，并注意观察阴道分泌物的特点。

（三）健康教育

1. 出院指导 术后一般休息3个月；出院后1个月到医院复查伤口愈合情况；3个月后再到门诊复查，医生确认完全恢复以后方可有性生活；半年内避免重体力劳动。

2. 预防 提倡晚婚晚育，防止生育过多、过频；正确处理产程，避免产程延长；提高助产技术，注意保护会阴，有指征者及时行剖宫产结束妊娠；避免产后过早参加重体力劳动；积极治疗慢性咳嗽、便秘等增加腹压的疾病，提倡做产后保健操。

【结果评价】

1. 病人能说出减轻焦虑的应对措施，并积极运用。
2. 病人参与减轻疼痛护理，自述疼痛减轻。
3. 病人恢复正常排尿功能，无尿潴留或用力后的溢尿症状。

（侯 睿）

第18章

化疗病人的护理

学习目标

在完成本章内容的学习后，学生应能：

1. 介绍常用化疗药物的作用机理。
2. 描述妇科常用抗肿瘤化学药物的剂型、用药途径。
3. 识别妇科常用化疗药物常见的毒、副反应。
4. 讨论妇科常见化疗药物毒、副反应的护理措施。
5. 为接受化疗的个案提供整体护理。

自1942年科学家发现氮芥可以治疗淋巴肉瘤以来，标志着恶性肿瘤化学治疗时代的开始。在其后相当短的时间里，一些烷化剂被合成和实验，并分别用于临床。至20世纪50年代，又发现甲氨蝶呤不仅可以治疗儿童的急性白血病，而且对绒毛膜癌有特效，从而绒癌的治疗效果彻底改观。

通过化学药物治疗（简称化疗），许多恶性肿瘤病人的症状得到缓解，有的甚至达到基本根治。在妇科肿瘤中，化疗对滋养细胞肿瘤的疗效尤为突出，大多数的卵巢癌病人都需要用抗肿瘤药物治疗。随着化疗的方法学和药物学的快速进展，化学治疗在近年有了很大的发展，对一些恶性程度很高的肿瘤，例如绒毛膜癌已经可达到单纯化疗根治性治愈的效果。过去，化疗病人在治疗过程由于出现棘手的严重化疗毒、副反应，常使病人的化疗不能继续进行而被迫中断。随着医学科学的发展，现有多种消除这些副作用的药物和方法，能够在使用大剂量化疗药物的同时使病人安全、顺利地完成治疗。此外，增强免疫力的药物和新的免疫治疗方法也使一些病人获得良好的治疗效果。

至今，已有50多种抗肿瘤药物应用于临床。肿瘤的化学治疗与手术治疗及放射治疗并列，成为恶性肿瘤治疗的三大手段之一。最近，在评述肿瘤化疗最新成就的相关资料中指出，肿瘤化疗可使十多种晚期癌治愈，辅助性化疗使另外十几种肿瘤病人的寿命延长。随着新药的不断发现，综合性治疗方案的合理应用及区域性化疗的开展，化学治疗在妇科肿瘤的治疗中将起更为重要的作用。

【药物作用机制】

抗肿瘤化学药物的主要作用机制是：①影响脱氧核糖核酸（DNA）的复制；②直接干扰核糖核酸（RNA），包括信使核糖核酸（mRNA）的（转录）合成；③干扰有丝分裂过程；④干扰、抑制蛋白质的合成。

【常用药物种类】

根据抗肿瘤药物对细胞周期不同时相的作用，可将其分为细胞周期特异性药物和细胞周期非特异性药物两大类。其中，细胞周期特异性药物的特点是仅作用于增殖细胞群中细胞周期中的某一时相，选择性高，例如阿糖胞苷作用于细胞增殖周期的 S 期，5-FU 作用于除 G_0 期以外的增殖细胞各期。细胞周期的非特异性药物，则对增殖细胞群和非增殖细胞群都有杀伤力，选择性不高，毒副作用强。

1. 烷化剂　是细胞周期非特异性药物。临床上常用的有环磷酰胺、塞替派等。一般以静脉给药为主，副作用有骨髓抑制，白细胞下降等。

2. 抗代谢药物　属细胞周期特异性药物。能干扰核酸代谢，导致肿瘤死亡。常用的有甲氨蝶呤、阿糖胞苷及5氟尿嘧啶（5-FU）等。甲氨蝶呤为抗叶酸类药，可经口服、肌肉、静脉给药；阿糖胞苷和 5 氟尿嘧啶为嘧啶拮抗剂，口服吸收不完全，需静脉给药。

3. 抗肿瘤抗生素　属细胞周期非特异药物。是由微生物产生的具有抗肿瘤活性的化学物质，通过抑制 RNA 和蛋白质的合成或阻止 DNA 的复制起作用。常用的有放线菌素 D、阿霉素、丝列霉素等，多经静脉注射给药。

4. 抗肿瘤植物成分药　此类药物有长春碱、紫杉醇、长春新碱等，通过抑制 RNA 和蛋白质的合成或阻止DNA的复制杀灭癌细胞。长春碱类药物属细胞周期特异性药物，一般经静脉给药。

5. 抗肿瘤激素类药物　此类药物通过改变激素依赖性肿瘤的激素环境，影响肿瘤生长速度，达到治疗的目的。临床常用的有他莫昔芬（三苯氧胺）、甲孕酮等。多数药物经口服后吸收良好。

6. 其他　顺铂、卡铂等是临床上目前常用的金属铂类络合物，通过抑制 RNA 及蛋白质的合成、破坏 DNA 的功能而抑制肿瘤的生长，有的药物作用机制仍待深入研究中。属于细胞周期非特异性药物，具有抗瘤谱广、对乏氧细胞有效的特点，多经静脉滴注用药。

【护理评估】

（一）病史

采集病人既往用药史，尤其是化疗史及药物过敏史。记录既往接受化疗过程中出现的药物毒副反应及应对情况。询问有关造血系统、消化系统及肾疾病史，了解疾病的治疗经过及病程。采集病人的肿瘤疾病史：发病时间、治疗方法及效果，目前的病情状况。

（二）身心状况

护士通过测量体温、脉搏、呼吸、血压等生命体征，评估病人一般情况（意识状态、发育、营养、面容与表情）；观察皮肤、黏膜、淋巴结有无异常；准确测量并记录体重及其变化情况，以正确计算和调整药量，一般在病人每个疗程的用药前及用药中各测一次体重，如体重不准确，用药剂量过大，可发生中毒反应，过小则影响疗效；了解病人的日常生活规律如饮食型态、嗜好、睡眠型态、排泄状态及自理程度，评估原发肿瘤的症状和体征，以便为护理活动提供依据。

病人通常会对疾病的预后及化疗效果产生焦虑、悲观情绪。也可因化疗的副反应出现恐惧、自卑的心理，尤其是具有化疗经历的病人更为明显。还可因长期治疗产生的经济困难而显得闷闷不乐或烦躁。表现出对支持和帮助的渴望。

（三）实验室检查

测血常规、尿常规、肝肾功能、血小板计数等，以了解化疗药物对个体的毒性反应，如有异常则需修订方案或暂缓治疗。测白细胞计数，用药前低于 4.0×10^9/L 者暂不能用药；在用药过程中测，可监测药物毒性反应，如病人的白细胞低于 3.0×10^9/L，考虑停药。

【可能的护理诊断及合作性问题】

营养失调：低于机体需要量：与化疗所致的消化道反应有关

有感染的危险：与化疗引起的白细胞减少、免疫功能低下有关

潜在并发症：化疗药物的毒性作用

【预期目标】

1. 病人能满足机体的营养需要。
2. 住院期间，病人没有出现感染征象。
3. 治疗期间，病人没有出现严重的化疗毒性反应。

【护理措施】

1. 心理支持　护士要耐心倾听病人诉说恐惧、不适及疼痛的感受，关心病人以取得信任。积极为病人提供正确的信息，鼓励其克服化疗不良反应，树立战胜疾病的信心。同时提供可利用的支持系统，帮助病人配合完成预计的疗程并度过脱发等所造成的心理危险期。

2. 用药护理　负责化疗的护士，应该熟悉病人所用药物的正确用药途径和配制方法。化疗期间要定期称取病人的体重，以便准确计算、及时调整化疗药物的用量。根据医嘱严格三查七对，正确溶解和稀释药物，并做到现配现用。一般常温下不超过 1 小时，尤其是氮芥类药物。如果联合用药应根据药物的性质排出先后顺序。更生霉素、顺铂等需要避光的药物，使用时要用避光罩或黑布包好。治疗期间注意保护病人的静脉，从远端开始，有计划地穿刺，并努力提高静脉穿刺成功率，使穿刺次数降至最少。用药前，先注入少量生理盐水，确定针头在静脉后再注入化疗药物。如发现药物外渗应立即停止滴入，遇到局部刺激较强的药物，如氮芥、长春新碱、更生霉素等外渗情况一旦发生，应立即停止注射，并用生理盐水或0.5%～1% 普鲁卡因局部注射封闭，立即冰袋冷敷局部。若是氮芥漏于皮下，可改用 1/6 mol 硫代硫酸钠溶液局部注射。以后用中药金黄散外敷，以防止局部组织坏死、减轻疼痛和肿胀。皮肤坏死形成溃疡，经保守治疗不愈者，则需手术治疗。用药过程中要按医嘱调节滴速至正确，以减少对静脉的刺激。指导腹腔化疗者经常变动卧位，以维持局部药物浓度，保证疗效。

为预防病人发生血栓性静脉炎，在给病人用药时，注意将药物稀释至一定浓度并加地塞米松 1mg 缓慢滴入或经静脉瓶的莫非滴管内注入，可预防该症的发生。长期接受化疗的病人，宜先从远端小静脉开始注射。已发生静脉炎者，可热敷局部。

3. 病情观察　全面评估病人用药后局部及全身各系统的情况，包括观察体温，以判断有否感染；观察牙龈出血、鼻出血、皮下淤血或阴道活动性出血倾向。护士通过严密观察，一旦发现化疗病人出现神经、呼吸、心血管等系统或免疫功能障碍时，需及时与医生取得联系。共同决策，采用合理方案有效减轻药物毒副反应。其中认真巡视、仔细观察，及时识别病人治疗过程中的异常症状是关键。

4. 卫生健康指导　努力鼓励病人进食，使其理解摄入足够营养对于顺利完成化疗方案的重要性，取得主动配合。根据病人的口味为其提供高蛋白、高维生素、易消化饮食，保证其

摄取足够的营养和液体的摄入量。指导病人饮食前后漱口，经常擦身更衣，保持皮肤干燥和清洁，主动避开引起感染的高危因素；注意休息，保持充足睡眠以减少消耗。

5. 药物常见毒副反应及护理　由于抗肿瘤药物缺乏选择性，又因正常细胞和肿瘤细胞并无根本性代谢差异，所以抗肿瘤药物在控制肿瘤细胞生长、杀伤肿瘤细胞的同时，对人体正常的细胞有不同程度的损害，甚至影响心、肺、肝、肾等重要脏器的功能。病人在使用抗肿瘤药物过程中，会出现局部或全身不同系统的反应，如不予以重视或处理不当，将给病人带来不良后果。药物毒副反应出现的时间和严重程度与药物类型、用药时间、剂量大小、机体的状况等因素相关。医护人员应该了解各类化疗药物常见的毒副反应，以便及时识别并处理。

（1）造血系统：绝大多数抗肿瘤药物抑制骨髓，其发生的早晚和持续时间与药物种类及骨髓造血细胞的生命半寿期长短有关。白细胞寿命短，因此最早并最易受到影响，其次是血小板，对红细胞影响较少见。通常在停药后均可自然恢复，且有一定的规律性。服药期间细胞计数虽有下降，但常在正常界线。停药 10 天后又迅速下降。

病人出现白细胞轻度下降时，按医嘱立即加用升白细胞药物，常用的有利血生、肌苷、辅酶 A 等。若白细胞计数 $< 3.0 \times 10^9$ /L，或血小板 $< 5.0 \times 10^9$ /L 的病人应该暂停化疗，并适当隔离、避免交叉感染。若有感染应给予广谱抗生素治疗。骨髓重度抑制者，可每日或隔日输新鲜血。大剂量化疗者可配合自体骨髓移植或末梢血造血干细胞移植。目前已采用粒细胞集落刺激因子及巨噬细胞集落刺激因子于临床，以预防或治疗化疗所致的骨髓抑制。化疗过程中应注意病人的血常规检查，尤其是化疗结束后第 7 天、10 天和 14 天，14 天后血象会逐渐上升。使用大剂量甲氨蝶呤化疗的病人，应给予甲酰四氢叶酸解毒，以保护骨髓功能。

（2）消化系统

1）恶心、呕吐：大多数抗肿瘤药物可引起恶心、呕吐。除由于化疗药物直接刺激消化道黏膜外，亦可由于血中化疗药物刺激延脑呕吐中枢或第4脑室的化学感受器引起；化疗药物还可以直接刺激小肠，诱发大量内源性血清素释放，后者经血液激活延髓的5-HT受体引起呕吐。有化疗经历的病人因条件反射，由精神心理因素引起大脑性呕吐。多数病人在用药后 2 ~ 3 天开始，5 ~ 6 天后达高峰，停药后即逐渐好转，一般不影响继续治疗。如呕吐过多，病人可出现低钠、低钾或低钙症状，并有腹胀、乏力、精神淡漠及痉挛等。

护士要用各种方法减少病人化疗期间的恶心、呕吐症状。例如为病人提供其喜欢的可口饮食、合理安排用药时间、分散注意力、创造良好的进餐环境、给予镇吐剂等；对不能自行进餐者，主动提供帮助；轻度者可口服或肌注胃复安即可缓解。病人呕吐严重时应补充液体，以防水电解质紊乱。采用联合化疗方案时，由于方案中药物的组合、剂量及给药途径不同，发生呕吐的时间、持续时间及程度亦不同。比较严重的呕吐可选用枢复宁等5-羟色胺受体拮抗剂，能有效地对抗化疗或放疗引起的恶心、呕吐。有资料报道：单用枢复宁完全抑制恶心症状达 66%，完全抑制呕吐为 64%；若与地塞米松联合使用，则完全抑制恶心达 89%，完全抑制呕吐达 1%。

2）口腔及消化道溃疡：有些药物如甲氨蝶呤、更生霉素、5-FU、氮芥等可引起口腔及消化道黏膜炎和溃疡。多数病人是在用药后 7 ~ 8 天出现，一般于停药后能自然消失。

指导有口腔溃疡者保持口腔清洁，每日数次用消毒生理盐水或多贝尔液含漱。使用软毛牙刷刷牙或用清洁水漱口，进食前后用消毒溶液漱口。亦可用 1% 普鲁卡因溶液漱口以缓解疼痛；给予温凉的流质或软食，避免刺激性食物，在进食前15分钟可用的卡因溶液涂敷溃疡面以减少进食疼痛。进食后漱口完毕，口腔溃疡局部可用西瓜霜、碘甘油、复方珍珠液、锡类散或冰硼散等涂抹。继发霉菌感染者，可用制霉菌素 100 万～200 万单位溶于 200ml 生理盐水中用于含漱或局部外敷。鼓励病人进食，促进咽部活动，减少咽部溃疡引起充血、水肿、结痂，保持口腔清洁。饮食要煮沸消毒，进食前确立进食体位，改善进食环境，少量多餐。

3）肝功能损害：多数化疗药物可引起不同程度肝损伤，主要表现为药物性肝炎、肝细胞功能障碍、慢性肝纤维化，严重者可发生静脉闭塞性肝病。病人在用药后血转氨酶值升高，偶也见黄疸。一般在停药后一定时期恢复正常，未恢复者暂时不能继续化疗。

病人在化疗期间应该定期检查肝功能，一旦发现病人的转氨酶升高、肝区疼痛、肝肿大应立即停药，按医嘱给予大剂量维生素C、复方维生素 B 或肝太乐、五味子制剂等保肝药物。

4）腹痛、腹泻、便血和伪膜性肠炎，多发生在用5-FU、6-MP、MTX化疗的病人。通常在用药 7～8 天后开始出现腹痛、便频、继而腹泻，一般每日 4～5 次，多为药物刺激肠道引起，停药2～3天即可消失。如果化疗药物5-FU抑制了肠内大肠杆菌生长，造成体内菌群失调，使金黄色葡萄球菌繁殖，肠腔内的难辨梭状芽孢杆菌也大量繁殖产生毒素便可致伪膜性肠炎。病人表现为大便呈米汤样或海水样，含有黏液或脓液，有时便血；病人腹泻次数多时伴腹痛及全身中毒症状。进行粪便的细菌培养和细胞毒素测定阳性者可被确诊。发生伪膜性肠炎者应立即停止化疗，予以广谱抗生素控制感染，纠正病人水电、酸碱平衡紊乱状态。一般不用抑制肠蠕动的药物；大量应用广谱抗生素时还需要注意防治真菌感染所致的真菌性肠炎及真菌性败血症。

（3）泌尿系统

1）肾损伤：某些药物对肾有一定的毒性，肾功能正常者才能应用。导致肾功能损伤的药物有顺铂、丝裂霉素等，以顺铂最明显。可引起肾小管上皮细胞急性坏死、变性、间质水肿，肾小管扩展，严重时肾功能衰竭。导致肾功能损伤的药物，可在用药后 24 小时出现肾小管上皮细胞变性。第 3～7 天变性坏死最为明显，第 10～14 天恢复。

顺铂肾损伤的发生率和程度与用药剂量呈正相关。一般顺铂的总剂量不宜超过 500～600mg，病人在用药前采用水化利尿即大量输液、应用甘露醇和利尿剂，可以减轻肾毒性。使用顺铂进行腹腔化疗的病人，可同时静脉用硫代硫酸钠，以阻断肾小管上皮细胞中 DNA 与顺铂（DDP）结合后形成 DDP-DNA 复合物，以减轻顺铂对肾小管的损伤。

2）出血性膀胱炎：喜树碱类药物在大剂量使用过程中，可致出血性膀胱炎。近年合用巯乙磺酸钠，其在泌尿道转化为巯基，与环磷酰胺的代谢物丙烯醛结合成无毒物排出，可减少出血性膀胱炎的发生。此外，大量饮水，分段给药、使用利尿剂等均可降低药物的膀胱毒性。口服碳酸氢钠、别嘌呤醇可防止发生高尿酸血症，后者因化疗后大量肿瘤细胞崩解代谢产生。

（4）心血管系统：阿霉素和喜树碱类药物可致心肌损伤，临床表现为无力、活动性呼吸困难及发作性夜间呼吸困难、心律失常及心力衰竭。心电图有室上性阵发性心动过速、室上性或室性期前收缩、心室内传导障碍等异常表现。5-FU可使冠状动脉血管痉挛收缩，引起心肌缺血，临床表现为心绞痛和胸痛。

为避免心肌损害，应严格按病人的体重计算药物剂量，例如阿霉素的单次用量不宜超过 $60mg/m^2$，累计不宜超过 $550\ mg/m^2$。此外，匀速缓慢静脉滴注是减轻 5-FU 对心肌毒性反应的关键。

(5) 呼吸系统：有许多抗肿瘤药物可引起不同程度肺实质损伤，以环磷酰胺、甲氨蝶呤等最常见。临床表现为发热、咳嗽、气急等症状，X线检查可见融合性间质浸润或结节阴影。

病人在用药期间应该定期进行肺部检查，发生肺毒性反应者应立即停药，并积极对症处理。轻者停药后症状可消退；此外，加用激素治疗有效。尤其要关注老年病人、既往有肺疾患者、放疗及采用联合化疗者的反应。

(6) 神经毒性反应：常见于长春碱类药物，例如使用长春新碱的病人可发生周围神经炎，表现为指趾麻木、腱反射消失、感觉异常，有时可发生便秘及麻痹性肠梗阻。

负责化疗的护士还要熟悉引起神经毒性反应的化疗药物，病人一旦出现症状应立即停药，并与医师联系。停药后症状慢慢恢复，一般需要1～2个月；同时按医嘱给予维生素B_6、维生素B_1等神经营养药。

(7) 生殖系统：生殖细胞增殖较快，容易受抗癌药物影响。可致男性精子缺乏；在女性可致闭经，闭经早晚及持续时间与化疗药物剂量和病人的年龄密切相关。烷化剂最容易引起卵巢功能不良。几乎所有的抗癌药物对妊娠14周以前的胎儿都会产生严重的不良反应，导致胎儿畸形、死亡或流产。在妊娠中晚期，可影响胎儿的生长和各器官的发育。胎儿畸形的发生与孕妇的孕龄、化疗药物剂量、给药次数和治疗时间密切相关。

孕期病人应慎用抗癌药，并要寻找最佳处理方案和治疗时间。早孕者宜先行治疗性流产，孕晚期的病人则选择对胎儿近期或远期影响最小的化疗药物，并适量减少用药剂量或延长化疗间隙时间，同时加强监护措施。

(8) 其他：目前常用的抗肿瘤药物多为免疫抑制剂，易引起免疫功能抑制，其发生和程度与抗肿瘤药物的种类、免疫刺激前后给药的时机有关。小剂量长疗程比大剂量冲击疗法或中剂量间断给药更易引起病人的免疫抑制。注意休息和间断给药可使病人的免疫功能恢复；免疫增强剂与化疗药物合用，能减轻药物所致免疫抑制。

争光霉素有可能引起过敏性休克，尤其是有用药史者。多数抗癌药物都能引起不同程度脱发，以阿霉素等最严重，但停药后头发可恢复生长。皮疹最常见于应用甲氨蝶呤后，严重者可引起剥脱性皮炎。此外，抗肿瘤药物化疗相关性溶血性尿毒症性综合征（hemolytic-uremic syndrome，HUS）是一种死亡率高且诊断、治疗困难的化疗并发症，近年报道增多。临床表现为溶血性贫血、血小板减少、肾衰等，其发病机制还在探讨中。

【结果评价】

1.病人在治疗过程中，体重保持在化疗前水平。

2.病人在化疗期间，无感染发生，体温正常。

3.病人在治疗过程中，没有出现护理不当的并发症。

（郑修霞）

第19章

妇女保健

学习目标

在完成本章内容的学习后，学生应能：

1. 描述妇女保健工作的意义。
2. 能执行护士在妇女保健工作中的任务。
3. 为各期妇女提供保健服务。

第一节 概 述

【妇女保健工作的目的和意义】

妇女保健（women's health care）工作是我国人民卫生事业的重要组成部分。做好妇女保健工作，关系到计划生育工作的深入开展，优生优育的贯彻落实；也关系到子孙后代的健康、家庭幸福、整个民族素质的提高。因此全社会要重视妇女保健工作，以预防为主，以保健为中心，以基层为重点，开展以生殖健康为核心的妇女保健工作，维护和促进妇女的健康水平。

【妇女保健工作的方法】

妇女保健工作是一个社会系统工程，应充分发挥各级妇幼保健专业机构及基层妇幼保健网的作用；有计划地组织培训专业人员，不断提高业务技能和水平；在调查研究的基础上，制定妇女保健工作计划和防治措施，做到群体保健与临床保健相结合；大力开展妇女保健的宣传和健康教育；建立健全有关规章制度，加强目标管理和监督检查。开展以生殖健康为核心的妇女保健，做到以人为中心，服务对象的需求为评价标准，强调性健康，社会参与和政府责任。

【妇女保健机构】

（一）行政管理机构

各级政府的卫生行政部门均设有妇幼卫生行政管理机构。卫生部内设基层卫生与妇幼保健司，领导全国妇幼保健工作。各省、市、自治区卫生厅（局）设基层卫生与妇幼保健处，领导本辖区内的妇幼保健工作。地、市（州、盟）卫生局设妇幼卫生科或防保科。县、区卫生局一部分设防保股，一部分设业务股，少数县由专人分管。

（二）专业机构

妇幼保健专业机构包括各级妇幼保健院、所、站、队。设有床位的为“院”；不设床位，但有门诊业务的为“所”；凡既不设床位又不开展门诊业务，只是到基层进行业务技术指导统称“站”。在地广人稀的地方，设流动的妇幼保健专业队称为“队”。有的省、市，还设立了妇婴医院或妇产医院。这些机构都受同级卫生行政部门领导和上一级妇幼保健机构的业务指导。各级妇幼保健机构应承担保健、计划生育技术服务、临床、科研、教学、宣传等任务。

（三）基层组织

各乡镇卫生院妇女保健组织为妇幼保健的基层组织，要经常深入村或街道卫生室，进行妇幼保健业务指导，对卫生室的医生、接生员、保健员进行培训。开展科学接生、妇女常见病的普查普治、儿童健康普查等业务指导工作。

（四）其他机构

除上述各级妇幼保健专业机构外，妇女联合会、计划生育协会、优生协会及妇产科学会等民间团体组织和综合医院的妇产科在妇女保健事业中也发挥了作用。

第二节　妇女保健工作范围

【妇女各期保健】

（一）青春期

青春期（adolescence）是女性性器官和性生理向成熟期发育的时期，世界卫生组织（WHO）规定青春期年龄范围为 10 ～ 20 岁，女性一般早于男性 1 ～ 2 岁。青春期保健的目的是保护身体发育和心理成长的正常进展，其内容包括加强营养，合理膳食，培养良好的个人习惯，适当的体格锻炼和劳动，进行心理卫生和性知识等教育。做好月经期卫生保健的宣传，包括经期应保持外阴清洁，不宜盆浴，避免过劳、受寒，保证充足睡眠，多饮水，保持大便通畅，不宜进辛、辣等刺激性饮食，保持精神愉快，避免情绪波动等。保健人员需了解此期常见病，早期识别各种疾病和异常行为，努力减少或避免诱发因素，合理治疗青少年疾病并促进康复。

（二）围婚期

围婚期（perimarriage period）保健是指围绕结婚前后，为保障婚配双方及其后代健康而开展的一系列保健工作。包括婚前体格检查、异常情况分类指导、婚育知识宣教。做好围婚期保健，有利于男女双方科学选择配偶，减少遗传病的发生；婚前做好身心准备是婚后美满生活的保障；可为男女双方提供有关性生活、怀孕、生育与避孕知识的资料及咨询机会，为落实计划生育措施提供保障，并为优生打下基础。

（三）生育期

主要是维护生殖功能的正常，保证母婴安全，降低孕产妇死亡率和围生儿死亡率。包括普及孕产期保健和计划生育技术指导；提高高危孕产妇的处理水平；减少因孕育和节育导致的各种疾病，能做到早发现、早防治，提高防治质量和健康素质。

（四）孕产期

孕产期保健（maternal health care），也称围产期保健（perinatal health care）是围绕妊娠、分娩和产后阶段，为保障母婴健康和安全，降低孕产妇和围生儿死亡率而进行的一系列保健服务措施。

1. 孕期目的是保护孕妇和胎儿在妊娠期的安全、健康，能至妊娠足月顺利娩出身体健康、智力发育良好的新生儿。孕期保健应从孕早期开始。包括对孕妇进行有关优生、优育、少生、产前检查的重要性以及孕期营养、烟酒、药物、放射性物质、精神刺激对妊娠的影响等知识的宣教。定期做产前检查，发现问题及时加以防治。对高危情况，应定期监护胎儿宫内生长发育，预防妊娠合并症，行系统监护，保证妊娠的正常进行。对有遗传病家族史或分娩史者，及时给予处理。

2. 产期分娩过程中，密切观察产程，及时发现异常情况进行处理。重点概括为“五防、一加强”。“五防”：①防滞产：注意产妇的精神状态，多给予支持和鼓励，严密观察产程，发现问题及时处理；②防感染：严格执行产房消毒隔离制度及无菌操作规程；③防产伤：严格执行产程处理常规，正确处理难产，正确掌握剖宫产和应用催产素的指征；④防出血：积极做好产后出血的防治；⑤防窒息：预防胎儿宫内窘迫和新生儿窒息。“一加强”是加强对高危妊娠的产时监护和产程处理。

3. 产褥期　详见第五章。

4. 哺乳期是指产后产妇用自己乳汁喂养婴儿的时期，通常为 10 ~ 12 个月。由于母乳所含蛋白质、脂肪、碳水化合物的质和量均最适合婴儿的需要，且含有多种免疫物质，能增强婴儿的抗病能力，是婴儿最适合的食物和饮料。同时，母乳最新鲜、最清洁、最经济，哺乳又有益于母亲的健康和产后康复，减少乳腺癌和卵巢癌的发病率．增强母子感。因此，应大力提倡母乳喂养。

促进母乳喂养的措施：①制定相应的母乳喂养政策，并向所有保健人员传达；②对所有保健人员进行技术培训；③母乳喂养的好处、方法告诉每个孕妇；④帮助母亲在产后 30min 内开始让新生儿吸吮乳头进行哺乳；⑤向产妇及其家人进行母乳喂养及哺乳期卫生的健康教育；⑥实行母婴同室，母亲与其婴儿 24 小时共处；⑦鼓励按需哺乳；⑧不给母乳喂养的婴儿吸吮橡皮奶头或使用奶头做安慰剂；⑨促进母乳喂养支持组织的建立，我国目前三级医疗保健网比较健全，可以将出院的母亲转给妇幼保健组织。

哺乳期保健人员的访视内容：①母乳喂养状况，询问母亲饮食、休息，婴儿睡眠、大小便情况，重点了解日夜哺乳次数，鼓励按需哺乳，观察哺乳姿势，并进行具体指导；②指导婴儿服饰，改革传统包裹方法；③保持室内空气新鲜；④许多药物能通过乳汁进入婴儿体内，产妇用药需慎重；⑤指导避孕，最好采用工具避孕或产后 3 ~ 6 个月放置宫内节育器，不宜采用避孕药物和过分延长哺乳期。

（五）围绝经期

围绝经期（perimenopausal period）是指妇女从生殖功能旺盛逐渐发展到生殖功能衰退到老年的一段过渡时期。妇女体内雌激素水平显著降低，引起神经体液调节紊乱，导致绝经前后的一系列躯体和精神心理症状。围绝经期保健内容：增加健康教育，使其了解围绝经期的生理过程，缓解情绪。①合理安排生活，注意饮食，适当增加蛋白质、钙、维生素及微量元素的摄入，加强体育锻炼，保持精神愉快；②注意月经变化，重视绝经后出血，保持外阴部清洁，定期进行妇科检查，如有异常，应及时就诊；③鼓励进行缩肛运动，每日 2 次，每次 10～15min，有助于预防发生子宫脱垂及张力性尿失禁；④必要时遵医嘱给予激素替代治疗，预防绝经后骨质疏松症和心血管疾病发生；⑤虽然此期生育力下降，仍应避孕至月经停止12 个月以上。带宫内节育器者，应于绝经一年后取出。

（六）老年期

国际老年学会规定60～65岁为老年前期。65岁以后为老年期。由于老年人在生理方面的明显改变带来的心理和生活的巨大变化，处于老年期的妇女较易患各种身心疾病，例如老年性阴道炎、子宫脱垂、妇科恶性肿瘤、骨质疏松、脂代谢紊乱等。为老年期提供的保健重点在于：定期体格检查，加强身体锻炼，合理饮食，积极防治老年期常见病、多发病，提高生命质量，以利健康长寿。

【提高产科质量】

产科质量的高低，关系到两代人的生活与健康，围生医学质量的优劣，代表一个国家医疗水平的高低。因此，必须认真推行优生优育工作，开设遗传咨询门诊。对先天畸形和染色体异常所致疾病，做到早诊断、早处理，防止畸形儿出生。开展围生期保健工作，使孕产妇得到系统管理；对胎儿的生长发育及高危孕妇进行有效监护；防治妊娠合并症和分娩期并发症；提高新生儿窒息的抢救水平，降低围生儿死亡率和孕产妇死亡率。

【防治妇女病及恶性肿瘤】

健全妇女防癌保健网，定期做好妇女病及恶性肿瘤的普查、普治工作，普查对象以30岁以上已婚妇女为主，中老年妇女以防癌为重点，每1～2年普查一次，做到早发现、早诊断、早治疗。制定预防措施，降低发病率，提高治愈率。

【计划生育指导】

积极开展计划生育技术咨询，普及节育科学知识，大力推广以避孕为主的综合节育措施。指导育龄夫妇选择和实施安全有效的节育方法，降低人工流产率及中期妊娠引产率。保证和提高节育手术质量，减少和防止手术并发症的发生，确保手术者安全与健康。

【妇女劳动保护】

目前我国已建立较为完善的妇女劳动保护和保健的法规，标志着我国妇女劳动保护工作已进入有法可依阶段。对妇女各期的有关规定如下：

（一）月经期

女职工在月经期不应从事装卸、搬运等重体力劳动及高空、低温、冷水、野外作业。

（二）孕期

妇女怀孕后在劳动时间进行产前检查，可按劳动工时计算；孕期不得加班、加点，妊娠满7个月后不得安排夜班；不得在女职工怀孕期、产期、哺乳期降低基本工资，或者解除劳动合同；对有过两次以上自然流产史，现又无子女的女职工，应暂时调离有可能直接或间接导致流产的作业岗位。

（三）产期

女职工的法定产假为90天。其中产前休息15天，难产增加产假15天，多胎生育每多生一个婴儿增加产假15天；女职工怀孕流产者，所在单位应该根据医务部门的证明，给予一定时间的产假；女职工执行计划生育者可按本地区本部门规定适当延长产假。

（四）哺乳期

哺乳时间为 1 年，每班工作应给予两次授乳时间，每次纯授乳时间，单胎为 30 分钟；有未满 1 周岁婴儿的女职工，不得安排夜班及加班、加点。

（五）围绝经期

经医疗保健机构诊断为围绝经期综合征者，经治疗效果不佳，已不适应现任工作时，应暂时安排其他适宜的工作。

（六）其他

妇女应遵守国家计划生育法规，但也有不育的自由。各单位对妇女应定期进行以防癌为主的妇女病普查、普治；女职工的劳动负荷，单人负重一般不得超过 25kg，两人抬运总重量不得超过 50kg 等。

各种有关妇女保健的法规，如《女职工劳动保护规定》、《女职工保健工作暂行规定》、《关于女职工待遇若干问题的通知》、《中华人民共和国妇女权益保障法》、《中华人民共和国母婴保健法》等，各级卫生部门和工会、妇联组织有权对执行情况进行监督。

【汇集信息资料】

应用先进技术，开展计划生育技术和优生优育临床科学研究、加强信息工作，做好资料统计和分析，进一步提高妇女保健工作的质量。为政府部门制定妇女保健工作方针、计划提供依据。

第三节　妇女保健统计

做好妇女保健统计，可以客观地反映妇幼保健工作的水平。其目的是用统计数字来评价妇幼保健工作的质量，并根据资料，进行综合分析，为制定妇幼工作计划和规划，指导妇幼保健工作的开展和科研提供科学依据。统计要求准确，收集资料要注意完整性和可靠性，对数据分析必须有科学性，各种定义和计算方法须有统一的标准。

（一）妇女保健常用统计指标

1. 普查率 $= \dfrac{\text{期内（次）实查人数}}{\text{期内（次）应查人数}} \times 100\%$

2. 患病率 $= \dfrac{\text{期内患妇女病人数}}{\text{期内受检查妇女人数}} \times \text{10 万/10 万}$

3. 总治愈率 $= \dfrac{\text{治愈病例数}}{\text{患妇女病总例数}} \times 100\%$

4. 孕产妇死亡率 $= \dfrac{\text{年内孕产妇死亡数}}{\text{年内孕产妇总数}} \times \text{10 万/10 万}$

5. 早期新生儿死亡率 $= \dfrac{\text{出生后 1 周内新生儿死亡数}}{\text{同期活产数}} \times 1000‰$

6. 围生儿死亡率 $= \dfrac{\text{孕 28 足周以上死产、死胎 +7 天内新生儿死亡数}}{\text{孕 28 周以上死产、死胎 + 活产数}} \times 1000‰$

（二）产科工作质量指标

1. 产前检查率 $= \dfrac{\text{产前检查人数}}{\text{期内产妇数}} \times 100\%$

2. 产后访视率 $= \dfrac{\text{产后访视人数}}{\text{期内产妇数}} \times 100\%$

3. 妊娠高血压综合征发病率 $= \dfrac{\text{患妊娠高血压综合征人数}}{\text{期内产妇人数}} \times 100\%$

4. 产后出血率 $= \dfrac{\text{期内产后出血人数}}{\text{同期产妇总人数}} \times 100\%$

5. 产褥感染率 $= \dfrac{\text{期内产褥感染例数}}{\text{期内产妇总人数}} \times 100\%$

6. 住院分娩率 $= \dfrac{\text{期内住院分娩产妇数}}{\text{期内分娩产妇数}} \times 100\%$

（三）计划生育统计指标

1. 人口出生率 $= \dfrac{\text{某年出生人数}}{\text{该年平均人口数}} \times 1000‰$

2. 人口死亡率 $= \dfrac{\text{某年内总死亡数}}{\text{该年平均人口数}} \times 1000‰$

3. 人口自然增长率 $= \dfrac{\text{年内人口自然增长数}}{\text{年平均人口数}} \times 1000‰$

4. 晚婚率 $= \dfrac{\text{初婚中符合晚婚年龄的人数（男 / 女）}}{\text{全年初婚人数（男 / 女）}} \times 100\%$

5. 节育率 = $\dfrac{\text{落实节育措施的已婚育龄妇女人数（夫妇任一方）}}{\text{已婚有生育能力的育龄妇女数}} \times 100\%$

6. 绝育率 = $\dfrac{\text{男和女绝育数}}{\text{已婚有生育能力的育龄妇女数}} \times 100\%$

（孙　铮）

第20章

不孕症妇女的护理

学习目标

在完成本章内容的学习后，学生应能：

1. 讲解不孕症病因，根据患者情况推荐助孕方法。
2. 介绍各种辅助生育技术的适应证和方法。
3. 描述辅助生殖技术常见的并发症和处理方法。
4. 按照护理程序为不孕症夫妇提供整体护理。

第一节 不孕症

凡婚后有正常性生活、未采取避孕措施、同居2年未妊娠者，称为不孕症（infertility）。据现有资料估计，有正常性生活婚后1年的初孕率约为90%。不孕症分为原发不孕和继发不孕，婚后未避孕且从未妊娠者称为原发不孕；曾有过妊娠而后未避孕超过2年未受孕者为继发不孕。不同国家不孕症的发病率有所不同，我国不孕症的发病率较一些发达国家低。

【病因】

受孕是一个复杂的生理过程，导致不孕的原因可能在女方、男方或男女双方。

（一）女性不孕因素

约占50%，以输卵管及卵巢因素为多。

1. 输卵管因素　是引起不孕症最常见的原因，占女性不孕的1/3。

（1）输卵管炎症：淋病、结核、沙眼衣原体引起输卵管炎症可使伞端闭锁、黏膜破坏、管壁僵直蠕动不良而引起不孕。另有继发于阑尾炎、产后及手术后炎症粘连导致输卵管不通引起不孕。

（2）输卵管发育异常：输卵管过度细长弯曲，管壁肌肉薄弱，纤毛运动及管壁蠕动功能丧失都可引起不孕。

2. 卵巢因素　排卵障碍最多见，主要原因有：

（1）卵巢病变：如先天性卵巢发育异常、多囊卵巢综合征（polycystic ovarian syndrome，PCOS）、卵巢早衰、卵巢肿瘤、卵巢子宫内膜异位囊肿、卵巢肿瘤术后或腹部放射治疗后等。

（2）下丘脑－垂体－卵巢轴功能紊乱：可引起无排卵性功血、闭经等。

（3）全身性疾病：如重度营养不良、甲状腺功能失调、肾上腺功能失调、重症糖尿病等影响了卵巢功能而导致不排卵。

3. 子宫因素　子宫发育不良、子宫畸形、子宫黏膜下肌瘤、子宫内膜炎、子宫内膜结核、子宫内膜多发性息肉、宫腔粘连及子宫内膜分泌反应不良等可导致受精卵不能着床引起不孕。

4. 宫颈因素　宫颈炎症，致子宫颈黏液的性质和量发生改变，可影响精子的活力和进入宫腔的精子数量；宫颈息肉、宫颈肌瘤、宫颈口狭窄及宫颈位置异常等均可致精子穿过障碍而引起不孕。

5. 外阴与阴道因素　先天性无阴道、阴道横隔、处女膜闭锁等先天发育异常，阴道损伤后粘连、狭窄及严重阴道炎症均可导致不孕。

（二）男性不育因素

约占40%，主要是精液异常与输精障碍。

1. 精液异常　指无精子或精子数量过少，活力减弱，形态异常。常见原因有：

(1) 先天发育异常：先天性睾丸发育不良，双侧隐睾导致曲细精管萎缩可妨碍精子产生或不产生精子。

(2) 遗传因素：Klinefelter综合征（克氏综合征）、雄激素受体异常以及与精子生成有关的基因突变都可引起无精子症。

(3) 睾丸组织破坏：睾丸外伤或手术、腮腺炎并发睾丸炎、睾丸结核均可使睾丸组织破坏导致生精异常。

(4) 全身因素：长期严重营养不良，慢性疾病（肝硬化、结核病、肾功能不全及糖尿病等），慢性中毒（吸烟、酗酒），精神过度紧张等可影响精子产生。

(5) 环境因素：长期暴露于过热、射线或毒素环境可造成精子质量和数量的异常。

(6) 其他：免疫因素和内分泌因素也可导致精子生成障碍。

2. 精子运送受阻　外生殖器发育不良或勃起障碍、射精障碍常不能使精子进入女性阴道；附睾及输精管炎症使输精管阻塞阻碍了精子通过；先天性输精管、精囊和附睾缺如可引起精子输出障碍。

（三）男女双方原因

约占10%。

1. 缺乏生育基本知识。

2. 男女双方急切盼望妊娠，精神紧张，导致不孕。

3. 免疫因素　精子、精浆或受精卵作为抗原被阴道或子宫内膜吸收后产生抗体，导致精子和卵子不能结合或受精卵着床障碍；不孕妇女血清中的抗透明带抗体、抗子宫内膜抗体、抗卵巢抗体、抗绒毛膜促性腺激素抗体均可影响受孕。

【护理评估】

（一）病史

1. 询问夫妇双方结婚年龄、婚育史（如非初婚者，要了解既往生育情况）、性生活情况，是否两地分居，是否采用过避孕措施，所采用的方法及持续时间。

2. 了解女方的月经情况，包括初潮年龄、经期、周期、经量，以及伴随月经来潮的异常症状；既往有无结核病史，尤其有无盆腹腔结核病史；有无内分泌系统疾病以及有无内分泌药物治疗史；家族中有无精神病、遗传病病史；对于继发不孕者，需了解以往分娩、流产经过，有无感染、大出血等病史。

3. 了解男方既往有无结核等慢性病史、腮腺炎病史及睾丸创伤史，烟酒嗜好及生活、工作环境，有无家族遗传史。

（二）身心状况

不孕症病因复杂，要对患者进行耐心询问和检查，有利于明确病因，对症治疗。观察患者有无肥胖、多毛、痤疮，营养和全身发育状况；注意第二性征的发育，如音调、乳房发育、阴毛及腋毛情况。检查患者乳房是否有泌乳、腹部触诊有无揉面感。妇科检查时注意内外生殖器发育，有无畸形、缺陷和肿瘤；白带性状；子宫的大小、位置和活动度；附件区有无增厚、压痛、包块；盆腔有无触痛的结节等。男方除全身检查外，重点检查外生殖器发育情况及有无病变，如尿道下裂、精索静脉曲张等。

不孕症患者承受不同程度的心理压力，常会出现不同程度的心理障碍，如焦虑、内疚、无价值感。长时间的诊断和治疗效果不佳又会加重其心理压力，表现为情绪低弱，对治疗丧失信心，有些人甚至丧失生活的勇气。

（三）诊断检查

1. 男方检查

（1）精液常规检查：正常男性精液量为 2 ~ 6ml，平均为 3m1；pH 为 7.0 ~ 7.8；室温下放置 5 ~ 30 分钟内完全液化；精子密度＞ 20×10^6/ml；精子存活率＞ 50%；异常精子数＜ 20%；精子活力正常为：a 级精子数＞ 25% 或 a 级＋ b 级精子数＞ 50%。（以往精子活力分为Ⅰ、Ⅱ、Ⅲ、Ⅳ级，现改为 a、b、c 和 d 4 级：a 级为快速向前运动；b 级为慢速向前运动；c 级为原地运动；d 级为不动。）

（2）抗精子抗体的测定可测定血液和（或）精液中的抗精子抗体。

2. 女方检查

（1） B超检查：了解子宫和卵巢的发育情况，有无子宫内膜病变及子宫和卵巢肿瘤，还可以监测卵泡发育。

（2）卵巢功能检查：基础体温测定、B超监测卵泡发育、阴道脱落细胞涂片检查、宫颈黏液检查、月经来潮前子宫内膜活组织检查以及女性内分泌激素检测可明确有无卵泡发育、排卵以及黄体功能状态。

（3）输卵管通畅试验：最常用的方法有输卵管通液术、B超下输卵管过氧化氢溶液通液术及子宫输卵管造影术（hysterosalpingography，HSG）。输卵管通液术不但可起诊断作用，而且还可起到治疗作用。当输卵管通液术发现输卵管阻塞或不通畅时，应行子宫输卵管造影术，进一步明确输卵管阻塞部位及严重程度，还可以了解子宫有无畸形及有无黏膜下子宫肌瘤、子宫内膜息肉等病变，从输卵管形态观察有无结核病变。

（4）宫腔镜检查：可了解子宫腔内情况，包括宫腔粘连、黏膜下肌瘤、子宫内膜息肉、各种子宫畸形等。

（5）腹腔镜检查：可直接观察子宫、输卵管和卵巢，确诊盆腔有无病变或粘连，并可结合输卵管通液术，在直视下确定输卵管通畅与否，还可电凝去除盆、腹腔等处的子宫内膜异位病灶，分离粘连，必要时在病变区取活检。

（6）免疫学检查：测定女方血清抗精子抗体、抗子宫内膜抗体、抗卵巢抗体、抗透明带抗体及抗核抗体等，排除免疫性不孕。

（7）性交后试验（postcoital test，PCT）： 试验前 3 天禁止性交，避免阴道用药或冲洗，在预测的排卵期性交，于性交后 2 ~ 8 小时后接受检查。先取阴道后穹窿液检查有无活动精子，若有活动精子说明性交成功。再取宫颈黏液，若宫颈黏液拉丝长，涂在玻片上干燥后形成典型羊齿状结晶，表明试验时间选择正确。然后用长细镊子或细导管伸入宫颈管内取宫颈黏液涂片检查，若每高倍视野有 20 个活动精子为正常。该试验可检测宫颈黏液对精子的反应及精子穿透黏液的情况。若精子穿透力差或精子不活动，应高度怀疑有免疫问题。若病人宫颈管有炎症，宫颈黏液黏稠并有白细胞时，不宜进行此项试验。

（8）宫颈黏液、精子相合试验：在预测的排卵期，取一滴新鲜液化的精液，再取一滴宫颈黏液放在玻片上，两者相距 2 ～ 3mm，轻摇玻片使两滴液体相互接近，置于光镜下观察精子的穿透能力。若精子能穿过黏液并继续向前运行，则证明精子活力和宫颈黏液性状正常，宫颈黏液中无抗精子抗体存在。

（9）其他：可行甲状腺功能、肝肾功能测定，排除相关疾病；蝶鞍X线摄片、脑垂体 CT 及血清催乳素测定，用以排除垂体瘤变；测定尿17-酮、17-羟孕酮及血清皮质醇排除肾上腺疾病；高度怀疑有结核者可做结核菌素试验拍胸片及检查血沉以明确诊断。

【可能的护理诊断及合作性问题】

知识缺乏：缺乏生育的相关知识

焦虑：与长期治疗效果不佳和急切盼望妊娠有关

性功能障碍：与长期不育和心理压力过大有关

慢性疼痛：与慢性盆腔炎、子宫内膜异位症有关

社交孤立：与不孕受到来自家庭的压力和周围人群的歧视有关

【预期目标】

1. 夫妇双方能陈述自身不孕的主要原因。
2. 患者接受心理疏导，减轻焦虑和社交孤立感，积极配合并坚持治疗。
3. 病人疼痛减轻或消失。

【护理措施】

（一）提供信息，增强信心

详细评估夫妇双方目前所具有的不孕相关知识及错误观念，讲解生育与不孕有关知识，纠正错误观念。给不孕夫妇提供受孕指导，教会预测排卵期以便掌握受孕时机，增加受孕机会；性交次数适当，避免过频或过稀。同时告知许多不孕症患者经过治疗可以受孕，增强其信心，更好地配合治疗。

（二）心理护理

不孕夫妇中，女方承受着来自家庭、社会的巨大精神压力，乃至家庭破裂的痛苦，常常表现出焦虑、孤独甚至绝望；而不育的男性则有不是一个真正男人的感觉，甚至不再是一个男性，从而加重了男性患者的内疚感，反复的精液检查明显增加其焦虑感，长时间的检查和治疗可导致性功能障碍。护理人员应了解患者各种心理问题，对他们表示理解、同情和支持，给予心理疏导和支持，使其消除紧张和焦虑，积极配合检查和治疗，达到良好的治疗效果。对于盼子心切，精神高度紧张造成不孕的患者，更应重视心理护理的作用，促使其及早受孕。对于通过现有治疗手段不能受孕的病人，使其面对现实，重新调整生活布局。

（三）健康教育

指导夫妇双方保持生活规律；戒烟酒；注意饮食均衡，加强营养；进行适当体育锻炼，保持身体健康；避免精神紧张，保持健康心态。

（四）配合医生作好检查、治疗工作

在进行每项检查前，应向患者说明检查目的、检查的最佳时间及注意事项。不孕症患者药物治疗方案多变，且多是激素类药物，护理人员应根据不同的治疗方案，耐心讲解药物的使用量、用法及用药时间，并告知用药后可能发生的副反应及预防、治疗措施。需手术治疗者，做好术前、术时、术后护理。对治疗后的患者做好随访工作。

【结果评价】

1. 夫妇双方消除紧张、焦虑情绪，积极配合医疗工作。
2. 患者能正确使用药物治疗，无明显副作用发生。
3. 接受诊治方案后，痛经症状明显缓解。

第二节　辅助生殖技术及其护理

辅助生殖技术（assisted reproductive techniques，ART）在近 30 年里迅速发展，使一些患不孕症的夫妇获得受孕的机会。辅助生殖技术是指通过对精子、卵子或胚胎等的体外操作，帮助不孕不育患者获得妊娠的技术，包括人工授精、体外授精－胚胎移植、卵细胞质内单精子注射、植入前遗传学诊断、配子移植等。

【辅助生殖技术】

（一）人工授精（artificial insemination，AI）

是将处理后的优选精子注入宫颈管内或宫腔内使女方受孕的技术。根据精液来源分为两类：

1. 夫精人工授精（artificial insemination with husband's sperm，AIH）适用于：

(1) 男性少精、弱精、精液液化异常、性功能障碍（如阳痿、严重早泄、顽固性不射精及性交后试验异常等经治疗无效者）、生殖器畸形（尿道上裂、下裂）等不育。

(2) 宫颈管狭窄、宫颈黏液异常导致的不孕。

(3) 生殖道畸形及心理因素导致性交不能等不育。

(4) 免疫性不孕。

(5) 原因不明不孕。

2. 供精人工授精（artificial insemination with donor's sperm，AID）适用于：

(1) 男方无精症。

(2) 夫妇双方 Rh 因子不合导致多次流产或新生儿溶血病儿死亡者。

(3) 男方为遗传病基因携带者。

因为采用供精者的精液进行人工授精的方法有造成后代近亲结婚、遗传性疾病传播和法律问题，所以不能滥用，同一供精者的精液只能使 5 名妇女妊娠。

（二）体外受精－胚胎移植（in vitro fertilization and embryo transfer，IVF-ET）

是将卵子取出体外，在体外完成受精、早期胚胎发育，再选择优质胚胎移入宫腔使其发育成胎儿的过程。

1. 适应证

（1）适用于女性不可逆输卵管损害，如两侧输卵管切除或严重粘连致阻塞，使其失去正常功能者。

（2）男性轻或中度少精、弱精症。

（3）顽固性 PCOS。

（4）子宫内膜异位症经药物和手术治疗无效者。

（5）免疫性不孕者。

（6）不明原因的不孕者。

2. 主要步骤

（1）控制的超促排卵（controlled ovarian hyperstimulation，COH）：采用药物诱发排卵，以获得多个卵母细胞供使用。

（2）监测卵泡发育：采用阴道B超测量卵泡的直径，同时动态监测血清雌二醇，血清或尿中的 LH。

（3）取卵：应用绒毛膜促性腺激素36小时后即卵泡发育成熟尚未破裂时，采用在阴道B超引导下经阴道穹窿细针穿刺取卵术，抽吸成熟卵泡的卵泡液。在显微镜下找出卵母细胞，放入培养液中培养。

（4）精子的处理：洗涤精子去除精液中的有害和不必要的成分后，收集活动力良好的精子，并使精子获能具备受精能力。

（5）体外受精与培养：卵母细胞培养4～6小时使其进一步成熟，与经过处理的精子按一定比例混合共同培养，16～20小时后观察，如卵细胞内出现两个原核，表示卵子已受精，继续培养。

（6）胚胎移植：受精卵发育到4～8细胞期，也可到囊胚期，用移植管将胚胎注入子宫近底部。

（7）移植后处理：受术者胚胎移植后原位卧床休息1～6小时，用黄体酮和（或）绒毛膜促性腺激素支持黄体功能。移植后14天测血或尿 HCG，若为阳性，提示生化妊娠，继续给予黄体功能支持治疗，B 超检查见到宫腔内妊娠囊，可确诊临床妊娠并按高危妊娠管理。

（三）卵细胞质内单精子注射（intracytoplasmic sperm injection，ICSI）

将单个精子直接注入卵母细胞质内，使其受精，其他技术程序同常规IVF-ET。适用于男性重度少、弱精者，梗阻性无精附睾穿刺者，睾丸活检取精子者和以往IVF-ET不能正常受精者。

（四）植入前遗传学诊断（preimplantation genetic diagnosis，PGD）

是对体外受精获得的胚胎进行显微活检，取单个或部分细胞进行细胞遗传学和分子遗传学分析如染色体和基因检测，排除携带致病基因的胚胎，选择正常的胚胎进行移植。现多选用荧光原位杂交技术，可在胚胎植入前诊断胚胎染色体异常及确定胚胎性别。

（五）配子移植技术

配子是指男性的精子和女性的卵子。两种成熟的配子结合成受精卵，可进一步发育为新个体。

1. 配子输卵管内移植（gamete intra-fallopian transfer，GIFT）　是将取出的卵子和精子经适当的处理移植到输卵管壶腹部，使其在输卵管内受精和早期发育，再进入宫腔后着床、生长发育。此法不用实验室培养，但移植困难，很少被采用。

2. 配子宫腔内移植（gamete intra-uterine transfer，GIUT）　是将配子（卵子与精子）取出经适当体外处理后，直接移植入宫腔内，使其在宫腔内受精、着床、生长并发育。适用于输卵管异常的女性，但因为其妊娠率低于 IVF-ET，现已少用。

（六）辅助生殖技术的进展

1. 胚胎冷冻　在IVF-ET治疗中可将移植后多余的优质胚胎冷冻保存，供再次移植使用，不但避免了胚胎浪费，还可提高IVF-ET周期的累积成功率。此外，胚胎冷冻还能起到预防严重的卵巢过度刺激综合征（ovarian hyperstimulation syndrome，OHSS）发生和提供生育保险的作用。

2. 配子冷冻　精子冷冻技术已相当成熟，可用于治疗不育症、提供生育保险。卵子的冷冻可解决胚胎冷冻能解决的问题，还能为可能丧失排卵功能的妇女提供生育保险。目前冻融卵子的妊娠率还很低，该项技术还有待于进一步提高。

3. 赠卵　将 IVF-ET 过程中多余的卵子赠送，可解决有严重卵子生成障碍的不孕妇女的生育问题，为辅助生殖技术开拓了一条新思路。

4. 未成熟卵的体外成熟技术　该技术适用于有体内卵子成熟障碍的患者，如多囊卵巢的患者，将患者的未成熟卵子取出经体外培养成熟后进行体外授精－胚胎移植，可避免超促排卵引起的 OHSS，还能节省卫生资源。

5. 卵母细胞胞质置换　将健康妇女的高质量卵泡浆与患者质量差的卵泡浆置换，以提高患者的卵子活力，达到提高妊娠率的目的。该技术尚处于研究阶段。

【辅助生殖技术的并发症】

（一）卵巢过度刺激综合征

OHSS 多是因使用超促排卵治疗引起的医源性并发症，鲜见于自然月经周期。一般发生于超促排卵后 3 ~ 10 天，妊娠后则病情加重，可持续 6 周左右，如胚胎停止发育或流产，则病情逐渐减轻。若未妊娠则月经来潮后缓解。OHSS临床上表现为胃肠道不适、恶心、呕吐、腹水、胸水、少尿、胸闷、卵巢增大等。为了指导治疗和评估预后，常将OHSS分为轻、中、重三度。

1. 轻度　有胃部不适，轻微腹胀或下腹痛，恶心；B 超检查卵泡数多于 10 个，卵巢直径≤ 5cm；可见少量腹腔积液；血清 E_2 ≥ 1500 pg/ml。

2. 中度　恶心、呕吐、腹痛、腹胀加重；B 超检查卵巢直径 5 ~ 12cm，有黄素化囊肿；中等量腹水；血清 E_2 ≥ 3000 pg/ml。

3. 重度　腹胀加重，体重增加，严重少尿，心肺功能障碍，呼吸困难，大量腹水，严重者可有胸水，甚至心包腔积液，深部静脉血栓；B超检查卵巢直径≥12cm；实验室检查血液浓缩，血液黏稠度增加，低蛋白血症，血液高凝状态，水电解质紊乱，肝肾功能损害。部分病人可有血栓形成，严重者有生命危险。

（二）多胎妊娠

ART多胎发生率高于自然妊娠。主要与ART过程中的促排卵治疗以及移植多个胚胎有关。多胎妊娠可增加流产和早产的发生率，并可增加母体孕产期并发症和围产儿的死亡率。应限制移植胚胎数量，早期诊断多于三胎的妊娠，并行选择性减胎术。

（三）异位妊娠

接受ART治疗的妊娠者中，异位妊娠的发生率约为3%～5%，高于自然妊娠者，其原因不详。

（四）自然流产和早产

接受IVF-ET治疗的妊娠者中，自然流产发生率为18%～29%，可能与胚胎遗传缺陷、胚胎质量问题、黄体功能不全和多胎妊娠有关。

早产与多胎妊娠有关。

【护理措施】

1. 做好心理护理　不孕患者经过多年的检查、治疗，耗费大量人力、物力，最后决定采取辅助生殖技术治疗，对治疗抱有极高的希望，并且认为这是妊娠的最后机会。对整个治疗过程不熟悉；对手术有恐惧和担心手术失败；害怕花费昂贵的医药费取不到卵子、取卵后不受精及胚胎移植后不怀孕、受孕后出现并发症；都会引起患者的紧张和焦虑。护理人员要与患者多交流，准确掌握他们的心理状态，提供有效的精神鼓励和支持，使她们有信心、有准备，积极配合治疗。

2. 做好咨询工作

（1）提供信息的咨询：协助医生给患者提供比较详尽的医学方面的信息，帮助患者理解各种检查治疗的意义。

（2）提供治疗意义的咨询：告知患者治疗对他们自身、家庭、未来的子女可能会产生的影响。其中包括辅助生殖技术的成功率、适应证、禁忌证、并发症以及供精、赠卵、代孕母亲、胚胎捐赠等可能带来的伦理和法律问题。

（3）提供治疗后的咨询：随着科学技术的进步，辅助生殖技术成功率不断提高，但其成功率还不尽如人意，大多数患者会治疗失败，对他们来说，痛苦是巨大的，治疗后的咨询工作意义重大。要帮助治疗失败者分析失败原因使其调整心态，树立信心，为下一次治疗努力做准备；对无法妊娠者缓解其心理压力，使之接受无子的事实，重新调整生活布局。

3. 用药护理　在超促排卵过程中，促性腺激素释放激素与促性腺激素的剂量和使用时间对卵泡发育起着至关重要的作用，在治疗时必须严格执行医嘱，尽量做到准时、定量给药。在抽取药液时要做到剂量准确，不丢失药液。注射药物时应两侧部位交替，防止注射区域发生硬结，影响疗效。黄体支持过程中，要随时告知用药剂量，如何减量及用药持续时间。还应告知患者所用药物不良反应，嘱其仔细观察如有不良反应，及时处理。

4. 手术的护理

（1）手术前一日，交代手术前注意事项：做好个人卫生准备、取卵前4小时禁食禁水等。有的患者对手术有恐惧心理，应对其介绍手术的操作过程，尽量消除她们的心理负担。

（2）手术当日，遵医嘱给予术前用药，嘱患者排空膀胱、更衣，取膀胱截石位，准备好手术物品。协助医生完成手术过程，手术中注意观察患者的生命体征，发现异常及时向医生汇报，对于精神紧张的患者给予心理安慰和支持。

(3) 取卵术后，患者入观察室卧床休息 2 小时，观察生命体征变化，测量血压、脉搏，或做阴道 B 超观察有无内出血现象，按医嘱给予抗生素等治疗。胚胎移植后患者卧床 4 ~ 6 小时，取臀高仰卧位，3 天内限制活动，不需要住院。根据医嘱指导黄体支持治疗。

5. 做好随访工作　实施辅助生殖技术后，要按时随访。定期随访对刚接受治疗的病人是一种心理支持，并可以解答他们的问题；对未妊娠的患者可以分析治疗失败的原因，预约下次治疗的时间；对妊娠者给予祝贺并指导继续用药，告知超声检查时间；对确定临床妊娠者要建议定期做产前检查；对分娩者要询问生产方式及新生儿情况；对分娩的后代至少要随访至上小学。

6. 并发症的护理　自然流产、早产、异位妊娠的护理见有关章节，这里着重介绍OHSS和多胎妊娠减胎术的护理。

(1) OHSS 病人

1) 心理护理：发生中、重度 OHSS 者，会感到极度紧张、不适，应给患者讲明该病的病因，让夫妇双方认识到 OHSS 的发生可能是妊娠的预兆，告知经治疗后很快能缓解症状，帮助其消除紧张、不适，积极配合治疗。

2) 饮食指导：患者大都会有腹胀、恶心、呕吐及食欲减退，加之毛细血管通透性增加，造成血浆蛋白的丢失，患者易出现低蛋白血症和营养不良。因此，应鼓励患者少食多餐，进易消化、高蛋白、富含维生素食物，适当控制食盐的摄入。

3) 体位指导：患者有胸、腹水时，腹胀明显，有时伴刺激性咳嗽和呼吸困难，应采用半坐卧位，缓解症状。患者常伴有双侧卵巢增大，应卧床休息，慎行盆腹腔检查、避免腹部重压及剧烈活动，防止卵巢发生破裂或扭转。

4) 密切观察病情变化：严密观察患者的体温、脉搏、呼吸、血压的变化；准确记录24小时出入量，密切观察尿量，并保持尿量＞30ml/h；每日定时空腹测量体重、腹围并做好记录；观察血常规、肝肾功能及血生化的变化。

5) 控制输液速度：中、重度 OHSS 患者存在腹水和低蛋白血症，治疗原则是先扩容后利尿，按医嘱采用白蛋白或低分子右旋糖酐扩容治疗时，输液速度应缓慢，待血容量充足后，再采取甘露醇等利尿剂，此时输液速度应加快，以便取得好的治疗效果。

6) 穿刺腹水时护理：重度 OHSS 病人，腹水、胸水严重，极易引起心肺功能异常，可放适量腹水以控制病情并缓解症状。手术中配合医生手术操作，控制放腹水的速度，一般在 1000ml/h 左右，每次放腹水不超过 2000ml；放腹水过程中应严密观察生命体征，腹水的颜色及性状并准确记录；放腹水过程中应遵医嘱给予静脉补充白蛋白及液体，以防止电解质紊乱及低血容量性休克，并可给予持续低流量吸氧。

7) 出院指导：患者出院后应加强营养并继续肌肉注射黄体酮进行黄体支持；嘱未做妊娠试验的患者于胚胎移植术后14天来医院查尿 HCG 和抽血查 β-HCG 确诊是否妊娠；告知已怀孕的患者胚胎移植后 35 天来医院做 B 超，观察妊娠的胎数及胎心情况。告知患者若有任何不适及时与生殖中心联系、治疗，以免不知情医生将OHSS误诊为其他疾病而给予错误治疗。

(2) 减胎治疗者

1) 心理护理：不孕症患者经辅助生殖技术获得多胎妊娠，心理上不接受减胎治疗，担心减胎治疗会造成流产、剩余胎儿畸形。要向患者讲明多胎妊娠可引起母儿多种并发症，减胎后能减少并发症的发生；向患者介绍减胎的方法和过程，介绍减胎成功的病例并介绍减胎技术的成熟性，消除患者紧张、焦虑、恐惧，减轻心理压力，使患者自愿接受减胎术，积极配合医疗工作。

2）术前护理：协助医生作好术前准备，完善必要的化验检查；帮助患者充分理解减胎手术的必要性、危险性及可能发生的并发症，协助医生让患者及家属签署手术知情同意书；遵医嘱给予保胎治疗；准备减胎所需物品。

3）术中配合：术中做好手术配合，并注意观察患者的生命体征，认真对待患者的不适并查找可能的原因。与患者交流，告知手术进展以缓解其精神紧张。

4）术后护理：观察体温、脉搏、血压变化；嘱孕妇卧床休息2～3天，尽量减少活动；鼓励孕妇进食高热量、高蛋白、含丰富维生素食品，保持大便通畅；遵医嘱给予保胎治疗，必要时给予抗生素治疗；密切观察有无阴道流血，如果有阴道流血应注意出血量、流血时间、血的颜色、有无血块和组织排出，立即报告医生及时处理；对有少量阴道流血的孕妇，及时给予更换会阴垫，每日擦洗会阴2次预防感染；观察腹痛的情况，如有明显的子宫收缩应遵医嘱给予宫缩抑制剂，如硫酸镁或舒喘灵治疗。

5）出院指导：嘱患者继续保胎治疗；注意休息，避免重体力劳动，禁止性生活，以免引起早产；嘱孕妇定期产前检查，并定期复查B超观察保留胎儿的生长发育情况；在16周妊娠时行B超检查，注意观察子宫颈发育情况及有无宫颈内口松弛，必要时行宫颈环扎术，预防流产与早产发生。

（马　弢）

第21章

计划生育妇女的护理

学习目标

在完成本章内容的学习后，学生应能：

1. 介绍计划生育的内容及要求、避孕和绝育的方法及适应证。
2. 陈述对计划生育妇女进行护理评估的主要内容。
3. 描述各种人工流产手术的护理内容，包括：术前准备、术后护理内容。
4. 描述各种避孕、绝育方法、人工流产手术的适应证、禁忌证。
5. 解释避孕的概念及各种避孕方法的原理。
6. 简介口服避孕药的常见药物副反应及护理要点。
7. 提供常用避孕、绝育方法及人工流产手术的健康指导和护理。
8. 比较各种避孕措施的优缺点。
9. 按照护理程序为计划生育妇女提供整体护理。

实行计划生育是我国的一项基本国策。人口与计划生育问题是我国可持续发展的关键问题。实行计划生育就是科学地控制人口数量，提高人口素质。

计划生育是指有计划地生育子女，达到有计划地控制人口增长的目标。其内容包括：提倡晚婚晚育；节制生育和优生优育。其工作具体包括：①晚婚：按法定年龄推迟3年以上结婚为晚婚。②晚育：按法定年龄推迟3年以上生育为晚育。③节育：国家提倡一对夫妇只生育一个孩子。育龄夫妇应及时了解并确定采取何种节育方法，同时落实措施。④提高人口质量：必须优生优育，要避免先天性缺陷代代相传，防止后天因素影响后天发育。

节制生育的主要措施为避孕和绝育，如果节育措施失败，则采用补救措施，行人工流产或引产方式终止妊娠，以响应国家提倡的“一对夫妇只生一个孩子”的号召。

优生优育工作的重点在于宣传、普及优生知识，避免遗传性疾病代代相传，并防止后天因素影响后天发育，达到提高人口质量的目的。

本章主要学习节制生育的有关内容。

第一节　计划生育妇女的一般护理

【护理评估】

一、病史

护士要全面收集病史，重点了解计划生育妇女的疾病史、月经史、婚育史及既往采取计划生育措施的方法及反应。了解护理对象的需求及生育计划，充分评估其对所选择计划生育措施的认识、心理承受程度及其家属配合情况。重视和选用与各项措施的禁忌证有关的病史。

二、身心状况

多数妇女是为了响应计划生育号召而选择相应的计划生育措施，因此系健康妇女，无特殊症状及体征。但也有部分妇女因健康问题暂时不宜受孕，而求助于避孕措施，或因患严重疾病选择治疗性绝育术，这些妇女在体检时存在相关疾病的症状及体征。护士有必要对护理对象进行全面体检，识别全身性疾病，包括妇科急、慢性炎症的临床表现及体征，以核实所选择计划生育措施的适应证。

由于国内计划生育的国策深入人心，多数妇女具有不同程度的相关知识，但仍存在认识上的误区。一些妇女对于各种常用避孕措施的适应证、禁忌证及副反应认识不清，由于缺乏正确指导，她们在寻求有效避孕方法时显得无助，在出现副反应时束手无策或焦虑不安。实行计划生育的妇女多数身体健康，本无通过手术解除病痛的需要，因此当她们准备接受绝育术时，本人及其家属所出现的心理问题较为复杂。除具有一般腹部手术病人的心理特点外，所表现的心理变化更为强烈。尤其部分妇女将输卵管结扎术，当作“去势”，为此顾虑重重，担心影响日后的生活和工作，对手术充满了恐惧。

三、诊断检查

1. 身体检查　目的在于排除被所选择的计划生育措施列为禁忌证的症状及体征。

2. 妇科检查　通过评估白带的性状、阴道黏膜情况、宫颈糜烂程度、子宫位置及大小、有无压痛及附件情况等，排除与所选择措施的禁忌证相关的症状。

3. 实验室检查　包括血、尿常规及宫颈刮片的细胞学检查等项目。

4. 其他　按需要选择相应的特殊检查项目，如肝肾功能、心电图、超声波及阴道清洁度检查等。

【可能的护理诊断及合作性问题】

知识缺乏：缺乏选择有效计划生育措施的知识

焦虑：与接受绝育术、避孕措施的副反应等有关

潜在并发症：口服避孕药后阴道出血

有感染的危险：与腹部皮肤切口、上行性宫腔内感染等有关

【预期目标】

1. 护理对象能说出所选择计划生育措施的具体名称、避孕原理及简单过程。
2. 护理对象能陈述所选用计划生育措施的注意事项。
3. 护理对象能列举应对计划生育措施副作用的措施。
4. 计划生育妇女能以最佳身心状况接受计划生育手术过程。
5. 计划生育受术者不存在感染征象。
6. 按规定的休假期满后，受术者能恢复正常活动。

【护理措施】

1. 做好宣传、指导工作　通过传授计划生育的科学知识，使护理对象充分了解计划生育

的意义，主动响应“一对夫妇只生一个孩子”的号召，在医务人员指导下，结合自身具体情况选择有效的计划生育措施。

2. 提供高质量服务　计划生育护士要熟知各种计划生育措施的适应证、禁忌证及副反应。耐心答疑，为护理对象提供有针对性的指导。把好服务质量关，最大限度减少计划生育措施的副反应，以缓解护理对象的焦虑。

3. 完成术前准备　充分评估受术者的身心状况，针对存在的健康问题提供有效的护理措施，纠正机体的一般情况，按手术要求完成术前准备。确保受术者以最佳身心状态接受手术过程。

4. 做好术中配合　陪伴护理对象，随时为其提供心理支持，协助缓解不适。加强巡视观察，配合完成手术过程。

5. 提供术后护理　根据个体的具体情况，提供满意的术后护理。注意聆听护理对象的主诉，重视其感受，促进舒适，减少或避免术后并发症。发现异常情况及时汇报并配合处理。

6. 出院指导　需要住院者，于出院前充分评估护理对象的现时健康状况，针对其具体情况提供包括饮食、活动、性生活、随访等方面的指导。

【结果评价】

1. 计划生育妇女能说出已采取措施的名称、主要作用机理和简单经过。
2. 护理对象能陈述与促进计划生育效果有关的注意事项。
3. 受术者不存在感染的征象。
4. 护理对象对所选用的计划生育措施表示满意。

第二节　避孕方法及护理

采用科学的方法使妇女暂时不受孕，称为避孕。避孕的基本原理：①抑制精子和卵子的产生；②阻止精子和卵子相遇；③改变子宫腔内环境，使其不利于受精卵的植入和发育。常用的避孕方法有工具避孕、药物避孕及安全期避孕法等。

【工具避孕】

利用工具防止精子进入阴道；或阻止已进入阴道的精子进入宫腔；或通过改变宫腔的内环境而达到避孕目的，称为工具避孕。常用的避孕工具分述如下：

（一）阴茎套（condom）

亦称避孕套，是用优质乳胶薄膜制成，呈筒状，顶端有小囊，筒径分 29mm、31mm、33mm、35mm 4 种。其作用原理是通过阻止精子进入阴道，避免精子和卵子相遇，而达到避孕目的。

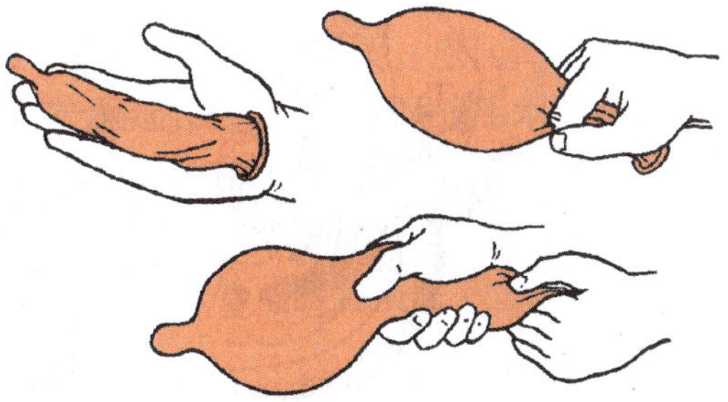
图 21-1　避孕套及其检查方法

使用方法：①首先检查有无漏气（图 21-1）。②使用时，将套内特别是小囊内气体全部排空，然后套在阴茎上。③射精后，在阴茎未软缩之前，按住套口连同阴茎套一起退出。④最好每次更换一个新的避孕套，更为安全，可靠。

（二）阴道隔膜（contraceptive diaphragm）

阴道隔膜是一种女用避孕工具，为圆帽状乳胶制品，故被称为子宫帽。帽周有弹簧沿，按弹簧外沿间直径分为55mm、60mm、65mm、70mm、75mm、80mm 6种，我国较常用的有65号、70mm、75号3种（图21-2）。必须在每次性交时使用，一次漏用或使用不当均可导致避孕失败。

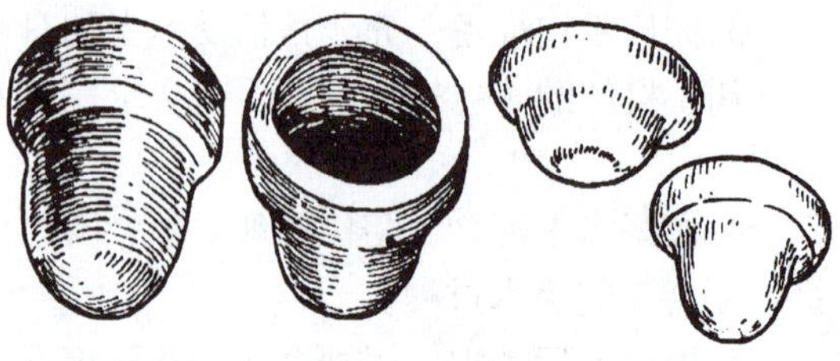

图 21-2　阴道隔膜

1. 避孕机理　是由于机械屏障作用阻止排入阴道的精子进入子宫腔和输卵管内，在隔膜的凸面涂以杀精药膏，利用化学杀精作用以加强避孕效果。

2. 适应证和禁忌证　自愿以阴道隔膜避孕者，经妇科检查无子宫过度倾屈或脱垂、直肠膨出、膀胱膨出、阴道过紧或过松、阴道炎、阴道纵隔和重度宫颈糜烂者、反复尿道感染、经常便秘、对乳胶或杀精剂过敏者，均可采用此法。

3. 放置和取出方法　使用前由医务人员测量耻骨后缘至后穹窿间距离，以选择适当型号，使其正好嵌在后穹窿和耻骨联合后上缘之间，以既无不适又不脱落为度。放置前先检查子宫帽有无破损，并在隔膜的凸面及边缘涂以避孕药膏，使用者取半卧式、半坐或半蹲式，两腿稍分开，一手分开大阴唇，另一手拇、食两指将隔膜捏成椭圆形，凸面朝宫颈，沿阴道后壁向后上方送入，直达后穹窿顶端，再使隔膜外缘抵于耻骨联合后上方（图21-3），最后探查宫颈是否已被盖住。于性交后8～12小时取出阴道隔膜（图21-4），过早取出可使尚有活动能力的精子进入宫腔，而致避孕失败。但留置时间也不宜超过24小时，以免损伤阴道壁。取出时用手指在耻骨联合后上方钩住隔膜弹簧圈外缘，向外牵出，洗净擦干，涂上滑石粉，保存备用。

（三）宫内节育器

是一种安全、有效、简便、经济，且在取出后不影响生育的避孕方法，有效率达90%左右。宫内节育器按组成的主要材料区分，可分为金属不锈钢节育器、塑料节育器、混合型节育器、硅橡胶节育器及含活性物质或药物的宫内节育器五类（图21-5）。根据有无活性成分可

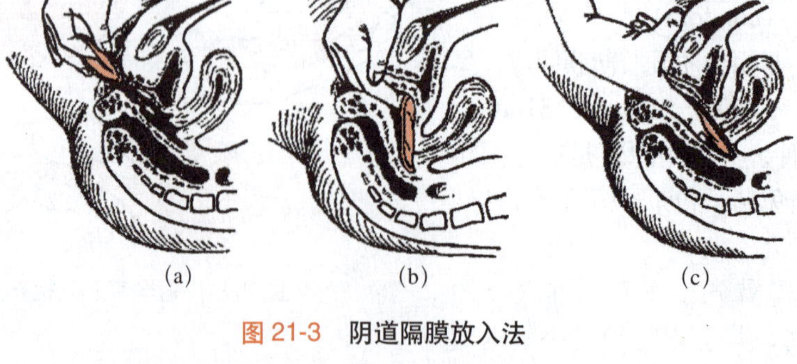

(a)　(b)　(c)

图 21-3　阴道隔膜放入法

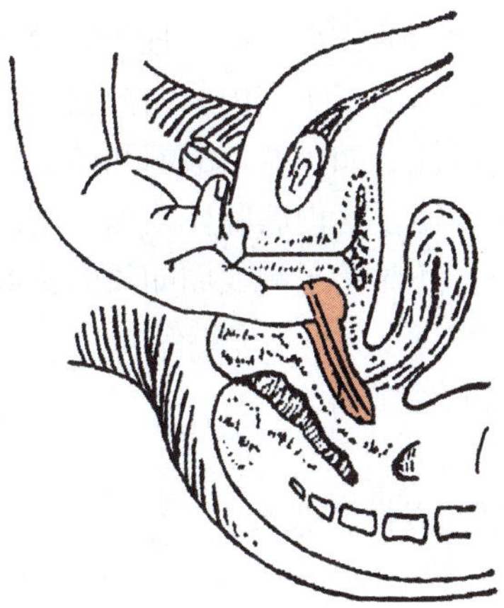

图 21-4　阴道隔膜取出法

分为惰性宫内节育器和活性宫内节育器两种。不带药的节育器称惰性宫内节育器（第一代），由单纯惰性原料如金属、硅胶、塑料或尼龙制成。国内常用的有金属单环、麻花环、双环、太田塑料环、节育环、金塑混合环、V形环、T形环和硅橡胶盾环等，以金属单环应用为最多。如宫内节育器加上活性金属（铜）、激素，可提高避孕效果，减少不良反应，称之为带药或活性宫内节育器（第二代），是目前推崇的节育器械种类。第三代IUD 体积小，质地柔韧，并发症更少，虽已研制，目前尚未推广。

关于不同类型宫内节育器的避孕效果、副反应和继续存放率问题，我国计划生育科技工作者经过“六 · 五”、“七 · 五”10 年多的研究，结果提示，目前国内公认宫型带钢、T 铜、V 铜和高支撑力带铜或带药不锈钢单环及钢塑铜混合环等类型宫内节育器，是避孕效果较好、继续存放率较高的宫内节育器，值得推广应用。

1. 避孕原理　其机制尚未完全明确。一般认为：

（1）不带药的宫内节育器：通过多方面的作用达到抗生育目的。主要是子宫内膜长期受异物刺激引起一种无菌性炎症反应，白细胞及巨噬细胞增多，子宫液组成改变，可能有破坏胚激肽的作用，以阻止受精卵着床。异物反应也可损伤子宫内膜而产生前列腺素，从而改变输卵管蠕动，使受精卵的运行与子宫内膜发育不同步，影响着床。子宫内膜受压缺血，激活纤溶酶原，使局部纤溶活性增强，致使囊胚溶解吸收。

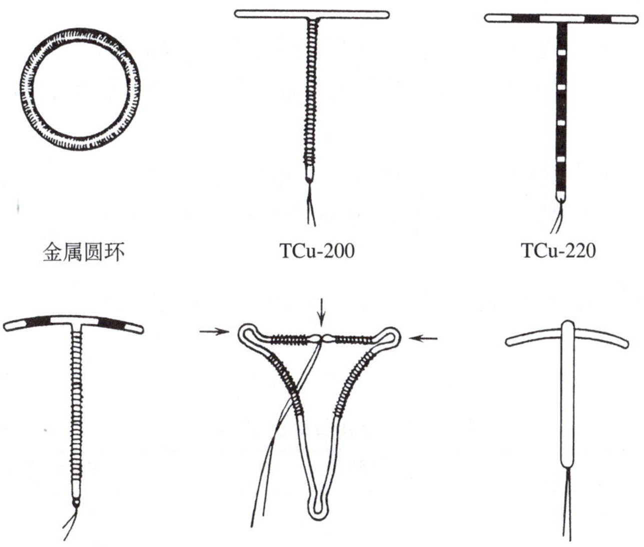

图 21-5　国内外常用宫内节育器

（2）带药的宫内节育器：具有与不带药的宫内节育器相同的作用机制，且所致异物反应更强烈。带铜的宫内节育器可持续小量向宫腔释放铜离子，增加了子宫内膜的异物反应及前列腺素的生物合成，铜还可干扰子宫内膜中依锌酶系统的活性（如碱性磷酸酶和碳酸酐酶），妨碍着床。含孕酮的宫内节育器，可缓慢向宫腔释放孕酮，使子宫内膜腺体萎缩，间质蜕膜化，不利于孕卵着床；同时宫颈黏液变稠，妨碍精子运行，还对精子的代谢如氧的摄取及葡萄糖利用，产生影响。

2. 适应证　凡已婚妇女，自愿放置而无禁忌证者，均可给放置。

3. 禁忌证

（1）生殖器炎症：如各种阴道炎、宫颈重度糜烂及急、慢性盆腔炎。

（2）月经异常：如月经频发、过多或不规则阴道出血。

（3）生殖器官肿瘤：如子宫肌瘤、卵巢肿瘤等。

（4）子宫腔大小：宫腔＞ 9cm 或＜ 5.5cm 者。

（5）严重的全身性疾病：患有严重的心、肺、肝、肾及血液系统疾病者，如心力衰竭、重度贫血或各种疾患之急性阶段。

（6）子宫颈与子宫位置异常：如子宫颈过松或重度裂伤或严重子宫脱垂，放节育器后易脱落。不可放置。

（7）生殖道畸形：畸形子宫未明确诊断前放置宫内节育器往往容易造成手术损伤，节育器也不容易放置到正确的位置，因此不宜放置。对于双子宫子宫发育较好者，在明确诊断后，可分别在两个子宫腔内放置节育器。

4. 放置时间

（1）月经干净后 3 ～ 7 天。

（2）哺乳期或短期闭经要求放置者，应先排除早期妊娠。

（3）人流后立即放置节育器者，其脱落率及因症取出率较低。但术后宫腔应<10cm；也可在术后一个月，经后 3 ～ 7 天放置。

（4）自然流产或中期妊娠引产后，因宫内感染率较高，故需月经复潮后再放置节育器。

（5）剖宫产 6 个月后，再根据检查情况考虑放置，但根据近年研究，剖宫产时如无感染，当时即可放置。

（6）产后 6 周生殖器官复旧至正常后放置。据近年国内外报道，为及时落实节育措施，也可在胎盘娩出后放器。但其脱落率较高，感染率未见明显上升。

5. 节育器的选择

（1）金属节育单环及高支撑力、带药或带钢的金属单环：应根据宫腔大小选择相应的环，可参考表 21-1。

表 21-1　金属单环的选择

宫腔深度（cm）	放置型号	环的外径（mm）
5.5 ～ 6.4	小号	18 ～ 19
＞ 6.5 ～ 7.4	中号	20 ～ 21
＞ 7.5 ～ 8.4	大号	22 ～ 23
＞ 8.5 以上	特大号	24

（2）V 型节育器：宫腔深 6.6cm 以上者，用大型；宫腔深 6.5cm 以下者，选用小型。

（3）节育花：宫腔深 7.0cm 以上者，选用 32 型；7.0cm 以下或哺乳期，选用 29 型。

（4）T 型节育器：宫腔深 7. 0cm 以上者，选用 28 型；7. 0cm 以下者，选 26 型。

（5）硅橡胶盾型宫内节育器：有大、小两种规格。宫腔 7～8.5cm者用大号（横径 22mm 纵轴 24mm），宫腔 5.5 ～ 7cm 者用小号（横径 20mm，纵轴 22mm）。

（6）宫型钢及宫型钢铜节育器：宫腔正常大小者放中号，宫腔小于7cm者放小号，大于 7.5cm 者可放大号宫型节育器。

6. 节育器的消毒

（1）金属类：可煮沸或高压消毒，亦可用 75% 酒精浸泡 30 分钟，或 2.5% 碘酊浸泡 5 ～ 10 分钟，经无菌水冲洗后使用。

（2）塑料尼龙类：用 75% 酒精或 1‰ 苯扎溴胺（新洁尔灭）溶液浸泡 30 分钟，或用 2.5% 碘酊浸泡 5 ～ 10 分钟，经无菌水冲洗后使用。

（3）硅橡胶以及带铜或带孕酮的节育器：可于 120℃压力 1.2 ～ 1.5kg 消毒 15 分钟；也可用 1‰新洁尔灭溶液或 75% 酒精浸泡半小时～ 1 小时。

7. [附]节育器的放置方法

（1）手术在无菌手术室进行。

（2）手术者需着工作服、戴口罩、帽子及无菌手套。

（3）受术者排空膀胱后，取膀胱截石位，常规消毒外阴、阴道、铺无菌巾。

（4）再次做妇科双合诊检查，查清子宫大小位置、软硬度、活动性等。

（5）用窥阴器窥视阴道，并暴露宫颈。再次消毒，通常用2‰苯扎溴胺（新洁尔灭），或用 2.5% 碘酒消毒，75% 酒精脱碘。

（6）用宫颈钳夹持宫颈前唇，用子宫探针顺子宫屈向探测宫腔深度。一般无须扩张宫颈管，宫颈口较紧者应以宫颈扩张器顺序扩至 6 号。

（7）用放置器将节育器推进送入宫腔，使其上缘抵达宫底部，带有尾丝者在距宫口2cm 处剪断。

（8）观察无出血，即可取出宫颈钳及窥阴器。

（9）术后须详细填写手术记录。

8. 护理要点

（1）术前准备

1）进行身心全面评估，排除禁忌证，确定手术时间。

2）填写登记卡。

3）受术者术前 3 天避免性生活。

4）准备敷料及器械。包括长方包布 1 块，洞巾 1 块，方纱布 3 块，手套 1 副，长棉签 2 个，大棉球若干。主要器械有窥阴器 1 个，消毒钳 2 把，纱布钳 1 把，宫颈钳 1 把，探针 1 个，弯盘 1 个，剪刀 1 把，放置器 1 把（放置叉或放环钳），宫颈扩张器（6 号以内）。

（2）术中配合

1）严格无菌操作，防止感染。

2）放置节育器前，让受术者看清所放节育器的类型，以便脱落时能识别。

3）陪伴受术者，尊重其感受，并配合术者完成手术过程。

（3）术后护理：护士应耐心详尽地将以下注意事项告知护理对象。

1）术后休息 3 天，1 周内免重体力劳动，两周内禁房事及盆浴。

2）术后若出现发热、腹痛、阴道流血较多或有异味分泌物等，应随诊。

3）受术者于术后 3 个月内的月经期、排便时应注意有无节育器脱出。

4） 术后随访，月经复潮后作第一次随访，其后3个月、6个月各随访一次，1年后每年随访一次每次随访都要认真填好随访记录。

9. 宫内节育器的取换

（1）取换节育器的指征：①因副反应治疗无效或出现并发症者；②要求改用其他避孕措施或绝育者；③带器妊娠者；④计划再生育者；⑤放置期限（塑料节育器 5 年，金属环 20 年，带药节育器5年）已满需更换者；⑥绝经 1 年者。⑦各种疾病的急性期暂不能取出，待病状好转后再取。

（2）取器时间：以月经干净后3～7天为宜。如因并发症或副反应经处理不愈者，可随时取出。带器妊娠者，可在人工流产的同时取出宫内节育器。

（3）取器的方法：取器前通过宫颈口尾丝或 B 超、X 线检查，确定宫腔内节育器的存在及其类型。受术者的体位及消毒方法同节育器放置术。有尾丝者，用血管钳夹住尾丝后轻轻牵引取出。无尾丝者，先用子宫探针探查节育器位置，再以取环钩钩住环的下缘牵引取出。

（4）护理要点

1）术前：核实取换节育器的适应证及节育器种类。所需敷料及器械基本与节育器放置术相同，仅将放置器换成取环钩。体温应在 37.5℃以下。

2）术后：手术后休息1天，取出过程困难者，可酌情增加休息时间。两周内禁止房事及盆浴。指导落实其他避孕或绝育措施。

10. 宫内节育器常见副作用、并发症及处理

（1）出血：常发生于上节育器最初 1 年内，尤以 3 个月内发生最多。表现为月经的经期延长、月经量增多或不规则子宫出血等症状。少量不规则阴道流血多无须治疗；流血量多者可给予止血剂作对症处理，疗效不佳时应考虑更换节育器型号或改用其他节育措施。

（2）腰酸、下腹坠痛：节育器与宫腔大小或形态不符时，可引起子宫过度收缩，而致腰酸或下腹坠胀。轻者不需治疗，重者经休息和用解痉药物等无效时，应取出。待下次月经干净后，重新选择适当大小同类型的节育器，再次放置。

（3）感染：多因生殖道存在感染灶，上环指征未严格控制，无菌操作不严或节育环本身污染等引起。表现为术后腰酸下腹痛、出血、分泌物有味甚至体温升高等。需及时取出节育器并抗炎治疗。

（4）宫内节育器脱落：多发生在放置后的第 1 年中，其中约 50% 发生在头 3 个月中。常在行经期间与经血一起排出脱落。节育器发生自然脱落情况，与环的过大或过小、与宫腔形态不符、未将节育器放到宫腔底部、制作材料质量差而支撑力不够、受术者宫口松、劳动强度过大或月经过多等有关。有时节育器脱落未能觉察而造成意外受孕，故在放环后第一年应注意随访观察。

（5）带器妊娠：多因选环、放环不当造成，致使宫内节育器下移或嵌顿于肌壁或脱落至盆腹腔，余下宫腔可供囊胚着床而造成带环妊娠。一旦发生带器妊娠，应行人工流产术，同时取出节育器。

（6）宫内节育器嵌顿：由于节育器过大，表面光洁度不好，放置时子宫内膜损伤致节育器部分或全部嵌入肌壁。一经确诊应及时取出。

（7）节育器异位：发生率极低，但危害性大。多因操作不当、查错子宫位置、哺乳期子宫软且壁薄等原因，术中造成子宫穿孔，将节育器放置于子宫腔以外。确诊后应根据其所在部位采取适当的方法将节育器取出。

【药物避孕法】

1956 年 Pincus 等首先临床应用人工合成的甾体激素避孕，1963 年国内也开始应用。目前临床应用人工合成的雌、孕激素复合制剂避孕，主要来自三大类甾体激素：①睾酮衍生物如炔诺酮、18甲基炔诺酮、双醋炔诺醇等；②孕酮衍生物如甲地孕酮、甲孕酮、氯地孕酮等；③雌激素衍生物，如炔雌醇、炔雌醇环戊醚、戊酸炔雌醇等，常用制剂类型见表 21-2。

表 21-2　国内女性用甾体类避孕药

类别	名称	成分		剂型	给药途径
		雌激素含量（mg）	孕激素含量（mg）		
短效片	复方炔诺酮片（口服避孕片 1 号）（1／4 量）	炔雌醇 0.035	炔诺酮 0.625	片、滴丸、纸型	口服
短效片	复方甲地孕酮片（口服避孕片 2 号）（1／4 量）	炔雌醇 0.035	甲地孕酮 1.0	片、滴丸、纸型	口服
短效片	复方 18 甲基炔诺酮	炔雌醇 0.03	18 甲基炔诺酮 0.3	片	口服
短效片	三相片 第一相	炔雌醇 0.03	左旋 18 甲基炔诺酮 0.05	片	口服
短效片	三相片 第二相	炔雌醇 0.04	左旋 18 甲基炔诺酮 0.075	片	口服
短效片	三相片 第三相	炔雌醇 0.03	左旋 18 甲基炔诺酮 0.125	片	口服
长效片	复方炔雌醚 -18 甲基炔诺酮	炔雌醚 3.0	18 甲基炔诺酮 12.0	片	口服
长效片	复方炔雌醚 - 氯地孕酮	炔雌醚 3.3	氯地孕酮 15.0	片	口服
长效片	复方炔雌醚 - 氯地孕酮 -18 甲基炔诺酮	炔雌醚 2.0	氯地孕酮 6.0 18 甲基炔诺酮 6.0	片	口服
长效针 复方	复方己酸羟孕酮注射液（避孕针 1 号）	戊酸雌二醇 5.0	己酸羟孕酮 250.0	针	肌注
长效针 复方	复方甲地孕酮	17 环戊烷丙酸雌二醇 5.0	甲地孕酮 25.0	针	肌注
长效针 单方	庚炔诺酮注射液		庚炔诺酮 200.0	针	肌注
探亲避孕药	探亲避孕片		炔诺酮 5.0	滴丸	口服
探亲避孕药	探亲避孕片 1 号		甲地孕酮 2.0	片	口服
探亲避孕药	18 甲基炔诺酮		18 甲基炔诺酮 3.0	片	口服
探亲避孕药	53 号避孕药		双炔失碳酯 7.5	片	口服
探亲避孕药	甲醚抗孕丸		甲地孕酮 0.55 醋炔醚 0.88	丸	口服

（一）常用短效口服避孕药

口服避孕药（oral contraceptive）由雌孕激素配伍而成，国内常用为避孕片 1 号和 2 号。由 1964 年起曾较普通应用，有效率按国际妇女年计算达 99.95%。制剂有糖衣片、纸型片及滴丸 3 种剂型，滴丸服用后肠道吸收缓慢，不良反应轻。

1. 作用机制

（1）抑制排卵：药物抑制下丘脑释放 LHRH，使垂体分泌 FSH 和 LH 减少，同时直接影响垂体对 LHRH 的反应，不出现排卵前 LH 峰，故不发生排卵。

（2）改变宫颈黏液性状：宫颈黏液受孕激素影响，量变少而黏稠度增加，拉丝度减小，不利于精子穿透。

（3）改变子宫内膜形态与功能：避孕药中孕激素成分干扰了雌激素效应，子宫内膜增殖变化受抑制；又因孕激素作用使腺体及间质提早发生类分泌期变化，形成子宫内膜分泌不良，不适于受精卵着床。

2. 制剂　制剂有数种，见表 21-2。

3. 适应证　生育年龄的健康妇女，要求避孕者均可服用。

4. 禁忌证　①严重心血管疾病患者不宜服用。避孕药中孕激素对血脂蛋白代谢有影响，加速冠状动脉粥样硬化发展；雌激素作用使凝血功能亢进，以致冠状动脉硬化者易并发心肌梗死。雌激素还增加血浆肾素活性，使血压升高，高血压患者脑出血发生率较未服药者高 2 倍。②因避孕药通过肝及肾代谢排泄，故患有急、慢性肝炎或肾炎者禁用。③血液病或血栓性疾病。④内分泌疾病如糖尿病需用胰岛素控制者、甲状腺功能亢进者。⑤恶性肿瘤、癌前病变、子宫或乳房肿块患者。⑥哺乳期不宜服用，因避孕药抑制乳汁分泌，并使其蛋白质、脂肪含量下降。⑦产后未满半年或月经未来潮者。⑧月经稀少或年龄 > 45 岁者。⑨年龄 > 35 岁的吸烟妇女不宜长期服用，以免卵巢功能早衰。⑩精神病生活不能自理者。

5. 用法及注意事项　表 21-2 中 3 种复方短效避孕药任选一种，均用低剂量，服法相同，自月经周期第 5 天开始服药，每晚 1 片，连服 22 天，不能间断。若漏服，应于 12 小时内补服1片，以免可能发生的不规则阴道流血或避孕失败，超过12小时除补加药物外要加用避孕套等避孕措施。一般在停药后 2 ～ 3 天发生撤药性出血，于行经第 5 天起，重复以上服药。最好在晚饭后或睡前服药。若停药 7 天尚无月经来潮，则当晚开始第 2 周期药物。若再次无月经出现，宜停药检查原因，酌情处理。

6. 药物副反应及处理

（1）类早孕反应：在服药初期，因雌激素刺激胃黏膜，有可能出现类似早孕反应（食欲不振、恶心、呕吐以至乏力、头晕等）。反应约在服药的第 1 周出现，一般较轻微，不需处理，历时数日可减轻或消失。较重者坚持 1 ～ 3 个周期后方可消失，可口服维生素 $B_6$20mg、维生素 C100mg 及山莨菪碱 10mg，每日 3 次，连续 1 周。

（2）月经影响：服药时抑制内源性激素分泌，甾体避孕药替代性对子宫内膜发生作用。一般服药后月经变规则，经期缩短，经量减少，痛经减轻或消失。若用药后出现闭经，反映避孕药对下丘脑－垂体轴抑制过度，应停避孕药改用雌激素替代治疗或加用促排卵药物，仍无效者应进一步查找闭经原因。

服药期间发生不规则少量出血，称突破性出血，多发生在漏服药后，少数人虽未漏服也能发生。若在服药前半周期出血，为雌激素不足以维持内膜的完整性所致。每晚增服炔雌醇

0.005 ~ 0.015mg，与避孕药同时服至第 22 天停药，出血大都可控制。若在服药后半周期出血，多为孕激素不足引起，每晚增服避孕药 1/2 ~ 1 片，同时服至第 22 天停药。若出血量多如月经，应即停药，待出血第 5 天再开始下一周期用药。若屡次发生出血，应停药观察或更改避孕措施。

（3）体重增加：可能由于避孕药中孕激素成分的弱雄激素活性促进体内合成代谢引起，也可因雌激素使水钠潴留所致。一般数月后可趋于稳定。

（4）色素沉着：少数妇女颜面部皮肤出现淡褐色色素沉着如妊娠期所见，停药后大都能自然消退，也有少数不退者。

（5）其他影响：长期服避孕药在停药 6 个月后妊娠者，随访胎儿无异常发现，遗传学检查无致畸证据，为避免避孕药影响，以停药 6 个月后再受孕为妥，短期服用者例外。据国内外多年的观察及远期安全性研究资料表明，长期服用甾体避孕药不增加生殖器官恶性肿瘤的发生率，由于孕激素的保护作用，可减少子宫内膜癌、卵巢上皮癌的发生。不影响日后生育，不影响子代发育，对人体三大代谢中某些改变是暂时性的，停药后可恢复正常。因此长期应用甾体避孕药是安全的，不影响健康。

（二）复方三相口服避孕药

复方短效口服避孕药效果可靠，为减少其副反应，对甾体激素配方进行改革，现已研制出一种复方三相口服避孕药（简称三相片）。国内生产的三相片由炔雌醇和左旋18甲基炔诺酮组成。与单相片比较，雌激素剂量变化不大，孕激素服药周期总量减少30%～40%。三相片模仿正常月经周期中内源性雌、孕激素水平变化，将 1 个周期服药天数分成 3 个阶段，各阶段雌、孕激素剂量均不相同，顺序服用，每天1片，共21天，具体如下：①第一相：即月经周期早期给予两种激素量均低的药片，第 1 ~ 6 片，浅黄色；②第二相：即月经周期中期给予两种激素含量均高的药片，第7～11片，白色；③第三相：即月经周期后期用孕激素量高而雌激素量低的药片，第 12 ~ 21 片，棕色。第一周期从月经周期第 1 天开始服用，第二周期后改为第 3 天开始。若停药 7 天无撤药性出血，则自停药第 8 天开始服下周期三相片。三相片配方合理，避孕效果可靠，控制月经周期良好，突破出血和闭经发生率显著低于单相制剂，且恶心、呕吐、头晕等副反应少。

（三）长效口服避孕药

1. 机制　由长效雌激素和人工合成的孕激素配伍制成，这类药物主要是利用长效雌激素炔雌醇环戊醚（简称炔雌醚），从胃肠道吸收后，储存于脂肪组织内缓慢释放起长效避孕作用。孕激素促使子宫内膜转化为分泌反应，作用消退时引起撤退出血。外源性甾体激素通过反馈抑制下丘脑－垂体－卵巢轴功能发生抗排卵作用。服药 1 次可避孕 1 个月，避孕有效率达 96% ~ 98%。

2. 制剂　制剂有数种，见表 21-2。

3. 用法　避孕效果与给药方法有关。最好采用在经期第5天服第1片，第10天服第2片，以后按第 1 次服药日期每月服 1 片。

4. 副反应及其处理　副反应及其临床表现类似短效口服避孕药，少数病人感头痛、情绪波动、乳房胀及腰腹痛等，处理方法也相同。

长效避孕药停药时，应在下一次月经周期第 5 天开始服用短效口服避孕药 3 个周期，作为停用长效雌激素的过渡。以免因体内雌激素蓄积发生月经失调。

（四）长效避孕针

长效避孕针又称复方孕－雌激素长效避孕针，它也是研制和应用时间比较长的避孕药物。目前供应的有单纯孕激素类和雌、孕激素混合类。单纯孕激素类优点是不含雌激素，可用于哺乳期避孕，但易并发月经紊乱。肌注 1 次可避孕 1 ～ 2 个月，有效率达 98%。

1. 作用机制　为抑制排卵，改变宫颈黏液性状及改变子宫内膜形态与功能等，有效率 98%。

2. 适应证与禁忌证　与短效口服避孕药相仿，月经频发或经量过多者不宜使用。

3. 用法　第一个月于月经周期第5天和第12天各肌注1支，以后在每次月经周期第10～12 天肌注 1 支；或按第一周期的第 12 天的注射日计算，每隔 30 天注射 1 支。一般于注射后 12 ～ 16 天月经来潮。

4. 副反应及其处理　不良反应基本上同口服避孕药。注射后 28 天不来月经，应注射第 2 针。初用药的头 3 个月可能发生月经周期不规则或经量多，对症用止血药，或用雌激素或短效口服避孕药调整。注射避孕针后，极个别妇女由于体质因素可出现过敏反应。因此，每次注射避孕针时，都要观察 15 分钟左右，无异常反应时方可离去。一旦遇到注射避孕针过敏者，要及时按脱敏疗法处理，不可延误，以确保避孕者的安全健康。

5. 护理要点

（1）在使用避孕针过程中，要注意检查乳房，一旦发现乳房上有肿块，应停止使用。

（2）为了保证避孕效果和减少月经的改变，要按时注射，并要将药抽净、注净，并作深部肌内注射。

（3）如发现避孕针有固状物析出时，可放出温水中，等固状物溶解摇匀后再使用。

水针剂是一种混悬液，注射前应摇匀，以免注射药量不足。

在使用避孕针过程中，应与医务人员经常联系，密切配合，共同观察反应和效果。如出现特殊反应或征象，应由医务人员检查与处理。

（五）速效避孕药

速效避孕药也称探亲避孕药，这是我国研制的一类适合新婚后短期在一起，或夫妻分居两地探亲时女用的口服避孕药。它的适应证、禁忌证同短效口服避孕药。这类药物为甾体化合物，除双炔失碳酯外均为孕激素类制剂或雌、孕激素复合制剂。服用时间不受经期限制，适用于短期探亲夫妇。

1. 机制　主要改变子宫内膜形态与功能，不利于受精卵着床；另有使宫颈黏液变黏稠，不利于精子穿透，起到抗受精作用；月经周期前半期服药还有抗排卵作用。

2. 种类与使用方法

（1）炔诺酮：也叫天津探亲避孕药片，或天津速效避孕片。每片 5mg。若探亲时间在 14 天以内，于性交当晚及以后：每晚口服 1 片；若已服 14 天而探亲期未满，可改用口服避孕药 1 号或 2 号至探亲结束；避孕率达 99.7%。服药期间不来月经，停药后一般 7 天内月经来潮，经量基本不变。

（2）甲地孕酮：也叫上海速效避孕片 1 号，或叫探亲避孕片 1 号。性交前 8 小时服 1 片，当晚再服 1 片，以后每晚服 1 片，新婚或探亲在一起不足 14 天时，也要服完 14 片，以保证避孕效果。避孕率为 99.7%。

（3）18 甲基炔诺酮：性交前 1 ～ 2 天开始应用，服法同炔诺酮。

（4）事后探亲片：即53号避孕药。为带弱雌激素活性的失碳化合物。新婚后短期在一起，或短期探亲的夫妇，每次性交后，女方立即服1片（每天最多服1片）。新婚或探亲的第一次性交后，次晨需加服1片。一个月经周期内（28～30天内），服药总量不得少于10片（两三天内没有性生活也要服1片），以保证避孕效果。服药时间不受月经周期限制，也不需连续服药，但副反应发生率较高，现多用于意外性生活的紧急补救措施。

（5）甲醚抗孕丸：探亲当日中午含服1丸，以后每次性交后服1丸。避孕率为99.6%。

（6）YUZPE片：每片含炔雌醇0.05mg、18甲基炔诺酮0.5mg，于性交后72小时内顿服2片，12小时后再服2片。我国有复方18甲基炔诺酮避孕片，按剂量计算，顿服4片，12小时后再服4片，总失败率约为3%，缺点是有恶心（39%）、呕吐（15%）等副反应。

（六）缓释系统避孕药

缓释系统避孕药，是指避孕药（主要是孕激素类）与某些具备缓慢释放性能的高分子化合物共同制成，通过持续恒定释放低剂量避孕药，达到长效避孕作用的避孕药。目前，国内外应用比较实用的有三类，即皮下埋植剂、阴道避孕药环、微球和微囊缓释避孕针。

1. 皮下埋植剂　是国外常用的一种缓释系统的避孕剂。此装置的第一代产品称Norplant Ⅱ，有6个硅胶囊，每个含左旋18甲基炔诺酮（LNG）36mg。第二代称Norplant Ⅱ，只需2根硅胶棒，每根含LNG 70mg。用法：于周期第7天内在上臂内侧作皮下扇形插入。可避孕5年，有效率为99%以上。优点是不含雌激素，随时可取出，恢复生育功能快，不影响乳汁质量，使用方便。

副反应主要是不规则少量阴道流血或点滴出血，少数闭经。一般3～6个月后可逐渐减轻及消失。可用止血剂或激素止血，常用炔雌醇，每日1～2片（0.05～0.1mg），连续数日，不超过两周，止血后停药。

2. 缓释阴道避孕环　ST-1435阴道环，ST-1435药由我国首先合成，含孕激素，不含雄激素和雌激素活性的避孕药。与硅胶混合制成缓释系统的阴道避孕环，因释放快，避孕期仅6个月。ST-1435药由小肠吸收，肝内代谢失活，全身血循环中浓度很低，故口服无效，但在乳汁中含量极少，是哺乳期妇女避孕首选药具。国内研制的硅胶阴道环，又叫甲硅环，为直径4cm、具有弹性的空芯软硅橡胶环，空芯内含甲地孕酮250mg，体外测定每日释放100～200μg，可连续使用3个月，月经期不需取出，有效率96.3%，脱落率4.6%。适应证和禁忌证基本同长效口服避孕药。阴道壁过于松弛或子宫脱垂者不适合使用阴道药环。

3. 微球和微囊避孕针　是近年发展的一种新型缓释系统的避孕针。采用具有生物降解作用的高分子化合物与甾体避孕药混合或包裹制成的微球或微囊，微球直径100μm，通过针头注入皮下，缓慢释放避孕药。而高分子化合物自然在体内降解、吸收，不必取出。主要优点是方法简便、安全、高效，一次注药可避孕3个月，群众乐于接受。主要缺点是有人出现月经延长、经量增多、阴道少量出血等副反应。出现副反应可参考皮下埋植副反应处理，但注药后无法取出，待3个月后药物作用消退后，可自然恢复。

（1）作用原理：通过缓慢低剂量的释放避孕药，主要作用于子宫内膜，影响子宫内膜发育，影响受精卵着床；并作用于子宫颈，使其宫颈黏液变为黏稠，不利于精子穿过等。

（2）适应证与禁忌证：同长效避孕针。

（3）种类和使用方法：庚炔诺酮微球针剂，每支含65mg或100mg。左旋18甲基炔诺酮微球针剂，每支含50mg。肟高诺酮微球针剂，每支含50mg。此3种针剂每3个月皮下注射一次，可避孕3个月。

4. 透皮贴剂避孕　美国研制成与口服避孕药作用相同的局部用药。药物由3块有效期为7天的贴剂构成。用药3周，停药1周，以后再用。此贴剂含人工合成雌激素和孕激素储存区，可从药膜中按一定量及比例释放，效果同口服避孕药，可接受性比口服避孕药大得多。

（七）外用避孕药

由阴道给药，以杀精或使精子灭活达到避孕。目前常用的避孕药膜以壬苯醇醚为主药，聚乙烯醇为水溶性成膜材料制成。壬苯醇醚具有快速高效的杀精能力，最快者5秒钟内使精细胞膜产生不可逆改变；每张药膜含主药50mg，但其1/30剂量即足以杀灭一次射精中的全部精子。性交前5分钟将药膜揉成团置阴道深处，待其溶解后即可性交。正确使用的避孕效果达95%以上。一般对局部黏膜无刺激或损害，少数妇女自感阴道灼热。我国南京研制以壬苯醇醚为主药，以水溶性基质制成胶冻，称乐乐迷胶冻。该药注入阴道后，对精子细胞蛋白膜起作用，杀死精子，达到避孕目的。上海试制成复方18甲炔诺酮阴道泡腾片，有效率达99.3%，副反应小。

【其他避孕方法】

（一）紧急避孕法

紧急避孕法（emergency contraception）也称事后避孕法（postcoital contraception），又称“应急避孕”，是指在无防护情况下的性生活，或采用避孕方法失败（如避孕套破裂，或避孕套、子宫帽滑脱），或特殊情况的性交（如被强奸）等，所采用的一种紧急的补救措施。

1. 机制

（1）干扰排卵。

（2）干扰受精。改变输卵管功能，加速或延缓蠕动。

（3）改变子宫内膜形态、功能，改变宫腔环境，起到抗着床作用。

2. 适应证　在性生活中：①未使用任何避孕方法；②避孕失败，包括避孕套破裂、滑脱，体外排精未能做到，安全期计算错误，漏服避孕药，宫内节育环脱落；③遭到性暴力。

3. 禁忌证　已确定怀孕的妇女。若妇女要求紧急避孕但不能绝对排除妊娠时，经解释后可以给药，但应说明可能无效。

4. 方法　放置宫内节育器或口服紧急避孕药。

（1）宫内节育器：在无防护性性交后的5天以内，放置带铜宫内节育器可以用作紧急避孕方法，特别适合那些希望长期避孕而且符合放环的妇女。

（2）紧急避孕药：有激素类或非激素两类，适合于那些仅需临时避孕的妇女。一般应在无保护性生活后3天（72小时）之内口服紧急避孕药，其有效率可达98%。

激素类：①雌、孕激素复方制剂：标准的YUZPE方案，是采用左旋18甲基炔诺酮0.5mg+炔雌醇0.05mg；我国现有的为复方左旋18甲基炔诺酮避孕药，首剂4片，然后相距12小时再服4片；②单纯孕激素制剂：18甲基炔诺酮，首剂半片，相隔12小时再服半片；③单纯雌激素制剂：53号避孕药，性交后立即服1片，次晨加服1片。

非激素类：近年米非司酮作为紧急避孕药展示极好前景。避孕效果：单剂量600mg可达100%，单剂量25mg者效果为74%～84%。有报道米非司酮25mg加甲氨蝶呤5mg顿服可使小剂量米非司酮的避孕效果达100%，并拓宽了其使用时限至经前4天，有希望成为安全、高效、不受性交时间及次数制约的新型紧急避孕方法。

5. 副反应 可能出现恶心、呕吐、不规则阴道流血，但非激素类药物——米非司酮的副反应少而轻，一般不需特殊处理。

紧急避孕对大多数妇女是安全的。在过去20年中，尚未有服用紧急避孕药引起死亡或严重并发症的报道。广泛使用紧急避孕会降低人工流产率，避免不必要的痛苦和并发症，节省医疗开支。

（二）自然避孕法

自然避孕法，是指不用任何药物、工具或手术方法，而是顺应自然的生理规律，利用妇女月经周期中生理上产生的不同自然信号来识别其处于月经周期的“易受孕期”或“不易受孕期”，从而选择性交日期，以达到受孕或避孕的目的。

安全期避孕法、哺乳避孕法、基础体温测量法和比林斯避孕法均为自然避孕法：其基本原理是，人的成熟卵子从卵巢排出后，可存活 1 ~ 2 天，精子在女性生殖道内可存活 2 ~ 3 天。如果在卵子存活的时间里未与精子相遇，两者不能相结合，即不能受精，从而达到避孕目的。自然避孕法的关键是通过妇女月经周期中的生理现象，识别排卵征象，准确地测出排卵日，找出“易受孕期”或“不易受孕期”，从而可选择性交日期以达到有计划地生育和避孕目的。

1. 安全期避孕法 卵子自卵巢排出后可存活 1 ~ 2 天，而受精能力最强时间是排卵后 24 小时内；精子进入女性生殖道可存活 2 ~ 3 天。因此，排卵前后 4 ~ 5 天内为易孕期，其余的时间不易受孕视为安全期。采用安全期进行性生活而达到避孕目的称安全期避孕法。由于其单靠避开易孕期性生活而不用药具避孕，又称自然避孕法。

使用安全期避孕需事先确定排卵日期，通常根据基础体温测定、宫颈黏液检查或通过月经周期规律来推算。多数妇女月经周期为 28 ~ 30 天，预期在下次月经前 14 天排卵，排卵日及其前后 4 ~ 5 天以外时间即为安全期。由于妇女排卵过程可受生活、情绪、性活动、健康状况或外界环境等因素影响而推迟或提前，还可能发生额外排卵，因此，安全期避孕法并不十分可靠，失败率达 20%。

2. 基础体温测量法 基础体温是机体处于静息状态下的体温。具有正常卵巢功能的生育年龄妇女基础体温呈周期性特征性变化。基础体温连线呈双相曲线。排卵前基础体温较低、排卵后基础体温升高，提示排卵已经发生。一般排卵发生在基础体温上升的前一天或由低向高上升的过程中。在基础体温处于升高水平 3 天内为“易受孕期”，从第 4 天起应至下次月经来潮前即为“不易受孕期”。体温升高幅度一般为 0.3 ~ 0.5℃，体温上升呈阶梯式双相型，提示有排卵。测量方法是：每日早晨醒后，不活动、不说话、不起床，立即将体温表放于舌下，测口腔温度 5 分钟，将测定结果记录在体温表纸上。每日测定时间最好固定，并将生活中有关影响体温的因素记载上，以便参考。

3. 宫颈黏液观察法（Billing's 自然避孕法） 宫颈黏液观察法是以辨别月经周期中宫颈黏液出现的不同性状来确定“易受孕期”和“不易受孕期”，以达到避孕目的。澳大利亚Billings 从 20 世纪 60 年代初致力于研究用宫颈黏液性状作为排卵信号，1972 年提出以观察宫颈黏液及外阴感觉，进行自我监测排卵日，找出“易受孕期”，“不易受孕期”，指导性生活达到避孕或受孕的目的，称之为比林斯避孕法。这是自然避孕中主要的方法，已被 WHO 推广。宫颈黏液在卵巢激素作用下，呈现周期性变化，在雌激素影响下，黏液稀薄、透明、澄清，有流动性，可自阴道流出。其润滑性有助于性交，有利于精子移动、并随雌激素的增加而增多。最多每日可达700mg，其黏滞性也增加，可被拉成10cm以上的长丝。其清澈度如同生蛋清状，呈弱碱性。在出现这种黏液的最后一天（称为“高峰日”）的前后48小时之间是排卵日，“高峰日”大多相当于排卵日或排卵前一天。排卵后，在孕激素作用下的宫颈黏液，增加了细胞质及黏稠性，形成网架，拉丝易断，阻碍精子穿透。

Billings方法系训练妇女自我监察外阴部的黏液性状。“黏液高峰日”与排卵关系密切，“高峰日”平均出现在排卵前1天（排卵前2天至排卵后3天），此法的可孕期是从出现黏液的第1天开始，终止于“高峰日”后的第3天，如以外阴清润感为“黏液高峰日”，那么第4天早晨即为非孕期的开始。排卵前的非孕期，包括月经后的干燥期至黏液多量出现时止，妇女依自身阴部对湿润和滑润的感觉，再以手纸或卫生巾揩擦来辨别黏液的性状及拉丝度，进一步确切地掌握本人的排卵规律，以达到计划生育的目的。应用此法避孕，须经过医务人员指导，自己的训练，掌握外阴干燥、湿润（或潮湿）、滑润高峰时间、干燥过程，以及拉丝度判定，才能正确采用本法避孕。

（三）黄体生成激素释放激素类似物避孕

LHRH的作用具有双相性。生理情况下，下丘脑释放的GnRH可促进FSH的合成与分泌，随之促进卵泡发育和排卵，并释放性激素。当外源性非脉冲式投给大剂量黄体生成激素释放激素类似物（LHRHa）时，它对垂体的升调节作用变为降调节。因LHRHa的持续作用使垂体内的LHRH受体失去敏感性，不再对LHRHa产生反应，由此阻碍了卵泡的发育和排卵而达到避孕目的。LHRHa的避孕效果、有效剂量及给药途径仍在研究中。

（四）免疫避孕法

1.导向药物避孕　目前导向药物抗生育研究成为热点，它利用单抗将药物导向受精卵或滋养层细胞，引起抗原抗体反应，而达到抗着床目的。由于导向药物可提高靶细胞药物浓度，降低血中药物滞留，从而减少药物对机体的非特异损伤。制备导向药物时应首先确定靶抗原，包绕卵子的透明带特异性强，是抗着床较理想的靶抗原。然后制备单抗，再选择抗生育药物（如肿瘤坏死因子），使两者进行间接共价结合。目前虽已具备研制导向药物的基础，但尚需解决单抗免疫原性问题，有待于人－人杂交瘤技术的突破和完善。

2.抗生育疫苗　澳大利亚等国研制的抗HCG疫苗，能使卵子透明带产生抗体，中和HCG的疫苗已进入临床研究；LHRH疫苗抑制人体排卵，仍在研究中。

第三节　女性绝育方法及护理

通过手术或手术配合药物等人工方法，阻断妇女生育力，从而达到永久节育的目的，称为女性绝育术。当前最常用的绝育方法是输卵管结扎（tubal ligation）。手术的根据是结扎和切断输卵管的一小段，阻断精子与卵子相遇以达到绝育。

随着计划生育工作的不断深入发展，生育一个子女的妇女日益增多。这就要求女性绝育术不但要考虑其安全性与可靠性，而且要考虑手术的可逆性，使绝育术后要求再生育的妇女，复孕术能够成功。近些年各地报道输卵管结扎术后，进行复孕术（断端吻合术）的成功率已达到80%以上，说明输卵管结扎术的可逆程度是较高的，也说明我国计划生育技术在不断地提高。

【经腹输卵管结扎术】

腹式输卵管结扎术是当前国内外施行最为广泛的女性绝育方法。

（一）适应证

1. 自愿接受绝育手术且无禁忌证者。

2. 患有严重疾病如心脏病、肾脏病、慢性高血压、肝脏病、严重贫血或精神病等不宜生育者，可行治疗性绝育术。

3. 有严重的遗传性疾病，有高风险生育出生缺陷儿的夫妇，婚前应施绝育术。

（二）禁忌证

1. 各种疾病的急性期。

2. 有感染情况，全身性感染或生殖器炎症。

3. 全身情况不良不能承受手术者，如心力衰竭、产后出血等。

4. 严重的神经官能症患者。

5. 24 小时内两次体温超过 37.5℃者。

（三）手术时间

1. 非妊娠期，月经干净后 3 ～ 7 天较为合适。

2. 人工流产术后或取环后。

3. 正常分娩 48 小时内。

4. 剖宫产、剖宫取胎或其他腹部手术时，酌情同时进行。

（四）[附] 手术步骤

1. 术前可肌肉或静脉注射杜冷丁 50mg，手术在针灸麻醉或局部浸润麻醉下进行。

2. 受术者排空膀胱，取仰卧位，手术野按常规消毒，铺巾、单。

3. 选择腹部切口　一般在腹中线耻骨联合上方 3/4 cm 处作约 2cm 长纵切口或横切口，产妇则在宫底下方 2cm 处作切口，分层进入腹腔。

4. 暴露输卵管　术者左手食指伸入腹腔，沿宫底后方滑向一侧，到达卵巢或输卵管后，右手持卵圆钳将输卵管夹住，轻轻提至切口，并以两把无齿镊交替依次夹取输卵管直至见到伞端，并检查卵巢情况。亦可用指板或吊钩法提取输卵管。

5. 结扎输卵管　目前国内多采用抽心包埋法。在输卵管峡部背侧浆膜下注入0.5%/1%普鲁卡因 1ml，用尖刀切开膨胀的浆膜层，再用弯蚊钳轻轻游离该段输卵管，相距 1.5cm 处以 4 号丝线各作一道结扎，剪除其间输卵管，最后用 1 号丝线连续缝合浆膜层，将近端包埋于输卵管系膜内，远端留在系膜外，查无出血、渗血后，送回腹腔。同法处理对侧。

6. 清点手术器械、敷料、纱布等后，分层关腹。

（五）术后并发症及处理

1. 出血、血肿　因过度牵拉、钳夹而损伤输卵管或其系膜造成，或因创面血管未结扎可疑腹腔内出血，必要时需剖腹探查。

2. 感染　体内原有感染灶未行处理，可致术后创面发生内源性感染。手术器械、敷料消毒不严或无菌操作规程不严，可导致外源性感染。一旦发生感染，应用抗生素控制。

3. 脏器损伤　如膀胱、肠管等损伤，多因解剖关系辨认不清或操作粗暴所致。术中发现应及时行修补术。术后怀疑脏器损伤时应剖腹探查。

4. 绝育失败　手术失败以至再孕的情况可因绝育措施自身缺陷引起，或已扎的输卵管再通，也可因施术时漏扎输卵管所致。

（六）护理要点

1. 术前准备

（1）全面评估：护士对受术者进行全面的身心评估，提供心理支持，解除思想顾虑，做到“三通”（本人通、爱人通、双方老人通），使其以最佳身心状态接受绝育术。

（2）执行医嘱：按医嘱进行血、尿常规、出凝血时间检查。必要时查肝、肾功能，选择心电图、B超、胸透等检查项目。早孕者先行吸宫术。

（3）皮肤准备：按腹部手术常规准备腹部及外阴部皮肤。

（4）胃肠道准备：术前4小时禁食或少量饮食。入院前3天无大便者，入院前当日可给缓泻剂。

（5）泌尿道准备：受术者于术前排空膀胱，但无须置留导尿管。

（6）术前用药：通常无须特殊用药，手术前晚可酌情给予镇静安眠药物，保证充分休息。必要时于术前0.5～1小时给镇静剂。

（7）准备手术器械及敷料

[附] 器械：甲状腺拉钩2个；中号无齿镊2把；短无齿镊1把；弯蚊式钳4把；12cm弯钳2把；鼠齿钳2把；毛巾钳2把；持针器1把；弯头无齿卵圆钳1把（或输卵管钩、或指板）；消毒皮肤用钳1把；弯剪71 1把；21片及刀柄各1；弯盘1个；酒杯2个；5ml针筒及针头各1个；弯三角针（9mm × 24mm）1个；弯圆针（9mm × 24mm）1个；弯圆针（6mm × 14mm）1个；0号及4号线各一团。

敷料：双层方包布1块；双层特大包布1块；腹单1块；治疗巾5块；手术衣2件；细纱布10块；粗纱布2块及消毒手套2副。

2. 术中护理

（1）陪伴受术者，提供心理支持。

（2）配合手术者完成手术过程。

3. 术后护理

（1）术后妇女取平卧位，术后加强观察受术者血压、脉搏变化及腹部伤口情况。如有特殊情况（如刀口渗血、血压低、内出血、腹直肌出血、感染）等，应报告医师并配合及时处理。

（2）每4小时测体温1次，体温正常者，每日测2次。

（3）术后可进半流饮食或普通饮食。

（4）如无异常，鼓励受术者于术后4～6小时下床活动，尽早下地活动有助于减少肺部与腹部并发症，促进身体康复。

（5）督促受术者术后4～6小时自解小便。

（6）术后休息3～4周；术后1个月内禁止性生活及盆浴。

（7）若同时行人工流产术者，需观察其阴道流血情况，并做好会阴部护理。

（8）术后5天左右拆线，如无异常，1周内可出院。

（9）术后1个月复查。若有发热、腹痛等应及时就医。

【经腹腔镜输卵管绝育手术】

经腹腔镜输卵管绝育术是指在腹腔镜直视下，采用热效应或机械手段使输卵管受阻，达到绝育的目的。

（一）适应证

与经腹绝育术相同。

（二）禁忌证

主要为腹腔粘连、心肺功能不全、膈疝、有出血倾向等，其余同经腹绝育术。

（三）手术时间

1. 月经净后 3 ~ 7 天手术，以避免妊娠的可能。

2. 产后 6 ~ 12 周，待子宫缩至相当于妊娠 l0 周以下子宫大小再手术（因上述情况宫体较大。输卵管充血、水肿，不宜立即施行腹腔镜绝育术）。

3. 取环后及早孕（妊娠 12 周以内）人工流产后。

（四）手术步骤

1. 采用局部浸润麻醉或硬膜外麻醉。

2. 受术者术前排空膀胱，取膀胱截石位，头低臀高倾斜 15°。

3. 常规冲洗、消毒外阴、阴道及腹部皮肤，铺消毒巾、单，助手经阴道于宫腔内放置举宫器。

4. 脐孔下作 1 ~ 1. 5cm 长横或纵形切口，将 Verres 气腹针插入腹腔，充二氧化碳气体 2 ~ 3L，建立人工气腹。

5. 置入腹腔镜，在腹腔镜直视下将弹簧夹或硅胶环钳夹或环套于输卵管峡部，还可采用双极电凝烧灼输卵管峡部 1 ~ 2cm 长，以阻断输卵管通道。

6. 检查无出血、绝育部位无误后取出腹腔镜，缝合腹壁切口。

（五）术后并发症及处理

1. 脏器及血管损伤　充气针与穿刺针刺入腹腔，有损伤血管及脏器的危险。穿刺时必须充分提起腹壁，并掌握方向和深度。一旦发生损伤需立即开腹修补，彻底止血。

2. 充气并发症　充气针误入其他组织时可引起皮下气肿、大网膜气肿甚至空气栓塞等。操作时按操作规程，充气前要确认穿刺针在腹腔中。

3. 其他并发症同经腹绝育术。

（六）护理要点

1. 术前准备

（1）全面评估受术者的身心状况，排除手术的禁忌证。

（2）按医嘱进行血、尿常规、出凝血时间、血小板计数、肝功能、阴道滴虫、霉菌检查、胸透、心电图等。

（3）术前禁食 6 小时，术前晚上肥皂水灌肠。

（4）腹部常规备皮，重点清洁脐窝。

（5）按需要准备手术器械及敷料。

（6）术前自解小便，排空膀胱。

2. 术中护理

（1）陪伴受术者，随时提供心理支持。

（2）配合术者完成手术过程。

（3）加强巡视，及时发现或避免发生并发症。

3. 术后护理

（1）嘱受术者平卧，严密观察生命体征变化情况。如无特殊，术后平卧3～5小时便可起床活动。

（2）术后随访，随访内容同经腹输卵管结扎术者。

【输卵管粘堵术】

输卵管粘堵术是经宫腔的输卵管开口处，向输卵管注入粘合剂或腐蚀性药物，使输卵管间质部堵塞，造成输卵管不通的绝育方法。

手术在月经干净后3～7天进行；带环者可于取环的同时立即手术；产后满4个月；人流时不能同时进行手术，必须于月经复潮后再考虑药物绝育。适应证与禁忌证同输卵管结扎术。

手术方法系在无菌条件下，将金属外套管和内插塑料导管插入宫腔，沿宫腔推向子宫角部，对准输卵管子宫开口部，经塑料管注入粘堵剂（图21-6）。

术后2～3个月，通过输卵管通液或造影术了解绝育效果。

本方法无须开腹，不必住院观察，术后休息半小时即可，痛苦小，群众容易接受。但因寻找输卵管开口有一定盲目性，手术失败率较高。粘堵剂若漏入宫腔或溢入盆腔会引起化学性炎症反应和持久性疼痛，插导管时用力过大可造成子宫穿孔，因此具体方法还有待于进一步研究及改进。

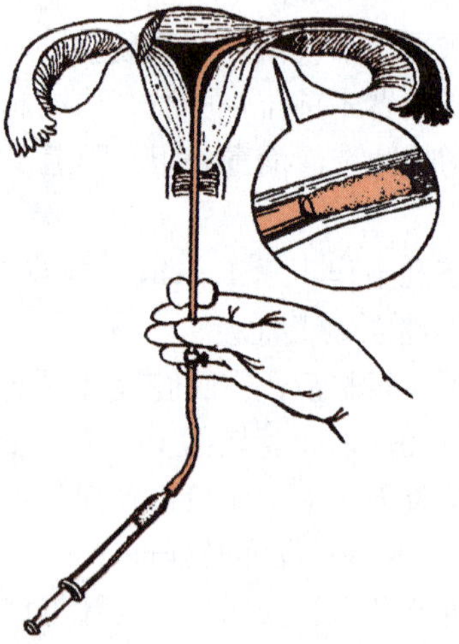

图 21-6 输卵管药物堵塞绝育术示意图

第四节 终止妊娠方法及护理

根据妊娠月份大小，采用不同方法使妊娠中断是避孕失败后的补救措施。安全的人工流产（induced abortion）是落实计划生育措施不可缺少的重要组成部分，但不宜以此作为节育方法。在妊娠50天以内可采用药物流产；妊娠10周以内，可用吸宫术；妊娠10～14周者采用钳刮术；中期妊娠者采取水囊或依沙吖啶（利凡诺）引产。

【早期终止妊娠方法】

（一）手术流产

在妊娠14周以前用人工方法终止妊娠的手术，包括吸宫术和钳刮术。

1. 适应证

(1) 妊娠14周以内要求终止妊娠，而无禁忌证者（妊娠10周以内行吸宫术；妊娠10～14周行钳刮术）。

(2) 因患某种疾病不宜继续妊娠者。

2. 禁忌证

(1) 急性或慢性病急性发作期。

(2) 急性生殖器官炎症，如阴道炎、重度宫颈糜烂、盆腔炎。

(3) 全身情况不佳，不能承受手术者，如高热、心力衰竭、高血压伴有自觉症状、严重贫血、妊娠剧吐酸中毒未纠正等，均需经治疗好转，并考虑住院手术。

(4) 手术当日两次体温在37.5℃以上。

(5) 术前3日内有性交史者，应推迟3天后进行。

(6) 孕期或有阴道流血史者应做B超检查，确定胎盘位置，若胎盘覆盖宫颈内口则不宜在宫颈管内放置扩张物。

3. [附]手术方法及步骤

(1) 吸宫术

第1)～5)项，同节育器的放置方法。

6) 宫颈钳夹持宫颈前唇，用宫腔探针探测宫腔深度，根据宫腔深度选用吸管。一般宫腔深10cm以下选用6号吸管，宫腔深10～12cm用7号吸管，宫腔深12cm以上用8号吸管。

7) 扩张宫颈管，用宫颈扩张器由小号开始，沿宫腔方向，逐号扩张宫颈，扩至比选用的吸管大0.5～1号。

8) 吸宫，将吸管与负压瓶或有安全装置的吸引器接好，将吸管送入宫腔轻轻放达子宫底，开动吸引器使负压上升至54～66kPa（400～500mmHg）后，按顺序转动吸管，反复由子宫底到子宫颈口之间上下抽动，将胚胎组织吸净。吸宫干净的征象：①子宫壁由光滑变粗糙；②子宫收缩，宫腔深度变小；③吸管抽动时有紧涩感；④宫颈口有血性泡沫排出；⑤子宫无活动性出血。

9) 吸宫结束后，如有必要可用小刮匙清理子宫两侧角及宫底，以免组织残留。

10) 检查吸出物是否有绒毛及胚胎组织，与妊娠月份是否相符，发现异常应送病理检查。

(2) 钳刮术

第1)～5)项，同节育器的放置方法。

6) 宫颈钳夹持宫颈前唇并稍向外牵引，减少宫体与宫颈间的角度，保持子宫呈水平位。

7) 扩张宫颈管，经术前准备宫颈管扩张不充分者，宜用宫颈扩张器，依次扩至12号。

8) 破膜，用胎盘钳夹破胎膜，使羊水流出。

9) 钳取胎盘及胚胎组织，破膜后可酌情肌注催产素10单位，然后用有齿卵圆钳（胎盘钳）伸入宫腔夹取胎盘及胚胎组织。应尽可能将组织大块夹出，胎儿肢体通过宫颈时应使其长轴与子宫纵轴一致，避免暴力牵拉造成宫颈损伤。钳完时必须核对胎儿及胎盘是否完整。

10) 清理宫腔，当大块组织钳夹出后，用中号钝刮匙搔爬宫壁，或用6～7号吸管低负压吸刮一周，清除残留组织。观察宫腔有无活动性出血。

11) 测量宫腔深度，取下宫颈钳及窥阴器，术毕。

4. 并发症及处理

(1) 子宫穿孔：多因手术时未查清子宫位置及大小，操作粗暴所致。尤其因哺乳期妊娠子宫极为柔软，剖宫产后的妊娠子宫有瘢痕，子宫过度倾屈或有畸形而易致穿孔。子宫穿孔一经发现，应立即停止手术。穿孔小，无明显内出血症状、流产已尽者，可卧床休息，并使用宫缩剂和抗生素，待病情稳定后出院。若胚胎组织尚未吸净，可在B超或腹腔镜监护下清宫；尚未进行吸宫操作者，则待1周后再清除宫腔内容物。穿孔大，有内出血或怀疑脏器损伤的，应立即剖腹探查。

（2）人工流产综合征（artificial abortion syndrome）：指受术者在人工流产术中或手术结束时出现心动过缓、心律失常、血压下降、面色苍白、出汗、头晕、胸闷，甚至发生昏厥和抽搐等症状。多为因扩张宫颈管或负压吸引等机械性刺激引起迷走神经兴奋的临床表现，并还与孕妇精神紧张有关。因此，术前为受术者提供心理支持、操作力求轻柔、吸宫时负压不可过大等，均可减少人工流产综合征的发生。一旦出现症状，轻者于手术停止后会自行恢复；重者，静脉推注阿托品 0.5 ~ 1mg 可有效控制症状。

（3）术中出血：主要因宫腔内组织尚未清除干净，影响子宫收缩所致。此时应迅速钳出或吸出宫腔内容物，并同时肌注催产素促使子宫收缩。

（4）术后感染：多因吸宫不全或流产后过早性交引起，也可因器械、敷料消毒不严或手术消毒不严等所致。最初为子宫内膜炎，治疗不及时可发展为子宫肌炎、盆腔炎、腹膜炎甚至败血症。患者表现为体温升高、下腹疼痛、白带异常或不规则流血等。一旦发生感染，应卧床休息，积极使用抗生素控制感染。

（5）栓塞：目前国内多应用能自动制造负压和控制负压的人工流产吸引器，故因空气栓塞所致的危险已被杜绝。羊水栓塞偶可发生在人工流产钳刮术，宫颈损伤、胎盘剥离时，因血窦开放为羊水的进入创造了条件，此时如应用催产素更可促使栓塞的发生。由于孕早期及孕中期羊水中所含细胞等物极少，即使发生羊水栓塞，其症状较晚期妊娠者为轻。处理方法见“羊水栓塞”。

（6）吸宫不全：即术后有部分胚胎组织或胎盘组织残留宫腔。子宫过度屈曲或技术操作不熟练时容易发生。术后流血超过 10 天，血量多或经一般对症处理（宫缩剂、抗生素等）无效时，应考虑吸宫不全，B 超检查有助于诊断。若无明显感染征象，应行刮宫术，刮出物送病理检查，术后加用抗生素。

（7）漏吸：确定为宫内妊娠，但术中未吸到妊娠物。多因胎囊太小、子宫过度屈曲或子宫畸形造成。当吸出物过少时，需复查子宫位置及大小，重新探查宫腔及时发现问题。将吸出物送病理检查还有助于排除宫外孕的诊断。

（8）月经失调：人工流产术后可有一时性的月经紊乱，一般术后3个月恢复正常。不恢复者按月经不调处理。

（9）宫颈或宫腔粘连：常因多次吸宫流产后，术中过分吸刮宫壁，造成宫颈管及子宫内膜损伤，发生局部或全部粘连。表现为人工流产术后闭经或月经过少，周期性腹痛，继发不孕等。可采用宫腔镜或子宫输卵管造影来确诊。确诊后可用探针或小刮匙逐步分离粘连，粘连分离后，宫腔内放置节育器以防再粘连。

5. 护理要点

（1）术前准备

1）详细询问病史（月经史、停经史、有无早孕反应以及有关病史），行全身检查及妇科检查，全面评估受术者的身心情况，排除手术禁忌证。

2）向受术者简单介绍手术过程，解除其对手术的恐惧心理，并主动配合手术的进行。

3）必要时进行阴道清洁度和阴道分泌物的滴虫、假丝酵母菌检查。

4）排空膀胱，复查子宫大小、位置等。

5）宫颈准备，需行钳刮术的对象孕周较大，胎盘胎体已形成，宫腔内容物较多，为减少术中出血，便于排空宫腔内容物，术时要求宫颈管扩张至12号。为减轻受术者的痛苦，多于术前8～12小时在宫颈管内放置扩张物，如橡皮导尿管、海藻棒、干脐带等，一般选用12～16号导尿管，插入深度达宫颈内口以上约3～4cm，然后阴道内填塞纱布，以防止扩张物滑出。此外，也可用药物促进宫颈成熟，如术前3小时服用米索前列醇0.2mg或阴道内放置卡孕栓 1mg。

6）准备敷料及器械：具体内容与放置宫内节育器相同，另备4～6号或7号宫颈扩张器1套，6号或7号吸管1个，小头卵圆钳1把，刮匙1个，60～70cm长硬橡皮管1根。敷料另加：脚套1副，袖套1副。同时准备负压吸引瓶1个，或备可供吸宫术使用的负压电动吸引器1个。钳刮术时另加有齿卵圆钳（胎盘钳）1把。

7）备用药品及器具 ①子宫收缩药：麦角新碱、催产素等。②急救药物：阿托品、肾上腺素、麻黄素、强心药、高渗葡萄糖溶液等。③器具：消毒好的大、小注射器及针头。

（2）术中配合

1）陪伴受术者，随时提供心理支持。

2）认真观察受术者的一般反应，及时发现并防止手术并发症的发生。

3）出现异常情况，及时报告医师，并配合处理。

4）配合手术者，认真检查人工流产吸出物，必要时送病理检查，排除宫外孕的可能性并避免流产不全情况。

（3）术后护理

1）受术者术后在观察室休息1～2小时，观察腹痛及阴道流血情况，如无特殊情况可离院

2）术后保持外阴清洁，两周内或血未干净前禁止盆浴，一个月内应避免性生活，以防生殖器官感染。

3） 人流同时放置节育器者，必须在下次月经干净3天后复查节育器情况。

4）术后休假2周，1个月后复查。

5）术后阴道流血量多或持续流血达1周以上者，或有腹痛等异常情况，应随时就诊。

6）术前宫腔插管进行宫颈准备者，术后按医嘱给抗生素预防感染。

7）落实计划生育措施。

（二）药物流产

药物流产是指早期妊娠通过使用药物（口服、阴道用药、注射）使妊娠终止的方法，也是避孕失败的补救措施之一，它具有早期、简便、安全、高效等优点。就国内外药物流产发展进程来讲，可分为四个时期：①植物药物抗早孕，如天花粉蛋白、结晶天花粉蛋白注射等；②前列腺素抗早孕，包括天然前列腺素和前列腺素类似物；③米非司酮抗早孕；④米非司酮配伍前列腺素抗早孕。目前，米非司酮配伍前列腺素抗早孕效果最好，较为常用。流产的总有效率已达93%～95%以上。植物药物由于副作用过敏反应等已较少使用。

1. 作用机理

（1）米非司酮

1）与孕酮受体相结合，发挥拮抗孕酮对蜕膜的支持作用，从而引起蜕膜组织及绒毛损伤，引起 HCG 下降黄体萎缩。

2）拮抗孕酮对子宫平滑肌的抑制作用，引起子宫收缩。

3）拮抗孕酮对宫颈胶原分解的抑制作用。子宫颈胶原分解，张力下降，宫颈扩张，引起流产。

4）提高妊娠子宫对外源性前列腺素的敏感性。

（2）前列腺素

1）抑制宫颈胶原合成酶，使胶原纤维的合成降低，起到软化宫颈的作用，有利于宫颈扩张。

2）兴奋子宫底平滑肌，起到收缩子宫的作用。

3）溶黄体作用，降低黄体酮水平。

以上两种药物的共同作用，可提高早期妊娠的流产率。

2. 适应证

（1）妊娠 50 天以内，临床和妊娠试验及 B 超等检查确定为宫腔内早孕的健康妇女。

（2）对负压吸宫可能增加困难者。如：1 年内有剖宫产史、近期有人工流产史、子宫畸形、子宫极度前倾前屈或后倾后屈、哺乳期妊娠者。

（3）对人工流产吸宫术有顾虑或曾发生人流综合征的早孕妇女亦可选用。

3. 禁忌证

(1) 患有肾上腺疾病、糖尿病及其他内分泌疾患均为使用米非司酮的禁忌证。

（2）禁忌应用前列腺素者，如心脏病、青光眼、哮喘、贫血、胃肠功能紊乱、高血压、过敏体质等。

（3）带宫内节育器妊娠者。

（4）疑为宫外孕者。

（5）妊娠剧吐者。

（6）患有肝、肾疾病，血栓病史或妊娠期皮肤瘙痒症等。

4. 药物、用法及用量

目前国内自制并广泛应用于临床的抗早孕药物是，抗孕酮药物米非司酮（mifepristone RU486）及前列腺素类似物米索前列醇（或卡孕栓）。

（1）分次小量用药法：空腹或进食 2 小时后口服米非司酮 25mg，每日 2 次（可于上午 9 时，晚 9 时服药），连用 3 天；第 4 天上午到门诊服米索前列醇 0.6mg 或阴道放置卡孕栓 1mg，观察 6 小时，检查胚囊是否排出。或于第 1、2 天上午服米非司酮 50mg，下午服 25mg，第 3 天上午到门诊如上述方法用米索前列醇或卡孕栓。

（2）一次大剂量用药法：米非司酮 200mg 顿服，第 4 天晨如上述方法用米索前列醇或卡孕栓。使用卡孕栓者必须卧床 2 小时，以免药物脱出。口服米索前列醇后 3 小时若未发生流产，则可酌情加服 0.2 ～ 0.6mg，注意服药用水的温度不得超过 30℃。

5. 副反应及处理

（1）一般副反应：米非司酮的副反应虽比较少，但对早孕反应明显。对有慢性胃炎的妇女来说，服用米非司酮可加重胃肠反应，出现恶心不适。一般情况下，米非司酮引起的副反应较轻，持续时间亦短，一般可以耐受。对反应剧烈者可给予灭吐灵等对症治疗。

前列腺素主要的副反应为胃肠道反应，表现为恶心、呕吐和腹泻，卡孕栓胃肠道副反应较多见。

其他如子宫收缩痛、颜面潮红、头昏、胸闷、暂时性白细胞增加等多为一过性副反应，一般不需特殊处理。但个别过敏性体质者，在服用米非司酮配伍前列腺素后有发生过敏性休克的个案报告，应引起重视。选择药物流产者必须按规定时间在医院严密观察，以防意外发生。

（2）出血：米非司酮配伍前列腺素抗早孕不全流产率约为4%左右，即使完全流产，阴道流血时间也较长。但个体差异较大，平均出血天数约14～15天。孕妇的血量多数与月经量相似，亦有出血量较多需作紧急刮宫处理者，甚至有的药物流产者由于大出血而发生失血性休克。对于这类病人应积极给予输血、补液等抗休克治疗，同时尽快行刮宫术或吸刮术清除宫腔内容物和应用子宫收缩剂等。

（3）感染：米非司酮配伍前列腺素抗早孕，由于流产后出血时间较长，患者不注意外阴卫生及流产后过早性交等原因，可引起生殖器炎症。表现为腹痛、发热、阴道流血，阴道分泌物有臭味等症状，同时出现白细胞增高、子宫复旧不全，子宫及附件有压痛等。对于感染但阴道流血不多者，可积极抗感染治疗，必要时行刮宫术。对阴道大量流血者，在抗感染同时，尽快行清宫术，术后继续抗感染和应用子宫收缩药等。

6. 护理要点

（1）用药前详细评估病史及身心状况，核实适应证排除禁忌证。

（2）向孕妇说明用药方法、注意事项及可能的副反应。例如服药期间忌用拮抗前列腺素的药物（消炎痛等），最好用凉开水服药。并告知孕妇服药后，一般会较早出现阴道出血，部分妇女流血时间较长，少数早孕妇女服用米非司酮后即发生自然流产；80%妇女在使用米索前列醇（或卡孕栓）后，6小时内排出胚囊；约10%的孕妇在服药后1周内排出妊娠物。

（3）在应用栓剂时、放置于阴道后穹窿后，患者应取平卧位1～2小时，以防药物脱出或药物溶化后流出。

（4）应用前列腺素后每隔1小时详细记录出现的反应及血压、脉搏、体温，并详细记录子宫收缩及阴道流血开始的时间等。

（5）使用药物流产失败者，或因不全流产发生阴道多量流血者，必须做人工流产术或清宫术。

（6）服药过程中少数孕妇出现早孕反应加重情况，或用前列腺素后腹泻、腹痛，或出现心动过缓、出冷汗等迷走神经兴奋现象，轻者无须特殊处理，严重者应到医院处理。

（7）要求服药者于流产后8天、15天、43天到门诊复查。随访时需做妇科检查，同时做尿HCG和血HCG测定，并记录阴道流血情况，以确定药物流产效果。必要时以B超监测来协助判定疗效。

【中期终止妊娠方法】

中期妊娠引产是指怀孕13～27周之间的中止妊娠方法。就国内、外中期妊娠引产方法来看，大体上可分为两大类，一类是器具引产术，另一类是药物引产术。在器具引产术中，过去曾用探条（橡皮管或橡皮导尿管）引产，现在主要用水囊引产。药物引产种类较多，如利凡诺、催产素、前列腺素、中药天花粉、甘遂，以及高渗盐水、乙醇等。给药途径有宫腔内（羊膜腔内和羊膜腔外）注射、静脉滴注、肌肉注射、阴道内给药等。现将有效、实用、较安全、较简便的中期妊娠引产术介绍如下。

（一）水囊引产

1. 水囊引产

先将无菌水囊放置于子宫壁与胎膜之间，再向囊内注入适量液体，可刺激子宫收缩，使胎儿及其附属物排出的方法称为水囊引产。放水囊后早期是机械性作用引起子宫收缩，当水囊取出后，内源性前列腺素继续发挥作用引起宫缩，两者共同作用导致流产。

(1) 适应证

1）妊娠 12 ～ 27 周要求终止妊娠而无禁忌证者。

2）因患某种疾病不宜继续妊娠者，如心脏病、肾脏病、肝脏病、血液病和高血压病等。

(2) 禁忌证

1）急性病或慢性病急性发作期。

2）生殖器官炎症，如阴道炎、宫颈炎、盆腔炎等。

3）重度贫血、心力衰竭、高血压、高热等。

4）妊娠期阴道反复出血者。

5）体温在 37.5℃以上者。

6）子宫有瘢痕者。

(3)[附] 手术步骤

1）孕妇排空膀胱后取膀胱截石位，常规消毒外阴。

2）术者戴无菌手套、铺消毒单，了解子宫位置及大小。

3）用窥阴器窥视阴道情况，暴露宫颈，常规消毒阴道及宫颈。

4）宫颈钳夹持宫颈前唇，稍向外牵拉。

5）放置水囊，用卵圆钳夹持水囊导尿管，水囊头端蘸无菌油，经子宫颈将水囊徐徐送入宫腔内的胎膜和宫壁之间。并注意在放置过程中勿使水囊接触阴道壁。根据B型超声胎盘定位，注意避开胎盘。

6）囊内注水，用注射器吸无菌生理盐水注入水囊内。根据妊娠月份大小决定注入水量，一般按每个孕月 100ml 计算，最多不超过 600ml。注入完毕，折叠导尿管末端，扎紧使其不漏水，再用无菌干纱布包裹置于阴道后穹窿部。

7）取下宫颈钳及窥阴器，送孕妇回病房休息。

(4) 护理要点

1）术前准备

A. 详细询问既往病史、妊娠分娩史和本次妊娠经过等，核实适应证。

B. 受术者的准备：术前 3 天内禁性交，并每日以消毒液擦洗阴道 1 次。

C. 作全身体格检查和妇科检查，测体温、脉搏、血压，查血、尿常规。必要时进行胸透、心电图、测肝肾功能、出血时间和凝血时间及 B 超检查（确定胎盘位置）等。

D. 制备水囊，将两个避孕套套在一起，排除双层之间的空气，将 18 号橡皮导尿管插入双层避孕套内，用丝线将套口结扎于导尿管上，排出套内空气，再将导尿管外端结扎，煮沸消毒。

E. 准备器械及敷料：阴道窥器 1 个，妇科钳子 1 把，宫颈钳 1 把，长镊子 1 把，卵圆钳 1 把，小药杯 1 个，弯盘 1 个，换药碗 1 个，50 毫升注射器 1 套，水囊 1 个，洞巾 1 块，纱布 1 块，大棉球 2 ～ 3 个。

2）术中配合：①陪伴孕妇，注意观察其在上水囊过程中的反应。②水囊上毕，送孕妇回病房。

3）术后护理

A. 严密观察孕妇的反应及宫缩情况。

B. 一般放入水囊 10 小时后开始宫缩。最初宫缩不规则，强度较弱，几小时后宫缩逐渐规律、增强。规律宫缩数小时后，宫口扩张、开大，水囊常自然排出。水囊如放置合适，一般 24 小时内均可引起宫缩。如术后 24 小时未流产，则在消毒外阴后取出阴道纱布及水囊；如取出困难，可将水囊内液体放出后再取水囊。

C. 取出水囊后，如仍无规律宫缩，可静脉点滴催产素，并依宫缩情况调整催产素的滴速与浓度，并必须派专人观察、护理。

D. 胎儿排出时按正常分娩接生，注意检查胎盘、胎膜是否完整，必要时立即或一周后清理宫腔。同时检查软产道有无损伤，如有损伤及时处理。

E. 发现异常情况及时通知医师。

F. 胎儿及其附属物完全排出后，观察 1 ～ 2 天，如无异常，即可出院。

G. 提供正常分娩妇女的产褥期护理，如引产后及时协助护理对象落实退乳及节育的措施；接受常规的产后复查等。

（二）依沙吖啶（利凡诺）引产

依沙吖啶是一种强力杀菌剂，但因其有兴奋子宫、引起子宫收缩的作用，故又用于中期引产。临床引产效果可达98%左右。但大剂量可致肝肾功能衰竭，现用量减少至每次100mg。

1. 适应证与禁忌证

（1）与水囊引产相同。

（2）患有肝肾疾病的孕妇不宜用依沙吖啶引产。

（3）全身状态不良者，如严重的贫血、结核病、心力衰竭等。

（4）凝血功能障碍及有明显出血倾向者。

（5）腹部皮肤感染者不宜羊膜腔内注药，凡急性宫颈炎、滴虫、霉菌性阴道炎、妊娠期阴道有流血者，不宜经阴道作羊膜腔外注药。

（6）各种疾病的急性阶段。

（7）注药前 24h 且相隔 6h 2 次体温在 37.5℃以上者。

2. ［附］手术步骤

（1）羊膜腔内注射法：羊膜腔外（宫腔内）注药引产法目前已少用，因经阴道操作感染率高于羊膜腔内注药法。故在此仅介绍羊膜腔内注射法。

1）术前清洁腹部皮肤，方法同腹部输卵管结扎术。

2）普鲁卡因皮试。

3）术前孕妇自解小便。

4）取平卧位。

5）术者戴上消毒手套。

6）腹壁消毒同腹部输卵管结扎术，并铺消毒小洞巾 1 块。

7）穿刺点在子宫体最突出点或腹部正中子宫底下 4cm 左右。

8）穿刺点用 1% 普鲁卡因局部浸润。

9）穿刺方法：用7～9号带芯或腰椎穿刺针垂直刺入腹壁，经子宫前壁进入羊膜腔。穿过腹壁及子宫壁时往往有两次阻力消失感。自腹壁到羊膜腔的平均厚度约7cm左右，回抽见羊水，用注射用水 10m1 溶解利凡诺后再注入羊膜腔内，并反复抽注 2 次，以保证药量全部注入（图21-7）。如抽出是血液，可能刺入胎盘，需继续进针，穿过胎盘，可抽出澄清羊水。如抽出仍为血液，宜更换部位再穿刺，一般不宜超过2次。拔出针头时，需用消毒方纱轻压穿刺点，以防药液流入子宫壁或腹壁，并防止局部出血。穿刺点用消毒方纱覆盖。

（2）子宫壁与胎膜间给药：消毒方法同水囊引产。将导尿管经宫颈插入子宫壁与胎膜间，经导尿管缓慢注入已备好的依沙吖啶液，注完药液后将导尿管尾端折叠，用线扎紧，防止药液流出。并将其盘曲在后穹窿，用无菌纱布包裹填塞阴道，防止脱出。

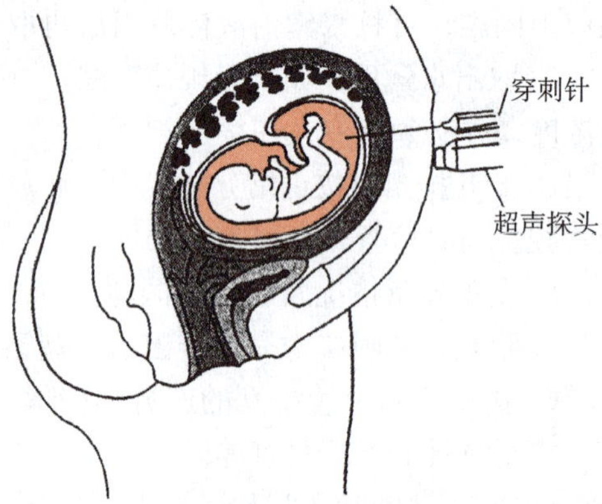

图 21-7 中期妊娠羊膜腔穿刺示意图

3. 护理要点

（1）术前准备

1）～ 3）同水囊引产术。

4）受术者准备：①解除对羊膜腔穿刺的顾虑。②孕妇腹部备皮，并排空膀胱。

5）经腹羊膜腔内注射需准备7～9号腰穿针；宫腔给药需准备经严格消毒的18号导尿管。另备2.5%碘酒、75%乙醇、无菌手套、胶布等，其他用物准备基本与水囊引产相同。

6）所用依沙吖啶只能用羊水或注射用水配制稀释，安全剂量为 500mg，100mg。已稀释的药液，用 20ml 注射器抽取后在术中使用。

（2）术中配合：与水囊引产相同。

（3）术后护理

1）注意体温变化，应每 4 小时测体温 1 次，多数孕妇于注药后 24 ～ 48 小时出现低热（38℃左右），一般不需处理。体温多在短时间内或分娩后恢复正常。

2）严密观察宫缩及产程进展情况，一般用药后12～24小时开始宫缩，胎儿胎盘约在用药后48 小时娩出。第一次用药失败者，可于 72 小时后第二次用药。两次失败者应改用其他方法终止妊娠。

3）按正常分娩接生，引产后认真检查胎盘胎膜是否完整，软产道有无损伤。若有异常及时报告医师，并配合处理。

4）保持外阴清洁，每天擦洗，并用消毒会阴垫。

5）按常规退奶，引产术后 1 个月到医院复查，并落实计划生育措施。

（张国琴）

第22章

妇产科常用护理技术

学习目标

在完成本章内容的学习后，学生应能：

1. 描述妇产科常用护理技术的目的及护理要点。
2. 复述妇产科常用护理技术的操作过程。
3. 规范、熟练进行各项妇产科护理技术操作。
4. 养成正确的护理行为意识。

一、会阴擦洗/冲洗

1. 目的　保持会阴及肛门部清洁，促进病人舒适和会阴伤口愈合，预防生殖系统、泌尿系统的感染。适用于卧床病人，妇产科的产后、术后、会阴有伤口或有留置导尿管者。

2. 用物准备　无菌弯盆大小各一个，无菌止血钳或无菌长镊两把，消毒大棉球或纱布若干，冲洗壶，配置好的擦洗 / 冲洗液，一次性纸垫，便盆，屏风等。

3.操作方法

（1）携用物到病人床旁。查对病人床号、姓名；说明擦洗 / 冲洗的目的及方法，取得病人的合作。

（2）嘱病人排空膀胱，脱下一条裤腿，采取屈膝仰卧位，双腿外展；臀下垫好纸垫，暴露外阴部，注意保暖并遮挡。

（3）用止血钳或长镊子夹住消毒棉球，按照自上而下，从内向外的原则依次擦洗 / 冲洗会阴部，最后擦洗/冲洗肛门。若有会阴伤口，以伤口为中心进行擦洗/冲洗。每个棉球只能用一次，直至把会阴部的分泌物和血迹擦洗 / 冲洗干净。

（4）用干纱布从内向外擦净会阴及伤口。撤出便盆。

（5）协助病人更换卫生巾，穿好衣裤。整理床单位。

（6）处理用物，洗净双手。

4. 护理要点

（1）注意保暖，遮挡病人。

（2）调好水温，以病人感到舒适为宜，一般水温为 40℃左右。

（3）所用物品为无菌物品，擦洗 / 冲洗原则由上而下，从内向外。

（4）擦洗 / 冲洗时，应注意观察患者会阴有无水肿、血肿；会阴伤口有无红肿、分泌物的性质及伤口的愈合情况。发现异常及时记录并向医师汇报。

（5）进行会阴冲洗时注意遮挡阴道口，避免污水进入阴道内导致逆行感染。

（6）留置导尿管者，应注意保持管道通畅，避免脱落或打结。

（7）护理人员每完成一次擦洗后均需清洁双手，然后再护理下一位病人。

（8）注意将有伤口感染者安排在最后擦洗／冲洗，以免交叉感染。

二、阴道灌洗／冲洗

1. 目的　清洁阴道，减少分泌物；促进阴道血液循环，缓解局部充血。用以控制和治疗阴道炎、宫颈炎。阴道灌洗常用于妇科手术前阴道准备及局部炎症的治疗。

2. 用物准备　消毒灌肠筒、橡皮管（管上带有水止）、灌洗头、弯盘、窥阴器、橡皮布、治疗巾或一次性中单、灌洗溶液、便盆、污物桶。

常用灌洗液：1∶5000高锰酸钾溶液，0.025%碘伏溶液，生理盐水，4%硼酸溶液，0.5%醋酸溶液，2.5%乳酸溶液，2%～4%碳酸氢钠溶液等。

3. 操作方法

（1）向病人说明阴道灌洗的目的及方法，取得其合作。

（2）阴道灌洗前让病人排空膀胱，取膀胱截石位，暴露外阴，臀下铺橡皮（或一次性）中单。

（3）按需要配制灌洗液500～1000ml，将灌洗桶挂于距床沿60～70cm的支架上，先排出橡皮管内空气，调节适当的水温（40℃左右）后备用。

（4）先用灌洗溶液冲洗外阴部，然后分开小阴唇，放入窥阴器，将灌洗头沿阴道纵侧壁方向插入阴道至后穹窿处开始灌洗。灌洗时轻轻旋转窥阴器更换位置，灌洗头边冲洗边在阴道内左右上下移动使灌洗液能充分清洗到阴道各个部位。

（5）灌洗液即将用完时（约剩100ml）夹紧橡皮管。用窥阴器向下轻压，使阴道内残留的液体完全流出。取出灌洗头和窥阴器，再冲洗一遍外阴部，然后扶病人坐起，使阴道内存留的液体流出。

（6）用干纱布擦干外阴，协助患者穿好衣裤，采取舒适体位。

（7）整理用物及床单位。

4. 护理要点

（1）未婚妇女可用导尿管冲洗，不能使用窥阴器。

（2）月经期、产后42天内及阴道出血者禁止阴道灌洗。

（3）灌洗液的温度以41～43℃为宜，温度过低病人感觉不舒适，温度过高则会造成烫伤。

（4）灌洗筒至床沿的距离不应超过70cm，以免压力过大，水流过速，使液体或污物进入子宫腔内，或灌洗液与局部作用的时间过短。

（5）灌洗过程中动作要轻柔，灌洗头插入不宜过深，避免损伤局部组织。尤其是宫颈癌病人，因癌组织脆弱，易受损伤而致出血。

（6）某些产后10天或妇产科手术2周后的病人，因合并阴道分泌物混浊、伴臭味、阴道伤口愈合不良、黏膜感染坏死等，可以进行低位阴道灌洗，灌洗筒的高度一般不超过床沿30cm，避免污物进入宫腔内或损伤阴道残端伤口。

三、会阴湿热敷

1. 目的　应用热原理和药物化学作用，促进血液循环，增强局部白细胞的吞噬作用和组织活力，可使血肿局限，有利于外阴伤口的愈合。常用于会阴部水肿、陈旧性血肿、伤口硬结及早期感染等病人。

2. 用物准备　消毒弯盘两个、镊子两把、消毒纱布数块、棉垫、常用溶液（50%硫酸镁、95% 酒精）、橡皮布、治疗巾等。

3. 操作方法

（1）携用物到病人床旁。查对患者床号、姓名；说明会阴湿热敷的目的，以取得病人的合作。

（2）进行会阴擦洗 / 冲洗，清洁局部。

（3）把所需的热溶液倒入消毒盘内，将纱布浸透并拧至不滴水，然后用镊子将纱布放于水肿部位，外面再盖以棉垫。每 3 ～ 5 分钟更换热敷纱布 1 次，亦可将热水袋放在棉垫外，延长更换热敷料的时间，一次热敷可持续 15 ～ 30 分钟。

（4）热敷完毕，更换清洁会阴垫，协助患者穿好衣裤。

（5）整理用物及床单位。

4. 护理要点

（1）注意保暖，遮挡病人。

（2）所用物品均为无菌物品。

（3）湿热敷前应将会阴部的血迹及分泌物冲洗干净。

（4）湿热敷面积应是病损面积的 2 倍。

（5）湿热敷的温度一般为41～48℃，或以病人感觉舒适为宜。注意防止烫伤；对休克、虚脱、昏迷及术后感觉不灵敏的患者更应注意。

（6）在湿热敷过程中，护士应随时评价热敷效果，并满足患者的生理需求。

四、阴道或宫颈上药

1. 目的　用以治疗阴道炎、宫颈炎及术后的阴道残端炎等。此治疗过程一般在妇科门诊进行，或教会病人自己局部上药。

2. 用物准备　阴道灌洗用品、窥阴器、长镊子、一次性手套、药品（20% ～ 50% 硝酸银，1% 甲紫，2% 碘甘油及喷雾剂和阴道栓剂等）。

3. 操作方法

（1）向病人说明阴道或宫颈上药的目的及方法。

（2）备好用物，上药前先做阴道冲洗、灌洗或坐浴，去除宫颈黏液或炎性分泌物。

（3）采取蹲位或膀胱截石位，暴露阴道。

（4）带一次性手套，遵医嘱局部置药；溶液制剂（如：20%～50%硝酸银溶液）用长棉棍蘸少许药液涂于宫颈糜烂面，并插入宫颈管内约 0.5cm，然后用生理盐水棉棍洗去表面残余的药液，再用干棉球吸干。粉剂药物（如：呋喃西林、磺胺嘧啶等）可用喷雾器喷射，使药物粉末均匀分布在炎性组织表面上。栓剂或片剂药物（如：甲硝唑、制霉菌素等）可正确指导患者自行放置。

4. 护理要点

（1）应用腐蚀性药物时，注意保护阴道壁及正常组织。

（2）应用非腐蚀性药物时，使阴道四周均匀分布药物。

（3）月经期及子宫出血者不宜采用阴道给药。

（4）用药过程中应禁止性生活。

（5）阴道栓剂或片剂最好晚上或休息时上药，以免起身后脱出，影响治疗效果。

（6）未婚妇女用药，不要使用窥阴器。

（7）棉棍上的棉花应捻紧，避免棉花脱落留在阴道内。

五、坐　浴

1. 目的　坐浴是妇产科应用于外阴治疗常用的方法。是利用水温及药液的作用，促进局部血液循环，减轻外阴炎症与疼痛。常用于阴道炎、外阴瘙痒、尿道炎、外阴感染、子宫脱垂等，另外坐浴还可用于外阴和阴道手术前的准备。

2. 用物准备　坐浴椅、坐浴盆、配置好的药液、无菌纱布或清洁小毛巾。常用药物为1：5000 高锰酸钾溶液，0.5% 醋酸溶液，2% ～ 4% 碳酸氢钠溶液等。

3. 操作方法

（1）按医嘱配置坐浴药液，坐浴药液温度以病人舒适为宜。一般水温为 40℃左右。

（2）坐浴前，先让病人排空大、小便，洗净外阴及双手，脱裤至膝，将配置好的坐浴药液倒入坐浴盆中，约 1/2 ～ 1/3 满，再放置在坐浴椅上。

（3）坐浴时先用小毛巾沾水接触患者皮肤，水温合适即可慢慢坐入盆中，浸没会阴部，持续浸泡 15 ～ 20 分钟。

（4）坐浴结束后，用无菌纱布或清洁小毛巾由前向后擦净会阴部。

（5）协助病人更换衣裤，整理用物。

4. 护理要点

（1）严格配制坐浴药液，避免药液浓度过高造成皮肤、黏膜灼伤；药液浓度过低影响治疗效果。

（2）坐浴药液的温度也不可过高，防止烫伤皮肤、黏膜。在坐浴过程中水温会随之降低，应注意随时加入热水以保持必要的温度。

（3）保护病人隐私，有条件的应用屏风遮挡。

（4）根据阴道炎的种类配置药液。例如：①滴虫性阴道炎：常用0.5%醋酸溶液、1%乳酸溶液。②假丝酵母菌性阴道炎：一般用2%～4%碳酸氢钠溶液等。③老年性阴道炎：常用0.5% ～ 1% 醋酸溶液。

（5）月经期、阴道流血者、产后 7 天内禁止坐浴。

（6）坐浴过程中，容易出现安全隐患（尤其是老年患者），护理人员应经常巡视病房，了解病人坐浴过程中的感受。

（邬燕平）

第23章

妇产科常用诊疗手术病人的护理

学习目标

在完成本章内容的学习后，学生应能：

1. 进行妇产科常用诊疗技术的用物准备。
2. 阐述各项检查的操作步骤、注意事项及护理要点。
3. 正确管理诊疗技术操作中的用物。

一、阴道脱落细胞检查

阴道脱落细胞指脱落在阴道内的上皮细胞，包括来自阴道上段、宫颈阴道部、子宫、输卵管及腹腔的上皮细胞，以阴道上段、宫颈阴道部的上皮细胞为主。由于阴道脱落细胞受卵巢激素的影响而周期性变化，所以阴道上皮细胞检查既可以反映体内激素水平，又可以作内生殖道肿瘤的筛选。是一种简便、经济、实用的辅助检查方法。

【适应证】

1. 卵巢功能检查　月经紊乱、异常闭经。
2. 生殖道感染性炎症。
3. 用于流产治疗效果的判断。
4. 生殖器癌肿检查。

【禁忌证】

1. 月经期。
2. 生殖器官急性炎症期。

【用物准备】

阴道窥器1个、宫颈刮片2个、装有固定液的标本瓶1个、吸管、长方形玻璃片2张、棉签、棉球、病理检查申请单等。

【操作方法】

1. 阴道涂片　对已婚妇女，一般取刮片在阴道侧壁上1/3处轻轻刮取分泌物少许，将分泌物薄而均匀地涂于玻片上，放入装有固定液的小瓶内固定。对未婚妇女用卷紧的无菌棉签蘸少许生理盐水润湿后伸入阴道，在其侧壁的上1/3处轻轻涂抹，取出棉签，横放在玻璃片上向一个方向滚涂后，放于装有固定液的小瓶内固定。

2. 宫颈刮片　是早期发现宫颈癌的重要方法，具有简便易行、结果可靠的优点。操作步骤同阴道涂片法，其部位限制在宫颈外口鳞柱状上皮交界处，以宫颈外口为圆心，用木质刮片，轻轻刮取一周，然后放入装有固定液的小瓶中固定。

3. 宫颈管吸引涂片　将吸管轻轻伸入宫颈管内，吸取颈管分泌物涂片。

4. 子宫腔吸引涂片　疑宫腔内有恶性病变时，可采用宫腔吸引涂片。先做妇科检查，明确子宫大小及位置，严格消毒外阴、阴道及宫颈。用探针探测宫腔方向后，将金属或塑料吸管放入宫腔，上下左右移动，吸取分泌物。将吸得的标本均匀涂在玻璃片上，然后放入装有固定液的小瓶中。

【检查结果及临床意义】

1. 测定雌激素对阴道上皮的影响程度　是通过计算阴道上皮的底层细胞、中层细胞及表层细胞数的百分比得到。正常情况下，涂片上看不到底层细胞，全部为表层细胞。轻度影响者表层细胞占 20% 以下，见于早期卵泡期或接受少量雌激素治疗；中度影响者表层细胞占 20% ～ 60%，见于卵泡中期或接受中等量雌激素治疗；高度影响者其表层细胞占 60% 以上，超过正常排卵期水平，见于病人接受大量雌激素治疗或患有卵巢细胞瘤、卵巢颗粒细胞瘤等。

如果卵巢功能低落时则出现底层细胞。轻度低落者底层细胞占 20%以下，中度低落者底层细胞占 20% ～ 40%；高度低落者则占 40% 以上。

2. 宫颈细胞学诊断标准及临床意义

目前我国多数医院仍采用分级诊断，临床常用巴氏5级分类法。近年来更推荐应用1988年美国制定的阴道细胞 TBS（the Bethesda system）分类法及其描述性诊断。

（1）巴氏 5 级分类法

巴氏Ⅰ级：正常。为正常的阴道细胞涂片。

巴氏Ⅱ级：炎症。细胞核普遍增大。

巴氏Ⅲ级：可疑癌，细胞核增大（核异质）。

巴氏Ⅳ级：高度可疑癌，细胞具有恶性改变。

巴氏Ⅴ级：癌。具有典型的多量癌细胞。

（2）TBS 分类法及其描述性诊断

良性细胞学改变包括：①感染；②反应性细胞学改变。

鳞状上皮细胞异常包括：①不典型鳞状细胞；②低度鳞状上皮细胞内病变；③高度鳞状上皮内病变；④鳞状细胞癌。

腺上皮细胞改变包括：①不典型腺上皮细胞；②腺原位癌；③腺癌。

其他恶性肿瘤。

【护理要点】

1. 向病人讲解操作的意义、步骤及相关知识。

2. 备齐用物，协助病人摆好体位。

3. 刮片、阴道窥器必须消毒、干燥，未吸附任何化学药品或润滑剂，必要时可用生理盐水湿润阴道窥器。另外，所用的载玻片应行脱脂处理。

4. 取标本时，动作应轻、稳、准，以免损伤组织，引起出血。如白带较多，可先用无菌干棉球轻轻拭去，再行标本刮取。

5. 涂片应均匀，不可来回涂抹，以免破坏细胞。

6. 载玻片应做好标记，避免混淆病人姓名和取材部位。

7. 嘱病人及时取回化验结果，交医生处理。

二、宫颈活体组织检查

宫颈活体组织检查术简称宫颈活检，是取子宫颈病灶小部分组织进行病理学检查，以确定子宫颈病变性质的一种临床上常用的方法。

【适应证】

1. 阴道镜检查时反复可疑阳性或阳性者。

2. 宫颈脱落细胞学检查巴氏Ⅲ级及以上者；TBS 分类鳞状细胞异常者。

3. 疑有宫颈癌或慢性特异性炎症，需进一步明确诊断者。

【禁忌证】

1. 生殖道急、慢性炎症。

2. 妊娠期或月经期。

3. 患血液病有出血倾向者。

【物品准备】

阴道窥器 1 个，活检组织钳 1 把，宫颈钳 1 把，刮匙 1 把，无齿长镊子 1 把，带有线尾的宫颈棉球、普通棉球数个，棉签数根，装有固定液的标本瓶 4 ～ 6 个及消毒液等。

【操作步骤】

（一）钳取法

1. 协助病人取膀胱截石位。

2. 选择宫颈外口鳞－柱状细胞交界处或肉眼糜烂较深或特殊病变处，用阴道窥器暴露子宫颈，拭净分泌物后，用消毒液进行宫颈、阴道消毒。

3. 用活检钳咬取小块病变组织，如疑宫颈癌者在宫颈按时钟位置3、6、9、12点四处用活检钳各取下一块组织并用小匙搔刮宫颈部组织。

4. 将所取组织立即分装于标本瓶内，并做好标记。

5. 宫颈局部用带有线尾的棉球压迫止血，嘱病人 24 小时后自行取出。

（二）锥形切除法

1. 腰麻或硬膜外麻醉下，病人取膀胱截石位，常规消毒外阴和阴道，铺无菌洞巾并导尿。

2. 阴道窥器暴露宫颈后，消毒阴道及宫颈局部。用宫颈钳夹住宫颈前唇，用手术刀在宫颈病灶外 0.5cm 处做环形切口，根据不同的手术指征，可深入宫颈管约 1 ～ 2.5cm 作锥行切除，残端止血。

3. 将切下组织放入装好固定液及做好标记的标本瓶中，送病理检查。

4. 用无菌纱布卷填塞创面，压迫止血。

5. 术后留置导尿管 24 小时。

【护理要点】

1. 术前准备　向病人讲解：①手术的目的、过程，以取得病人的配合；②用于治疗者，应在月经干净后3～7天内施行，以防感染和出血过多；③患生殖器急性炎症者，需待治愈后进行活检，以免炎症扩散。

2. 术中配合　注明钳取部位，便于确定病变所在；标本瓶应注明标记，弄清取材部位；护理人员陪伴在病人身边，给予病人心理上支持。

3. 术后健康指导　嘱病人于24小时后自行取出阴道内纱条，如出血多，必须立即就诊；指导病人术后保持会阴清洁，2个月内禁止盆浴及性生活。

三、穿刺检查

经腹壁腹腔穿刺术

经腹壁腹腔穿刺术（abdominal paracentesis）是指在无菌条件下经腹壁进入腹腔抽取内容物进行生化测定、细胞病理检查，以助于诊断和判断疾病预后。对盆腔恶性肿瘤患者可通过穿刺，留置塑料导管，放出腹水使症状减轻，并注入化疗药物进行治疗，达到诊断和治疗目的的方法。

【适应证】

1. 明确腹腔积液的性质。

2. 鉴别贴近腹壁的肿物性质。

3. 需穿刺放出腹腔液或抽出腹水后腹腔注药。

4. 用于气腹造影。

【禁忌证】

1. 疑有腹腔内严重粘连。

2. 疑为巨大卵巢囊肿者。

3. 腹腔内大量出血。

【物品准备】

无菌腹腔穿刺包1个，内有无菌孔巾、腰穿针、注射器、小圆碗、纱布，必要时准备导管、橡皮管和麻醉药。对卵巢癌抽腹水者应备引流袋或50ml注射器1具，腹带，橡皮单及所需化疗药物。

【操作方法】

1. 经腹 B 型超声引导下穿刺时，需膀胱充盈状态；经阴道 B 型超声引导下穿刺者，则需排空膀胱。

2. 选好穿刺点，常规消毒后铺孔巾。穿刺点一般选择在左下腹，脐与左髂前上棘连线中、外 1/3 交界处或脐与耻骨联合连线的中点偏左或右 1.5cm 处。

3. 穿刺一般不需麻醉，对于精神过于紧张者，可用 0.5% 利多卡因行局麻，然后用穿刺针从选定的穿刺点垂直刺入，有突破感时，证明通过腹壁，停止进入，拔出针芯，即有液体流出，随即连接注射器或引流袋，按需要量抽取液体或注入药物。

4. 拔出针头再次消毒局部，盖上无菌纱布，压迫片刻后，用胶布固定。

【护理要点】

1. 向病人讲解腹腔穿刺手术的目的、方法，为病人提供心理支持。

2. 严格无菌操作规程，以免腹腔感染。

3. 需放腹水者，宜徐徐流出，以每小时不超过 1000ml 为宜，每次放液不超过 4000ml，以防腹压骤减，造成腹腔充血，全身有效循环量减少，导致病人虚脱。此外，还应于术毕置沙袋、束紧腹带，增加腹腔压力。

4. 在放液过程中，应注意观察引流管是否通畅，并进行体位调节。同时，密切观察病人生命体征变化，防止并发症的发生。

5. 抽出液应注明标记及时送检，以免标本变质，脓性液体还应作细菌培养和药物敏感试验。

6. 因气腹造影而做穿刺者，摄片完毕，需做穿刺将气体排出。

7. 术后卧床休息 8 ～ 12 小时，遵医嘱给予抗生素预防感染。

经阴道后穹窿穿刺

直肠子宫陷凹是盆腔最低部位，与阴道后穹窿接近，腹腔中游离血液、渗出液、脓液、肿瘤破碎物或腹水等常积聚于此。选择经阴道后穹窿穿刺术（culdocentesis）进行抽出物的肉眼观察、化验、病理检查，是妇产科临床常用的辅助检查方法。

【适应证】

1. 妇科检查子宫直肠陷凹饱满，疑有积血或积脓者，如宫外孕、盆腔脓肿。

2. 盆腔积脓者在抽取脓液以后注入抗生素。

3. B 型超声引导下穿刺取卵，用于各种助孕技术。

【禁忌证】

1. 盆腔严重粘连，较大肿物占据子宫直肠陷凹部位。

2. 疑有肠管与子宫后壁粘连者。

3. 高度怀疑恶性肿瘤者。

4. 准备采用非手术治疗的异位妊娠者。

【物品准备】

阴道窥器1个、宫颈钳1把、18号腰麻针或8号注射针头1个、10ml注射器1具、无菌试管、孔巾以及纱布等。

【操作方法】

1. 病人排空膀胱，取膀胱截石位，常规消毒外阴、阴道后铺孔巾。

2. 用阴道窥器暴露宫颈与阴道后穹窿，局部再次消毒。

3. 用宫颈钳夹持宫颈后唇向前牵引，充分暴露阴道后穹窿。

4. 于宫颈阴道黏膜交界下方1cm后穹窿中央部，平行进针，当针穿过阴道壁后失去阻力、有落空感时，表示进入直肠子宫陷凹，穿刺深度约2～3cm，然后调整针头偏向病侧，边抽吸边退针。

5. 抽吸完毕后拔针，局部以无菌纱布压迫片刻，止血后取出宫颈钳和阴道窥器。

【护理要点】

1. 穿刺过程中注意观察病人生命体征的变化，了解病人的感受。

2. 穿刺时应注意进针方向、深度，防止伤及直肠，如误入直肠，应立即拔出针头，重新消毒，更换针头和注射器后再穿刺。

3. 术后观察阴道流血情况，保持外阴清洁。

4. 如抽出物为血液，应观察是否凝集，如凝集为血管内血液，相反为腹腔内血液，如为脓液，应送细菌培养、涂片检查及药物敏感试验；如为黏液及渗出液，应部分送化验室，另一部分送病理检查。

5. 协助医生做好记录，以帮助疾病诊断。

经腹壁羊膜腔穿刺

经腹壁羊膜腔穿刺术（amniocentesis）是在中晚期妊娠时，用穿刺针经腹壁、子宫壁进入羊膜腔抽取羊水供临床分析诊断，或注入药物或生理盐水用于治疗。

【适应证】

1. 胎儿成熟度的判定　高危妊娠者为了母儿安全，在引产前通过抽取羊水检查的方法，了解宫内胎儿成熟度及胎盘功能。

2. 先天异常的产前诊断　有性连锁遗传病家族史，于孕期已确定胎儿性别时；35岁以上的高龄产；有染色体异常、先天代谢性障碍家族史，不良孕产史等的高危人群。

3. 母儿血型不合需给胎儿输血。

【禁忌证】

1. 术前24小时内两次体温＞37.5℃。

2. 孕妇有流产先兆时，不宜用于产前诊断。

3. 有心、肝、肾功能严重异常，或各种疾病的急性阶段，不宜进行羊膜腔内注射药物引产。

4. 穿刺部位皮肤感染。

【用物准备】

孔巾 1 张、7 号腰穿针 1 枚、20ml 注射器 1 具、标本瓶 1 个、纱布 2 块、消毒液、局麻药、棉签等。

【操作步骤】

1. 术前先经B超检查确定胎盘位置并确定穿刺部位。穿刺点应避开胎盘，一般选在胎儿肢体侧或胎头与胎背间的颈下部（图 23-1）。

2. 孕妇排空膀胱，取仰卧位，腹部常规消毒铺巾。

3. 穿刺点局部用 0.5% 利多卡因局部浸润麻醉，然后用 7 号腰穿针与腹壁垂直经穿刺点刺入，经过腹壁及子宫壁两次阻力后阻力消失，有落空感即为进入羊膜腔内。

4. 拔出针芯即有羊水流出，用20ml注射器抽取羊水 20ml，并立即送检。

5. 拔针后压迫穿刺点 5 分钟，腹壁加压包扎，或沙袋压迫，以免羊水自针孔外渗、出血等。

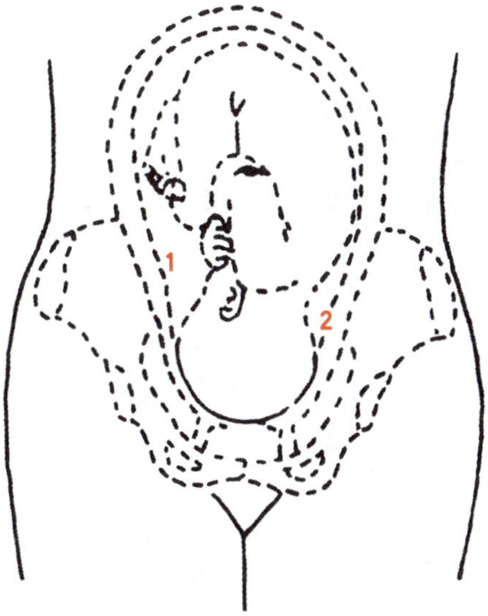

图 23-1 羊膜腔穿刺部位

【护理要点】

1. 穿刺前应向孕妇及家属说明检查的目的、意义，以取得孕妇及家属的配合，缓解紧张心理。

2. 严格无菌操作规程，以防感染。

3. 出生缺陷的产前诊断常在孕16～20周进行；异常胎儿引产宜在妊娠 16 ～ 26 周进行。

4. 如抽不出羊水可能针孔被羊水中有形物质阻塞，有时穿刺针方向、深度稍加调整即可抽出。若羊水过少，则不勉强穿刺，以免误伤胎儿。

5. 抽出血液应立即拔针，并压迫穿刺点、包扎腹部。若胎心无明显改变，一周后再行穿刺。

6. 术后当天孕妇应减少活动，注意穿刺点和阴道有无液体溢出或流血。

7. 注意观察胎动、胎心情况，如有异常立即通知医生处理。

四、内镜检查

内镜检查是近几年来广泛用于妇产科疾病检查及治疗的常用手段，包括阴道镜、宫腔镜、腹腔镜等。

阴道镜检查

阴道镜检查（colposcopy）是利用阴道镜在强光源照射下将宫颈阴道部上皮放大10～40倍直接观察，以观察肉眼看不到的较微小病变，在可疑部分行定位活检，能提高确诊率。同时还具备摄像系统和电脑图像显示。

【适应证】

1. 宫颈刮片细胞学检查结果巴氏Ⅲ级或以上者，或 TBS 提示上皮细胞异常。
2. 有接触性出血，肉眼观察宫颈无明显病变者；肉眼观察可疑宫颈恶变者。
3. 阴道可疑癌变者。
4. 慢性宫颈炎长期治疗无效者。

【禁忌证】

1. 阴道炎症、宫颈疾患治疗期。
2. 月经期。
3. 阴道放置药物及 24 小时内有性交的妇科检查者。

【用物准备】

弯盘 1 个、阴道窥器 1 个、宫颈钳 1 把、卵圆钳 1 把、活检钳 1 把、尖手术刀 1 把、标本瓶 4 ～ 6 个、纱布 4 块、棉球数个、棉签数根及阴道镜。

【操作步骤】

1. 病人排空膀胱，取膀胱截石位，用阴道窥器充分暴露阴道、子宫颈后穹窿。
2. 用棉球轻轻擦净阴道、宫颈分泌物。
3. 接通阴道镜光源，调整好焦距，一般物镜距宫颈约 15 ～ 20cm，距外阴 5 ～ 10cm。
4. 先将物镜扩大 10 倍观察，然后再增大倍数循视野观察。
5. 宫颈先涂 3% ～ 5% 的醋酸，再涂复方碘液，使组织净化、肿胀及确定病变范围，便于观察病变，然后仔细观察；对血管作精密观察时加上绿色滤光镜片，并放大 20 倍。
6. 在可疑部位取组织，送病理检查。

【护理要点】

1. 嘱受检者于检查前 24 小时避免阴道冲洗、检查、性交等。
2. 向病人讲解阴道镜检查的目的及方法，消除病人顾虑。
3. 禁止将润滑剂涂于阴道窥器上，以免影响观察结果。
4. 术中配合医生调整光源，及时传递所需用物。
5. 若取活体组织，应填好申请单，标本瓶上注明标记后及时送检。

腹腔镜检查

腹腔镜检查（laparoscopy） 是将腹腔镜自腹壁插入盆、腹腔内观察病变的形态、部位，必要时取有关组织作病理学检查，藉以明确诊断的方法。近几年来已普遍利用腹腔镜进行手术。

【适应证】

1. 诊断不清的盆腔包块，如肿瘤、炎症、异位妊娠、子宫内膜异位症等。
2. 生殖道发育异常。
3. 原因不明的腹痛。
4. 人流放环术后可疑子宫穿孔。
5. 不孕症及内分泌疾病。
6. 恶性肿瘤手术或化疗后的效果评价。

【禁忌证】

1. 严重心肺功能不全。
2. 腹腔有广泛粘连者。
3. 凝血系统功能障碍。
4. 盆腔巨大肿瘤，超过脐水平者。
5. 弥漫性腹膜炎或腹腔内大出血。
6. 过度肥胖者。

【用物准备】

阴道窥器 1 个、宫颈钳 1 把、敷料钳 1 把、卵圆钳 1 把、子宫腔探针 1 根、细齿镊 2 把、刀柄 1 把、组织镊 1 把、持针钳 1 把、小药杯 2 个、缝线、缝针、刀片、棉球、棉签、纱布、内镜、CO_2 气体、举宫器、2ml 空针 1 具、局麻药及腹腔镜等。

【操作步骤】

1. 常规消毒腹部皮肤及外阴阴道后，放置举宫器。

2. 人工气腹　其目的是为避免损伤腹腔脏器及便于腹腔镜的送入与观察。充气气体一般为 CO_2，以 CO_2 充气流量 1 ~ 2L/min 的速度充入 CO_2，注入 CO_2 量约 2000 ~ 3000ml，使腹腔内压力达 12mmHg 左右。

3. 套管针穿刺　其基本方法同腹腔穿刺，但腹腔镜的套管较粗，刺入部位一般选择脐下 1cm。

4. 拔出针芯，将腹腔镜自套管插入盆腔。

5. 观察盆腔情况。

6. 检查有无出血及脏器损伤，取出腹腔镜。然后排除腹腔气体，拔除套管，缝合切口，以无菌纱布覆盖并固定。

【护理要点】

1. 术前准备

（1）全面评估病人身心状况，向病人讲解腹腔镜检查的目的、操作步骤、术中配合及注意事项等，消除疑虑，配合手术。

（2）排空膀胱，取膀胱截石位，进行检查时需使患者臀部抬高 15°。

（3）腹部进行常规消毒，范围与一般腹部手术相同，皮肤切口局部选用相应的麻醉方式。

2. 术中配合

（1）体位：随着 CO_2 气体进入腹腔，将病人改为臀高头低位，并根据需要变换体位。

（2）注意观察病人生命体征的变化，如有异常及时处理。

（3）陪伴在病人身旁，了解病人的感受，并指导病人与医生配合的技巧。

3. 术后护理

（1）卧床休息 30 分钟，询问病人的感受，并密切观察病人生命体征、有无并发症的出现，如发现异常，及时汇报医生处理。

（2）向病人解释可能因腹腔残留气体而感肩痛及上肢不适的症状，会逐渐缓解；2 周内禁止性交；如有发热、出血、腹痛等应及时到医院就诊。

（3）观察脐部伤口情况，鼓励病人早期活动，尽快排除腹腔气体。

（4）按医嘱给予抗生素。

宫腔镜检查

宫腔镜（hysteroscopy）是一种光源纤维镜，用于在直视下观察宫颈管及宫腔情况，并指导诊刮、取活检及治疗等。宫腔镜分全景宫腔镜、接触性宫腔镜和显微宫腔镜三种。

【适应证】

1. 异常子宫出血、原发或继发不孕的子宫内病因的诊断。
2. 用于宫内异物取出，节育器的定位与取出，以及输卵管粘连的治疗等。

【禁忌证】

1. 生殖道急性或亚急性炎症。
2. 经期、孕期、活动性子宫出血者。
3. 严重心、肺或血液疾患。
4. 近期有子宫手术或损伤史以及宫颈恶性肿瘤者。

【用物准备】

阴道窥器 1 个、宫颈钳 1 把、敷料钳 1 把、卵圆钳 1 把、子宫腔探针 1 根、宫腔刮匙 1 把、宫颈扩张器 4 ~ 8 号各 1 根、小药杯 1 个、弯盘 1 个、纱球 2 个、中号纱布 2 块、棉签数根、5% 葡萄糖 500ml、庆大霉素 8 万 U、地塞米松 5mg 及宫腔镜等。

【操作步骤】

1. 病人排空膀胱后取膀胱截石位，常规外阴冲洗及外阴、阴道消毒后用阴道窥器暴露宫颈，并用宫颈钳牵持。

2. 按人工流产的要求，探明子宫腔的屈度和深度后适当扩张宫颈至 6.5 号扩张器，使镜管能进入（镜管一般 6.2mm）。

3. 将镜管顺宫腔方向送入宫颈内口，在 100mmHg 左右的压力下将 5% 葡萄糖液注入宫颈，行宫腔冲洗至流出液清亮为止。

4. 继续注入 5% 葡萄糖约 50 ～ 100ml，使宫腔扩张，当子宫内膜清晰可见时移动镜管，按顺序检查宫腔内各部。

5. 检查宫颈管，然后徐徐退出镜管。

【护理要点】

1. 术前全面评估病人一般情况，排除有禁忌证者，做好心理护理。

2. 月经干净后1周检查为宜，此时子宫内膜处于增生早期，较薄而不易出血，黏液分泌少，宫腔病变易暴露。

3. 由于人工流产术可能引起的并发症也可能发生于子宫镜检查，所以术中、术后应注意观察病人的生命体征、有无腹痛等，如有异常应及时处理。

4. 术后卧床观察 1 小时，按医嘱使用抗生素 3 ～ 5 天；告知病人经子宫镜检查后 2 ～ 7 天阴道可能有少量血性分泌物，需保持会阴部清洁；术后 2 周内禁性交、盆浴。

五、输卵管通畅检查

输卵管通畅术是测定输卵管是否通畅的方法，其方法主要有输卵管通气术、通液术及造影术，在临床上普遍用于女性各种原发、继发不孕症的检查、诊断和治疗。输卵管通气术因有发生气栓的潜在危险，准确率仅 45% ～ 50%，临床上已逐渐被其他方法所取代。

【适应证】

1. 原发或继发不孕症　疑有输卵管阻塞者。

2. 评价输卵管再通效果。

3. 输卵管黏膜轻度粘连的疏通治疗。

【禁忌证】

1. 生殖器官急性炎症或慢性盆腔炎急性或亚急性发作者。

2. 月经期或有子宫出血者。

3. 有严重的心、肺疾患者。

4. 体温高于 37.5℃。

【用物准备】

1. 输卵管通气　子宫导管1根、阴道窥器1个、弯盘1个、卵圆钳1把、子宫颈钳1把、子宫探针1根、长镊子1把、宫颈扩张条2～4号各1根、纱布6块，治疗巾、孔巾各1张，棉签、棉球数个，氧气、抢救用品等、输卵管通气机1台。

2. 输卵管通液　在通气用物准备的基础上还需要：20ml空针1具、生理盐水20ml、庆大霉素1支、地塞米松5mg、透明质酸酶1500单位、0.5%利多卡因2ml。

3. 输卵管造影　在通气用物准备的基础上还需要：10ml空针1具、造影剂1支。

【操作步骤】

（一）输卵管通液术（hydrotubation）

1. 患者排尿后膀胱截石位。外阴、阴道常规消毒，铺无菌巾，双合诊了解子宫位置、大小。放阴道窥器暴露宫颈，再次消毒阴道及宫颈，以宫颈钳钳夹宫颈前唇，沿宫腔方向置入宫颈导管，并使其与宫颈外口紧密相贴。

2. 将宫颈导管与压力表、注射器用Y型接管相连。压力表应高于接管水平，以免注射液进入压力表。

3. 将注射器与宫颈导管相连，并使宫颈导管内充满无菌生理盐水或抗生素溶液（庆大霉素8万单位、地塞米松5mg、透明质酸酶1500单位、生理盐水20ml，可加用0.5%利多卡因2ml减少输卵管痉挛）。缓慢推注，压力不可超过160mmHg。观察推注时阻力大小、经宫颈注入的液体是否回流、病人下腹部是否疼痛等。

4. 术毕取出宫颈导管，再次消毒宫颈、阴道，取出阴道窥器。

（二）子宫输卵管造影（hysterosalpinography，HSG）

1. 取膀胱截石位，常规消毒外阴、阴道，铺无菌巾，检查子宫位置及大小。

2. 以阴道窥器扩张阴道，充分暴露宫颈。再次消毒宫颈及阴道穹窿，用宫颈钳钳夹宫颈前唇，探查宫腔。

3. 将40%碘化油充满宫颈导管，排出空气，沿宫腔方向将其置入宫颈管内，徐徐注入碘化油，在X线透视下观察碘化油流经输卵管及宫腔情况并摄片。24小时后再摄盆腔平片，以观察腹腔内有无游离碘化油。若用泛影葡胺液造影，应在注射后立即摄片，10～20分钟后第二次摄片，观察泛影葡胺液流入盆腔情况。

4. 注入碘化油后子宫角圆钝，输卵管不显影，则考虑输卵管痉挛，可保持原位，肌注阿托品0.5mg或针刺合谷、内关穴，20分钟后再透视、摄片；或停止操作。

【护理要点】

1. 受术者宜于月经干净3～7天进行检查；术前3天禁性生活。手术前检查用物是否完备，各种管道是否通畅；向病人讲解输卵管通畅术的目的、步骤及配合要点，以取得病人的合作。

2. 在检查过程中，子宫颈导管必须贴紧宫颈，以免漏气、漏液。通气、液时，速度以60ml/min为宜，一般每加压10mmHg应稍停，而且最高压力不可超过160mmHg，以免输卵管壁受伤或破裂，甚至引起内出血。

3.术中随时了解病人的感受，观察病人下腹部疼痛的性质、程度，如有不适应立即处理。

4. 需重复试验通气者，应先放出气体，休息片刻后再进行，一般重复不超过 2 次。

5. 由于气体对横膈的刺激，病人可出现胸闷、气急或呼吸困难等，严重者可出现休克。所以，术后应嘱病人取头低臀高位，使腹内气体趋向盆腔，减轻刺激后症状即可缓解。

6. 手术后按医嘱用抗生素。

7. 通液所用生理盐水应加温至接近体温后应用，以免引起输卵管痉挛。

8. 对输卵管造影术者，术前应询问病人有无过敏史，并进行皮试；在造影过程中注意观察病人有无过敏症状。

9. 通畅术后 2 周内禁性生活和盆浴。

六、诊断性刮宫

妇科常用的诊疗手段，其目的是刮取子宫内膜作病理学检查，以明确诊断，并指导治疗。如疑有颈管病变，则需行分段诊断性刮宫术（fractional curettage）。

【适应证】

（一）子宫异常出血

1. 不全流产、稽留流产、或葡萄胎等。

2. 月经失调性疾病　如功能失调性子宫出血、闭经，需了解其子宫内膜的变化及对性激素的反应情况者。

3. 疑子宫内膜癌、颈管癌或宫内组织残留并欲明确诊断者。

（二）不孕症者

了解有无排卵或子宫内膜病变。

【禁忌证】

1. 生殖系统急性或亚急性炎症。

2. 假丝酵母菌及滴虫性阴道炎。

3. 急性传染病。

4. 严重心血管疾患。

5. 出、凝血功能异常，有出血倾向者。

【用物准备】

人工流产包一个，内有：阴道窥器 1 个、宫颈钳 1 把、长持物钳 1 把、子宫探针 1 根、有齿卵圆钳 1 把、宫颈扩张器 4 ~ 8 号各 1 根、刮匙 1 把、弯盘 1 个、中方纱布 2 块、棉球 2 个、棉签数根。

【操作步骤】

1. 自解小便，取膀胱截石位，常规消毒后铺巾，双合诊查清子宫的位置、大小及附件情况。

2. 暴露宫颈，清除阴道分泌物，并消毒宫颈及颈管，然后钳夹宫颈，探测宫腔。

3. 按子宫屈向，用宫颈扩张条逐号扩张宫颈管至 8 号，即可送入中型刮匙。

4. 顺子宫屈向送入刮匙达子宫底部，自子宫前壁、侧壁、后壁、子宫底部刮取组织。

5. 在刮宫过程中，如功能失调性子宫出血者，应全面彻底清除肥厚的内膜，既可止血，也可做组织病理学检查，了解子宫内膜分泌期或增生期及增长的程度，结合临床明确诊断；对绝经期病人疑内膜癌者，刮宫时应特别细心，轻柔操作，刮出少许组织送检；疑内膜结核者，须注意刮取子宫两角部的组织。

6. 进行分段诊刮时，先用小细刮匙刮取颈管内组织，然后再刮宫腔内组织。

【护理要点】

1. 准备好各种抢救物品，以便刮宫出现紧急情况时的抢救。

2. 向病人讲解诊断性刮宫的目的、手术过程，解除病人思想顾虑，使病人主动配合手术。

3. 按不同对象正确预约诊刮时间，并应告诉病人在手术前5天禁止性生活；对不孕症需诊刮者，应选择月经前或月经来潮 12 小时内进行，以便判断有无排卵。

4. 术时协助医生仔细观察刮出组织后，固定好标本及时送病理科检查。

5. 术后观察病人 1 小时，无腹痛、内出血等征象，让病人回家。

6. 按医嘱口服抗生素 3 ～ 5 天。

7. 瞩病人保持外阴部清洁，勤换内裤。禁性生活和盆浴 2 周。

8. 1 周后门诊复查，了解病理检查结果。

七、会阴切开缝合术

会阴切开术（episiotomy）是为了避免会阴条件不好造成的分娩阻滞及严重会阴损伤。常用的方式有会阴斜（侧）切开和会阴正中切开（图 23-2，23-3）两种术式。

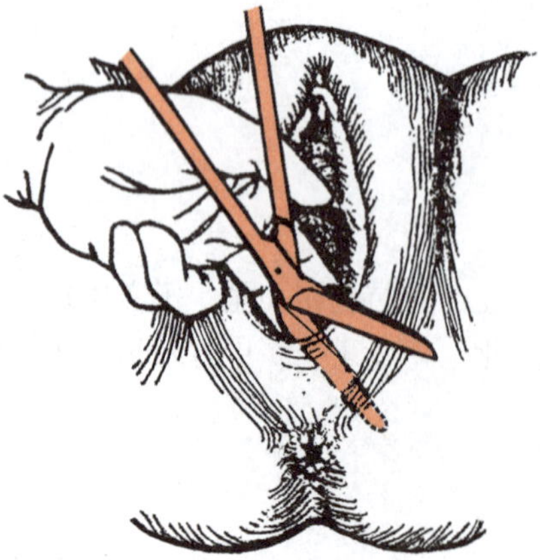

图 23-2　会阴侧切术

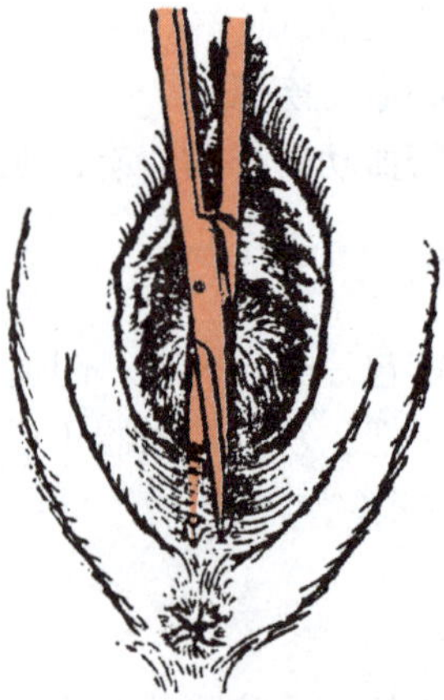

图 23-3　会阴正中切开术

【适应证】

1. 初产妇需产钳助产、胎头吸引及足月臀位助产者。
2. 妊娠高血压综合征、妊娠合并心脏病、胎儿宫内窘迫等需缩短第二产程者。
3. 子宫收缩乏力，第二产程延长者。
4. 防止早产儿颅内出血。

【禁忌证】

1. 死胎。
2. 滴虫、真菌感染或细菌感染的急性阴道炎、宫颈炎，急性或亚急性盆腔炎。

【用物准备】

会阴侧切包一个，内有：剪刀 1 把、20ml 空针 1 具、长穿刺针头 1 个、弯止血钳 4 把、巾钳 4 把、持针器 1 把、2 号圆针 1 枚、3 号三角针 1 枚、治疗巾 4 块、纱布 10 块、1 号丝线 1 团、0 号肠线 1 管或 2/0 可吸收性缝线 1 根、0.5% 利多卡因 20ml。

【麻醉方式】

可用阴部神经阻滞麻醉（图 23-4）或局部皮下浸润麻醉（图 23-5）两种麻醉方法。

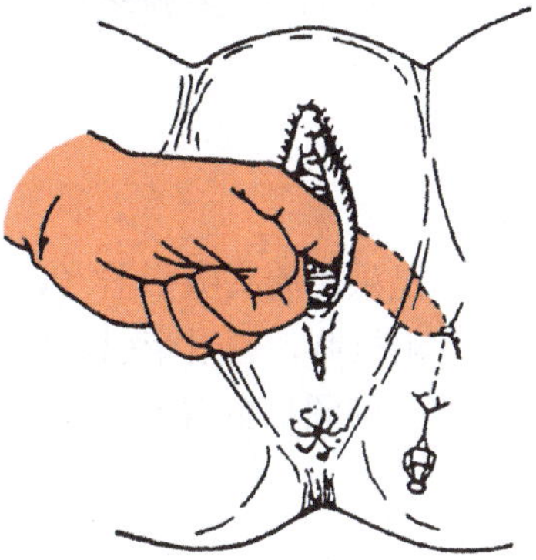

图 23-4　阴部神经阻滞

【操作步骤】

（一）会阴侧切缝合术

1. 会阴切开　左手食、中两指伸入胎先露和阴道之间，以保护胎儿并指示切口的位置，右手持剪刀自会阴后联合处向左下方与正中线成 45° ~ 60° 位置，待宫缩时做会阴全层切开，一般长约 4 ~ 5cm。局部压迫或结扎止血。

2. 会阴缝合　胎盘娩出后检查阴道其他部位有无撕伤，并在阴道内填塞纱条一根。然后用0号或1号肠线自切口顶端前0.5～1cm处开始缝合，可间断缝合或连续缝合阴道黏膜，至处女膜外缘打结，然后用 0 号或 1 号肠线间断缝合肌层和皮下组织，1号丝线间断缝合皮肤或用 2/0 可吸收性缝线间断或连续缝合阴道黏膜、肌层、皮下组织，常规缝合皮肤，也可采用皮内缝合法缝合皮肤。缝合时，应注意对合整齐，松紧适宜，不留死腔。

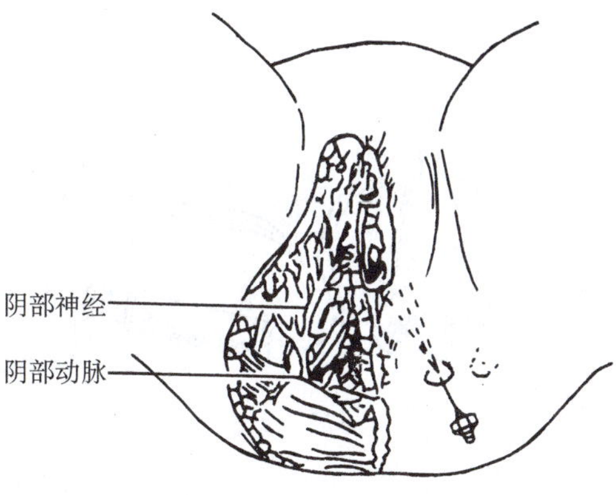

图 23-5　皮下浸润

3. 缝合完毕取出阴道内纱条，常规肛门

检查。

（二）会阴正中切开缝合术

消毒后沿会阴后联合中线垂直切开约2～3cm。此法出血少，易缝合，但分娩过程中应注意避免会阴切口延长，造成会阴重度撕伤。其他步骤同侧切。

【护理要点】

1. 向产妇讲解会阴切开术的目的：避免会阴撕伤，使切口整齐，便于愈合。

2. 密切观察产程进展，准备好会阴切开各种用物。

3. 护理人员陪伴在产妇身边，给予心理支持。

4. 术后保持外阴部清洁、干燥，及时更换会阴垫，嘱产妇健侧卧位；每天进行外阴擦洗2次，并于大便后及时清洗会阴。

5. 注意观察外阴伤口有无渗血、红肿、脓性分泌物及硬结等，如有异常及时通知医生处理。

6. 外阴伤口肿胀疼痛明显者，可用50%硫酸镁或95%的酒精湿热敷，然后配合烤灯、理疗，利于伤口的愈合。

7. 会阴伤口一般术后5天拆线。

八、胎头吸引术

胎头吸引术是采用胎头吸引器（vacuum extractor）置于胎儿头上，形成一定负压后吸住胎头，按胎头娩出机制，通过牵引以协助娩出胎儿的手术。目前常用的胎头吸引器有金属直形或牛角形空筒、扁圆形金属或硅胶罩（图23-6）。

【适应证】

1. 妊娠期合并症：产妇有心脏病、妊娠高血压综合征。

2. 妊娠期并发症：如前置胎盘、胎盘早剥等。

3. 临产宫缩乏力或胎儿宫内窘迫，需缩短第二产程者。

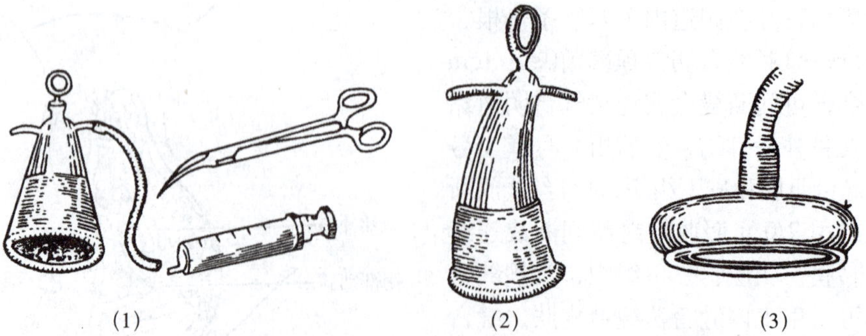

图23-6 胎头吸引器

（1）直形空筒胎头吸引器；（2）牛角形空筒胎头吸引器；（3）金属扁圆形胎头吸引器

4. 有剖宫产史或子宫有瘢痕者。

【禁忌证】

1. 严重头盆不称、产道阻塞、尿瘘修补术后。
2. 宫口未开全或胎膜未破者。
3. 胎头先露位置高，未达阴道口者。

【用物准备】

胎头吸引器 1 个、50ml 空针 1 具、止血钳 1 把、治疗巾 2 张、纱布 4 块、供氧设备、新生儿吸引器 1 台、一次性吸引管 1 根、吸氧面罩 1 个、抢救药品等。

【操作步骤】

1. 放置胎头吸引器　左手食、中指撑开阴道后壁，右手持涂好润滑剂的吸引器，沿阴道后壁进入；再以左手食、中指掌面向外拨开右侧阴道壁，使开口继侧沿滑入阴道内；然后手指向上撑起阴道前壁，使胎头吸引器从前壁进入，再以右手食、中指撑起左侧阴道壁，整个胎头吸引器入阴道内，使边沿与胎头紧贴，避开囟门。以右手食指沿吸引器周边检查一周，了解吸引器是否紧贴头皮、有无阴道壁及宫颈组织夹于吸引器及胎头之间，检查无误后调整吸引器横柄，使之与胎头矢状缝方向一致，作为旋转胎头的标记。

2. 抽吸空气形成负压　用空针抽出吸引器内空气约150～180ml，使吸引器内形成负压，用血管钳夹住橡皮连接管，等候 2 ～ 3min，使吸引器与胎头吸牢。

3. 牵引　待子宫收缩产妇屏气时，顺骨盆轴方向，按正常胎头分娩机制牵引，使胎头俯屈、仰伸、旋转娩出，并保护好会阴。

【护理要点】

1. 向产妇讲解胎头吸引的助产目的、方法，取得产妇的配合。
2. 注意吸引器的压力适当，如负压不足容易滑脱、负压过大则易使胎儿头皮受损；胎头娩出阴道口时，应立即放松负压以便取下吸引器。
3. 牵引时间不宜过长，一般以 20 分钟内结束分娩为宜。
4. 如因阻力过大或负压不足发生吸引器滑脱，可重新再放置，但不应超过2次。否则应改用产钳助产或剖宫产。
5. 术后应认真检查软产道，如软产道有撕裂伤应立即缝合。
6. 密切观察新生儿头皮产瘤位置、大小及有无头皮血肿、颅内出血、头皮损伤的发生以便及时处理。

九、产钳术

产钳术（forceps operation）是应用产钳（forceps）牵拉胎头以娩出胎儿的手术。根据放置产钳时胎头在盆腔内位置的高低分为：①低位产钳，指胎头骨质部分已达骨盆底，矢状缝在骨盆出口前后径上；②中位产钳，指胎头双顶径已过骨盆入口，但未达到骨盆底；③高位产钳，指胎头尚未衔接，即双顶径未过骨盆入口。目前低位产钳较常用。

【产钳的构造】

产钳由左叶即左下叶和右叶即右上叶组成。每叶又分钳匙（钳叶）、钳胫、钳锁及钳柄4个部分（图 23-7）。钳匙有 2 个弯度，一为头弯，一为盆弯，头弯曲环抱胎头，盆弯曲以适应产道弯曲，减少对胎头和产妇产道的损伤。

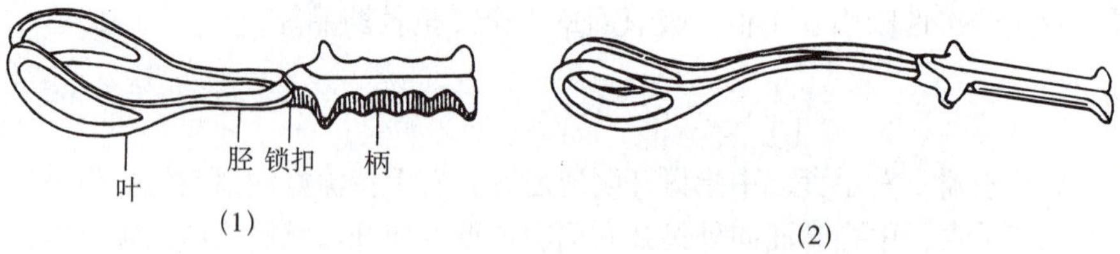

图 23-7 产钳

（1）常用产钳及其结构；（2）臀位后出头产钳

【适应证】

1. 同胎头吸引术。
2. 因胎吸阻力较大而失败时。
3. 臀位产后出胎头娩出困难者。
4. 胎儿窘迫者。

【禁忌证】

1. 同胎头吸引术。
2. 胎头颅骨最低点在坐骨棘水平或以上，有明显头盆不称者。
3. 确定死胎、胎儿畸形者，应尽可能做穿颅术，以免损伤产道。

【用物准备】

短弯型产钳 4 副。

【操作步骤】

1. 术前做阴道检查，查明胎方位及施术条件。

2. 放置左叶产钳　手术者左手持左叶钳柄，将左叶沿右手掌面伸入手掌与胎头之间，在右手引导下将钳叶缓缓向胎头左侧及深部推进，将钳叶置于胎头左侧，钳叶与钳柄处于同一水平面上，由助手持钳柄固定。

3. 放置右叶产钳　手术者右手持右叶钳柄，左手四指伸入阴道后壁与胎头之间，引导产钳叶至胎头右侧，达左叶产钳对应位置。

4. 合拢产钳　产钳右叶在上，左叶在下，两钳叶柄平行交叉，扣合锁住，钳柄对合。并在宫缩间隙略为放松钳锁。

5. 检查产钳放置情况　产钳放置后做阴道检查，了解钳叶与胎头之间有无软组织及脐带夹入、胎头矢状缝是否在两钳叶正中。

6. 牵拉产钳　宫缩时术者将合拢的产钳先向外、向下，然后再平行牵拉，当胎头着冠时逐步将钳柄上提，使胎头仰伸娩出。

7. 取下产钳　当胎头被牵出后，即可松解产钳。先取下右叶，再取左叶，应顺胎头缓缓滑出，然后按分娩机转娩出胎体。

【护理要点】

同胎头吸引术。

十、臀位牵引及臀位助产术

臀位牵引是指胎儿先露部位为臀，由人工牵引协助胎儿娩出的方式。臀位助产指胎儿脐部以下的部分自然娩出后，脐以上的部分需由人工帮助娩出，即为臀位助产术。

【适应证】

1. 凡臀位，胎儿体重在 3500g 以下者。
2. 臀位宫口已开全、胎儿存活者。

【禁忌证】

1. 骨盆异常　扁平骨盆、骨盆畸形等。
2. 胎儿过大　估计胎儿体重超过 3500g 以上者。
3. 宫口未开全。

【术前准备】

1. 排空膀胱，取膀胱截石位，常规铺巾。
2. 阴道检查，确定胎方位、先露的高低及宫口是否开全、产道有无畸形。
3. 产妇会阴较紧者，需做会阴侧切。
4. 做好新生儿的抢救准备。

【用物准备】

产包一个，内有：治疗碗 2 个、血管钳 3 把、巾钳 4 把、组织镊 1 把、持针器 1 把、缝合针 2 枚、侧切剪刀 1 把、线剪 1 把、双层大包布 1 块、臀单 1 块、无菌手术衣 2 件、腿套 2 条、治疗巾 6 块、脐带卷 1 个、新生儿辐射台等。

新生儿抢救用物包括：负压吸引器 1 台、一次性吸痰管 1 根、供氧设备、吸氧面罩 1 个、抢救药品及新生儿保暖用品等。

【操作步骤】

（一）臀位牵引术

1. 下肢及臀部娩出　为全臀先露时，待胎臀娩出后，以治疗巾包裹胎臀，如骶后位，将胎背转向母体前方，继续向下牵引使胎儿双肩径通过骨盆入口横径或斜径。牵引时术者双手拇指放于胎儿骶部，其余四指握住胎儿髋部，向下牵引躯干，牵引时保持胎儿背部向上，至胎儿肩胛、肋缘相继显露。握髋时，切勿挤压胎腹，以免损伤胎儿腹腔器官。

单臀先露时，当臀部位置较低时，术者用双手食指钩住胎儿双侧腹股沟牵引，使胎臀部下降，下肢随胎臀逐渐娩出。

2. 牵出胎肩及下肢　当胎儿肩胛骨开始显露后，继续向下牵引的同时将胎背转向母体侧方，骶右前位时胎背转向右侧，骶左前位时胎背转向左侧，使胎儿双肩径通过骨盆出口前后径，可用下列两种方法娩出胎肩及上肢。

（1）旋转胎体法（以骶右前为例）：术者双手握住胎儿髋部，将胎背向逆时针的方向旋转，同时向下牵引，使前胎肩及前肩自耻骨弓下娩出。再将胎体向顺时针方向旋转，将另一肩及上肢娩出（图 23-8）。

（2）滑脱法：术者右手握住胎儿双足，向前上方提起，使后肩显露于会阴部，左手食、中指伸入阴道内，按压后上肢肘部，使之自胎儿前胸滑下娩出（图 23-8）。

3. 胎头娩出（图23-9）　胎肩及上肢全部娩出后，将胎背转向正前方，使胎头矢状缝与骨盆出口前后径一致，然后将胎体俯卧于术者左前臂上，同时左手中指伸入胎儿口内，食指与无名指分别扶于胎儿颌骨部；右手中指压低胎儿枕骨使胎头俯屈，食指与无名指置于胎儿两锁骨上（切勿放于锁骨上窝，避免损伤臂丛神经），术者两手协同用力向下牵拉胎头，此时助手可从产妇耻骨联合上方经腹壁按压，协助胎头俯屈。当胎头枕骨粗隆抵达耻骨弓下方时，即可以此为支点，将胎体逐渐上举，使胎头下颏、颜面部相继娩出。胎头娩出困难者，可使用后出胎头产钳助产。

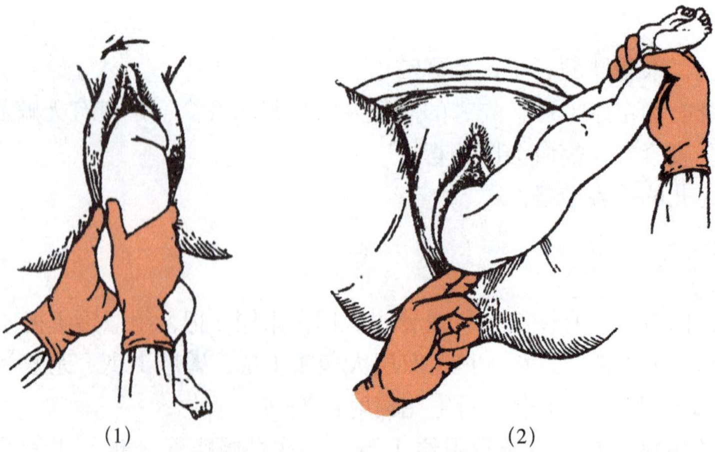

图 23-8　**臀位牵引术－上肢娩出法**

（1）旋转胎体法；（2）滑脱法

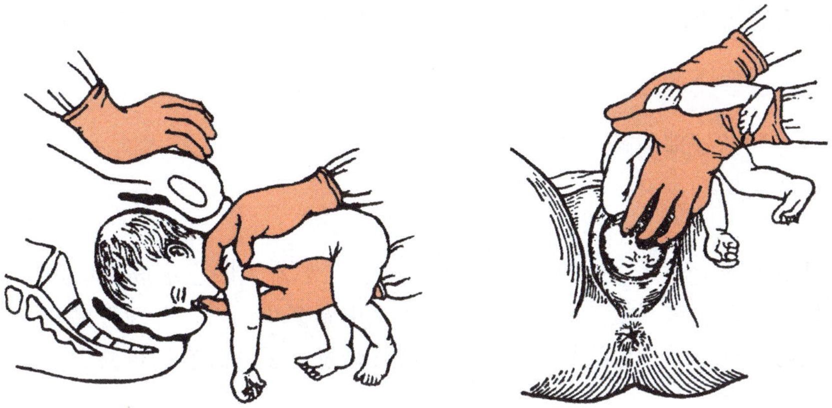

图 23-9　**胎头娩出法**

（二）臀位助产术

1. 完全臀位　先露部拨露时，每次宫缩时用无菌治疗巾堵住阴道口，以免胎足过早娩出，术者再按臀位牵引法，协助娩出胎肩、上肢及胎头。

2. 腿直臀位　在分娩过程中不必堵阴道口，随着宫缩加强，胎臀及下肢下降扩张软产道。术者只需扶持外露的臀部、躯干及下肢。当脐部以下部分娩出后，行臀位牵引术。

【护理要点】

1. 耐心解答产妇疑问，指导产妇采取正确的应对方式，减轻其心理负担。

2. 臀位助产过程中须按臀位分娩机转进行，不能操之过急；牵引时用力应均匀，以防胎儿和产妇损伤。

3. 脐部娩出后，脐带受压更明显，所以必须在8分钟内娩出胎儿，否则脐带受压时间过长，易导致胎儿窘迫。

4. 由于胎位不正，产程过长易造成宫缩乏力，产后出血。密切观察子宫收缩情况，如宫缩不好应立即按摩子宫，刺激收缩，并及时通知医生处理。

5. 保持外阴清洁　每日外阴擦洗 2 次，保持干燥爽洁。

十一、剖宫产术

剖宫产术（cesarean section）为经腹切开子宫取出已达成活胎儿的手术。手术应用适当可使母婴转危为安。

【适应证】

1. 因产力、产道、胎位及胎儿发育异常所致难产　如骨盆狭窄或畸形、软产道阻塞、子宫收缩乏力、横位、初产臀位、胎儿宫内窘迫、巨大胎儿等。

2. 妊娠合并症及并发症　妊娠合并心脏病、严重妊娠高血压综合征；前置胎盘、胎盘早剥。

3. 其他　高危初产妇盼儿心切、瘢痕子宫、生殖道修补术后，以及各种头盆不称的情况。

【禁忌证】

死胎及可经阴道处理的畸形胎儿。

【手术方式】

1. 子宫下段剖宫产术　在妊娠晚期或临产前后，子宫下段已形成，切开子宫膀胱腹膜后，下推膀胱，暴露子宫下段，在子宫下段前壁正中做横小切口，并钝性撕开，取出胎儿、胎盘。此术式切口愈合好，与盆腔粘连少，再次妊娠发生子宫破裂的机会少，被临床广泛采用。

2. 子宫体剖宫产术　也称古典式剖宫产术。在子宫体正中做纵行切开，手术方法较易掌握，手术时间短，可用于妊娠任何时期。缺点是术中出血多，术后易与周围脏器粘连，再次妊娠、分娩时发生子宫破裂的可能性较大。此手术仅用于急于娩出胎儿或不能在子宫下段进行手术者。

3. 腹膜外剖宫产术　是在腹膜外分离推开膀胱，暴露子宫下段后切开取出胎儿。多用于子宫腔有严重感染者。优点是术后肠蠕动恢复快。

4. 剖宫产子宫切除术　为剖宫产后随即切除子宫的手术，实际系两种手术的结合。偶用于子宫腔严重感染、子宫收缩乏力引起的出血不止、严重的子宫胎盘卒中和胎盘植入等。

【麻醉方式】

以持续硬膜外麻醉为主，个别选用全麻。

【用物准备】

剖宫产手术包一个，内有：25cm 不锈钢盆 1 个，弯盘 1 个，卵圆钳 6 把，刀柄 1、7 号各 1 把，解剖镊 2 把，小无齿镊 2 把，大无齿镊 1 把，18cm 弯形止血钳 6 把，10cm、12cm、14cm 直止血钳各 4 把，阿里斯钳 4 把，巾钳 1 把，持针器 3 把，吸引器头 1 个，阑尾拉钩 1 个，腹腔双头拉钩 1 个，刀片 3 个，手术刀柄 3 个，双层剖腹单 1 块，手术衣 6 件，治疗巾 10 块，纱布垫 6 块，纱布 20 块，手套 10 副，1 号、4 号、7 号丝线团各 1 个，铬制肠线 2 管或可吸收缝线 2 根。

【护理要点】

1. 术前护理

（1）心理护理：向家属讲解剖宫产术的必要性、手术的过程及术后的注意事项，消除病人紧张情绪，以取得病人家属的配合。

（2）备皮：按一般妇科腹部手术备皮范围准备。

（3）术前用药：禁用呼吸抑制剂，如吗啡等，以防新生儿窒息。常规做药物过敏试验。

（4）安置保留导尿管，做好输血准备。

（5）准备好新生儿保暖和抢救工作，如气管插管、氧气及急救药品、新生儿辐射台等。

(6) 密切观察胎儿胎心，并做好记录。

2. 术中配合

(1) 注意观察产妇生命体征，配合医师顺利完成手术过程。

(2) 必要时按医嘱输血、给宫缩剂。如因胎头下降太深，取胎头困难，助手可在台下戴消毒手套，自阴道向上推胎头，以利胎儿娩出。

(3) 协助助产士处理好接生及抢救新生儿。

3. 术后护理

(1) 按腹部手术及产褥期病人护理。

(2) 术后 24 小时产妇取半卧位，以利恶露排出。

(3) 鼓励产妇术后作深呼吸、勤翻身、早下床活动；鼓励产妇6小时以后进流食，并根据肠道功能恢复的情况逐步过渡到半流质饮食、普食，以保证病人营养，有利乳汁的分泌。

(4) 遵医嘱补液 2 ~ 3 天，有感染者按医嘱加用抗生素。

(5) 术后注意产妇子宫收缩及阴道流血情况。

(6) 术后留置导尿管 24 小时，拔管后注意产妇排尿情况。

(7) 指导产妇保持外阴部清洁；鼓励其坚持母乳喂养；摄取营养丰富的食物，以保证产后恢复及母乳喂养的进行；坚持做产后保健操，以帮助身体的恢复。术后避孕 2 年；产后 6 周禁止性生活，产后 42 天到门诊复查子宫复旧情况。

十二、人工剥离胎盘术

人工剥离胎盘术指接生者用手剥离并取出滞留于子宫腔内胎盘的手术。

【适应证】

1. 胎儿娩出后 30 分钟，胎盘尚未剥离或部分剥离引起子宫出血，经按摩子宫底、给子宫缩剂或牵拉脐带等措施，胎盘仍未能完全剥离排出者。

2. 胎儿娩出后，胎盘娩出前有活动性出血者。

3. 前置胎盘或胎盘早期剥离，胎儿娩出后仍有活动性出血者。

【禁忌证】

1. 胎盘植入者。

2. 有子宫破裂征兆者。

【麻醉方式】

一般不需麻醉。如果宫口较紧、手不能伸入时，可肌注哌替啶 50 ~ 100mg，必要时可用全身麻醉。

【操作步骤】

1. 取膀胱截石位，导尿排空膀胱，外阴再次消毒，接生者更换手套。

2. 接生者将一手沿脐带进入子宫腔，找到胎盘边缘。进入宫腔后手背紧贴子宫壁，插入胎盘与子宫壁之间，以手掌的尺侧缘慢慢将胎盘自宫腔分离；另一手在腹部按压子宫底（图 23-10）。全部分开后，牵拉脐带、娩出胎盘，仔细检查。同时注射宫缩剂。如疑有不完整处，立即行产后刮宫，刮出物送病理检查。

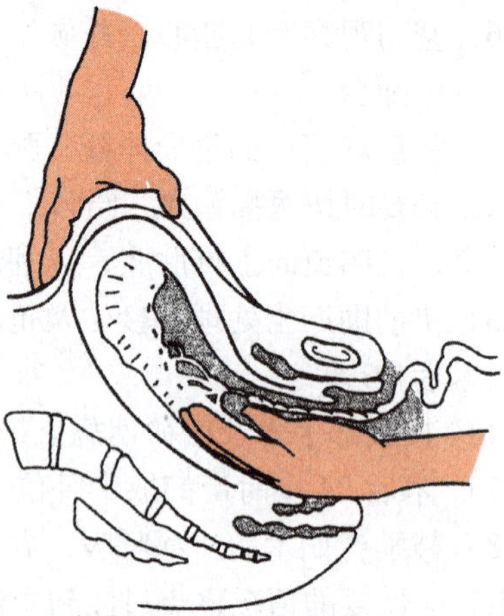
图 23-10 人工剥离胎盘

【护理要点】

1. 严密观察产妇一般情况，及时做好输血准备。

2. 配合医师尽快完整娩出胎盘、胎膜。

3. 严格无菌操作规程，注意动作轻柔，切忌粗暴、强行剥离。

4. 剥离胎盘后要密切观察子宫收缩情况，如宫缩不佳，及时按摩子宫并注射宫缩剂。

5. 术后注意观察有无发热、阴道分泌物异常等体征，必要时遵医嘱给予抗生素。

（孙　铮）

专业词汇中英文对照表

（按汉语拼音为序）

B

C

D

E

F

G

功能失调性子宫出血 dysfunctional uterine bleeding, DUB 213
供精人工授精 artificial insemination with donor's sperm, AID 311
宫骶韧带 uterosacral ligament 8
宫颈上皮内瘤变 cervical intraepithelial neoplasia, CIN 246
宫腔镜 hysteroscopy 358
宫缩应激试验 contraction stress test, CST 87
宫外孕 extrauterine pregnancy 101
骨盆 pelvis 11
骨盆底 pelvic floor 13
骨盆内测量 internal pelvimetry 38
骨盆倾斜度 inclination of pelvis 52
骨盆轴 axis of pelvis 52
固定绒毛 anchoring villus 21
过期产 postterm delivery 49

H

黑加征 Hegar's sign 30
横产式 transverse lie 32
后穹窿穿刺术 culdocentesis 353
华通胶 Wharton jelly 24
黄体 corpus lutein 16
黄体功能不足 luteal phase defect, LPD 214
会阴 perineum 13
会阴切开术 episiotomy 362
活跃期停滞 protracted active phase 150
活跃期延长 prolonged active phase 150

J

肌壁间肌瘤 intramural myoma 252
肌瘤切除术 myomectomy 253
畸胎瘤 teratoma 262
稽留流产 missed abortion 99
激素替代治疗 hormone replacement therapy, HRT 226, 227
急性盆腔炎 acute pelvic inflammatory disease 205
继发性闭经 secondary amenorrhea 217
继发性痛经 secondary dysmenorrhea 221
假临产 false labor 43
尖锐湿疣 condyloma acuminate 208
见红 show 43

K

L

M

N

P

Q

W

x

y

Z

主要参考书目

1. 石一复主编. 实用妇产科诊断和治疗技术. 北京: 人民卫生出版社，2004

2. 姜宗本主编. 实用妇产科手册. 北京：人民军医出版社，2002

3. 丰有吉主编. 妇产科学. 北京：人民卫生出版社，2002

4. 乐杰主编. 妇产科学. 第 6 版. 北京：人民卫生出版社，2004

5. 王世瑄，王益鑫主编. 计划生育技术.第 2 版. 上海科学技术出版社，1997

6. 郑修霞主编. 妇产科护理学. 第 3 版. 北京：人民卫生出版社，2004

7. 邹恂主编. 现代护理诊断手册. 第 3 版. 北京：北京大学医学出版社，2004

8. 张惜阴主编. 实用妇产科学. 第 2 版. 北京：人民卫生出版社，2004

9. 廖秦平主编. 妇产科学. 北京：北京大学医学出版社，2004

10. 董悦，魏丽惠主编. 妇产科学. 北京：北京大学医学出版社，2003

11. 曹泽毅主编. 中华妇产科学. 第 2 版. 北京：人民卫生出版社，2004

12. 李继俊主编. 临床妇科内分泌学与不孕. 第 6 版. 济南：山东科学技术出版社，2003

13. 韩向阳主编. 实用计划生育学. 黑龙江：黑龙江科学技术出版社. 1999